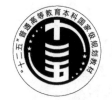

"十二五"普通高等教育本科国家级规划教材

供临床、预防、基础、护理、影像、检验、麻醉、中医学、中西医结合、口腔、药学、法医等专业使用

核 医 学

第 3 版

主 编 张永学 高再荣

科学出版社

北 京

内 容 简 介

本书是"十二五"普通高等教育本科国家级规划教材、面向 21 世纪课程教材，由全国 28 所院校 37 位专家编写而成。内容选择和编写理念上都力求反映当前核医学发展的现状和近年来核医学的学术成就，精简和删除一些应用较少的陈旧内容，使重点更突出、实用性更强。注重核医学与临床的联系，核医学影像与其他相关影像技术的联系和比较，培养学生在临床实践中如何正确应用和认识核医学的技术与方法，解决临床医学中的实际问题，而不是掌握核医学技术本身。全书分为 24 章，第一至六章主要介绍核医学的基础知识和基本技术，包括核医学物理基础、核医学常用仪器、放射性药物、放射性核素示踪与显像技术、分子核医学及应用及体外分析；第七至十七章主要介绍各系统的核医学显像与功能诊断，包括神经、内分泌、心血管、消化道、肝胆与脾脏、呼吸、骨骼、造血与淋巴、泌尿、肿瘤与炎症等系统核医学；第十八至第二十三章，主要介绍核医学的治疗技术和方法，包括放射性核素治疗概论及进展、甲亢的 ^{131}I 治疗、分化型甲状腺癌的 ^{131}I 治疗、转移性骨肿瘤的治疗、放射性粒子植入治疗与其他核素治疗等；最后一章简要介绍了核医学相关的放射卫生防护知识。

本书是在充分反映近年核医学诊断、治疗和研究中的先进成果基础上，为培养卓越医师和提高医学人才岗位胜任力需要而编写的本科生必修课教材，也是核医学专业人员及临床医师的参考书。

图书在版编目 (CIP) 数据

核医学 / 张永学，高再荣主编 . —3 版 —北京：科学出版社，2016.6
"十二五"普通高等教育本科国家级规划教材
ISBN 978-7-03-048198-6

Ⅰ. ①核… Ⅱ. ①张… ②高… Ⅲ. ①核医学 - 高等学校 - 教材 Ⅳ . ① R81

中国版本图书馆 CIP 数据核字（2016）第 093745 号

责任编辑：朱 华 / 责任校对：郭瑞芝
责任印制：徐晓晨 / 封面设计：陈 敬

科学出版社 出版
北京东黄城根北街 16 号
邮政编码：100717
http://www.sciencep.com

北京九州迅驰传媒文化有限公司 印刷
科学出版社发行 各地新华书店经销
*
2003 年 8 月第 一 版 开本：850×1168 1/16
2016 年 6 月第 三 版 印张：18 1/4 插页 8
2022 年 8 月第十六次印刷 字数：575 000
定价：69.80 元
（如有印装质量问题，我社负责调换）

《核医学》（第3版）编委名单

主　编

张永学　教授　华中科技大学协和医院
高再荣　教授　华中科技大学协和医院

副 主 编

李思进　教授　山西医科大学第一医院
吴　华　教授　厦门大学附属第一医院
田　蓉　教授　四川大学华西医院
韦智晓　教授　广西医科大学第一附属医院

编　　委　（以姓氏笔画为序）

王志强　教授　湘南学院医学影像系
王荣福　教授　北京大学第一医院
王　攀　副教授　遵义医学院附属医院
石洪成　教授　复旦大学附属中山医院
付　鹏　副教授　哈尔滨医科大学附属第一医院
兰晓莉　教授　华中科技大学协和医院
朱小华　副教授　华中科技大学同济医院
刘　刚　主任医师　湖北医药学院附属十堰市太和医院
安　锐　教授　华中科技大学协和医院
苏　莉　副主任医师　武汉科技大学附属孝感医院
李亚明　教授　中国医科大学附属第一医院
李前伟　教授　第三军医大学西南医院
杨　军　教授　江汉大学护理与医学技术学院
杨卫东　教授　第四军医大学西京医院
汪　静　教授　第四军医大学西京医院
张　青　主任医师　南昌大学第一附属医院
张雪峰　教授　北华大学附属医院
陆涤宇　主任医师　华中科技大学附属武汉中心医院
陈　跃　教授　西南医科大学附属医院
陈建辉　副主任医师　南华大学第一附属医院
武　军　副主任医师　山西医科大学汾阳医院
罗章伟　主任医师　右江民族医学院附属医院
庞　华　主任医师　重庆医科大学附属第一医院
赵　军　教授　同济大学附属东方医院
胡　硕　教授　中南大学湘雅医院
秦永德　教授　新疆医科大学第一附属医院
崔邦平　主任医师　三峡大学附属中心人民医院
梁　君　副教授　武汉大学人民医院
蒋宁一　教授　中山大学孙逸仙纪念医院
韩星敏　教授　郑州大学第一附属医院
谭庆玲　副主任医师　湖北民族学院附属民大医院

主编助理

兰晓莉　教授　华中科技大学协和医院

前　言

　　"十二五"普通高等教育本科国家级规划教材、面向21世纪课程教材《核医学》是经教育部批准，在科学出版社、华中科技大学及有关参编院校领导和专家的共同努力下，为适应新世纪高等医学教育和人才培育的需要，编写的本科生必修课核医学教材。本教材自2003年第一出版发行以来，已在全国数十所高等医药院校中使用，受到广大师生的普遍好评。但是，随着学科的飞速发展，许多新的诊疗技术相继应用于临床，也更加丰富了核医学的实践与理论。2012年11月，被评为第一批"十二五"普通高等教育本科国家级规划教材。随着教学模式的改革，过去的教学方式和教材编写体系也不能适应现代核医学教学的需要，因此，在科学出版社和广大编委的支持下，通过再版对本教材内容进行了补充和更新，对各系统核医学的编写体系也更加强调以疾病为中心的教学模式。此外，为了吸取更多院校好的教学经验，第3版又邀请了一些新的院校参加编委会，以提高本教材的代表性和广泛性。

　　本教材在内容选择上以及编写理念上都力求反映当前核医学发展的现状和近年来核医学的学术成就，精简和删除一些应用较少的陈旧内容，使重点更突出、实用性更强。在编写过程中，注重核医学与临床的联系，核医学影像与其他相关影像技术的联系和比较，培养学生在临床实践中如何正确应用和认识核医学的技术与方法，解决临床医学中的实际问题，而不是掌握核医学技术本身。

　　全书共24章，第一至六章主要介绍核医学的基础知识和基本技术，包括核医学物理基础、核医学常用仪器、放射性药物、放射性核素示踪与显像技术、分子核医学及应用和体外分析；第七至十七章主要介绍各系统的核医学显像与功能诊断，包括神经、内分泌、心血管、消化道、肝胆与脾脏、呼吸、骨骼、造血与淋巴、泌尿、肿瘤与炎症等系统核医学；第十八至第二十三章，主要介绍核医学的治疗技术和方法，包括放射性核素治疗概论及进展、甲亢的^{131}I治疗、分化型甲状腺癌的^{131}I治疗、转移性骨肿瘤的治疗、放射性粒子植入治疗与其他核素治疗等；最后一章简要介绍了核医学相关的放射卫生防护知识。

　　近几年来，核素治疗发展很快，已成为核医学的重要内容之一，尤其是甲状腺功能亢进、分化型甲状腺癌的放射性碘治疗以及放射性粒子植入治疗已成为国内外常规的治疗手段。因此，本教材除了尽可能反映当今核医学发展的前沿领域外，也更加注重核医学方法在疾病治疗中的应用，特将上述3个主要内容分别列为一章，以体现当今核医学的发展是诊断与治疗并重的临床学科，充分体现核素治疗在新世纪核医学中的重要作用和地位。

　　另外，分子核医学也取得了较快的发展，成为分子影像学中发展最快、研究最深、应用最广的内容。本版教材除介绍了分子核医学的基本内容之外，还特别增加了在精准医疗、诊疗一体化、转化医学中的应用等内容。

　　本版教材参编人员均是长期从事核医学临床与教学工作的中青年教师，多数编委具有博士、硕士学位或博、硕士研究生导师，他们来自全国32所综合大学或医学院校，其中也包含了10所国家985和211重点大学，不仅具有较丰富的教学经验，也代表了不同类型的学校和我国不同的地区。许多编委曾参加了全国研究生规划教材和临床医学八年制规划教材《核医学》的编写工作，因此，能很好地针对本科生教学的特点和要求，把握编写的内容和深度。同时该教材也可作为核医学专业人员及临床医师的参考书。

　　由于主编水平所限，加上时间较仓促，编写中难免存在缺点和错误，诚望广大师生在使用中提出宝贵意见，以便再版时修订。

张永学　高再荣

2016年3月 于武汉

目　录

绪　　论

核医学（nuclear medicine）是开展核技术在医学中的应用及其相关理论研究的学科，包括基础、临床（诊断、治疗）、实验和分子核医学等分支学科。随着民用核科学技术的发展和医疗技术的进步，应用放射性核素或核射线进行疾病的诊断、治疗和开展医学科学研究已成为当今核医学发展的重要内容，也是现代基础和临床医学的重要组成部分。核医学是一门涉及多学科领域的综合性、边缘性医学学科，也是核物理学、电子学、化学、生物学、计算机技术等相关学科与医学相互融合的结果。核医学的问世为解决医学中某些疑难问题提供了安全、有效的重要手段，也为医学科学的进步和发展作出了重要贡献。核医学涉及领域之多、应用范围之广、技术手段之先进、方法学内涵之丰富，而被誉为现代医学的重要组成部分是当之无愧的。从应用领域讲，核医学不仅包括了临床诊断和治疗，而且也广泛应用于医学科学研究，核医学的应用范围几乎涉及医学的各个学科和专业；从技术手段来讲，核医学不仅代表了当今核技术尖端科技发展产物，而且融入了生命科学等相关学科研究的重要成果；从学科内容上讲，核医学不仅包括有影像诊断、功能测定、骨矿物质测定，还包括了体外分析技术和核素治疗。因此，核医学不是一项简单的技术，而是涉及范围和研究领域都十分广泛的一门独立的临床医学学科。

一、核医学的学科内容

核医学以其应用和研究的范围侧重点不同，可大致分为实验核医学和临床核医学两部分，其中实验核医学又称为核医学基础，主要包括放射性药物学、放射性核素示踪技术、放射性核素动力学分析、体外分析技术、活化分析、放射自显影以及临床前核医学分子影像研究等。实验核医学的主要任务是发展、创立新的诊疗技术和方法，利用其示踪技术进行医学研究，包括核医学自身理论与方法的研究以及基础医学理论与临床医学的研究，促进医学科学的进步。实验核医学既是核医学的理论基础，某些技术本身又是临床核医学的重要诊断手段，就像外科医师必需掌握解剖学和生理学知识一样，为正确的应用核医学技术提供理论依据和方法学基础。

临床核医学是利用核医学的各种原理、技术和方法来研究疾病的发生、发展，研究疾病的病理生理、生物化学和功能结构的变化，达到诊治疾病、提供病情、疗效及预后的信息。临床核医学是核医学的重要部分，根据其应用目的的不同，临床核医学又分为诊断核医学和治疗核医学两大部分，其中诊断核医学包括脏器或组织影像学检查、脏器功能测定和体外微量物质分析等；治疗核医学分为内照射治疗、外照射治疗和放射性核素介入治疗。在外照射治疗中，尽管应用放射性 ^{60}Co 以及后装机等进行的治疗也是应用放射性核素或核射线治疗疾病，但这类大剂量的封闭放射源治疗已归属于肿瘤放射学范畴，只有部分应用低剂量辐射源进行的外照射治疗（如 β 射线敷贴治疗、粒子植入治疗）仍属于核医学的内容；内照射治疗是治疗核医学的主要内容，目前已广泛应用于临床；放射性核素介入治疗其本质和原理也是外照射治疗的范畴，是将封闭的放射性粒子借助于介入手段永久性植入到病变组织内，利用其释放的射线达到治疗恶性肿瘤的目的。随着新的治疗药物和治疗方法的研究进展，治疗核医学必将成为临床上治疗某些疾病的重要方法之一。临床核医学是一门发展十分迅速的新兴学科，随着学科的不断发展，临床核医学又逐步形成了各系统核医学，如心血管核医学（又称核心脏病学）、内分泌核医学以及神经系统、肿瘤疾病、消化系统、呼吸系统、造血系统、泌尿系统核医学等系统学科，它反映了核医学不断成熟与完善的过程。

实际上，实验核医学与临床核医学之间的划分是相对的，二者并没有明确的界限，其研究内容和应用领域是相互融合贯通的（图 0-1）。

二、核医学与医学的发展

核医学是现代医学的重要内容，也是医学现代化的重要标志之一，核技术在医学中的应用，促进了医学科学的发展。众所周知，17 世纪 70 年代显微镜的发明是人类历史上的一大创举，因为它使人们第一次看到了细胞和微生物，促进了细胞学和微生物学的建立，对物质世界的认识由宏观进入微观世界。然而，核技术在医学的应用，则使人们的眼界又更进一步由细胞水平进入到分子水平。通过放射性核素示踪法，可以在生理情况下，从分子水平动态地观察机体内各种物质的代谢变化，细致的揭示体内及细胞内代谢的内幕，这是迄今为止其他技术仍难以实现的。在历史上，应用核医学的示踪技术

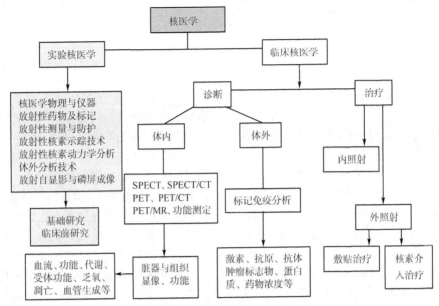

图 0-1 核医学内容组成示意图

阐明了医学中许多重大的理论和实践问题，如 RNA-DNA 逆转录、遗传密码、胆固醇的合成与代谢、细胞周期以及细胞膜受体、人体各种激素与微量物质的定量分析及变化规律等，为 20 世纪医学的发展作出了巨大贡献，也成为多学科合作研究的典范，为此，也获得了多项诺贝尔奖。可以想象，如果没有核医学的技术，医学中很多领域的发展将会晚很多年，甚至在某些方面还在经历漫长的探索之路。当然，医学本身的进步也促进了核医学的发展，例如，免疫学的发展导致了闻名于世的放射免疫分析技术的诞生，同时也促进了放射免疫显像与放射免疫治疗技术的形成，并由早期的多克隆抗体法发展为现今的单克隆抗体法和抗体片段的应用。放射免疫分析

技术自 20 世纪 50 年代末期诞生以来，至今仍然广泛应用于临床，测定的物质达数百种之多，直到 20 世纪 90 年代中期其他非放射标记免疫分析技术的相继发展，才结束了唯有放射免疫分析才能灵敏地测定人体内微量物质含量的历史，这是一个了不起的创举。可以说，放射免疫分析的应用，至少使得人类对内分泌激素的定量分析及其相关疾病的认识提前了近 40 年。近几年来，随着分子生物学技术的迅速发展以及与核医学技术的相互融合，形成了核医学又一新的分支学科，即分子核医学，使得核医学的影像学诊断从功能影像进入分子影像阶段，为 21 世纪"分子核医学与分子影像"时代的到来，迈出了可喜的第一步（图 0-2）。

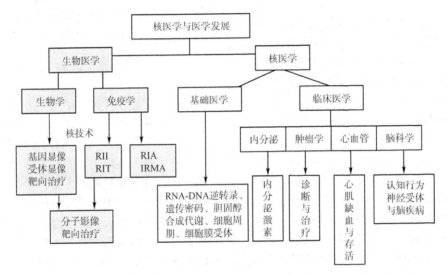

图 0-2 核医学发展与医学发展之间的关系

（RII= 放射免疫显像，RIT= 放射免疫治疗，RIA= 放射免疫分析，IRMA= 免疫放射分析）

核医学之所以成为现代医学的重要组成部分，就是因为该学科在发展中不断融入相关学科特别是医学科学最先进的研究成果，从而不断更新和完善自身的理论和方法，反过来又服务于相关学科。可以说，除了计算机技术以外，没有哪个学科像核医学技术应用如此之广泛，无论是基础医学、临床医学，还是药学、环境医学、法医学等，都与核医学技术有密切的联系。

三、核医学的发展历史

核医学与其他学科相比，是一门非常年轻的学科，从 1896 年首次发现放射现象至今也只有 100 余年的发展历史，而真正形成核医学学科的历史则更短。核医学的发展史是无数科学家为科学而奋斗甚至为科学而献身的不平凡历史，我们重温核医学的发展史，旨在激发人们在平凡的工作实践中，要勇于开拓、善于思维、敢于创新。在科学发展的历史上，许多重大发明和发现，都是在平凡的工作中所取得的。

1896 年法国物理学家贝可勒尔（Antoine Henri Becquerel）在研究铀矿时，发现铀矿能使包在黑纸内的感光胶片感光，无论将它放在阳光下或是抽屉里，他发现冲洗后的感光片都有了蒙翳（潜影），由此断定铀能不断地自发地放射出某种肉眼看不见的、穿透力强的射线，这是人类第一次认识到放射现象，也是后来人们建立放射自显影的基础，但当时还没有"放射性"这一概念，直到两年后波兰化学家玛丽·居里（Marie S. Curie）夫妇发现了 Ra（镭），居里夫人将这种化合物放出的辐射现象取名为"放射性"，称铀的射线为贝可勒尔射线。

1898 年玛丽·居里与她的丈夫皮埃尔·居里共同发现了 Ra（88 号元素），他们从 30 吨沥青铀矿中提取了 2 毫克 Ra。此后又发现了钋（Po）和钍（Th）等天然放射性元素。1903 年居里和贝可勒尔共获诺贝尔物理学奖；1911 年居里夫人又获得诺贝尔化学奖，成为世界上第一位两次获得诺贝尔奖（Nobel Prize）的科学家。

1921 年英国科学家 Frederick Soddy 在放射性物质的化学和天然同位素研究中获诺贝尔化学奖，"同位素"一词也是他 1913 年与苏格兰物理学家 Margaret Todd 在一次午餐谈话中提出的；1935 年，法国科学家 Joliot 和他的妻子 Irène Joliot-Curie（即：玛丽·居里的女儿）用人工核反应方法合成了新的放射性元素获诺贝尔化学奖，他们用 α 粒子照射铝元素生成了半衰期只有两分钟的放射性 ^{30}P，第一次用人工核反应方法生产了放射性核素；1938 年，芝加哥大学的费米（Fermi）应用中子辐照和慢中子核反应生产出新的放射性核素获得诺贝尔物理学奖，1942 年费米等人又建立了世界上第一座核反应堆，使得人工放射性核素的大批量生产成为可能，为核医学的发展提供了必要的条件。1930 年美国加州大学的 Berkeley 校园里，物理学家劳伦斯（Ernest Orlando Lawrence）生产出第一台回旋加速器，为人工生产短半衰期放射性核素创造了条件，也是目前 PET 使用的放射性药物的主要来源，于 1939 年获得诺贝尔物理学奖。1923 年，化学家 Hevesy 应用天然的放射性同位素 ^{212}Pb 研究植物不同部位的铅含量，后来又应用 ^{32}P 研究磷在活体动物的代谢途径等，他是第一位应用放射性物质来进行示踪研究的科学家，并首先提出了"示踪技术"的概念，被后人尊称为"基础核医学之父"，并于 1943 年获诺贝尔化学奖。1959 年美国科学家 Berson 和 Yalow 建立了放射免疫分析法，并首先用于测定人血浆胰岛素浓度，后来人们将其逐步发展到能测定人体各种激素或微量物质含量，阐明了人体各种激素的分泌、调节及其规律，由于该技术对医学的巨大贡献，1977 年 Yalow 获得了诺贝尔医学奖。放射免疫分析技术从 20 世纪 60 年代应用于临床至今近半个世纪。

在核医学 100 余年的发展史里，与核医学密切相关的领域就有近十位科学家获得了诺贝尔奖，然而也有许多科学家并没有这样的机遇，但是他们同样为核医学的创立和发展作出了许多开创性的工作。1901 年，法国医师亨利·亚利山大·丹拉斯（Henri Alexander Danlos）将放射性镭与结核性的皮肤病变接触，试图达到治疗目的，首次尝试用放射性物质治疗疾病；1926 年美国波士顿内科医师布卢姆加特（Blumgart）等首先应用放射性氡研究人体动、静脉血管床之间的循环时间，在人体内第一次应用了示踪技术，布卢姆加特也被誉为"临床核医学之父"。1938 年塞格瑞（Segre）和西博格（Seaborg）发现了 ^{99m} 锝（^{99m}Tc），并于 1957 年由特克尔（Tucker）等人制造成发生器，使得这种性能优良的短半衰期核素能广泛应用于临床至今，为核医学常规影像诊断的普及创造了条件。

核医学仪器的研制取得了巨大成功。1951 年美国加州大学的卡森（Cassen）研制第一台扫描机，通过逐点打印获得器官的放射性分布图像，促进了核医学显像的发展，为此美国核医学会专门设立了"Cassen 奖"。1952 年美国宾夕法尼亚（Pennsylvania）大学的一年级医学生戴维·库赫（David Kuhl）设计了扫描机光点打印法，1959 年他又研制了双探头的扫描机进行断层扫描，并首先提出了发射式重建断层技术，从而为日后发射式计算机断层扫描机（ECT）

的研制奠定了基础，1972 年库赫博士作为主要成员应用三维显示法和 ^{18}F-脱氧葡萄糖（^{18}F-FDG）测定了脑局部葡萄糖的利用率，因而，打开了 ^{18}F-FDG应用的大门。可以认为，如果没有他的远见卓识，核医学将不可能发展到今天成为具有特色的学科。正是由于他的发明成为正电子发射断层显像（PET）和单光子发射计算机断层显像（SPECT）的基础，故人们称库赫博士为"发射断层之父"；1957 年安格（Anger）研制出第一台 γ 照相机，称安格照相机，也是当今 SPECT 的基础，核医学影像逐步走向现代化，并使得核医学的显像由单纯的静态逐点打印扫描进入快速动态成像阶段，20 世纪 60 年代初广泛应用于临床，可以说，此时是核医学走向现代阶段的转折点。

由于放射性同位素不包括同质异能素，1953 年罗伯特·纽厄尔（Robert Newell）首先提出了"Nuclear"一词。1968 年美国霍普金斯医学院的瓦格纳（Wagner）教授在他的教科书中广泛地确立了"Nuclear Medicine"，从而取代了使用多年的"同位素"与"放射性物质"。1969 年，"Nuclear Medicine"正式在"术语学手册"中作为放射性同位素在疾病诊断和治疗中应用的医学分支被确立，至此，同位素科也逐步更名为核医学科。

进入 20 世纪 70 年代，核医学发生了几个根本变化：一是电子计算机广泛应用于核医学领域，使得核医学成像由定性分析进入定量分析，由平面影像进入断层影像阶段；二是计算机的应用促进了发射式计算机断层显像（emission computed tomography，ECT）的发展，并逐步广泛应用于临床；三是以 ^{99m}Tc 为代表的短半衰期核素广泛应用于显像诊断；四是放射免疫分析技术得到普及，不仅扩大了核医学的学科领域，更促进了医学科学的发展。

我国放射性同位素的应用是从医学界开始的。1956 年在军委卫生部的领导下，在西安第四军医大学举办了生物医学同位素应用训练班，这是我国第一个同位素应用训练班，也标志着我国核医学的诞生。1958 年在北京举办了第一个放射性同位素临床应用训练班，成为核医学进入临床应用的起点，也被列为当时国家的一项重要任务，此后又在津、沪、穗举办了 2～4 期，为我国培养了第一代临床核医学工作者"。20 世纪 50 年代后期，我国核医学进入了普及与推广阶段，在一批高等医药院校、省级以上医院和医学研究机构中相继建立了教研室和专业科室，先后开展了教学、科研和临床诊治工作，至此，"放射性同位素在医学中的应用"也被纳入"放射医学"的教学内容之一。20 世纪 70 年代以后，我国的核医学有了较大的提高，大多数省、市级医院及部分地、市级医院均建立了核医学的专业科室，国产扫描机、功能测定仪器、γ 计数器、γ 照相机等探测仪器相继国产化，广泛开展了脏器扫描、脏器功能测定、放射性核素治疗和体外放射分析等工作。1977 年"核医学"被教育部列入全国高等医药院校医学本科专业的必修课程，从而确立了核医学作为一门独立的医学学科的地位。在教育部和卫生部的组织下编写出版了本科生、七年制、八年制及研究生用核医学规划教材，相继在我国数十所院校建立了博士、硕士学位授权点和博士后流动站。

1980 年我国成立了中华医学会核医学分会及各省、市核医学学会，1981 年，创办了中华核医学杂志，2012 年又更名为中华核医学与分子影像杂志。进入 20 世纪 80 年代后，我国核医学得到了迅猛发展，核医学队伍不断壮大，人员素质不断提高，大量先进的核医学仪器的引进、新的放射性核素及其标记化合物的研制成功，为我国核医学的发展创造了有利条件，我国核医学使用的仪器与发达国家处于同一水平。自 1983 年我国引进第一台单光子发射计算机断层显像仪（single photon emission computed tomography，SPECT）以来，目前我国大陆已拥有 700 多台 SPECT，世界上最先进的单探头、双探头以及双探头多模式 SPECT/CT 得到广泛使用；1995 年我国引进首台正电子发射断层显像仪（positron emission tomography，PET）以来，20 余年我国已引进了 239 台世界上最昂贵的医疗仪器——正电子发射断层 / 计算机断层仪（positron emission tomography/computed tomography，PET/CT）及其配套的回旋加速器，而且 PET/CT 的增长十分迅猛，几乎每年以 20 台以上的速度增长，而且国产化 PET/CT 也已开始投入临床应用，打破了核医学影像设备几乎全部依赖进口的局面，世界上最先进的正电子发射断层 / 磁共振（positron emission tomography/magnetic resonance，PET/MR）显像也开始试用于临床，将高灵敏的 PET 分子影像与高分辨率的 3T 磁共振影像同机融合，成为核医学多模式分子影像发展新的里程碑。PET/CT 和 PET/MR 等先进仪器的应用极大地推动了核医学的发展，也提高了核医学的地位，成为当今医学界关注的热点，也使得医学影像技术逐步由解剖影像向着分子功能影像发展。

我国目前有两座核反应堆生产医用放射性核素，还有多台大型回旋加速器、近百台小型回旋加速器生产超短半衰期核素，其品种达数百种之多，基本能满足核医学临床与研究工作的需要。我国自行研制生产的放免分析测定仪、功能仪等常规设备达到了国际先进水平。我国核医学水平与发达国家的差距在逐步缩小，在某些方面已经形成中国特色甚至接近国际先进水平。

四、核医学的现状与进展

核医学从初创阶段、发展阶段到现代阶段历经了漫长的历程。可以说当今的核医学既是发展的鼎盛时期，也是竞争最为激烈的时刻。随着医学技术及其相关科学领域的迅猛发展，核医学的许多优势正在被其他技术所取代，有些方法已不再是诊断某些疾病的唯一手段，然而核医学的某些新的诊疗技术也在不断诞生，并不断完善自身的研究手段和方法，向着更深、更新的领域迈进。

1. 显像仪器的发展　核医学的显像仪器从早期的直线扫描机，发展成为γ照相机和目前广泛使用的 SPECT、SPECT/CT、PET/CT 和 PET/MR，仪器的功能和质量都发生了根本改变。目前引进的SPECT 和 PET 大多配备了诊断级的 CT 装置，PET/CT 和 SPECT/CT 中的 CT 也从早期的单排发展到现在的 4～64 排，仪器的发展不仅改善了图像的质量，也提高了显像的效率；配备有符合线路的双探头 SPECT 还可进行部分正电子成像。由于核医学的ECT 以显示脏器或组织血流、代谢和功能为优势，但解剖分辨率相对较差，而放射学的 CT 和 MRI 虽然具有较好的解剖分辨率，但对于代谢与功能的评价存在不足，因此，PET/CT、PET/MR 和 SEPCT/CT 的广泛应用大大提高了核医学影像的解剖定位能力，一次显像不仅能清楚显示病变部位的解剖学结构的细微改变，同时还能观察该部位的代谢功能、受体密度或血流等变化，从而帮助病变的定位与定性，最大限度的发挥不同显像方法的优势，克服各自的不足。这些多模态成像仪器的应用不仅是真正意义上实现了解剖学结构影像与代谢、功能影像的同机图像融合（image fusion），也是医学影像学科中不同专业的相互融合，是医学影像技术发展新的里程碑。

2. 分子核医学 (molecular nuclear medicine) 与分子影像 (molecular imaging) 的发展　分子医学是 21世纪医学发展的方向，包括分子水平的基因诊断和分子治疗将成为现代医学的重要内容。分子核医学是应用核医学示踪技术从分子水平认识疾病，阐明病变组织受体密度与功能的变化、基因的异常表达、生化代谢变化及细胞信息传导以及开展以靶向治疗为基础的核素治疗等，为疾病的诊断、治疗和疾病的研究提供分子水平信息和分子水平的治疗手段。这些伴随生物学技术的发展而建立起来的新的显像方法，不仅促进了分子核医学的形成，也为医学影像技术走向"分子影像"时代迈出了第一步，核医学分子影像是目前最为成熟的分子影像。尤其是PET/CT 分子影像已经广泛应用于肿瘤的早期诊断、分期、复发与疗效监测等各个方面，是目前实施肿瘤精准医疗重要的评价手段。

分子影像的发展不仅促进了医学影像的进步，也带动了相关生物医学的发展和多学科的融合，不仅是不同模式的影像学之间的融合，也包括影像医学与生物学、化学、生物物理以及临床医学之间的融合。近十年来国内外的许多大学及研究机构相继建立了分子影像研究中心，各国政府也为此投巨资用于分子影像领域的基础和探索性研究，为临床前分子影像的发展以及临床转化创造了条件，也为生命科学的前沿领域研究奠定了基础。

3. 治疗核医学的形成与发展　1901 年 Danlos 应用放射性 Ra 试图治疗结核性皮肤病灶，从而揭开了核素治疗的序幕。1903 年 Alexander Graham Bell 利用 Ra 进行近距离肿瘤治疗。1905 年 Robert Abbe 利用 Ra 治疗突眼性甲状腺肿。1913 年 Frederic Proescher 经静脉注射 Ra 进行各种疾病治疗的研究。进入 20 世纪 30 年代，随着人工放射性核素的研制成功，核素治疗得到了进一步发展，1939 年，^{32}P 用于白血病的治疗，1942 年 ^{131}I 用于治疗甲状腺功能亢进症。当前，^{131}I 治疗甲状腺功能亢进症和分化型甲状腺癌已经成为临床不可缺少的主要手段。尽管核素治疗不像核素诊断的发展那样迅速，但随着核医学发展方向的转移、新的治疗药物的研制以及新的治疗方法的建立，核素治疗的应用范围将不断扩大，治疗核医学在整个核医学中的地位在不断提高。目前，应用核素治疗的疾病已达数十种之多，我国每年约有 80 多万人次接受核素治疗，其中 ^{131}I 治疗甲状腺功能亢进症约 18 余万人次，甲状腺癌 3.7 万人次，近 200 家医院开设核素治疗病房。核素治疗与常规化学药物治疗或放疗有其本质的区别，一是核素治疗是利用核射线治疗疾病；二是核素治疗药品对病变组织具有选择性或靶向性；三是核素治疗作用持久；四是方法安全、简便、经济。

治疗核医学的发展方向主要集中在放射性核素的研究和携带放射性核素的载体研究两个方面。尤其是靶向性放射性药物载体是治疗核医学研究的重点课题。目前具有前景的研究领域主要有：放射免疫靶向治疗、受体介导的靶向治疗、放射性核素基因治疗、物理性能更加优异的重离子治疗以及放射性核素粒子肿瘤组织间定向植入治疗等。近几年来，应用即可发射 β 射线又发射 γ 射线的核素标记某些与肿瘤具有特异性亲和力的生物分子，进入体内后选择性的与肿瘤细胞结合，利用其 γ 射线可进行分子显像，而β射线可发挥内照射治疗作用，真正实现了肿瘤诊断与治疗疗一体化（theranostics）。可以预料，未来治疗核医学的发展，将会改变过去传统的疾病治疗思维与规范，尤其是肿瘤疾病，核素治疗将成为化学治疗、手术治疗及放射治疗等综合治疗中不可缺少的手段，在某些方面可代替外照射治疗或化疗，而具有特异性、靶向性的治疗方法以及介入性局部治疗手段终将取代全身损伤性治疗方法。治疗核医学的发展有可能超过诊断目的的应用，并将成为现代治疗学的重要部分。

纵观核医学的学科内容与任务表明，核医学科既是一个为医院临床科室提供诊疗服务的科室，自身又是一个能独立实施疾病诊断和治疗的临床学科，它为人类探索生命现象的本质提供了一项十分有效的工具，也为人类观测机体内物质代谢和生命活动规律提供了一个窗口。核医学是一门正在逐步走向成熟的年轻学科，随着相关学科的迅猛发展，核医学也面临激烈的竞争与严峻的挑战，某些曾经是临床或研究的重要方法正在被其他技术所取代，也有一些方法其临床重要性正在减弱，这是历史发展的必然规律，科学的发展就是在不断的探索和激烈的竞争中向前迈进。核医学的发展也一样，需要不断探索、推陈出新、扬长避短，不断吸取相关学科的先进成果，丰富其学科内容。一项技术即使获得过诺贝尔奖，也不能说明该技术永远先进，不被淘汰；先进是相对的，是有时效性的。20世纪90年代以来，可以说每年都有新的科学名词在诞生，从PCR技术、细胞凋亡、克隆技术，直到纳米技术、干细胞移植、基因技术、3D打印、移动医疗、精准医疗、个体化医疗和诊疗一体化等，同时又有许多名词又逐步被人们冷落和遗忘，这就是现代科学发展的特征和规律，犹如不可阻挡的巨浪推动历史的前进。

在科学技术爆炸式发展的今天，作为新时代的医学生肩负着医学发展的历史使命，如何去面对、感受、适应、融入和实践科学技术的进步带给医学科学的大发展？是值得认真思考的问题。当今的医学教育如果仍然以传统的医学知识、认知和理念去面对全新的科学世界，我们将难以适应和分享先进科学技术带来的优秀成果，在医学科学发展的历史长河中，我们每一个人都将成为推动历史车轮前进的动力。

思 考 题

1. 核医学的定义是什么？
2. 核医学的学科内容主要有哪些？
3. 核医学的主要进展有哪些？

（张永学）

第一章　核医学物理基础

第一节　原子结构

一、原子和原子结构

物质都是由原子组成的。原子是很微小的粒子，半径为 10^{-8}cm 左右，不同元素的原子具有不同的性质，但是原子的基本结构大致相同。即原子是由处于原子中心、带有正电荷的原子核（nucleus）和若干个绕核运动、带负电荷的核外电子（electrons）组成（图 1-1）。原子核的半径不到原子半径的万分之一，但占有原子质量的 99.9% 以上。

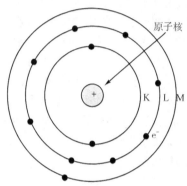

原子核

K　L　M

e^-

图 1-1　原子结构模式图

通常采用 $_Z^A X_N$ 表示原子的核结构，其中 X 代表元素符号，Z 代表质子数，N 代表中子数，A 代表原子的质量数（mass number）。因为元素符号本身就确定了质子数，并且 $N=A-Z$，故原子结构亦可简便地只标记元素符号和质量数，即 $^A X$，如 ^{131}I、^{18}F。质子带一个正电荷，中子呈电中性，核外电子带负电荷，原子核中质子所带的正电荷数目与核外电子所带的负电荷数目相等，所以原子本身呈电中性。

1. 原子核　原子核由质子（proton）和中子（neutron）组成，它们统称为核子（nucleon）。原子核内部存在两种作用力：带正电荷的质子之间的静电排斥力和核子之间的核力（nuclear force）。核力是短程力，只有在原子核尺度上才显现出来，作用范围在 1.5×10^{-15}m 之内。核力在大于 0.8×10^{-15}m 时表现为吸引力，且随距离增大而减小，超过 1.5×10^{-15}m 时，核力急速下降几乎消失；而在距离小于 0.8×10^{-15}m 时，核力表现为斥力，从而使核子既能紧密结合，又不会无限接近。核力能抗拒库仑斥力而使质子紧密结合在一起。核的稳定性除了与核子的数量有关外，还取决于核内质子和中子的比例。

2. 核外电子　电子环绕着原子核在一定的轨道上不断高速地旋转着，这些确定的轨道组成一系列壳层，用字母 K、L、M、N、O、P、Q、……来表示。一般说来，各壳层里能容纳的最大电子数目可以用 $2n^2$ 来表示，其中 $n=1$ 代表 K 壳层，$n=2$ 代表 L 壳层，依次类推。不同壳层上的电子所具有的能量不同。K 层电子离核最近，与原子核的相互吸引力最强，其电子带有的位能最低，L 层次之，愈外层受到原子核的吸引力愈小，故其位能也愈高。

核外电子都首先占据着能量低的轨道，这种状态即称为基态（ground state）。当原子中的电子从外界吸收光子或与其他粒子相互作用而获得能量时，内层电子会跃迁到较高能级的外层轨道上，这种电子被激发到较高能级但尚未电离的状态称为激发态（excited state）。处于激发态的原子不稳定，会通过放出光子释放能量，使外层电子跃迁到内层，整个原子即从激发态回到基态。

3. 原子质量单位与能量单位　自然界中质子、中子和电子的质量都十分微小，如一个氢原子质量只有 1.6773×10^{-24}g，一个铀原子质量也不过 3.915×10^{-22}g，用 g 做单位不方便，因此采用原子质量单位（atomic mass unit），用 u 来表示，它的定义是规定自然界中最丰富的同位素 $^{12}_6 C$ 原子质量的 1/12 为原子质量单位，约为 1.660540×10^{-27}kg。

在核物理中，能量的基本单位是电子伏特（eV），即 1 个电子在电势差为 1 伏特的电场中加速可获得的能量，称为 1eV。质量和能量的关系由爱因斯坦质能联系方程 $E=MC^2$ 计算。C 是光在真空中的传播速度，根据这个公式，$1u = 931.478$MeV。

二、同位素、核素、同质异能素

1. 核素　原子核的质子数、中子数和原子核所处的能量状态均相同的原子属于同一种核素（nuclide）。例如 $^1_1 H$、$^{12}_6 C$、$^{14}_6 C$、$^{198}_{79}Au$ 表示不同的核素。

2. 同位素　凡原子核具有相同的质子数而中子数不同的元素互为同位素（isotope）。如 ^{125}I、^{131}I、^{132}I 均有 53 个质子，但中子数不同，在元素周期表中处于同一位置，是同一元素 - 碘元素。一种元素往往有几种甚至几十种同位素。一个元素所有同位素的化学和生物性质几乎都一样，但物理性质可能有所不同。

3.同质异能素 核内中子数和质子数都相同但能量状态不同的核素彼此称为同质异能素 (isomer)。原子核与核外电子一样，也可以处于不同的能量状态，最低能量状态为基态，激发态是继发于某些核反应、核裂变及放射性衰变后形成的，原子核可暂时处于较高能量的状态。对于激发态的核素，在原子质量数的后面加一小写的"m"来表示，例如 ^{99m}Tc 是 ^{99}Tc 的激发态，^{99m}Tc 与 ^{99}Tc 互为同质异能素。

第二节　放射性核衰变

原子核分为两大类，一类原子核稳定存在，不会自发地发生核内成分或能级的变化，或发生概率非常小，此类核素称为稳定性核素 (stable nuclide)，另一类原子核为不稳定性原子核。不稳定的原子核能够自发地转变成别的原子核或者发生核能态变化，在这个过程中伴有各种射线的发射，这类核素称为放射性核素 (radioactive nuclide)。放射性核素的原子核自发地放出射线，同时转变成另一种原子核的过程称为放射性核衰变 (radioactive decay)，简称核衰变 (decay)。

原子核只有当中子和质子的数目保持一定的比例，才能稳定结合。对于原子量较小的核素，Z/N= 1时原子核是稳定的。当质子数较多时（一般为 Z > 20），质子数多了，斥力增大，必须有更多的中子使核力增强，才足以克服斥力，保持核稳定。如果原子核中质子数过多或过少，或者中子数过少或过多，原子核便不稳定。因此，核衰变具有自发性，是由原子核内部因素决定的，不受核外因素影响。人工放射性核素的制备就是用核反应堆或加速器产生的高能中子或带电粒子轰击稳定性核素，引起核反应，改变其核内质子与中子的比例，从而使之变为放射性核素。

一、核衰变的方式

不稳定的原子核能自发地放出射线并转变成另一种核素。衰变前不稳定的核素常被称为母核，衰变后生成的新的核素称为子核。有的子核也是不稳定的，将继续衰变，直至转变成稳定性核素，即 A → B → C。衰变前后的核子数、电荷数和质能转换都遵守守恒定律。核衰变时释放的衰变能，大部分由衰变过程中发射出的粒子携带，少部分为子核所具有。

（一）α 衰变（alpha decay）

不稳定原子核自发地放射出 α 粒子而变成另一个核素的过程称为 α 衰变。α 粒子是由两个质子和两个中子组成，实际上就是氦原子核 $^4_2$He。α 衰变可用反应式 (1-1) 表示：

$$^A_Z X \rightarrow ^{A-4}_{Z-2} Y + ^4_2 He + Q \qquad (1-1)$$

式中：X 表示衰变前的核素，即母核；Y 表示衰变后的核素，即子核；Q 为衰变过程放出的能量（以 MeV 为单位），称为衰变能，它在数值上等于 α 粒子的动能与子核反冲动能之和。母核放出 α 粒子后，转变成原子序数减少 2、质量数减少 4 的子核，同时放出结合能 - 衰变能 Q，（图1-2）。例如，反应式 (1-2)：

$$^{226}_{88} Ra \rightarrow ^{222}_{86} Rn + ^4_2 He + 4.937 MeV \qquad (1-2)$$

α 衰变发生在原子序数大于 82 的重元素核素。α 粒子的速度约为光速度的 1/10 左右，在空气中射程 3～8cm，在水中和机体内的射程为 0.06～0.16mm。其质量大且带 2 个单位正电荷，穿透力弱、射程短，很容易被物质吸收，一张纸就能阻挡 α 粒子的通过，因而不能用于核医学显像。由于其能量容易传递给物质，所以要特别注意防止 α 衰变的放射性物质进入体内。但 α 射线射程短，能量单一，对局部组织的电离作用强，有目的地引入体内后，可以对核素附近的生物组织产生破坏而不损害远处组织。故 α 射线在体内恶性肿瘤的放射性核素内照射治疗方面具有潜在的优势。

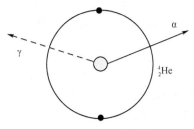

图 1-2　α 衰变模式图

（二）β 衰变（bata decay）

核衰变时放射出 β 粒子或俘获轨道电子的衰变称为 β 衰变。β 衰变后的核素原子序数可增加或减少，但其质量数不变。β 衰变可分为 β⁻ 衰变、β⁺ 衰变和电子俘获三种。

1. β⁻ 衰变 放射性核素的核内放射出 β⁻射线的衰变方式称为 β⁻ 衰变。β⁻衰变时放出一个 β⁻粒子（电子）和反中微子 (antineutrino, $\bar{\nu}$)，核内一个中子转变为质子（图1-3）。因而子核比母核中子数减少 1，原子序数增加 1，原子质量数不变，可用反应式 (1-3) 表示：

$$^A_Z X \rightarrow ^A_{Z+1} Y + \beta^- + \bar{\nu} + Q \qquad (1-3)$$

例如：^{32}P 衰变可表示为：

$$_{15}^{32}P \rightarrow _{16}^{32}S + \beta^- + \bar{\nu} + 1.711MeV \qquad (1-4)$$

反中微子（$\bar{\nu}$）是一种静止质量几乎为零的中性粒子，在 β^- 衰变中总是有反中微子伴随放射出来。

β^- 射线的本质是高速运动的负电子流。衰变能量 Q 随机分配给 β^- 粒子和反中微子，因而 β^- 粒子的能量分布从零到最大形成连续的能谱。一种 β^- 衰变核素发射 β^- 粒子的平均能量约等于其最大能量的三分之一。β^- 粒子穿透能力虽然较 α 粒子强，但是在组织中的射程仅为数毫米，能被铝箔和机体组织吸收，因而不能用于核素显像。核素治疗常用的放射性核素多是 β^- 衰变核素，例如 ^{131}I、^{32}P、^{89}Sr 等核素。

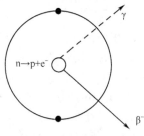

图 1-3 β^- 衰变模式图

2. β^+ 衰变 由于核内中子缺乏而放射出正电子的衰变，称为正电子衰变，也叫 β^+ 衰变。衰变时发射一个正电子（positron）和一个中微子（neutrino，ν），原子核中一个质子转变为中子，（图 1-4）。β^+ 衰变时母核和子核的质量数无变化，但子核的核电荷数减少一个单位，原子序数减少 1 位。β^+ 衰变可用反应式（1-5）表示：

$$_{Z}^{A}X \rightarrow _{Z-1}^{A}Y + \beta^+ + \nu + Q \qquad (1-5)$$

例如，^{18}F 衰变可表示为反应式（1-6）：

$$_{9}^{18}F \rightarrow _{8}^{18}O + \beta^+ + \nu + 1.655MeV \qquad (1-6)$$

β^+ 粒子与 β^- 粒子相似，都是连续能谱。β^+ 衰变的核素，都是人工放射性核素，天然的核素不发生 β^+ 衰变。正电子射程仅 $1 \sim 2mm$，在与物质相互作用并完全耗尽其动能前，与物质中的自由电子结合，正负两个电子的静止质量转化为两个方向相反、能量各为 0.511MeV 的 γ 光子而自身消失，这一过程称为湮灭辐射（annihilation radiation）。正电子发射断层显像仪（positron emission tomography，PET）的显像原理就是通过探测湮灭辐射事件中产生的两个方向相反、能量皆为 511keV 的 γ 光子，并借助符合电路对这一事件进行空间定位，从而显示正电子核素及其标记化合物在体内代谢分布。

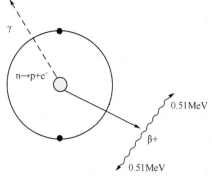

图 1-4 正电子衰变模式图

3. 电子俘获 原子核俘获一个核外轨道电子使核内一个质子转变成一个中子和放出一个中微子的过程称为电子俘获（electron capture，EC）衰变。EC 发生在缺中子的原子核，与正电子衰变时核结构的改变相似。一个质子俘获一个核外轨道电子转变成一个中子并放出一个中微子，子核的原子序数比母核减少一个单位，质量数不变，（图 1-5）。其衰变过程可用反应式（1-7）表示：

$$_{Z}^{A}X + e^- \rightarrow _{Z-1}^{A}Y + \nu + Q \qquad (1-7)$$

例如：

$$_{53}^{125}I + e^- \rightarrow _{52}^{125}Te + \nu + 0.0355MeV \qquad (1-8)$$

电子俘获衰变时，核结构的改变可能伴随其他射线的放出。因为内层电子最靠近核，被俘获的概率最大。当发生电子俘获衰变时，内层轨道少了一个电子出现空位，使原子处于激发态。外层轨道电子向内层补充，两层轨道之间的能量差转换成特征 X 射线（characteristic X ray），或者将能量传递给一个更外层轨道的电子，使之脱离轨道而释出成为自由电子，这种电子称为俄歇电子（Auger electron）。

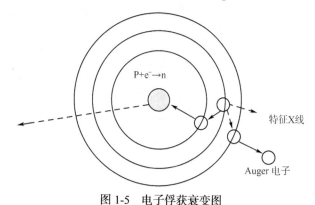

图 1-5 电子俘获衰变图

（三）γ 衰变和内转换

1. γ 衰变（γ decay） 激发态的原子核以放出 γ 射线（光子）的形式释放能量而跃迁到较低能量级的过程称为 γ 衰变。有些放射性核素在发生 α 衰变、

β衰变或核反应之后，核仍处于不稳定的激发态，并即刻向基态或低能态跃迁，并以γ光子的形式放出多余的能量。有时一次核衰变要经过多次跃迁才回基态，因此就有多组能量不同的γ射线。

γ射线的本质是中性的光子流，电离能力很小，穿透能力强。在γ衰变的过程中核的原子序数和质量均不改变，仅能级改变，所以又称为同质异能跃迁（isomeric transition，IT），用下式表示：

$$^{Am}_{Z}X \rightarrow ^{A}_{Z}X + \gamma \tag{1-9}$$

例如，^{99m}Tc 衰变可表示为：

$$^{99m}Tc \rightarrow ^{99}Tc + \gamma + 141keV \tag{1-10}$$

核素 ^{99}Mo 衰变时放出 β 射线，半衰期为 66.02h，产生子体放射性核素 ^{99m}Tc，^{99m}Tc 发射 γ 射线回复到基态 ^{99}Tc，半衰期为 6.02h。在多数情况下，原子核处在激发态的时间不到 1 微秒，甚至无法测出其时间间隔，可认为这两种衰变是同时进行的。例如 ^{131}I 衰变可认为同时放出 β 射线和 γ 射线，放出能量合适的、单纯 γ 射线的核素最适合单光子发射计算机断层显像（single photon emission computed tomography，SPECT）；^{99m}Tc 发生 γ 衰变时，发射能量为 141 keV 的纯 γ 射线，已广泛用来标记各种显像剂。

2. 内转换（internal conversion）　核素的原子核由激发态向基态或由高能态向低能态跃迁时，将多余的能量直接传给核外壳层电子，使壳层电子获得足够的能量后发射出去，这一过程称为内转换，（图 1-6）。因内转换放射出的电子称为内转换电子（internal conversion electron）。内转换发生后，在原子的 K 层或 L 层留下空位，还会产生特征 X 射线和俄歇电子。

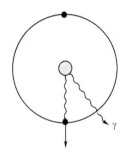

图 1-6　内转换模式图

二、核素衰变的基本定律

（一）衰变规律（decay laws）

放射性核素的衰变是一种自发的过程，放射性核素的衰变与周围环境如温度、压力、湿度等无关，也不是瞬间同时完成的。就放射性核素的单一个体而言，什么时候发生核衰变完全是随机的，但是对大量放射性样品的整体来说，是遵循指数递减规律进行衰变的，核衰变速度完全由核子组成不稳定程度和不稳定核数目的多少决定。不同放射性核素每个原子核在单位时间内发生衰变的概率不同，即有不同的衰变常数，以 λ 表示。对整个放射源，λ 表示发生衰变的原子核数占当时总核数的百分数；对单个原子核，λ 表示原子核发生衰变的概率，即可能性。

放射性核素单位时间内衰变的原子核数（即衰变率 $\frac{dN}{dt}$）与现有的原子核总数 N 成正比，即式（1-11）：

$$\frac{dN}{dt} = -\lambda N \tag{1-11}$$

将式（1-11）积分，得：

$$N = N_0 e^{-\lambda t} \tag{1-12}$$

式（1-12）中，N，N_0 分别是经过时间 t 衰变后剩下的原子核数和 t = 0 时的原子核数，λ 为衰变常数，负号表示原子核由于衰变而逐渐减少。从上式可以看出放射性核素是按指数规律衰减的。

如果说呈指数递减的衰变规律反映了放射性原子核衰变的"共性"，那么衰变常数 λ，则反映了每种放射性核素的"个性"。迄今尚未发现任何两种放射性核素具有相同的衰变常数值，因此 λ 值也就成为表征放射性核素衰变速率的一个特征参数。

（二）半衰期

在核医学中常用的半衰期有物理半衰期、生物半衰期和有效半衰期。

1. 物理半衰期　放射性核素的衰变速率通常以物理半衰期（physical half life，$T_{1/2}$）表示，$T_{1/2}$ 系指放射性核素数目因衰变减少到原来的一半所需的时间。λ 与 $T_{1/2}$ 之间的关系见式（1-13）：

$$\lambda = \frac{0.693}{T_{1/2}} \quad 或 \quad T_{1/2} \frac{0.693}{\lambda} \tag{1-13}$$

各种放射性核素的半衰期长短不一，半衰期长的核素衰变得慢，可长达 10^{10} 年，半衰期短的核素衰变得快，可短至 10^{-10} 秒；衰变常数大的放射性核素衰变得快，衰变常数小的衰变得慢。一般把半衰期短于 10 h 的核素称为短半衰期核素，短半衰期核素是临床诊断中应用最为广泛的放射性核素，如 ^{99m}Tc、^{18}F 等。

物理半衰期是每一种放射性核素所特有的，可通过测定半衰期确定核素种类，甚至推断放射性核素混合物中核素种类。

衰变常数和半衰期都是描述放射性核素衰变速率的特征量，衰变常数大或者半衰期短的放射性核素衰变得快，而衰变常数小或半衰期长的放射性核素衰变得慢。

2. 生物半衰期和有效半衰期　在核医学中，进入人体内的放射性核素除自身衰变外，还可以通过机体代谢排出体外。进入生物体内的放射性核素或其化合物，由于生物代谢从体内排出到原来的一半所需的时间，称为生物半衰期（biological half life，T_b）；由于物理衰变与生物的代谢共同作用而使体内放射性核素减少一半所需的时间，称为有效半衰期（effective half life，T_e）。三者关系式（1-13）：

$$\frac{1}{T_e} = \frac{1}{T_{1/2}} + \frac{1}{T_b}$$

$$T_e = \frac{T_{1/2} \times T_b}{T_{1/2} + T_b} \tag{1-14}$$

（三）放射系列和放射平衡

许多放射性核素并非一次衰变就达到稳定，有些放射核素衰变后形成的子核（daughter nuclide）仍为放射性核素，子核又以本身的规律继续衰变，直至衰变成稳定性核素。这样，一系列递次衰变的放射性核素及其最终产物（稳定性核素）就构成了放射性衰变系列，简称放射系列（radioactive series）。每个放射系列都有一个"始祖"核素，它具有最长的半衰期，系中每一个放射性核素都是由前代的放射性核素通过 α 或 β 衰变产生，系列最后终止于一个稳定核素。通常以"始祖"核素来命名这个系列，比如自然界天然存在的铀系、锕系、钍系三种放射系列，便是分别以 ^{238}U、^{235}U、^{232}Th 为母核。其中锕系母核是铀的同位素 ^{235}U，俗称锕铀（AcU）。这三个系列经过若干次衰变，最终变成稳定性铅。如 ^{238}U 经 14 次系列衰变后，最终变成稳定性的 ^{206}Pb。天然放射系列衰变是环境中天然本底辐射的来源之一，反应式（1-15）。

$$^{238}\text{U}\,(T_{1/2} = 4.47 \times 10^9\text{y}) \rightarrow ^{234}\text{Pu} + _4^2\text{He} + Q \tag{1-15}$$

当母核半衰期很长，而子核的衰变远比母核快，经过一定时间衰变后，子体核素与母体核素的原子核数以一定的比例达到平衡，两者的衰变率基本相等，称为长期平衡（secular equilibrium）。例如锡-铟核素发生器等属于这一类，^{113}Sn$\,(T_{1/2} = 115\text{d}) \rightarrow$ $^{113\text{m}}$In$\,(T_{1/2} = 1.66\text{h}) \rightarrow ^{113}$In。

当母核的半衰期比子核长但相差不大时，经过一定时间衰变后，母核数逐渐减少，子核数先是逐步增加到最大值，以后随母核减少而减少，子体原子核数与母体原子核数在比例上保持不变，故称暂时平衡（transient equilibrium）。若时间再长，经一定时间后，达到子体与母体以相同衰变率衰变。故这种情况也可以是长期平衡与暂时平衡共存，很有利

于核医学应用。钼-锝核素发生器就属于这一类，^{99}Mo$\,(T_{1/2} = 66.02\text{h}) \rightarrow ^{99\text{m}}Tc\,(T_{1/2} = 6.02\text{h}) \rightarrow ^{99}Tc\,(T_{1/2} = 2.12 \times 10^5\text{y}) \rightarrow ^{99}$Ru。

（四）放射性活度

放射性活度（radioactivity，A）是表示单位时间内发生衰变的原子核数，过去习惯称之为放射性强度。即式（1-16）

$$A = -\frac{dN}{dt} \tag{1-16}$$

放射性活度等于衰变常数与处于某一特定能态的该核素的原子核数目之乘积，即 $A = \lambda N$，故上式可写成：

$$A = A_0 e^{-\lambda t} \tag{1-17}$$

式（1-17）中，A_0 是 $t = 0$ 的放射性活度。从上式可知，放射性活度变化服从指数规律，决定放射性强弱的既包括 λ，也包括 N。

在新的国际制单位（SI）中，放射性活度的单位是贝可（Becquerel，Bq），定义为每秒一次衰变。即

$$1\text{Bq} = 1\text{s}^{-1}$$

放射性活度的旧制单位是居里（Curie，Ci），1 居里表示每秒 3.7×10^{10} 次核衰变。居里与贝可的换算关系是

$$1\text{Ci} = 3.7 \times 10^{10}\text{Bq} \tag{1-18}$$

$$1\text{Bq} \approx 2.7 \times 10^{-11}\text{Ci} \tag{1-19}$$

对核医学通常使用的放射源的活度，居里的单位较大，为方便使用，通常采用较小的单位，如毫居里（mCi）、微居里（μCi）等；贝可相对太小，通常用 kBq（10^3Bq）、MBq（10^6Bq）、GBq（10^9Bq）等。

$$1\text{mCi} = 37\text{ MBq}$$

$$1\text{μCi} = 37\text{ kBq}$$

为了表示各种物质中的放射性核素含量，通常还采用比活度（specific radioactivity）及放射性浓度（radioactivity concentration）。

比活度定义为单位质量或单位摩尔物质中含有的放射性活度，单位是 Bq/g、MBq/g、MBq/mol 等。

放射性浓度定义为单位体积溶液中所含的放射性活度，单位是 Bq/ml、mCi/ml 等。临床核医学使用放射性浓度较多。

第三节　射线与物质的相互作用

射线的运动空间充满介质，射线就会与物质发生相互作用，射线的能量不断被物质吸收。这种相互作用亦称射线的物理效应，是我们了解辐射生物效应、屏蔽防护以及放射性检测、核素显像和治疗的基础。

一、带电粒子与物质的相互作用

1. 电离作用（ionization）　α、β等带电粒子（charged particles）通过物质时，与介质原子的轨道电子产生静电作用，使其获得能量从原子中逸出，成为带负电荷的自由电子，而原子则变成带正电荷的离子，形成正负离子对，这一过程称为电离作用。在电离过程中，带电粒子本身动能减少，但仍可以产生若干次类似的效应直到动能消耗完毕，这是带电粒子的初级电离。初级电离所形成的电子通常也有较高的动能，可在物质中行进继续引起物质电离，称为次级电离。通常，次级电离占总电离的60%～80%。

带电粒子引起电离作用的结果是在它经过的路径四周形成许多离子对。在单位路径长度上形成的离子对数目称为电离密度（ionization density）或称比电离（specific ionization），它是衡量射线粒子电离能力的指标。反映带电粒子电离作用强弱的另一个常用指标是传能线性密度（linear energy transfer，LET），表示射线在其单位长度轨道上消耗的平均能量，单位是 keV/μm。决定电离密度大小的因素有三个方面：带电粒子所带的电荷量、粒子行进的速率和被带电粒子作用的物质密度。入射粒子的电荷量越大，速度越慢，电离作用越强。所以，α粒子的电离本领比β粒子大得多。

2. 激发作用（excitation）　带电粒子通过物质时，如果原子的核外电子所获得的能量还不足以使其脱离原子，而只能从内层轨道跳到外层轨道，这时原子从稳定状态变成激发状态，这种作用称为激发作用。被激发的原子极不稳定，很快由激发态退回到稳定的基态，同时释放出多余的能量。

电离和激发作用是一些探测器工作的理论基础，是射线引起物理、化学变化和生物效应的机制之一。

3. 散射作用（scattering）　β射线由于质量小，行进途中易受介质原子核静电场的作用而改变原来的运动方向，这种现象称为散射。一般情况下，带电粒子在物质中通过可能经过多次散射。

4. 韧致辐射（bremsstrahlung）　高速运动的带电粒子通过物质时，在原子核静电场的作用下，运动速度突然降低，这时入射粒子的运动方向发生偏转，部分或全部动能转变为具有连续能谱的电磁辐射，这种现象称为韧致辐射。

韧致辐射的强度和β粒子的反向散射的概率随屏蔽物质的原子序数增大而增大，还随β粒子的能量增加而增加。因此，β射线的屏蔽要用原子序数低的材料制成，如铝、塑料、有机玻璃等。α射线由于自身质量数大、运行速度慢，较少产生韧致辐射。

由β射线产生韧致辐射与X光球管产生X射线的机制相同，但是由于X光球管产生的电子的能量主要取决于管电压，因而在靶上激发出X射线的电子束的能量是近似单一的。

5. 切伦科夫辐射（Cherenkov radiation）　当带电粒子的运动速度大于在该介质中的光速时，会发出的一种微弱的以短波长为主的辐射，称为切伦科夫辐射，其特征是蓝色辉光。产生这种辐射的过程称为切伦科夫效应。

切伦科夫辐射是强偏振辐射，其电矢量在传播方向与粒子运动方向组成的平面内。可用于制成探测高速粒子的切伦科夫计数器。它具有计数率高、分辨时间短、能避免低速粒子干扰、准确测定粒子运动速度等优点。

6. 吸收作用（absorption）　带电粒子使物质的原子发生电离和激发的过程中，射线的能量全部耗尽，射线不再存在，称作吸收。α粒子失去全部动能后，俘获两个自由电子而成为中性的氦原子；β粒子最终成为自由电子停留在物质中；β⁺粒子则通过湮没辐射作用而消失。

粒子在物质中沿运动轨迹所经过的距离称为路程，而路程沿入射方向投影的直线距离称为射程（range）。带电粒子的能量损失与粒子的动能和吸收物质的性质有关，所以射程能比较直观地反映带电粒子贯穿本领的大小。

二、光子与物质的相互作用

γ射线和X射线及韧致辐射等属于电磁辐射，都是中性光子流，既不带电又无静止质量，因此光子与物质的相互作用与带电粒子与物质的相互作用有显著的不同。光子趋于在一次碰撞中失掉大部分或全部能量；不能直接使物质电离或激发，而是通过产生的次级电子是物质电离或激发。光子与物质相互作用的方式主要有三种：光电效应、康普顿效应和电子对效应。

1. 光电效应（photoelectric effect）　当入射光子与物质原子中的轨道电子作用时，光子把全部能量移交给某个轨道电子，使其脱离轨道发射出去成为自由电子，而γ光子本身消失，这个过程称为光电效应（图1-7）。光电效应中发射出来的自由电子称为光电子。γ光子的能量一部分消耗于光电子脱离原子束缚（即克服核外电子的结合能），其余部分就作为光电子的动能。

与一般的电离过程不同,光电效应最容易发生在受核束缚最强的壳层电子,即 K 层电子,其次是 M 层电子。放出光电子的原子,由于电子壳层有空位产生,原子处于不稳定状态,此空位立即被外层电子填充,随即发射出特征 X 射线或俄歇电子。当光子的能量小于 0.8MeV 时,在高原子序数的材料中产生光电效应的可能性最大,即很容易屏蔽电磁辐射。

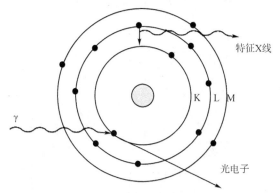

图 1-7　光电效应示意图

2. 康普顿效应(Compton effect)　当入射光子和原子中的一个电子发生弹性碰撞时,入射光子只将部分能量交给轨道电子并使其脱离轨道而释放,而入射光子本身则成为能量较低的散射光子并与自己初始运动方向成 θ 角而运动,这种现象称为康普顿效应,又称为康普顿散射,所产生的电子称为康普顿电子。

康普顿效应总是发生在束缚最松的外层电子上。当光子能量在 0.8MeV ~ 4MeV 之间时,对任何物质来说康普顿效应的发生概率都占主导地位(图 1-8)。

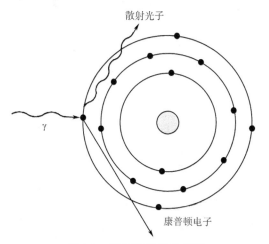

图 1-8　康普顿效应示意图

对于软组织而言,光子能量为 200keV ~ 2MeV 时主要是康普顿效应。在使用 PET 进行正电子显像时,由于其 511keV 的光子在组织中散射,可导致组织和病灶定位错误,影像模糊,需对其进行校正。

3. 电子对生成(pair production)　当入射光子的能量大于两个电子的静止质量(1.02MeV)时,在原子核静电场作用下,入射光子的能量可全部被吸收而产生一对电子(正电子和负电子),光子本身消失,这一过程称为电子对生成或电子对效应(图 1-9)。超过 1.02MeV 的多余能量将转化为正、负电子的动能。当光子能量为 5 ~ 10MeV 时,软组织中的主要效应为电子对效应。一般常用的 γ 射线和 X 线能量较低,几乎不发生电子对生成。

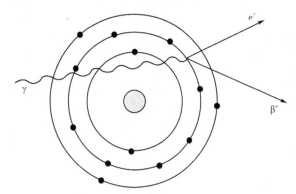

图 1-9　电子对形成效应示意图

光子与物质的这三种作用形式与入射光子的能量和物质的原子序数有关。能量低的光子和高原子序数的物质,以光电效应为主;中等能量的 γ 射线以康普顿散射为主;电子对效应主要发生在高能光子和高原子序数的物质的作用中。

当光子通过物质时,因为发生光电效应、康普顿效应和电子对效应,引起射线的吸收或减弱。γ 射线与物质相互作用产生光电子、康普顿电子、生成电子对等次级电子,这些次级电子也如 β 射线等带电粒子一样,能引起物质的电离和激发。

小　　结

物质都是由原子组成的,原子是由原子核和电子组成。原子核由质子和中子组成,它们统称为核子。原子核的质子数、中子数和原子核所处的能量状态均相同的原子属于同一种核素。凡原子核具有相同的质子数而中子数不同的元素互为同位素。核内中子数和质子数都相同但能量状态不同的核素彼此称为同质异能素。放射性核衰变包括 α 衰变、β 衰变、γ 衰变和内转换。

放射性核素的衰变是按指数规律衰减的,其半衰期有物理半衰期、生物半衰期和有效半衰期。放射性活度的国际制单位是贝可,旧制单位是居里。为了表示各种物质中的放射性核素含量,还采用比活度及放射性浓度。

带电粒子与物质的相互作用方式分为电离作用、激发作用、散射作用、轫致辐射、切伦科夫辐射及吸收作用。光子与物质相互作用产生三个效应：光电效应、康普顿效应和电子对效应。

思 考 题

1. 什么叫同位素、核素、同质异能素？

2. 核衰变有几种方式，各种核衰变方式有什么临床应用价值？

3. 什么是物理半衰期（$T_{1/2}$）、生物半衰期（T_b）、有效半衰期（T_e），三者关系如何？

（胡　硕）

第二章 核医学常用仪器

根据使用目的不同，核医学常用的仪器分为脏器显像仪器、脏器功能测量仪器和计数测量仪器等几种主要类型。

第一节 脏器显像仪器

一、概　况

核医学显像仪器是从人体外探测体内放射性核素分布及其动态变化过程，从而观察体内组织器官的功能和病理生理变化情况的一种特殊的探测装置。

1951 年美国加州大学的 Cassen 研制成功扫描机，实现了核医学静态显像。1958 年，Anger 发明了 γ 照相机（γ-camera），它使核医学显像从静态进入了动态研究。

1963 年 Kull 和 Edwards 首次采用 Anger γ 照相机做出了放射性核素断层图像。20 世纪 80 年代初制造出了以 Anger γ 相机为基础的单光子发射型计算机断层仪（single photon emission computed tomography，SPECT），明显提高了放射性核素图像的对比度，并将放射性核素的临床应用提高到了新的水平。进入 90 年代后探测正电子的显像设备——正电子发射型计算机断层仪（positron emission tomography，PET）也用于临床。

SPECT、PET 显像设备所获得的核医学影像在显示解剖结构上不如 CT、MRI 清晰，1999 年随着 SPECT/CT、PET/CT 的诞生，从根本上改变了 SPECT、PET 图像的不足，将核医学影像技术在临床上的应用提高到了一个新的阶段，是核医学发展史上的一个重要的里程碑。2005 年第一台 PET/MR 一体机的出现，推动了现代核医学多模态分子影像技术的发展。

按照探测器原理、结构、探测脏器种类不同将核医学显像设备分为探测脏器平面图像的 γ 照相机和探测人体三维断面图像的计算机断层仪。按照探测单光子或正电子的不同，将断层仪又分为单光子发射型计算机断层仪（SPECT）和正电子发射型计算机断层仪（PET）两种。

二、γ 照 相 机

γ 照相机是一种采用大型晶体、一次成像的核医学仪器，它由探头、电子学线路及显示装置三部分组成。它的成像原理是利用探头探测到 γ 光子，经电子学线路分析形成脉冲信号，经计算机采集、处理，最后以不同灰度或色阶显示的二维脏器显像或放射性分布。γ 照相机可进行体内放射性核素分布的动态和静态显像，只能作平面（二维）显像，不能作断层显像。随着时间的推移和核医学设备的不断发展，γ 照相机已逐渐被 SPECT 取代。

三、单光子发射计算机断层仪

（一）SPECT 的成像原理

SPECT 的显像原理及结构与 γ 照相机相似，它的探头实际上是一个可以围绕身体某一部位作 180° 或 360° 旋转的 γ 照相机，探头每旋转一定角度就可以采集一帧图像，经计算机处理后可重建出横断、冠状、矢状和任意斜面的断层图像。相对于 γ 照相机，SPECT 具有灵敏度高、空间分辨率好、成像时间短的优点，另外 SPECT 还能兼具平面显像、断层显像和全身显像。

（二）基本结构

1. 探头（detector） SPECT 的探头结构一般由准直器、晶体、光导、光电倍增管组成，其外形可以是圆形、方形或矩形，有单探头、双探头和三探头之分（见图 2-1，图 2-2）。

（1）准直器（collimator）：准直器位于探头最前端，一般制作材料为铅，是探头中首先与 γ 射线相接触的部分。准直器的性能在很大程度上决定了探头的性能。它的作用是限制散射光子，允许特定方向的 γ 光子通过并与晶体发生作用，即把来自人体各个方向的 γ 射线定向准直到闪烁晶体的一定部位上。准直器按照其外形分为针孔准直器、平行孔准

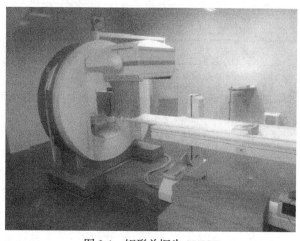

图 2-1 矩形单探头 SPECT

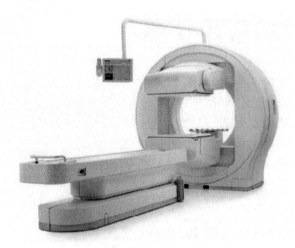

图 2-2　矩形可变角双探头 SPECT

直器、扩散孔准直器、斜孔准直器和扇型准直器五类。平行孔准直器按照准直器能够接受的最佳能量分为低能准直器（150keV 以下）、中能准直器（150 ～ 300keV）、高能准直器（350keV 以上）和超高能准直器；根据低能准直器的灵敏度和分辨率又可分为低能通用型、低能高分辨率、低能高灵敏度三种。准直器孔径大小和准直器的分辨率成反比，即准直器的孔径越大，灵敏度越高，它的分辨率就越小。各种准直器的性能见表 2-1 和表 2-2。根据需要，一般首选平行孔低能通用型准直器，其次是高分辨准直器，再次是高能准直器。

表 2-1　不同种类准直器的物理性能

准直器类型	孔径（mm）	壁厚（mm）	系统灵敏度（kps/μCi）	系统分辨率（mm）
低能通用型	1.9	0.2	270	8.7
低能高分辨型	1.5	0.2	160	7.9
中能通用型	2.3	1.5	190	10.7
高能通用型	2.6	2.6	140	10.4

表 2-2　按能量不同区分准直器

准直器类型	适用能量范围（keV）	临床应用
低能通用 / 高分辨率型	75 ～ 170	^{99m}Tc 类显像剂
中能通用 / 高分辨率型	170 ～ 300	^{67}Ga 类显像剂
高能通用型	270 ～ 360	^{131}I 类显像剂
超高能型	511	^{18}F 类显像剂
超高能双核素型	120 ～ 520	脏器的血流灌注和代谢显像

（2）晶体：晶体紧贴准直器，是探头的主要部件，一般为碘化钠晶体［NaI（Tl）］，它在探头中主要将放射

性脉冲转换成光脉冲，即将 γ 光子转换成可见光。晶体种类不同，与 γ 射线作用发生光电效应的效率也明显不同（见表 2-3）。晶体的形状可为方形、矩形和圆形等几种，其规格有 280×500mm²、400×400mm²、640×400 mm² 等几种，其厚度最薄者为 6.2 mm，最厚者为 12.5 mm，通用的厚度为 9.3 mm。一般晶体越薄，分辨率越高，但对高能射线的探测率则降低。

表 2-3　不同晶体材料的性能比较

晶体材料	发射波长	衰减时间	折射率	密度	γ 闪烁效率（%）
NaI（Tl）	410 nm	0.23μs	1.85	3.67 g/cm³	100
Cs（Tl）	565 nm	1.0μs	1.79	4.51 g/cm³	85
BGO	480 nm	0.3μs	2.15	7.13 g/cm³	7 ～ 14
LYSO	420nm	42ns	1.82	7.15 g/cm³	75

（3）光电倍增管（photo-multiplier tube，PMT）：光电倍增管是将射线和晶体相互作用后产生的光能转变为电信号的装置。光电倍增管将在阴极端接收到的光子转换成极其微量的电子，微量电子在光电倍增管内经过多次倍数放大后，在光电倍增管的阳极端形成电信号输出。由此可见光电倍增管在 γ 相机探头内起着将收集成的信号放大、集中的重要作用。其形状（见表 2-4）一般为圆柱状，直径 7.5mm 或 50 mm，PMT 的个数因视野大小和 PMT 的大小而异，排列形状依晶体的形态而定，如圆形视野 PMT 呈六角形排列，最少 19 个，最多 90 多个，增加 PMT 个数可以改善空间分辨率，但影响探头的均匀性。

表 2-4　光电倍增管外形分类及其性能

PMT 形状	优点	不足
圆形	制造简单，性能稳定，价格较低。	光电倍增管之间有间隙，减少了 γ 射线计数率；探头周边均匀度差。
六边形	光电倍增管之间无间隙，可以提高 γ 射线计数率。	探头周边均匀度差。
正方形	光电倍增管之间无间隙，可以提高 γ 射线计数率。	探头周边均匀度明显高于圆形和六边形光电倍增管。

（4）光导：光导位于晶体和 PMT 之间，由塑料等材料制成，用以提高光的传输效应，改善光的空间分布；也有用硅油作为光导材料。

2. 电子线路

（1）放大器：由光电倍增管输出的信号是非常弱的，要使由光电倍增管输出的信号变为有用的信号必须经过一系列的处理，或者说放大器的目的就是将探头的信号成形和放大。放大器分为前置放大

器和信号放大器，前置放大器在探头内，其作用是放大由光电倍增管输出的信号，对光电倍增管输出的信号波形进行整形，使由光电倍增管输出的信号和后续电路处理系统相匹配，并尽量减少信号的传输损失；信号放大器的作用则在于对前置放大器输出的信号进一步进行放大和整形。

（2）单道脉冲高度分析器（pulse high analysis, PHA）：其作用是将放大器输出的信号按照预先设置的条件分成一定的档次，对信号进行统计学分析。用来选择放射性核素的能量和能谱范围，由上、下阈和中心构成。上、下阈之间为道宽，一般为20%。中心线又称基线，位于窗的中间，不同的放射性核素选用不同的基线，即光电峰的位置。

（3）取样线路：即缓冲库，把探头送来的信号先存起来然后再分批的输入后面的处理电路，它决定了信号的处理快慢。

（4）均匀性校正电路：计算机的均匀性校正由一微处理器对原始数据进行实时校正。

3. 机架 探头是获得平面图像的基础，机架则是获得 SPECT 断层图像的基础。SPECT 机架类型及其用途见表 2-5。

表 2-5 SPECT 机架类型及其用途

分 类	临床应用	符合电路技术
悬臂机架	单探头或双探头	可以使用
平衡机架	单探头	不能使用
双环闭式机架	单探头或双探头	可以使用
开放式机架	单探头或双探头	可以使用
开放式滑环机架	单探头或双探头	可以充分使用

4. 患者检查床 患者检查床是 SPECT 系统不可缺少的部分，特别是核医学检查中断层显像以及心脏门控断层显像对检查床均有非常高的要求。随着符合电路系统、全身断层显像等新技术的应用，要求 SPECT 成像系统的检查床至少具有二维运动功能，检查床水平移动的精度也要非常高。

5. 计算机系统 SPECT 计算机系统和 CT、MRI 等医学影像设备计算机系统的结构基本相同，主要功能有：

（1）系统控制：主要负责扫描程序的制定和控制，信号的接收和处理，图像的重建以及图像的后处理。

（2）图像采集：常用的采集软件有：平面图像有静态、动态、表模式、门控及全身显像等采集方式；断层图像有普通断层、门控断层、全身断层等采集方式；符合电路含心脏、肿瘤符合电路采集方式；双核素心肌同步采集等。采集工作站要求采集速度特别快，具有非常强的网络功能；一个采集工作站能够同时控制两台以上的机架和探头的采集功能；

采集工作站一般都具有彩色图像显示功能。

（3）图像处理：平面图像工作站应具有图像局部放大、局部定量分析等功能；动态图像工作站的处理需要对动态序列图像制作出动态时间－放射性曲线进行分析，以及振幅和相位分析。由于临床对图像处理功能的要求越来越高，不但要求具有网络功能、高分辨率的迭代图像重建功能等，同时要求其处理速度更高。核医学图像处理工作站中除常规的临床软件如局部定量、产生时间－放射性曲线、全部或局部放大、图像平移、图像旋转、常规投影数据重建、均匀性衰减校正等以外，还有心肌定性分析、心肌门控定量分析、三维显示等特殊软件。

（三）SPECT 图像采集

1. 模拟与数字转换 SPECT 采集的信号在进入计算机之前是模拟信号，必须进行数字化处理。将模拟信号转换成数字信号需要使用模/数转换器（analog-to-digital converter，ADC），它能将时间、幅值连续的模拟量转换为离散的数字信号。因此，一幅图像可以有两种表现形式，即模拟方法和数字方法。

2. 矩阵和像素

（1）矩阵（matrix）：矩阵是一个数学概念，它表示一个横成行、纵成列的数字方阵。矩阵是由纵横排列的直线相互垂直相交而成，一般纵行线数与横行线数相等，各直线之间有一定的间隔，呈栅格状，一个栅格就是坐标中的一个点 (x, y)，其实它只是一个数学概念。数字成像就是根据每一个栅格所接受到的 X 线剂量的多少而将每一个栅格赋予不同的数值，有这些不同的数值构成的二维图形被称为数字矩阵。矩阵有影像矩阵和显示矩阵之分。影像矩阵指 CT 重建得到的影像或 CR、DR 采集到的每幅影像所用矩阵；显示矩阵是指显示器上显示的影像矩阵。常用的矩阵有 256×256、512×512、1024×1024 等。

（2）像素（pixel）：数字矩阵中的每一个栅格单元称为像素，是数字图像的基本构成单位，像素是一个二维概念，其大小可由像素尺寸表示，如 100μm×100μm。每一个像素的密度为均一值，像素结构中的平均密度决定其灰度值，由二进制的位数表示，如 10bit、12 bit、16bit 等，它直接影响图像的密度分辨力。

3. 重建方法 在 SPECT 中，常用的图像重建方法是滤波反投影法（filter back projection，FBP）和迭代法（iterative）。FBP 快速、准确，适用于完全角度的重建；迭代法适用于不完全角度的重建，但费时。

（四）SPECT 与 X-CT 的异同

SPECT 和 X-CT 在成像技术、图像重建方法等方面具有一致性，但二者在射线来源、射线性质、成像参数、成像剂量、图像质量、空间分辨率、各自优势等方面却有许多不同之处。二者间的比较见表2-6。

表2-6　SPECT 与 X 线 CT 的异同

参数	SPECT	X-CT	备注
成像技术	计算机断层	计算机断层	
图像重建方法	FBP	FBP	
射线源	放射性核素	射线管	
射线性质	γ射线	X射线	均属电磁辐射
射线入射方式	体内向体外发射	体外穿过人体	
成像参数	放射性活度	衰减值	
图像特点	属功能影像	属形态影像	
空间分辨率	低于X-CT	较高	
各自优势	形态与功能结合重在代谢功能研究	形态结构为主	

四、正电子发射计算机断层仪

（一）PET 的成像原理

PET临床显像是将从回旋加速器得到的发射正电子的放射性核素（如^{18}F等），标记到能够参与人体组织血流或代谢过程的机体代谢底物或类似物上，给受检者静脉注射标记化合物后，让受检者在PET的有效视野范围内进行显像。放射性药物发射出的正电子在体内移动大约1mm后和负电子结合发生湮灭反应，正负电子消失并同时产生两个能量相等（511keV），方向相反的γ光子，被PET探头内两个相对应的探测器分别探测到。在两个探测器探测到光子后就可以确定体内放射性药物的分布投影，然后进行图像重建确定体内药物的分布状况。

探测器探测到的两个光子由于在体内经历的路径不同，分别到达两个探测器的时间也有一定的差别。通常把探测到这两个光子的过程称为探测符合事件过程，这两个光子产生的过程称为符合事件。

发射正电子的放射性核素及特性见表2-7。

表2-7　发射正电子的放射性核素

核素	半衰期（min）	最大正电子能量（MeV）	产生方法
^{11}C	20.3	0.96	加速器
^{13}N	9.97	1.19	加速器
^{15}O	2.03	1.70	加速器
^{18}F	109.8	0.64	加速器
^{68}G	67.8	1.89	发生器
^{82}Rb	1.26	3.15	发生器
^{124}I	4.2天	0.51	加速器

（二）PET 探测系统

PET探测系统由闪烁探头以及后续电路系统组成。探头仍然是整个正电子发射显像系统中最主要的部分。

1. 闪烁探头　闪烁探头最主要的作用是将高能光子通过闪烁物质转换成可见光，这和单光子探测系统一样，要经历射线和闪烁物质通过光电效应或康普顿效应丢失部分能量转换成可见光的过程。理想的闪烁物质应该是闪烁物体的原子系数大，射线在闪烁体中能够产生大量而且尽可能强的光，闪烁体对由射线产生的光吸收最小，闪烁体具有和玻璃对光相近的折射率。目前应用较多的闪烁晶体有锗酸铋（BGO）晶体、碘化钠（NaI）晶体、硅酸镥（LSO）晶体和硅酸钆（GSO）晶体等。

2. 脉冲处理　由闪烁体产生的光子经过PMT转换成电信号被进一步用于产生时间信号，而经过数字化、通过常分鉴别器后的脉冲信号被用于符合电路信号处理。鉴别器被分为低能鉴别器和高能鉴别器，低能鉴别器用来消除散射射线，但是该方法并不能完全消除散射射线，因为有一些散射线的能量接近于511keV。

3. 符合电路系统　通过符合电路系统（图2-3）处理获得湮灭反应产生的信号后，就能够确定有无正负电子符合发生。

4. 死时间（dead time）校正　PET系统处理每个事件所需的时间称为死时间。如果在后一个湮灭事件发生之前来不及处理完前一个事件，该事件就会丢失，这就是死时间损失。符合电路系统的计数率是SPECT系统计数率的10倍以上，因此死时间对计数率的影响是非常严重的，这要求整个电子系统具有高速处理功能，这样能够减少计数的丢失。

5.PET 系统　PET系统并不是一个环两个探头的符合电路探测系统，因为一个环探测的有效视野非常小，没有实际意义。临床上常常采用十几个至几十个环，成百上千个、多者可达上万个探测器结合在一起形成临床型的PET（图2-4）。在环和环之间是环间隔，它对消除散射具有重要作用。

（三）PET 采集方式

PET采集方式有2D和3D两种方法。2D采集是在环和环之间放置铅或钨间隔以减少散射对图像质量的影响，符合仅仅使用环内探测器或临近几个环，符合计算是将临近几个环（一般2～3个环）的计数进行相加计算或是在轴向通过数据重组成环数乘2加1个平面的数据，以便采用常规方法进行图像重建。3D采集是取消环之间的间隔后在所有的环内进行符合计算的过程。3D采集明显提高计数率，

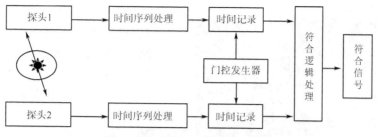

图 2-3　符合电路处理系统示意图

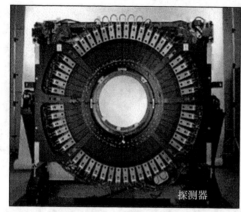
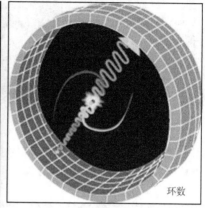

图 2-4　PET 探测器示意图

但是数据重组时需要花费非常多的运算。2D 采集分辨率高，但是计数率低；3D 采集计数率非常高，但是散射非常严重，图像的分辨率较低。2D 和 3D 采集时另一个重要区别是灵敏度不同。3D 采集时视野中心的灵敏度最高，这是 3D 采集的特点。无论是 2D 采集还是 3D 采集探头的有效视野（FOV）对灵敏度均有影响，FOV 大，系统的灵敏度就高。

（四）PET 校正技术

在 PET 图像处理过程中，为了达到体内放射性药物分布的定量分析，就需对影响图像质量的许多因素进行校正。常用的校正技术有衰减校正、散射校正、死时间校正、探头系统正常校正。

PET 显像的放射性药物发射出的正电子在体内与负电子结合发生湮灭反应，产生的 γ 光子在到达探测器的过程中会通过光电效应及康普顿散射衰减。因此必须计算出不同组织的衰减系数，对原始图像进行校正处理，获得组织真实放射性分布的图像。散射是影响图像质量的一个重要因素，在常规 PET 采集数据中有 35% ～ 40% 的计数是散射来的计数，目前仍然采用和单光子相同的方法进行散射校正，即卷积相减方法，直接测量方法和模型基础方法。2D 和 3D 采集方法中，均有大量的计数丢失，为了达到定量目的需要对采集的计数进行死时间校正。在 PET 探头系统由于每个块以及每个环之间均存在均匀性的差异，直接影响图像质量，因此需要相应的测试标准进行校正。

五、多探头符合电路探测系统

正电子发射型探测仪（PET）在临床显像上费用昂贵，而在常规的 SPECT 设备上探测正电子能够明显扩大 SPECT 临床应用范围，降低正电子显像的费用，但图像分辨率远不如 PET。1996 年，采用双探头符合电路技术探测正电子发射型放射性核素分布的符合电路探测系统（coincidence detector）问世。

双探头 SPECT 正电子符合成像（见图 2-5、图 2-6、图 2-7）是在原双探头 SPECT 基础上进行改进后而成的。应用常规的双探头 SPECT 必须对探头屏蔽、电子线路、图像校正和图像重建方法进行改进后才能进行正电子符合成像。

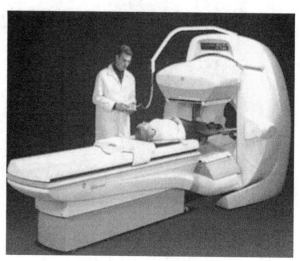

图 2-5　符合电路探测系统

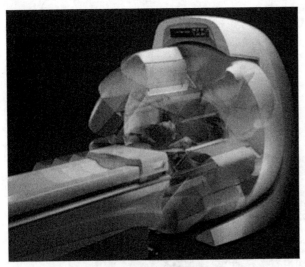

图 2-6　符合电路探测系统

SPECT 探头首先要扩展探头脉冲高度分析器（PHA）的能量范围，使其探测范围在 55～550keV 之间。在探测能量范围扩展后，须重新进行 511keV 高能均匀性和线性校正。探头使用的铅屏蔽也将增厚，这样才能保证正电子符合图像的质量。常规 SPECT 成像时每个探头是独立采集，而双探头正电子符合成像时两个探头探测的数据需要进行符合后才能进行采集，因此必须有高性能的符合电路。一般设置符合窗的时间为 15 纳秒（ns）。晶体厚度对图像质量的影响也非常明显，厚晶体使探测效率提高却使分辨率降低。一般说来，3/8 英寸厚度以下的晶体更适宜于常规的 SPECT 成像，而厚的晶体对正电子符合成像更实用。表 2-8 为不同晶体厚度的探测效率和分辨率。

（1）使用双探头进行正电子符合成像时，两个探头必须在 180 度位置上，而且在采集过程中不能用自动人体轨迹技术。

1. 探头　常规 SPECT 采集的能量范围大多数小于 400keV，而正电子符合成像的能量是 511keV。

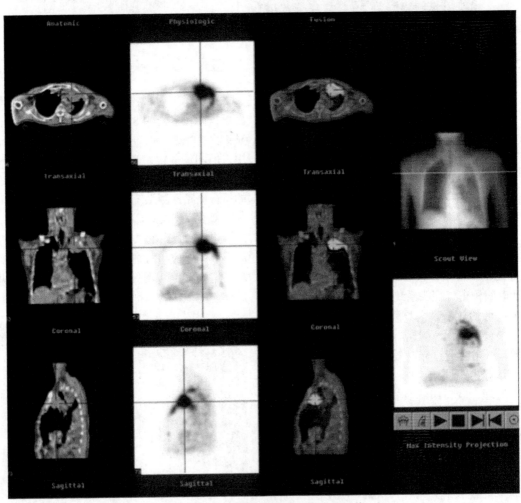

图 2-7　符合电路探测系统临床应用图像

（第 1、2、3 竖排分别为 CT 影像、FDG 代谢影像和融合影像）

表 2-8 不同晶体厚度的探测效率和分辨率

晶体厚度		3/8' 晶体	5/8' 晶体
140 keV	光电峰效率	85%	94%
	固有分辨率	3.8 mm	4.3 mm
511 keV	光电峰效率	1%	3%
	固有分辨率	3.1 mm	3.3 mm

（2）双探头符合电路成像系统在探头上没有常规的准直器，为了减少低能散射线对采集的影响，在探头上安装了由铅、铜和锡三层组成的滤器，减少散射对图像质量的影响。为了减少远距离脏器对目标脏器图像的影响，在双探头上又加了轴向滤器。轴向滤器仍然由铅、铜和锡三层构成。

（3）目前双探头机架的旋转多采用滑环技术。滑环技术能够在一分钟内完成一次采集，而且在一分钟采集完成后能够看到重建图像。采用滑环技术进行正电子符合采集仅需要 20～30 分钟采集时间，这种采集的投影数据按表模式放置，因此能够对采集数据进行重新组合处理。

（4）一般采用四个能窗进行正电子符合采集。第一个能窗（P1）为 100～150 keV，第二个能窗为（P2）150～200 keV，第三个能窗（P3）为 200～350 keV，第四个能窗（P4）为 450～550 keV。这方面与常规 SPECT 有明显的区别，常规 SPECT 采集很少采用三个以上的能窗，而且图像中康普顿散射影响图像质量，正电子符合成像中康普顿散射却对图像质量有明显的贡献，这是由正电子符合成像原理所决定。

（5）两个探头每个均有四个窗进行采集，得到四组投影的数据，在进行符合过程中一般采用光电峰和光电峰符合、光电峰和康普顿峰符合、康普顿峰和康普顿峰符合三种符合方式。

2. 数据采集和重建 正电子符合数据采集方式有 2D 和 3D 两种方式，与常规的 SPECT 采集方式有明显的区别。正电子符合采集数据首先以表模方式将两个探头原始数据储存，然后对两个探头采集的数据进行符合计算。

3. 衰减校正 采用穿透扫描技术对正电子符合采集图像进行衰减校正，分为核素穿透源和 X 线透射源两种。这两种方法各有利弊，但 X 线法已被广泛应用于正电子符合图像衰减校正。核素穿透源进行衰减校正是用 ^{137}Cs 或 ^{133}Ba 作为穿透源，方法简单、经济，但图像质量远远不如 X 线法校正所得的图像。X 线法校正是采用 CT 技术，所得图像质量高、性能稳定，其最大优点是能用 CT 图像进行全能量衰减校正和同机图像融合，但成本较高。

六、图像融合技术

图像融合（image fusion）是将两幅或多幅不同信息源采集到的关于同一目标的图像数据，经过计算机等图像处理方法融合成一张图像的技术。它充分利用了多模态影像进行信息互补，使得临床诊断和肿瘤定位等更为精细和准确。

PET 扫描虽可获得组织器官的功能代谢影像，但也存在解剖结构的显示远不如 CT、MRI 图像清晰、准确等方面的弱点。如何能把两种图像有效的融合，使其优势互补，是核医学设备发展亟需解决的问题，在此背景下促进了 PET/CT 和 PET/MR 机的研发和临床应用。

图像融合有异机图像融合和同机图像融合之分，PET/CT 图像异机融合就是将各自独立获得的 PET 图像与相同部位的 CT 图像进行融合，其准确性和精确性欠佳；而同机图像融合则不用移动患者就可在同一机器和同一体位先后分别采集 PET 与 CT 两种图像，可同时获得患者的 PET 图像、CT 图像和二者的融合图像，并可利用 CT 图像对 PET 图像进行衰减校正，以提高图像融合的精度。目前，PET/CT 同机融合已广泛应用于临床，实现了功能影像和解剖影像的有效融合，为人体病变的诊断和治疗尤其是肿瘤病灶的精确定位、定性、定量提供了可靠依据。

与 CT 相比，MRI 具有安全、无辐射的优点，还具有软组织分辨率高和功能成像的优势，近几年 PET/MR 的研制和临床应用成为了研究热点，并且作为一种新的多模式分子影像学技术能够实现解剖结构、功能信息与分子代谢一体化成像。但 PET/MR 目前未在临床广泛应用，还面临着成像时间过长、基于 MR 数据的 PET 衰减校正、MR 禁忌证等方面的问题。

图 2-8 是 PET/CT 的结构示意图；图 2-9 和图 2-10 是 PET/CT 的外型；图 2-11 是 PET/CT 的临床应用图像，第 1，2 和 3 列分别是全身 CT 图像，PET 图像和 PET/CT 融合后的图像，最后一列是全身 CT 定位像和 PET 图像。

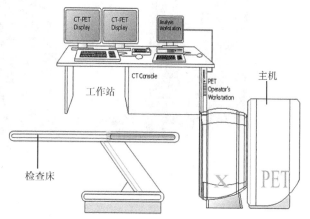

图 2-8 PET/CT 的结构示意图

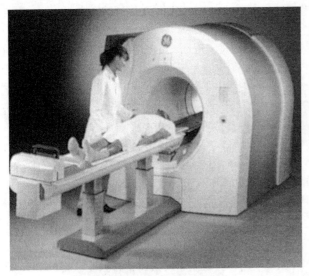

图 2-9　PET/CT 外形图像

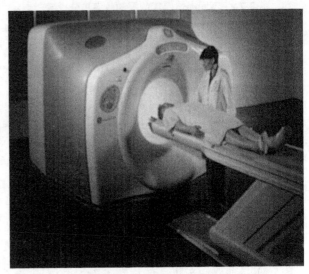

图 2-10　PET/CT 外形图像

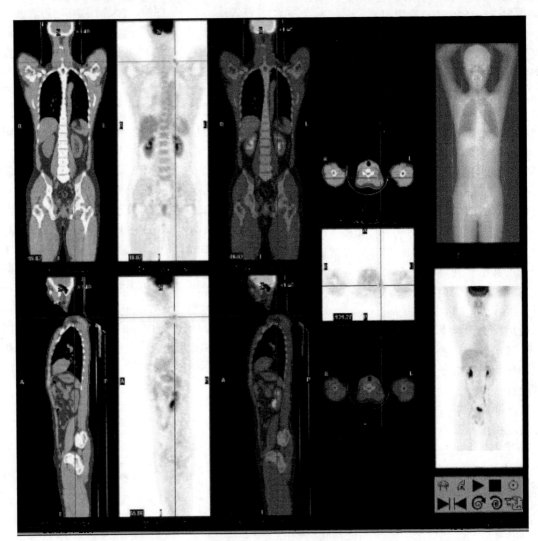

图 2-11　PET/CT 临床应用图像

第二节　功能测定仪器

核医学脏器功能测定仪器是从体表测量放射性核素在脏器中随时间变化的动态变化，描记或显示脏器中的时间-放射性曲线，借以分析、判断脏器的功能或血流量的一类仪器，一般由闪烁探测器连接计数率仪或记录器组成，大部分仪器配备有计算机处理系统，其结构如图2-12所示。脏器功能测定仪器根据其性能分为两类，即针对某一脏器功能测定而设计的专用仪器（如肾功能测定仪、甲状腺功能测定仪等）和可供测定多种脏器功能的多探头脏器功能测定仪。又可按探头多少分为单探头计数仪（如甲状腺功能测定仪）、双探头计数仪（如肾功能测定仪）和多探头计数仪。

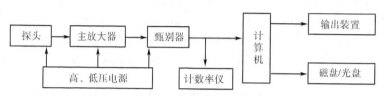

图 2-12　脏器功能测定仪器的结构示意图

一、甲状腺功能测定仪

甲状腺功能测定仪（图2-13）亦称甲功仪，是单探头计数仪的代表，主要用于甲状腺对碘的摄取功能测定，是各级医院核医学科临床常规检查仪器之一。其基本结构包括准直器、碘化钠晶体（Φ40×400mm）、光电倍增管、主放大器、单道脉冲分析器、计数器和计算机等。甲功仪一般具备三项测量功能：①甲状腺摄碘率；②甲状腺抑制率；③过氯酸钾排泌试验。一般有两种测定能量选择方式，即 ^{131}I 和 ^{99m}Tc。

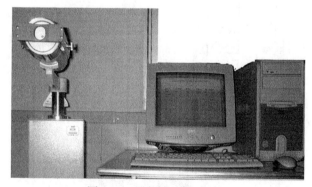

图 2-13　甲状腺功能测定仪

二、肾功能测定仪

肾功能测定仪即肾图仪，是双探头计数仪的代表（图2-14），是从体外描记肾脏放射性活度随时间变化的曲线来测定肾功能及肾血流量动态变化的专用诊断仪器。肾图仪的特点是主要结构一式两件，可供检查过程中分别对左右两肾的功能进行同时测定，获得各自的数据和结果，反映各自的功能和尿路的通畅情况。

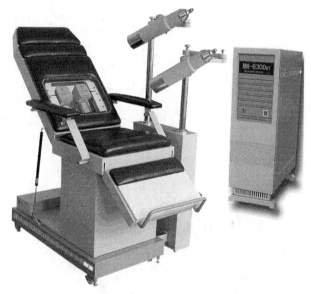

图 2-14　肾功能测定仪

三、多探头脏器功能测定仪

多探头脏器功能测定仪一般配置有多个探测器和相应的电子学测量仪表以及不同形式、不同尺寸的铅准直器，以便于进行不同脏器的功能测定。它可以同时测定多个脏器或一个脏器的多个部位的功能状况。多探头脏器功能测定仪通常可用于肾功能、脑血池通过时间、肝血浆流量以及甲状腺吸碘功能的测定。

第三节　放射性计数测量仪器

放射性计数测量仪器是对待测样品或环境中的放射性进行相对或绝对定量分析的仪器，现广泛应用于体外放射分析及其他示踪研究等方面。根据测量的射线种类和应用目的不同，放射性计数测量仪器可分为多种类型。

结构图如图 2-15 示。γ 射线探测器常用的是固体闪烁探测器（solid scintillation detector），由闪烁体、光导和光电倍增管组成。

常用的 γ 测量仪器有：γ 闪烁计数器、医用γ谱仪、γ 免疫计数器（图 2-16）等。目前常用的 γ 免疫计数器大多采用计算机控制，具有数百个样品自动换样装置、数据自动化处理功能和测定结果打印报告系统，已广泛用于甲状腺激素系列、肿瘤标志物系列、肝炎系列、生殖激素系列等放射免疫分析测定（RIA）和免疫放射分析测定（IRMA）等，为核医学进行体外分析测定微量活性物质的必备设备。

一、γ 测量仪

γ 测量仪是对待测样品中的放射性进行相对定量分析的仪器，由射线探测器和后续电子学元件两大部分组成。射线探测器是能量转换器，其作用是把 γ 射线的辐射能转换为电信号后，再输给后续电子学线路进行放大、分析、记录和显示。γ 测量仪的

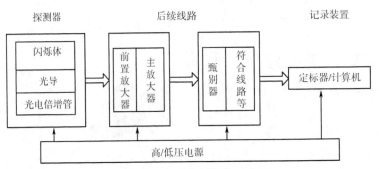

图 2-15　γ 测量仪的结构示意图

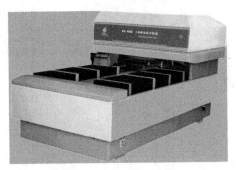

图 2-16　γ 免疫计数器

二、活 度 计

活度计是对放射性药物或样品的活度进行绝对定量测定的专用仪器，它对保证核医学显像药物或核素治疗药物剂量的准确性，保证诊断和治疗效果与使用安全都是非常重要的。目前临床常用的放射性活度测量仪器是电离室活度计。

电离室活度计由带铅壁的气体电离室、后续电路和显示器组成，有的配置计算机显示测量结果和质控结果，并由打印机打印测量结果（图 2-17，图 2-18）。

气体电离室是一全封闭式、井型、圆柱形薄金属室，其内充满气体，放射源置于井内，电离室几乎有 4π 的立体角，这种电离室又称 4π 电离室。电离室中心为金属阳极，四壁为阴极，当工作电压

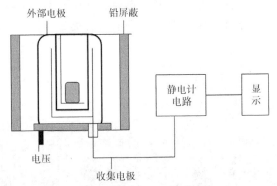

图 2-17　气体电离室活度计示意图

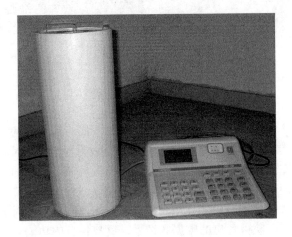

图 2-18　活度计

处于饱和区，放射源发射的射线直接或间接引

起电离室内气体电离，所产生的电子和离子（即离子对）各自向极性相反的电子移动，从而产生脉冲信号。由于在工作电压的饱和区基本上不存在离子对的符合，也无气体放大作用，经过一定的电路放大、转换和记录这些信号，在适当能量校正后，即可显示所测放射源的准确活度。

活度计最重要的性能是被测活度的精密度、准确度和线性，有不少因素可以影响测量结果，需加以控制。

（1）精密度（precision）测试：用活度与平时实用活度和能量相近的 γ 放射源或监测源在恰当的工作条件下测定 10 次，每次测量时间要足够长使计数稳定，减本底后读数为 A_i，10 次读数的均值为 A_0，测量的精密度 R 即为：$[(A_i-A_0)/A_0]\times100\%$。一般要求小于 ±5%。

（2）准确度（accuracy）测试：所用标准源活度为 C，测定的活度为 A，则准确度 E 为：$[(A-C)/C]\times100\%$。一般要求小于 ±10%。

（3）线性（linearity）测试：线性测试的目的是了解在所用测量范围内读数与活度的线性关系。最简单的方法是用短半衰期的放射性核素如 ^{99m}Tc 或 ^{113m}In 溶液，活度大于或等于平时实用活度，在近 10 个半衰期内间断多次测定，所有读数减本底和衰变校正后，在半对数坐标纸上作图，根据中间段各读数拟合出最佳直线，此直线下降一半的时间应与被测核素的物理半衰期一致。所测全部数据一般应在 ±10% 范围内。

三、β 测量仪

β 测量仪常用的是液体闪烁计数器（liquid scintillation detector），主要用于低能 β 射线的计数测量。液体闪烁计数器也由射线探测器和后续电子学元件两大部分组成。射线探测器也是能量转换器，但它的作用是把 β 射线的辐射能转换为电信号后，再输给后续电子学线路进行放大、分析、记录和显示。β 测量仪的后续电子学元件部分与 γ 测量仪相似，但射线探测器部分却有所不同。

液体闪烁计数器的射线探测器是由两个光电倍增管和一个样品室组成。两个光电倍增管呈水平布局，中间是样品室。构成样品室的白色双曲面漫射体尽量将从样品发射的各个方向的荧光光子反射到光电倍增管的光阴极上。输出的脉冲一路由光电倍增管的阳极输送给相加放大器，另一路则由最后第一、二或三联极输送至符合电路。绝大多数射线形成的荧光光子属多光子事件，能使两个光电倍增管同时有信号到达符合电路，有信号输出，使门电路开启，允许脉冲通过，成为有效信号。而噪声、化学发光和磷光等形成的脉冲则是由两个光电倍增管分别发生的，只是一个光电倍增管产生的信号到达符合电路无脉冲输出，成为无效信号。

目前常用的液体闪烁计数器大多采用计算机控制，具有 100 个样品自动换样，外标准淬灭校正，数据自动化处理等功能。

四、辐射防护及剂量监测仪器

1. 电离室（ion chamber） 电离室分电流电离室（测量大量粒子所产生平均电离电流或累积电荷以测定粒子总活度）和脉冲电离室（记录单个粒子的电离效应）。

2. 计数管（counting tube）

（1）正比计数管（proportional counting tube） 圆柱形电离室，金属外壳为阴极，中央金属丝为阳极，适合探测 x、γ 射线。

（2）G - M 计数管（盖革氏管）：分卤素和惰性气体两种，该计数管工作于电离电流 - 电压的 G - M 区。

3. 个人剂量监测仪 个人剂量监测仪是佩戴在人体适当部位，用来测量个人接受外照射剂量的仪器，常用的有袖珍剂量仪、胶片剂量仪、热释光剂量仪。

（1）袖珍剂量仪：即个人剂量笔，有直读式和非直读式之分，是一种专门用于监测个人接受剂量的个人剂量监测仪，由一个绝缘良好的电容型电离室组成。当个人剂量笔受到照射时，内部空气被电离，电荷量减少；其减少的程度在一定范围内与受照剂量成正比，因而可通过测量残留电荷来度量个人受照剂量的大小。

（2）胶片剂量仪：是使用最早至今仍在采用的一种监测个人接受剂量的个人剂量监测仪，由胶片暗盒和黑度计组成。它是根据射线可使胶片感光的原理使受照胶片产生潜影，经处理后用黑度计测定胶片的变黑程度，而黑度与受照剂量成正比，以此度量受照剂量的大小。

（3）热释光剂量仪：也是一种专门用于监测个人接受剂量的个人剂量监测仪，常用的热释光元件有 LiF（Mg、Ti）、天然 LiF、CaF（Mn）、CaSO$_4$（Dy）等。它是利用这些热释光元件在加热时发光的特性，通过测量这些发出的可见光便可确定受照的剂量。

4. 表面污染及场所剂量监测仪 表面污染及场所剂量监测仪是用于对从事放射性核素的工作场所或实验室工作台面、地面、墙壁以及工作人员的体表和衣物表面污染的活度测量的仪器。该类仪器有分别测量 α、β、γ 辐射表面污染的测量仪，分可携式和固定式两种。可携式可携带做巡回检查，固定式可放置在适当位置对操作核素后工作人员体表、衣物有无污染及其程度做相应的监测。一般根据不同的放射性核素工作场所选用不同的剂量监测仪。

2. PET 的基本结构、工作原理是什么?

3. 功能测定仪器和放射性计数测量仪器有哪些? 各自的临床用途是什么?

4. 常用的核医学图像融合技术有哪些? 各有何优势?

（王志强）

思　考　题

1. SPECT 的基本结构、工作原理是什么?

第三章　放射性药物

第一节　基本概念

一、定义

放射性药物 (radiopharmaceuticals)：是指符合医用和药典要求，能直接用于人体进行临床诊断、治疗和科学研究的放射性核素及其标记化合物。放射性药物还可称为放射性示踪剂 (radiotracer)、放射性化学药品 (radiochemicals) 等，用于显像的放射性药物习惯上又称之为显像剂 (imaging agent)。某些放射性药物可以是放射性核素本身，如 ^{99m}Tc、^{201}Tl、^{131}I 等可直接用于临床诊断和治疗。大部分临床用放射性药物则是利用特定的核素及其标记物同时发挥作用，它既具有普通药物的性质和用途，又具有标记核素的性质和作用。对于放射性药物的基本要求是安全、有效及性能稳定。

广义地讲，用于研究人体生理、病理和药物体内过程的放射性核素标记化合物，都属于放射性药物的范畴，而体外放射分析用试剂盒则不属于放射性药物，而是归类于试剂。在临床上主要是利用放射性核素的示踪原理进行疾病的诊断与鉴别诊断，利用射线照射病变组织所产生的生物学效应治疗疾病，而不是利用药物本身的药效学效应。

二、特点

放射性药物最突出的特点是含有放射性，它与普通的化学药物明显不同，主要表现在以下几个方面：

（1）放射性药物具有放射性，能不断衰变释放射线，因此在其制备、贮存、运输、应用以及废弃物处理等过程均需严格按照放射性物质管理规定，采取有效的防护措施。

（2）放射性药物的生理、生化特性取决于被标记物的固有特性，可被相应的靶器官选择性摄取和浓聚，其分子结构中的放射性核素起到示踪或治疗作用。

（3）放射性药物的治疗作用基础不同于普通药物，普通药物是依靠药物的药理作用发挥治疗作用，而放射性药物的化学量极微，主要是利用放射性核素发出的射线引起的生物效应达到治疗作用。

（4）放射性药物的计量单位与普通药物不同，以放射性活度为计量单位。

（5）放射性药物有特定的物理半衰期和有效使用期，每次使用时均需进行衰变校正。

（6）放射性药物在贮存过程中可能发生放射性核素脱标记，致使其放射化学纯度和比活性发生改变。某些被标记物对射线较敏感，可能产生辐射自分解，从而影响放射性药物的生理、生化特性。

（7）放射性药物和一般药物一样，必须符合药典的基本要求，如无菌、无致热源、化学毒性小等。

第二节　放射性核素的来源

目前，临床应用的放射性核素来源主要有三方面：反应堆 (nuclear reactor)、加速器 (accelerator) 和放射性核素发生器 (radionuclide generator)。

一、反应堆生产医用放射性核素

反应堆生产放射性核素是利用反应堆提供的高通量中子流照射靶材料，引起核反应而制备放射性核素的方法。它生产的放射性核素品种多，成本低，是目前医用放射性核素的主要来源。反应堆生产的放射性核素大多是丰中子核素，它们主要通过 (n, γ)、(n, p)、(n, α)、$(n, 2n)$、(n, f) 等核反应得到。

1. (n, γ) 反应　主要是热中子，容易引起 (n, γ) 反应，是反应堆生产放射性核素的主要途径。通过 (n, γ) 反应生产放射性核素有如下的特点：①周期表中所有元素，除氦以外均能发生 (n, γ) 反应，其中，中、重核的反应截面较大，反应单一，放射性杂质少。如 ^{51}Cr，^{59}Fe，^{99}Mo，^{131}I，^{153}Sm 等都是由 (n, γ) 反应生产的。②由于中子的穿透能力强，且引起 (n, γ) 反应的中子能量范围宽，因此对靶的形状、厚度要求不很苛刻，但对靶材料的纯度要求很高，否则会影响产物的放射性纯度。③ (n, γ) 反应前后的核素互为同位素，进行化学分离较难，产品比活度不高。要提高产品的比活度，需用高通量的反应堆。

2. (n, p) 和 (n, α) 反应　对于热中子反应堆，只有质量数低的少数核素才能进行这类反应，所得到的放射性核素是与靶材料不同的元素，可用化学分离法得到无载体的高比活度核素。通过 (n, p) 和 (n, α) 反应生产的医用放射性核素有 ^3H，^{32}P，^{35}S，^{45}Ca，^{58}Co，^{64}Cu 等。

二、加速器生产医用放射性核素

加速器是利用带电粒子引起的核反应生产放射

性核素，得到的产物一般为短寿命的缺中子核素，大都以电子俘获或发射 β⁺ 的形式进行衰变，适合于 γ 照相机、SPECT 和 PET 显像，图像清晰，辐射危害小，与 PET 配套使用的发射正电子核素 ¹¹C，¹³N，¹⁵O，¹⁸F 等短寿命核素均由加速器生产。

加速器生产的医用放射性核素主要有下列几个特点：

1. 发射 β⁺ 或 γ 射线 加速器生产的放射性核素大都是缺中子核素，往往通过 β⁺ 衰变发射正电子，或因电子俘获（EC）发射特征 X 射线，许多加速器生产的放射性核素发射单能 γ 射线，容易探测，辐射损伤也相对小。

2. 半衰期短 患者使用时所受辐射剂量小，可以多次作重复检查。但是有些核素的半衰期太短，制备相应的化合物需要特殊的快速化学分离装置，如 ¹¹C，¹³N，¹⁵O，¹⁸F 等均用化学黑盒子（chemical black box）合成所需化合物。

3. 比活度高 带电粒子核反应生成的核素大部分与靶核素不是同位素，可通过化学分离得到高比活度或无载体的放射性核素，例如 Zn(p, xn)⁶⁷Ga 和 ¹⁸O(p, n)¹⁸F 等。无载体的放射性核素在标记一些生物活性物质时，可减少非放射性同位素的竞争反应，提高标记率。

三、发生器生产医用放射性核素

放射性核素发生器是医用放射性核素的主要来源之一，很多短寿命的放射性核素通过发生器得到，给医学研究和应用提供了方便。

放射性核素发生器（图 3-1）是一种从较长半期的放射性母体核素中分离出由它衰变而产生的较

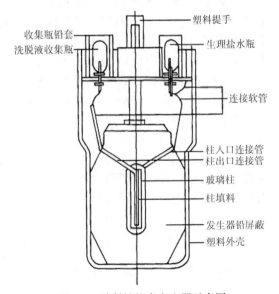

收集瓶铅套
洗脱液收集瓶
塑料提手
生理盐水瓶
连接软管
柱入口连接管
柱出口连接管
玻璃柱
柱填料
发生器铅屏蔽
塑料外壳

图 3-1 放射性核素发生器示意图

短半衰期子体放射性核素的一种装置。在发生器中随着母体核素的衰变，子体核素不断生长、衰变直至达到放射性平衡。用合适的分离手段就可从母体核素中得到无载体的子体放射性核素。母体不断衰变，上述分离过程可反复进行。所以发生器可在一段时间内重复使用，直到母体核素的放射性活度减到很低为止。这一现象如同母牛挤奶，因此放射性核素发生器常被人称为"母牛"。

放射性核素母、子体的关系可用下列通式表示：

$$A_2 = \frac{k\lambda_2}{\lambda_2 - \lambda_1} A_1^0 (e^{-\lambda_1 t} - e^{-\lambda_2 t}) + A_2^0 e^{-\lambda_2} \quad (3\text{-}1)$$

式（3-1）中，t 为母体和子体衰变的某一时刻，A_2 为子体在 t 时刻的放射性活度，A_1^0 为母体的初始放射性活度，A_2^0 为子体的初始放射性活度，k 为母体核素衰变为子体核素的分数，若母体核素衰变只有一种途径，则 $k=1$。λ_1 和 λ_2 分别为母体和子体的衰变常数。

一般要求母体的半衰期要有几周以上，以确保从工厂运输到医院并有一段时间的使用期。目前，能提供商品化的医用发生器很多，其中 ⁹⁹Mo-⁹⁹ᵐTc 发生器应用最普遍。⁹⁹Mo-⁹⁹ᵐTc 发生器的母体 ⁹⁹Mo 半衰期为 66h，经 β⁻ 衰变后产生子体 ⁹⁹ᵐTc，其半衰期 6.02h，⁹⁹ᵐTc 以同质异能跃迁或 γ 跃迁的方式衰变，发射出 140keV 的 γ 射线。⁹⁹Mo-⁹⁹ᵐTc 发生器中，随 ⁹⁹Mo 的衰变，⁹⁹ᵐTc 的放射强度不断增长，达到平衡峰值的时间约为 24h。因此，可每隔 24h 用生理盐水洗脱，每次获得的 ⁹⁹ᵐTc 放射性强度约为前一次的 80%。⁹⁹ᵐTc 具有较为理想的物理半衰期，发射几乎单一的 γ 射线，在洗脱液中以 Na⁹⁹ᵐTcO₄ 的形式存在，其价态从 +7 ～ -1。当用还原剂将其还原成低氧化态时，⁹⁹ᵐTc 具有活泼的化学性质，可以标记多种显像药物。

第三节 放射性药物的制备与质量要求

一、放射性药物的基本要求

1. 理想的核性质

（1）具有适宜的射线种类和能量：用于诊断用的放射性核素应发射 γ 线或高能 X 射线或正电子（β⁺），最好不发射或少发射 β⁻ 射线，不发射 α 射线，以减少机体不必要的辐射损伤。用于诊断的 γ 射线衰变分支比要高，能量适宜，最佳能量范围是 100 ～ 300keV 之间，此范围内 γ 射线既能穿透机体，又适合于扫描机、γ 相机和 SPECT 探测，可获得清晰且分辨率高的显像图。能量过高的 γ 射线会穿透探测器，导致探测效率和分辨率降低，而低能 γ 射线在体内的自吸收较大，很难穿透机体到达探测器。正电子发射核素与 PET 联用能获得清晰度高的图像，因为 β$^+$ 粒子湮灭时放出二个能量相同（511keV）、方向相反的光子，有利于空间定位。

用于治疗的放射性药物其放射性核素应发射 α、β$^-$ 射线，不发射或少发射 γ 射线和 X 射线。α、β$^-$ 射线电离密度大，传能线密度高，相对辐射生物效应强，因而治疗效果好，但射线能量不宜过大，以免射程长而损伤周围组织。一般 X 射线能量小于 6MeV，β$^-$ 射线能量小于 1MeV 为宜。

（2）具有合适的半衰期：用于诊断的放射性核素，其物理半衰期（$T_{1/2}$）应在满足诊断检查所需时间的前提下尽可能地短，以便在诊断完成后放射性核素迅速衰减，将辐射损伤减少到最低限度。一般 $T_{1/2}$ 以几个小时为宜。随着快速标记技术和探测技术的发展，$T_{1/2}$ 为几分钟的放射性核素也开始用于临床，如 ^{13}N、^{15}O、^{81m}Kr 等。但这类核素不适宜运输，只能在有回旋加速器的单位应用。治疗用放射性核素其 $T_{1/2}$ 不可太短也不宜太长，应该能维持一段持续作用的时间，确保治疗效果，一般以 1～5 天为最佳。

（3）毒性小：体内使用的放射性核素及其衰变产物的毒理效应尽可能小，且容易从体内廓清，以减少不必要的机体损伤。毒性大而又有确切疗效的，在临床使用时必须严格控制在安全范围内。

2. 理想的生物学性能

（1）定位性能：放射性药物应该具有良好的定位性能，即药物进入机体后能迅速进入靶器官或组织，并且在靶区滞留或滞留一段时间，靶 / 非靶器官的放射性比值高，血液和非靶组织清除快。

（2）排泄性能：对于诊断用放射性药物，要求在诊断完成后，在体内滞留时间短，能很快通过泌尿道、肠道、呼吸道排出体外。治疗用放射性药物在体内除定位于病变组织的部分外，其余均应尽快排出体外。

二、放射性药物标记

1. 同位素交换法 同位素交换法（isotope exchange）是利用同一元素的放射性同位素与稳定性同位素在两种不同化学状态之间发生交换反应来制备标记化合物，其反应如下：

$$AX + BX^* \rightarrow AX^* + BX \qquad (3-2)$$

式（3-2）中，X 和 X* 分别为同一元素的稳定同位素和放射性同位素；AX 为待标记化合物；BX* 为放射性同位素的简单化合物。AX 与 BX* 混合，在特定条件下发生同位素交换反应，但并不引起体系中这两种化合物化学状态的改变。同位素交换法包括气相曝射交换法（gas-exposure exchange method）和液相催化交换法（liquid-catalytic exchange method）等方法。常用于放射性碘、磷、硫的标记。

2. 化学合成法 化学合成（chemosynthesis）是借助有机合成和化学工程相结合的技术，是制备有机放射性标记化合物最经典、最基本的方法之一。其原理与普通的化学合成法十分相似，不同的是所用合成原料中含有放射性。

合成法应用最广的是用 *C 标记有机化合物，例如 ^{11}C 的标记化合物，其原料是由加速器生产的初级产品 ^{11}CO$_2$ 和 ^{11}CO（它们之间通过氧化或还原可方便地互相转化），然后用 ^{11}CO$_2$ 作原料，通过各种成熟的方法制备 H^{11}CHO，H^{11}CN，R^{11}COCl 等有机合成中有用的中间体，再用此类中间体进一步合成各种 ^{11}C 的药物。化学合成法可分为取代法、加成法和逐步合成法等。

3. 生物合成法 生物合成（biosynthesis）法是利用动物、植物、微生物的生理代谢过程或酶的生物活性，将简单的放射性物质在体内或体外引入化合物中而制得所需标记物。本法可合成一些结构复杂、具有生物活性而又难以用化学合成法制备的放射性标记化合物。例如，可用 ^{75}Se 或 ^{35}S 标记的 L- 蛋氨酸掺入杂交瘤的细胞培养液中，制得 ^{75}Se 或 ^{35}S 标记的单克隆抗体（monoclonal antibody；McAb）。也可利用生物组织中某种特定的酶，促进标记前体物质的合成反应，生成所需的标记产物。但是，用生物合成法得到的标记化合物成分复杂，放射性核素的利用率低。

4. 金属络合法 上述方法多用于非金属放射性核素的标记，而目前在核医学中应用广泛的金属放射性核素标记的药物如 ^{99m}Tc，^{67}Ga，^{68}Ga，^{111}In，^{113m}In 和 ^{201}Tl 的标记药物，一般采用金属放射性核素直接形成络合物的方法进行标记，此法可称为金属络合物法。这类标记的特点是标记反应对试剂浓度、pH、离子强度等反应条件极其敏感。例如，^{99m}Tc 与 DMSA 在 pH 低时可得到 Tc(Ⅲ) 的络合物，常用于肾显像，而在 pH 高时得到 Tc(Ⅴ) 的络合物，则可用于肿瘤阳性显像，它们在体内的生物学行为发生了改变。

5. 正电子放射性药品的制备方法 正电子放射性药品多应用回旋加速器生产的短半衰期核素（^{11}C、^{13}N、^{15}O、^{18}F）等制备所得，制备完成时间要求控制在 3 个半衰期之内。因此，正电子放射性药物的制备几乎全部在计算机控制下自动完成，在具有严密防护的自动合成装置和特制的化学合成模块（chemistry process control unit；CPCU）中进行。如 ^{18}F 制备的方法有亲核氟代标记法和亲电氟代标记法。

三、放射性药物的质量控制

医用放射性药物必须进行严格的质量控制（quality control；QC），才能引入人体进行诊断与治疗，以确保患者安全和诊治效果。质量控制主要包括理化鉴定和生物鉴定。

1. 物理性质检测 物理性质检测包括颜色、透明度、颗粒度、比活度及放射性核纯度。绝大多数的放射性药物是无色透明的，少数呈半透明状，如 ^{99m}Tc-SC。一般应按照生产厂家提供的说明书来判断药物的外观形状。放射性药物颗粒大小可通过光学显微镜或电镜检测，如肺灌注显像剂 ^{99m}Tc-MAA 颗粒直径应在 $10 \sim 100\mu m$，而肝显像剂 ^{99m}Tc-SC 的胶体颗粒直径范围为 $80 \sim 500nm$。

比活度（specific activity）是指单位质量的某种放射性物质的放射性活度。

放射性核纯度（radionuclide purity），也称放射性纯度（radioactive purity）是指特定的放射性核素的放射性活度占药物中总放射性活度的百分比。放射性核素的放射性纯度只与其放射性杂质的量有关，与非放射性杂质的量无关。如临床上用于人体显像的 ^{99m}Tc 的放射性纯度要求在 99.9% 以上，这是指 ^{99m}Tc 淋洗液中其他放射性核素（如 ^{99}Mo）的放射性活度不超过 0.1%，而 ^{99m}Tc 淋洗液中含有铝等非放射性杂质的多少仅影响其化学纯度，并不影响其放射性纯度。该指标主要用于监测其他放射性核素的沾染程度，一般来说，放射性核素的不纯主要是发生在工厂生产过程和核素发生器的洗脱过程中。临床上可用放射性活度计来测定杂质放射性核素。

2. 化学性质检测 化学性质检测包括离子强度、pH、化学纯度及放射化学纯度。放射性药物溶液中电解质的浓度反映其离子强度，在制备过程中常加入酸、碱、缓冲液来调节。pH 的测定应采用精密 pH 试纸或酸碱度计检测，检测的 pH 应该符合说明书的质控范围。

放射化学纯度（radiochemical purity，简称放化纯度）是指特定化学结构的放射性药物的放射性占总放射性的百分比。该指标是衡量放射性药物质量的最重要的指标之一，是常规质控项目，医用放射性核素应具有高的放化纯度才能保证它得到最有效的利用。用于放化纯度测定的方法有纸层析法、聚酰胺薄层层析法、快速硅胶薄层层析法、离子交换色谱法、高校液相色谱法以及纸或凝胶电泳法，对某些特殊理化性质的放射性药物，可采用过滤法、萃取法和沉淀法。目前临床常用的方法是薄层层析法（thin-layer chromatography；TLC）或纸层析法。

化学纯度是指特定化学结构化合物的含量，与放射性无关。化学成分的杂质存在可能对患者产生毒、副反应，在放射性标记过程中还可能产生放射性杂质而影响放化纯度。临床上常用比色法来鉴定化学杂质。

3. 生物学检测 生物学检测主要包括无菌、无热原、毒性鉴定和生物分布试验。

放射性药物必须是无菌无热源的。常用的方法是采用微孔滤过膜过滤法灭菌。还有其他灭菌方法，如高压灭菌法、γ 射线辐射消毒法以及环氧乙烷消毒法等。热源亦称内毒素，是黏多糖或微生物代谢产生的蛋白。目前主要通过在制备药物过程中严格无菌操作来预防。可用家兔法和鲎试剂法查验，详见中国药典。

放射性药物毒性包含被标记药物毒性和辐射安全性。被标记药物的一次性使用量很少，其化学毒性甚微，通常在获准临床应用前，已通过异常毒性及急慢性毒性试验。辐射安全性问题的评价指标是医用内照射量（MIRD），其应用值要求符合国家有关法规的规定。

放射性药物体内生物学行为测定是获准临床使用前必须进行的工作。动物实验及放射自显影对放射性药物的生物活性检测有重要价值。对某些特殊药物还要检测它的免疫活性，如抗体的免疫活性要利用相应的抗原，根据抗原 - 抗体结合反应的原理来测定该抗体的免疫活性。

第四节　放射性药物的分类

一、诊断用放射性药物

诊断用放射性药物按用途可分为脏器显像药物和功能测定用药物两类。

放射性药物通过口服、吸入或注射进入体内，其产生的 γ 射线被显像仪器记录下来，获得药物在体内的位置及分布图像，同时可获得它们在体内不同器官组织中放射性活度随时间的变化信息，用以诊断各种疾病，故又称显像剂。显像方式可分为静态显像和动态显像，这两种显像方式对放射性药物的体积、浓度及比放射性等要求不同，如动态显像一般以"弹丸"式注射，要求放射性药物比放射性高，体积小，而静态显像则无严格要求。

功能测定类药物是指患者口服、吸入或注射某种放射性药物后，选用某特定的放射性探测仪测定有关脏器或血、尿、粪中放射性的动态变化，以评价脏器的功能状态。与显像剂一样同是利用放射性药物示踪的原理，根据药物在脏器的分布情况及时

间 - 放射性改变的差别获得诊断信息。一般来讲，所有功能测定用放射性药物的剂量比脏器显像剂的剂量要少。如甲状腺摄碘功能测定需空腹口服 $Na^{131}I$

74kBq，而甲状腺显像则需口服 $3.7 \sim 7.4\,MBq$。

按临床用途不同，诊断用放射性药物可分为多种类型，见表 3-1。

表 3-1　常用诊断用放射性药物

分类	放射性药物	主要用途
脑显像	^{99m}Tc-ECD，^{99m}Tc-HMPAO，^{99m}Tc-MRP20，^{99m}Tc-N-PRl3，^{99m}Tc-BATO-2MP，^{123}I-IMP，	评价局部脑血流，脑血流贮备功能
	^{123}I-IBZM，^{123}I-β-CIT，^{18}F-Dopa，^{11}C-Spiperone，^{11}C-Raclopride，^{99m}Tc-TRODAT-1	多巴胺受体显像研究
	^{123}I-IQNB，^{11}C-Nicotine，^{11}C-QNB	乙酰胆碱受体显像研究
	^{123}I-Ketanserin，^{76}Br-2- Ketanserin	5-HT 受体显像研究
	^{123}I-Morphine，^{123}I-IA-DNP，^{11}C-DPN，^{11}C-CFN	阿片肽受体显像研究
	^{18}F- 脱氧葡萄糖（FDG），^{15}O	脑葡萄糖和氧代谢与功能研究
心肌显像	^{201}Tl，^{99m}Tc-Sestamibi，^{99m}Tc-Teboroxime，^{99m}Tc-N- NOET，^{99m}Tc-Tetrofosmin，^{13}N-NH3，^{82}Rb	评价心肌血流灌注
	^{11}C- 棕榈酸，^{18}F-FDG，^{11}C- 乙酸	心肌脂肪酸、葡萄糖和氧代谢研究
	^{123}I-MIBG，^{11}C-MQNB 和 ^{11}C- 心得安（普萘洛尔）	心肌受体显像研究
	^{99m}Tc- 焦磷酸盐，^{111}In-AM	急性心肌梗死显像诊断
	^{99m}Tc-PnAO- 硝基咪唑，^{99m}Tc-HL91	心肌乏氧显像
肾显像	^{131}I-OIH，^{99m}Tc-MAG3，^{99m}Tc-EC	肾小管分泌型肾显像
	^{99m}Tc-DTPA	肾小球滤过型肾显像
	^{99m}Tc-DMSA	肾皮质结合型肾显像
肾上腺显像	^{131}I-19- 碘胆固醇，^{131}I-6-IC，^{131}I-6β-INC	肾上腺皮质功能显像
	^{131}I-MIBG，^{123}I-MIBG	肾上腺髓质功能显像
肿瘤显像	^{67}Ga，^{201}Tl，^{99m}Tc-MIBI，^{111}In- 博来霉素，^{99m}Tc-PMT，$^{99m}Tc(V)$-DMSA，^{18}F-FDG，^{111}In-DTPA-D-PHel-octreo-tide，^{99m}Tc-octreotide	亲肿瘤阳性显像
骨骼显像	^{99m}Tc-MDP，^{99m}Tc-EDTMP 或 ENTMP，^{99m}Tc-DHPE	了解骨质代谢活性
血栓显像	^{99m}Tc-laminin 衍生物	诊断血栓
肺显像	^{99m}Tc-MAA	评价肺血流灌注，诊断肺栓塞
	^{99m}Tc-DTPA 雾化颗粒，^{133m}Xe 气体	评价肺通气功能
淋巴显像	^{99m}Tc-DX，^{99m}Tc- 微胶体	淋巴功能，诊断淋巴道阻塞
肝脾显像	^{99m}Tc- 胶体，^{99m}Tc- 植酸钠	肝脾吞噬功能
	^{99m}Tc-HIDA，^{99m}Tc-EHIDA，^{99m}Tc-PMT	胆系功能与胆道通畅情况

二、治疗用放射性药物

用于治疗的放射性药物主要由两部分组成，即载体和治疗用放射性核素。载体是指能将放射性核素载运到病变部位的物质，通常是小分子化合物或生物大分子，或某些特殊材料制成的微球或微囊。放射性核素应该具有发射高电离能力的射线，通过射线的电离激发作用产生辐射生物效应，达到治疗目的。放射性核素一般要求纯 β 或 α 发射体、合适的能量、半衰期 $1 \sim 5$ 天为宜。

（一）甲状腺疾病治疗药物

碘 $[^{131}I]$ 化钠溶液（$Na^{131}I$）是治疗甲状腺疾病的主要放射性药物。^{131}I 是 16 种碘的人工放射性同位素中重要的核素之一，它可以从铀（^{235}U）的裂变产物中分离，也可通过反应堆 $^{130}Te(n，γ)$ 反应生成的 ^{131m}Te 衰变获得。目前，临床应用的药物多是直接由药厂提供的碘 $[^{131}I]$ 化钠溶液或特制胶囊。^{131}I 半衰期（$T_{1/2}$）为 8.03d，有效半衰期为 $3.5 \sim 5d$，能产生 0.61MeV 的 $β^-$ 射线和 365keV 的 γ 射线。口服后几乎全部被甲状腺组织吸收，^{131}I 发射的 β 射线在甲状腺组织内射程短，平均为1mm，最长2.2mm。其辐射生物效应适用于治疗甲状腺功能亢进、甲状腺癌转移灶及功能自主性甲状腺腺瘤，也可用于结节性甲状腺肿及巨大甲状腺肿等甲状腺疾病。

甲状腺癌原发病灶绝大多数摄碘能力低下，^{131}I对原发病灶治疗意义不大。如果甲状腺癌转移灶具有与甲状腺组织同样摄碘的功能，如乳头状腺癌、滤泡状癌能浓聚碘，可以采用^{131}I治疗。Na^{131}I可有效破坏转移灶，使其纤维化和钙化，达到治疗目的。而对其他组织和脏器无明显影响。

（二）转移性骨癌疼痛治疗药物

利用亲骨性放射性药物作为骨痛患者的姑息疗法，可有效缓解骨痛，而全身和血液学副作用相对较小，可提高了患者的生存质量。

1.^{32}P-磷酸盐　主要化学形式是磷[^{32}P]酸氢二钠（Na$_2$H^{32}PO$_4$），^{32}P用于治疗骨痛的主要治疗机理是^{32}P-磷酸盐可浓聚于骨病变部位，病灶和正常骨摄取比为5：1，破坏肿瘤细胞和抑制分泌的致痛物质。然而^{32}P对造血系统有抑制作用，导致严重的血象降低，限制了它的临床应用。^{32}P副作用主要是由于其半衰期长（$T_{1/2}$=14.3d）和β射线能量偏高（1.71MeV）所致。另外，^{32}P可通过参与核蛋白、核苷酸、磷脂代谢以及DNA与RNA的合成进入细胞内部，在细胞内聚集程度与细胞分裂速度成正比，血液恶性细胞分裂迅速，^{32}P聚集较多，直接破坏过度增生的DNA和RNA，所以可用来治疗真性红细胞增多症、原发性血小板增多症和白血病等恶性血液病。

2.^{89}Sr-Cl$_2$（氯化锶）　^{89}Sr半衰期为50.5d，β射线能量为1.43MeV，以二价阳离子存在，类似同族元素Ca。与Ca一样，^{89}Sr一旦进入体内，30%～80%的^{89}Sr与骨组织的主要成分羟基磷灰石晶体结合，在骨组织中至少可滞留100天。骨转移灶和正常骨摄取比为2～2.5：1，因此转移灶可获得大部分辐射效应，治疗骨转移癌疼痛的效果较好。由于^{89}Sr的生成截面积很小，成本-价格高，应用受到限制。

3.^{186}Re-HEDP（1-羟基-亚乙基-1,1-二膦酸）　^{186}Re半衰期为3.8d，β射线能量为1.07MeV。^{186}Re具有与^{99m}Tc相同的理化特性，能与HEDP形成稳定的络合物浓聚于骨组织，病变骨和正常骨摄取比为5.4：1，其β射线在骨中的平均射程为0.5mm，在组织中为4mm。一次性用^{186}Re-HEDP1.2～1.8GBq治疗前列腺癌及乳腺癌转移性骨痛有效率为80%～90%。与^{89}Sr相比，症状缓解更为迅速。^{186}Re衰变时发射137keV的γ射线，适合显像，可了解病灶的治疗情况。但^{186}Re血浆清除较慢，肾脏残留较多，毒性反应同样是一过性骨髓抑制。

4.^{153}Sm-EDTMP（乙二胺四甲撑膦酸）　^{153}Sm-EDTMP是一个成熟的治疗骨转移癌疼痛的放射性药物，与其他治疗核素相比，^{153}Sm具有β射线能量适中（810keV占20%，710keV占50%，640keV占30%），在组织中射程短（3mm），半衰期短（46.3h）及化学状态单一、稳定等优良的理化性质。与^{186}Re一样，其发射的103keV（30%）γ射线适宜病灶显像。^{153}Sm-EDTMP具有良好的体内生物学分布特性。静脉给药后2～3h，50%～60%的注射量沉积于骨，33%～50%经尿排出。因此血中清除迅速，6h排泄基本完全，残留于体内的放射性药物绝大部分浓聚于骨。病灶与正常骨摄取比为4～17：1，只有<2%的放射性出现在非骨组织中。与^{89}Sr、^{186}Re相比，^{153}Sm骨髓毒性低且是暂时性的。由于^{153}Sm-EDTMP在血和尿中清除迅速，非骨组织的放射性损伤轻微。一般认为，^{153}Sm-EDTMP投药剂量控制得当，重复治疗是安全的。

（三）放射性敷贴治疗药物

将放射性核素制成敷贴器，用于治疗多种顽固性浅表疾病，如神经性皮炎、慢性湿疹、黏膜白斑、皮肤毛细血管瘤、皮肤瘢痕、皮肤肿瘤等。放射性敷贴器分为二类：①γ射线敷贴器：目前用于临床的是^{60}Co眼科敷贴器，用于治疗视网膜母细胞瘤及恶性黑色素瘤。②β射线敷贴器：放射性核素为^{32}P、^{90}Sr-^{90}Y、^{106}Ru-^{106}Rh、^{147}Pm等。^{90}Sr-^{90}Y可制成商品敷贴器，^{32}P无载体溶液可临时配制成敷贴器。

（四）核素介入治疗药物

利用穿刺、植入、动脉灌注或插管经过血管、体腔、囊腔、组织介质以及淋巴液集中区，用载体将高活度放射性药物引入病灶内，直接对病变组织、细胞进行内放射治疗，达到放疗和栓塞"双效"治疗目的，称为核素介入治疗。介入治疗药物与化学导向药物和生物导向药物不同，不能以分子形式存在，否则药物会从肿瘤组织中泄露，进入血液循环，在体内重新分布。介入治疗药物必须以一定大小的分子聚合体或微颗粒形式使用。常用的核素介入治疗药物有放射性胶体、大颗粒悬浮物、碘油以及各类玻璃微球（直径在10～30μm）。较常用的放射性微球主要有^{131}I-碘化油，^{32}P、^{198}Au、^{90}Y、^{211}At等标记的胶体或相应的陶瓷、树脂和玻璃微球。

近年来，组织间放射性粒子植入（也称近距离）治疗法开展较多。早期用于粒子治疗的放射性核素有：^{192}Ir、^{137}Cs等；近年主要使用放射性核素^{125}I。

（五）生物导向治疗药物

将放射性核素载带到肿瘤细胞进行治疗可借助于生物技术，因此产生了生物活性分子导向的治疗药物。放射免疫治疗药物是研究较多的一类。将特定的抗体用放射性核素标记形成放射性药物，药物进入体内与具有表达相应抗原的癌细胞特异结合，这样就将放射性核素导向到肿瘤细胞的组织中浓聚，产生辐射生物效应，达到放射免疫治疗的效果。如用于治疗结肠癌的 ^{131}I- 抗 CEA 抗体。另一类生物导向治疗药物是受体介导靶向治疗药物。将放射性药物标记在配体上，注入机体后，配体会浓集到有高密度对应受体表达的癌细胞上，形成放射性配体 - 受体复合物，利用放射性核素的特性就能进行癌细胞的受体显像或癌细胞的杀伤，即受体介导靶向治疗。目前研究较多的是一些肽类药物作为受体介导靶向治疗药物，

如 Octreotide。^{131}I-MIBG（间位碘代苄胍）是应用较多的一种，它是抗神经元的阻断剂，具有与去甲肾上腺素相似的吸收和储存机制，所以与肾上腺素能受体有高度特异性结合能力。另外，MIBG 同肾上腺髓质、心肌和交感神经支配丰富的嗜铬细胞组织有亲和力，因此 ^{131}I-MIBG 可用于治疗嗜铬细胞瘤及其转移灶。

思　考　题

1. 什么是放射性药物？
2. 放射性药物的特点有哪些？
3. 放射性药物的主要来源有哪些？
4. 对放射性药物的基本要求有哪些？
5. 对放射性药物质量检测有哪几项内容？

（张雪峰）

第四章 放射性核素示踪与显像概述

放射性核素示踪技术 (radionuclide tracer technique) 是以放射性核素或其标记的化学分子作为示踪剂，利用仪器探测放射性核素在发生核衰变过程中发射出来的射线进行示踪，间接显示被标记的化学分子的踪迹，用于研究被标记的化学分子在生物体系或外界环境中的客观存在及其变化规律的一类核医学技术。放射性核素示踪技术是核医学领域中最重要的和最基本的核技术，同时又是放射性核素在医学和生物学中应用的方法学基础。

所谓示踪 (tracing)，就是显示特定物质的行踪。在难以用直接检测的方法观察物质在生物体系中的动态变化时，通常需要在其分子结构上引入示踪剂，通过对示踪剂的检测，间接反映该物质的代谢规律，这就是示踪技术。示踪剂 (tracer) 是为观察、研究和测量某物质在指定过程中的行为或性质而加入的一种标记物，常用的示踪剂有放射性核素示踪剂、酶标示踪剂、荧光标记示踪剂、自旋标记示踪剂等。放射性核素示踪技术是目前已被实践证明最为有效的间接检测技术之一。

核医学脏器和组织显像只是放射性核素体内示踪技术中的一种，但是鉴于其在临床核医学中的突出地位，在本章的第二节中加以详细介绍。

第一节　放射性核素示踪原理与特点

放射性核素示踪技术的诞生，可以追溯到 20 世纪 20 年代。1923 年匈牙利化学家 George de Hevesy 首先用天然放射性铅（^{212}Pb）研究铅盐在豆科植物内的分布和转移，此后他又用 ^{32}P 对更多的生物学过程进行研究，从而建立了同位素示踪方法（现改称为放射性核素示踪技术）。纵观核医学发展的每一幕，从放射免疫分析、各种核素显像到靶向内照射治疗，甚至许多分子医学研究方法（如 DNA 测序），无不源于 Hevesy 的同位素示踪原理。Roentgen 发现 X 射线开辟了透视体内解剖结构的途径，以形态学变化为基础对疾病进行诊断，Hevesy 发明的放射性核素示踪技术则是从生化过程的角度对疾病进行诊断，大大推进了人类对生命现象和疾病本质的认识，为宏观医学向微观医学发展做出了极为重要的贡献。为此，1943 年 Hevesy 获诺贝尔化学奖，1959 年又获原子能和平利用奖，并被尊称为"基础核医学之父"。随着医学理论和技术在不断发展，无数卓越学者以示踪技术为基础，吸取并融合其他学科的最新成就，建立起许多同时期其他技术尚不能实现的核医学新方法，如超微量物质的体外测量、脏器功能测定以及目前的代谢显像和分子显像，为推进医学进步和临床疾病的诊治做出了突出贡献。核医学的生命力和发展动力，正是在于放射性核素示踪技术与其他医学先进理论和技术的巧妙结合和创新。

一、示踪原理

放射性核素示踪技术是根据研究的需要，选择适当的放射性核素标记到特定的待研究物质的分子上，将其引入生物机体或生物体系（如离体细胞、无细胞酶体系等）后，标记物将参与代谢及转化过程。由于放射性核素标记化合物与被研究的非标记化合物具有相同的化学性质和生物学行为，通过对标记物所发射的核射线的检测，并且对所获得数据进行处理分析，可间接了解被研究物质在生物机体或生物体系中的动态变化规律，从而得到定性、定量及定位结果，结合研究目的最后做出客观评价。

由此可见，放射性核素示踪技术的核心是基于放射性核素标记的化学分子与未被标记的同一种化学分子具有同一性和放射性核素的可测性这两个基本性质。

1. 标记物与非标记物的同一性　放射性核素标记化学分子和相应的非标记化学分子具有相同的化学及生物学性质，只是某种物理学性质不同。这是由于一种元素的所有同位素其化学性质相同，生物体或生物细胞不能区别同一种元素的各个同位素。放射性核素标记的化学分子并未改变其原有的基本结构，也不影响该化学分子的原有性质，它们在生物体内所发生的化学变化、免疫学反应和生物学过程也都是完全相同的。因此，可以用放射性 ^{131}I 来研究稳定性 ^{127}I 的生物学行为，用 $^{3}H-TdR$ 研究细胞增殖功能等。

用同位素交换法制备示踪分子是最为理想的方法，但实际上许多适合于实验研究和临床研究的放射性核素，在拟标记的化学分子结构中并不存在相应的稳定性同位素，无法应用同位素交换法进行标记，通常需采用其他方法进行标记。当以某种放射性核素标记到一个化合物分子结构上时，这种放射性核素虽然并非该化合物所固有，但一般也不致明显改变其原有性质。如果经过实验证明，带有放射性核素的化学分子与未经标记的化学分子在体内的运动规律基本上一致，同样也可以认为两者具有同一性，可以用放射性核素标记的化学分子来研究未经标记的化学分子在体内的行为。一般临床核医学中更多采用此类示踪剂，如 ^{131}I、^{99m}Tc、^{113m}In、^{75}Se 等，常用的标记方法是化学合成法、络合物形成法等。

2. 标记物的可测性　　放射性核素标记的化学分子和相应的非标记化学分子又不是完全相同的，主要表现在：标记物上的放射性核素在其核衰变过程中自发地发出射线，而核射线能够被相应的放射性探测仪器或感光材料所检测到，因而可对标记的物质进行精确的定性、定量及定位测量和研究。适合于放射性示踪实验的常用放射性核素并不是很多，比如物质代谢转化研究中的 ^{3}H、^{14}C、^{32}P 等，体外放射分析中的 ^{125}I，临床上脏器功能测定与显像的 ^{131}I、^{99m}Tc、^{111}In、^{18}F 等，但是可以用这些核素标记的化学分子物质却可达数百种之多。

应用放射性核素示踪技术应当建立的一个重要概念，那就是：放射性核素标记的化学分子在生物机体或者生物系统的生物学行为取决于被标记的化学分子，而不是标记在化学分子上的放射性核素及其发射出来的射线，后者只是起着示踪作用，提示受它标记的化学分子的客观存在。因此，虽然适用于放射性示踪实验的放射性核素种类有限，但是被标记物的种类可以有很多。相同的核素标记在不同的化合物上，表现出来的是各自化合物的体内代谢过程和生物学行为，因此应根据实验对象的不同、实验方法不同，选择适当的放射性核素和标记化合物。

二、基 本 类 型

以放射性核素示踪技术为核心，建立了许多具有实用价值的诊断和研究方法，对于生命科学和临床科学的研究提供了非常重要的手段。按被研究的对象不同，可以将其分为体内（in vivo）示踪技术和体外（in vitro）示踪技术两大类型。

（一）体内示踪技术

体内示踪技术又称在体示踪技术，它是以完整的生物机体作为研究主体，用于定性、定量及定位研究被标记的化学分子在生物系统中的吸收、分布、代谢及排泄等体内过程的动态变化规律。具有代表性的体内示踪技术主要有以下几类：

1. 物质吸收、分布及排泄的示踪研究　　各种物质（包括生理性物质和药物等）进入体内后，一般都要经过消化、吸收、分布、转化及排泄等过程。各种药物、毒物、激素等，只要能得到其化学纯品，绝大多数都能用放射性核素进行标记，通过将该标记化合物引入体内，不同时间测定体液等标本或脏器中的放射性分布，可以了解该化合物在体内的吸收、分布及排泄规律。例如，反映胃肠道对 Vit B$_{12}$ 吸收功能的 Schilling 试验，放射性药物的体内分布实验。

2. 放射性核素稀释法　　是利用稀释原理对微量物质作定量测量或测定液体容量的一种核素示踪方法。根据化学物质在稀释前后质量相等的原理，利用已知比放射性（或放射浓度）和重量（或容量）的放射性示踪剂，加到一个未知重量或容量的同质体系中，放射性示踪剂将被稀释，比放射性或放射性浓度下降，下降的程度与其被稀释的程度相关。根据求知对象的不同，可分为直接稀释法或正稀释法（direct dilution method）和反稀释法（reverse dilution method），它们所依据的原理和计算公式基本相同。放射性核素稀释法比一般化学分析方法简单，灵敏度高，广泛地用于研究人体各种成分的重量或容量，常用的有 RBC 容量测定和血浆容量测定等。

3. 放射自显影技术　　放射自显影技术（autoradiography，ARG）是根据放射性核素的示踪原理和射线能使感光材料感光的特性，借助光学摄影术来检查及记录被研究样品中放射性示踪剂分布状态的一种核技术。放射自显影术根据观察范围和分辨率不同，可分为宏观自显影（macroscopic autoradiography）、光镜自显影（light microscopic autoradiography）和电镜自显影（electron microscopic autoradiography）三类，分别从整体水平、组织和细胞水平、亚细胞水平研究物质的代谢过程和定位、定量分析。放射自显影术具有定位精确、灵敏度高、可定量分析等优点，广泛用于药理学、毒理学、细胞学、血液学、神经学、遗传学等学科领域。

4. 放射性核素功能测定　　通常是指机体的脏器或组织的某一功能状态，通过动态观察后，能给出定量结果，为医学研究及临床诊断提供功能评价的放射性核素示踪技术。放射性药物引入机体后，根据其理化及生物学性质参与机体一定的代谢过程，并动态地分布于有关脏器和组织中，通过检测仪器可观察其在有关脏器中的特征性消长过程，这种过程常表现为一定的曲线形式，根据其与脏器的相互作用的特点选择适当的数学模型对曲线进行定性及定量分析，就可得到反映该脏器某一功能状态的结果并判断功能异常的性质、程度。例如甲状腺吸 ^{131}I 率测定、肾功能测定、心功能测定、胃排空功能测定等。

5. 放射性核素显像技术　　是根据放射性核素示踪原理，利用放射性核素或其标记化合物在体内代谢分布的特殊规律，在体外获得脏器和组织功能结构影像的一种核技术。在短时间内自动连续成像或在一定时间范围内多次间断成像，不仅能够显示脏器和组织的形态、位置、大小和结构变化，还可以进行动态显像和定量分析。本章第二节将对放射性核素显像技术进行更为详细的介绍。

（二）体外示踪技术

体外示踪技术又称离体示踪技术，有多种类型，其共同特点是：都是在体外条件下进行，它减少了乃至避免了众多的体内因素对实验结果的直接影响，同时也避免了受检者本人直接接触射线的可能，但它只能表示生物样品离开机体前瞬时间的机体状态，对结果的解释更需要联系临床情况。

1. 物质代谢与转化的示踪研究　将物质引入生物机体（或生物体系）后，在酶促反应作用下，经过转化、分解等代谢过程，生成代谢中间产物及最终产物，参与机体生命活动过程。弄清各种代谢物质的前身物、中间代谢产物、最终产物的相互关系以及中间代谢步骤和转化条件，是正确认识生命现象的物质基础。放射性核素示踪技术是目前最常用、最理想的方法之一。例如，通过标记不同前身物（如某种氨基酸、各种核苷酸等），研究蛋白质、核酸等生物大分子的合成、结构和功能。

2. 细胞动力学分析　细胞动力学（cell kinetics）是研究各种增殖细胞群体的动态量变过程，包括增殖、分化、迁移和衰亡等过程的变化规律以及体内外因素对它们的影响和调控。通过细胞动力学规律的研究，可以揭示正常及异常细胞增殖的规律及特点，为病因研究及临床诊疗提供实验依据。细胞动力学研究的范畴很广，其中以细胞周期时间测定最为常用，也最为重要，常用于肿瘤分化及增殖规律研究、肿瘤的同步化治疗、造血细胞研究等方面。

3. 活化分析　是通过使用适当能量的射线或粒子照射待测样品，使待测样品中某些稳定的核素通过核反应变成放射性核素（活化），然后进行放射性测量和能谱分析，获得待测样品中稳定性核素的种类与含量（分析）的超微量分析技术。活化分析是各种痕量分析法中灵敏度最高的，并且不仅能准确地区别不同元素，而且还能区分同一元素的同位素，准确度好，抗干扰能力强，在某种情况下可同时测量多种元素，特别适合于生物医学样品中多种痕量元素的测定，以及合金元素的测定，在进行法医学鉴定时罪证可不受破坏。

4. 体外示踪结合放射分析　是指在体外条件下，以放射性核素标记的抗原、抗体或受体的配体为示踪剂，以特异性结合反应为基础，以放射性测量为定量方法，对微量生物活性物质进行定量分析的一类技术的总称，包括放射免疫分析、免疫放射分析、放射受体分析等。不同类型的体外示踪结合分析技术具有各自的共性与特点（参见第六章体外分析及应用）。

三、方法学特点

可作为示踪标记的物质有许多，如酶、荧光物质、自由基、稳定性核素、放射性核素等。与其他类型的示踪方法相比，放射性核素示踪技术具有以下特点：

1. 灵敏度高　由于射线的物理特性、放射性测量仪器的检测能力，以及标记化合物的比放射性可以很高，在以放射性核素作为示踪原子时，可以精确地探测出极微量的物质，一般可达 $10^{-14} \sim 10^{-18}$ g 水平，即能从 $10^{14} \sim 10^{18}$ 个非放射性原子中查出一个放射性原子，这对于研究体内或体外微量生物活性分子的含量具有特殊价值。例如，1Ci 的 ^{32}P 其化学量仅有 3.52μg，即 3.52×10^{-6}g，而用放射性测量仪器检测，可以精确地测出 10^{-9}Ci 或更弱的放射性，也就是对于 ^{32}P 来说，其灵敏度可达 10^{-15}g 数量级。

2. 方法相对简便、准确性较好　由于测定对象是核射线，而放射性核素示踪剂的衰变不受其他物理和化学因素（如温度、压力、pH 等）的影响，同时放射性测量受反应体系中其他非放射性杂质的干扰很小，省去了许多可能导致误差的分离、提纯等步骤，减少了待测物化学量的损失，这不仅简化了实验程序，而且提高了实验结果的可靠程度，可以获得较好的准确性。

3. 合乎生理条件　这类方法灵敏度高，所需化学量很小（生理剂量乃至更低剂量），不致扰乱和破坏体内原有的生理过程，可以在生物机体完整无损的条件下进行实验，属于非破坏性实验方法，因此反映的是被研究物质在生理剂量和原有生理状态下的代谢和变化，所得结果更接近于真实情况。

4. 定性、定量与定位研究相结合　放射性核素示踪技术不仅能准确地定量测定和进行动态变化的研究，而且也可以进行定位观察。例如，放射自显影方法可确定放射性标记物在器官或组织标本中有无（定性）、位置（定位）以及动态变化（定量）；动态显像不仅可以显示脏器或组织的形态，还可以通过感兴趣区（ROI）技术获得特定区域的时间-放射性曲线，进而得到相应的定量分析指标用于功能评价。

5. 缺点与局限性　放射性核素示踪技术涉及放射性物质的应用，不仅需要专用的实验条件，如专用的放射性实验室、放射性测量仪器、严格的放射性操作程序以及必要的放射防护设备等，如果使用不当有可能对环境造成放射性污染，对实验对象和工作人员产生不同程度的放射生物效应，因此在实验设计和预防措施上，都应严格遵守国家的有关规定。

第二节　放射性核素显像技术

放射性核素显像技术是根据放射性核素示踪原理，利用放射性核素或其标记化合物在体内代谢分布的特殊规律，从体外获得脏器和组织功能结构影像的一种核医学技术。在技术上，它涉及三个方面：放射性显像剂、显像技术和影像分析技术。脏器和组织显像作为临床核医学的重要组成部分，其发展取决于以上三种技术的不断进步。

一、显像原理

放射性核素显像的基本原理是放射性核素或其标记化合物的示踪作用：不同的显像剂在体内有其特殊的分布和代谢规律，能够选择性聚集在特定脏器、组织或病变部位，使其与邻近组织之间的分布形成一定程度的浓度差，而显像剂中的放射性核素可发射出具有一定穿透力的 γ 射线，放射性测量仪器可以在体外探测、记录到这种放射性浓度差，从而在体外显示出脏器、组织或病变部位的形态、位置、大小以及脏器功能变化。在短时间内自动连续成像，或者在一定时间内多次显像，可以获得特定脏器、组织的系列图像，通过计算机处理可计算出特定区域的时间-放射性曲线及相应的参数，得以对其进行定量分析，从而将定位和定性诊断与定量分析有机地结合起来。

由此可见，放射性核素显像实际上是一种应用放射性探测仪器显示脏器组织内外或正常与病变组织之间显像剂吸收、分布差别的显像方法，而这种差别取决于脏器组织本身的功能、血流与代谢状态，建立在组织细胞对显像剂代谢或特异性结合的基础之上。因此，核医学显像实际上就是显示脏器或组织特定功能的图像，与其他以解剖学改变为基础的影像学技术在方法学上有本质的区别。

二、显像剂被脏器或组织聚集的机制

与超声显像、CT、MRI 等显像方法不同，在进行不同脏器或组织的核素显像时，需要使用不同的显像剂，并且同一脏器的不同功能或不同的显像目的也需要不同的显像剂，这是因为不同的显像剂在特定的脏器、组织或病变中选择性聚集的机制各不相同。显像剂被脏器组织摄取（聚集）的机制有很多种，概括起来主要有以下几种类型：

1. 细胞代谢　脏器和组织的正常合成功能需要某种元素或化合物，若将该元素的放射性同位素，或放射性核素标记的化合物引入体内，可被特定的脏器和组织选择性摄取。例如，甲状腺对碘元素具有选择性摄取功能，用以合成甲状腺激素，利用放射性 ^{131}I 作为显像剂，根据甲状腺内 ^{131}I 分布的影像可判断甲状腺的位置、形态、大小，以及甲状腺结节的功能状态；^{18}F 标记的脱氧葡萄糖（^{18}F-FDG）虽然与普通葡萄糖一样可作为能源物质被心肌、脑以及肿瘤细胞摄取，但却不能被其利用而在细胞内聚集，可以用正电子发射计算机断层显像仪（PET）观察和分析心肌、脑灰质和肿瘤的葡萄糖代谢状况。

2. 细胞吞噬　单核-巨噬细胞具有吞噬异物的功能，放射性胶体颗粒（如 ^{99m}Tc-硫胶体）注入体内后，将作为机体的异物被单核-巨噬细胞系统的巨噬细胞所吞噬，常用于含单核-巨噬细胞丰富的组织如肝、脾和骨髓的显像。淋巴系统也具有吞噬、输送和清除外来物质的功能，将放射性标记的微胶体或右旋糖酐注入皮下或组织间隙后，可迅速经淋巴液和毛细淋巴管进入淋巴回流，通过显像可以了解相应区域淋巴管的通畅情况和引流淋巴结的分布情况。

3. 循环通路　某些显像剂进入蛛网膜下腔、血管或消化道等生理通道时既不被吸收也不会渗出，仅借此解剖通道通过，经动态显像可获得显像剂流经该通道及有关脏器的影像。例如，将放射性药物（如 ^{99m}Tc-DTPA）经腰椎穿刺注入蛛网膜下腔，显像剂将进入脑脊液循环，蛛网膜下腔间隙（包括各脑池）相继显影，可以测得脑脊液流动的速度、通畅情况以及脑脊液漏的部位（脑脊液间隙显像）；^{99m}Tc-DTPA 不被胃黏膜吸收，其标记的食物摄入胃内后，经胃的蠕动传送而有规律地将其从胃内排入肠道中，动态显像可记录在此过程中胃的影像和胃区放射性下降的情况，并计算出胃排空时间，以反映胃的运动功能（胃排空显像）。

4. 选择性浓聚　某些病变组织对放射性药物有选择性摄取浓聚作用，静脉注入该药物后在一定时间内能浓聚于病变组织使其显像。例如，利用某些亲肿瘤的放射性药物（如 ^{99m}Tc-GH、^{99m}Tc-MIBI、^{201}Tl 和 ^{67}Ga-枸橼酸盐）与恶性肿瘤细胞有较高的亲和力，可进行恶性肿瘤的定位、定性诊断。

5. 选择性排泄　肾脏和肝脏是体内重要的代谢器官，对某些放射性药物具有选择性摄取并排泄的功能，动态显像不仅可显示这些脏器的形态，还可观察其分泌、排泄功能状态以及排泄通道的通畅情况。例如，静脉注入经肾小管上皮细胞分泌（^{99m}Tc-

EC、^{99m}Tc-MAG$_3$）或肾小球滤过（^{99m}Tc-DTPA）的放射性药物后进行动态显像，可以显示肾脏的形态、分泌或滤过功能以及尿路通畅情况；^{99m}Tc-HIDA、^{99m}Tc-EHIDA 等显像剂经肝多角细胞分泌至毛细胆管并随胆汁排泄到肠道，可显示肝、胆囊、胆道的功能及通常情况。

6. 通透弥散　进入体内的某些放射性药物借助简单的通透弥散作用可使脏器和组织显像。例如，静脉注入放射性 ^{133}Xe 生理盐水后，放射性惰性气体 ^{133}Xe 流经肺组织时从血液中弥散至肺泡内，可同时进行肺灌注和肺通气显影；某些不带电荷、脂溶性小分子化合物（如 ^{99m}Tc-HMPAO），能透过正常的血脑屏障并较长期地滞留于脑组织，其在脑组织中的聚集量与血流量成正比，据此可进行脑血流灌注显像。

7. 离子交换和化学吸附　骨组织由无机盐、有机物及水组成，构成无机盐的主要成分是羟基磷灰石 [Ca$_{10}$(PO$_4$)$_6$(OH)$_2$] 晶体，占成人骨干重的 2/3，有机物主要是骨胶原纤维和骨粘蛋白等。^{85}Sr 和 ^{18}F 分别是钙和氢氧根离子的类似物，可与骨羟基磷灰石上的 Ca$^+$ 和 OH 进行离子交换，因此使晶体含量丰富的骨骼显像。^{99m}Tc 标记的膦酸盐类化合物（如 ^{99m}Tc-MDP）主要吸附于骨的无机物中，少量与有机物结合，可使骨骼清晰显像；未成熟的骨胶原对 ^{99m}Tc 标记的膦酸化合物的亲和力高于羟基磷灰石晶体，并且非晶形的磷酸钙的摄取显著高于成熟的羟基磷灰石晶体，因此成骨活性增强的区域显像剂摄取明显增加。

8. 特异性结合　某些放射性核素标记化合物具有与病变组织中特定的分子结构特异性结合的特点，可使病灶显影，从而达到特异性的定位和定性诊断的目的。例如，利用放射性核素标记某些受体的配体作显像剂，引入机体后能与相应的受体特异性结合，可以了解受体的分布部位、数量（密度）和功能等，称为放射受体显像（radioreceptor imaging）；利用放射性核素标记的某些抗体与体内相应抗原的特异性结合，可使富含相应抗原的病变组织显影，称为放射免疫显像（radioimmunoimaging，RII）；利用放射性核素标记的反义寡核苷酸可与相应的 mRNA 或 DNA 链的基因片段互补结合，可进行反义显像（antisense imaging）和基因显像（gene imaging）。

由此可见，放射性核素显像反映了脏器和组织的生理和病理生理变化，更侧重的是从细胞功能或者细胞分子结构的角度来观察脏器和组织的结构变化。从医学影像学的发展趋势来看，已从过去的强调速度和分辨率朝着功能和分子影像方向迈进，而核医学影像的本质就是基于分子水平的功能影像，在这方面核医学已占据先利之便。

三、显像类型与特点

放射性核素显像的方法很多，难以用简单的方式进行分类，下列分类只是为了便于描述和理解，仅具有相对意义，同一种方法从不同的角度出发，可以归为不同的类型。

（一）根据影像获取的状态分为静态显像和动态显像

1. 静态显像（static imaging）　当显像剂在体内分布达到相对稳定状态时进行的显像称为静态显像。静态显像是最为常用的显像方法之一，这种显像方法允许采集到足够的放射性计数用以成像，故所得影像清晰而可靠，适合于详细观察脏器和病变的位置、形态、大小和放射性分布。

2. 动态显像（dynamic imaging）　在显像剂引入体内后，迅速以设定的显像速度动态采集脏器的多帧连续影像或系列影像，称为动态显像。显像剂随血液流经和灌注脏器、或被脏器不断摄取和排泄、或在脏器内反复充盈和射出等过程，造成脏器内的放射性在数量上或在位置上随时间而变化。利用计算机"感兴趣区"（region of interest，ROI）技术可以提取每帧影像中同一区域内的放射性计数，生成时间-放射性曲线（time-activity curve，TAC），计算出动态过程的各种定量参数，进而用于功能评价。

（二）根据影像获取的部位分为局部显像和全身显像

1. 局部显像（regional imaging）　仅限于身体某一部位或某一脏器的显像称为局部显像。这种方法一般使用较大的采集矩阵（如 256×256 或 512×512），得到的信息量大，图像清晰，分辨率较高。

2. 全身显像（whole body imaging）　利用放射性探测器沿体表作匀速移动，从头至足依序采集全身各部位的放射性，将它们合成为一幅完整的影像称为全身显像。注射一次显像剂即可完成全身显像是放射性核素显像的突出优势之一，可在全身范围内寻找病灶，并且有利于机体不同部位或对称部位放射性分布的比较分析，例如全身骨骼显像、全身骨髓显像等。

（三）根据影像获取的维线分为平面显像和断层显像

1. 平面显像（planar imaging）　将放射性探测器置于体表的某一固定位置采集脏器的二维影像，称为平面显像。平面显像所获得的影像是脏器或组织在某一方位的投影,它是由脏器或组织在该方位上各处的放射性叠加所构成。叠加的结果可能掩盖脏器深部较小的放射性分布异常。

2. 断层显像(tomographic imaging) 用可旋转的或环形的放射性探测装置在体表采集多体位平面影像数据,再由计算机重建成为三维断层影像,称为断层显像。断层影像在一定程度上避免了放射性的重叠,能比较正确地显示脏器内放射性分布的真实情况,有助于发现深在结构的放射性分布轻微异常,检出较小的病变,并可进行较为精确的定量分析。

(四)根据影像获取的时间分为早期显像和延迟显像

1. 早期显像(early imaging) 显像剂注入体内后 2h 以内所进行的显像称为早期显像。不同显像剂在不同组织器官摄取或代谢的速度不同,早期显像的时间点也不同,主要用于反映脏器动脉血流灌注、血管床分布和早期功能状况。

2. 延迟显像(delay imaging) 延迟显像是相对于早期显像而言,一般是指在早期显像之后经过一定的时间之后所进行的显像。一些病变组织由于细胞吸收功能较差,早期显像的血液放射性本底计数率较高,图像显示不满意,易误诊为阴性结果。通过延迟显像可降低放射性本底计数率,增加病灶的摄取率和靶与非靶比值,以改善图像质量,提高阳性检出率。

(五)根据显像剂对病变组织的亲和力分为阳性显像和阴性显像

1. 阳性显像(positive imaging) 又称热区显像(hot spot imaging),是指显像剂主要被病变组织摄取,而正常组织一般不摄取或摄取很少,在静态影像上病灶组织的放射性比正常组织高而呈"热区"改变的显像,其敏感性高于阴性显像。通常阳性显像又分为特异性与非特异性两种类型,如放射免疫显像、亲肿瘤显像等。

2. 阴性显像(negative imaging) 又称冷区显像(cold spot imaging),是指显像剂主要被有功能的正常组织摄取,而病变组织基本上不摄取的显像,在静态影像上表现为正常组织器官的形态,病变部位呈放射性分布稀疏或缺损。临床上的常规显像,如心肌灌注显像、肝胶体显像、甲状腺显像等均属此类型。

(六)根据显像时机体的状态分为静息显像和负荷显像

1. 静息显像(rest imaging) 当显像剂引入人体或图像采集时受检者处于没有任何干扰的安静状态下,此时所进行的显像称为静息显像。

2. 负荷显像(stress imaging) 是指受检者在生理性刺激或药物干预下所进行的显像,又称为介入显像(interventional imaging)。借助药物或生理刺激等方法增加某个脏器的功能或负荷,通过观察脏器或组织对刺激的反应能力,可以判断脏器或组织的血流灌注储备功能,并增加正常组织与病变组织之间放射性分布的差别,更有利于发现静息状态下不易观察到的病变,从而提高诊断的灵敏度。如心脏运动负荷试验、脑血流药物负荷显像等。

(七)根据显像剂发出射线的种类分为单光子显像和正电子显像

1. 单光子显像(single photon imaging) 使用探测单光子的显像仪器(如 γ 照相机、SPECT)对显像剂中放射性核素发射的单光子进行的显像,称为单光子显像,是临床上最常用的显像方法。

2. 正电子显像(positron imaging) 使用探测正电子的显像仪器(如 PET、符合线路 SPECT)对显像剂中放射性核素发射的正电子进行的显像,称为正电子显像。需要指出的是,用于正电子显像的仪器并非探测正电子本身,而是探测正电子产生湮没辐射时发出的一对能量相等(511 keV)、方向相反的光子。正电子显像主要用于代谢、受体和神经递质显像。

四、图像分析要点

核医学图像的特点是以脏器和组织的生理、病理生理变化为基础,以图像方式显示显像剂在体内某一系统、器官、组织或病变部位中的摄取、分布和代谢过程,可观察到细胞、分子乃至基因水平的变化,综合反映器官功能和形态的改变。由于组织功能的复杂性决定了核医学影像的多变性,因此对于核医学图像的分析判断,必需掌握科学的影像学思维方法,运用生理、生化和解剖学知识,排除各种影响因素的干扰,并密切结合临床表现及其他影像学方法的结果,对所获得图像的有关信息进行正确分析,才能得出符合客观实际的结论,避免出现人为的诊断失误。对于核医学图像进行分析判断应注意以下几个方面。

(一)图像质量

进行图像分析首先应当对已获得的核医学图像质量有一个正确的评价。按照严格的显像条件和正确的方法进行图像采集和数据处理,是获得高质量图像的基本保证。一个良好的图像应符合被检器官图像清晰、轮廓完整、对比度适当、病变部位显示清楚、解剖标志准确以及图像失真度小等要求。可能影响到图像质量的因素是多方面的，比如放射性示踪剂的放射化学纯度、显像时间、受检者的体位、采集的放大倍数和矩阵大小、计算函数的选择、图像色标或灰度的调节等等。对不符合质量标准的图像要及时分析原因并进行复查。因某种原因不能复查者，在进行图像分析时要认真考虑到这些机械的或人为的误差对图像的临床评价带来的影响，以免得出错误的结论。

（二）正常图像的认识

认识和掌握正常图像的特点是识别异常、准确诊断的基本条件。核医学图像中所表现出的脏器和组织的位置、形态、大小和放射性分布，都与该脏器和组织的解剖结构和生理功能状态有密切关系。一般来说，实质性器官的位置、形态、大小，与该器官的体表投影非常接近，放射性分布大致均匀，较厚的组织显像剂分布相对较浓密。比如，甲状腺显像时，正常甲状腺呈蝴蝶形，分为左、右两叶，其下 1/3 处由峡部相连，两叶显像剂分布均匀，峡部及两叶周边因组织较薄而显像剂分布略稀疏。

（三）异常图像的分析

核医学方法所获得的图像通常可分为静态平面图像、动态图像和断层图像等类型，不同的图像类型应从不同的角度进行分析判断。

1. 静态图像分析要点

（1）位置：注意被检器官与解剖标志和毗邻器官之间的关系，确定器官有无移位、异位或反位，必须在排除了正常变异后方能确定是否有位置的异常。

（2）形态大小：受检器官的外形和大小是否正常，轮廓是否清晰，边界是否完整。如果器官失去正常形态时，还应判明其是受检器官内部病变所致，还是器官外邻近组织的病变压迫所致。

（3）放射性分布：一般受检器官的正常组织放射性分布为基准，比较判断病变组织的放射性分布是否增高或降低（稀疏）、缺损。

（4）对称性：根据机体的多数器官组织都有对称性的特点，判断显像剂分布异常时，应充分比较对侧相同部位的放射性分布情况。当然，有些病变也会出现对称性改变，如早老性痴呆患者脑血流灌注显像可见双侧颞叶对称性分布稀疏。

2. 动态图像分析要点　除了上述要点外，动态显像还应注意以下两点：

（1）显像顺序：是否符合正常的血运和功能状态，如心血管的动态显像应按正常的血液流向，即腔静脉、右心房、右心室、肺、左心房、左心室及主动脉等腔道依次显影。如果右心相时主动脉过早出现放射性充填或左心室过早显影，提示血液有由右至左的分流；当左心室显影后右心室影像重现，两肺持续出现放射性，则提示存在着血液有由左至右的分流。

（2）时相变化：时相变化主要用于判断受检器官的功能状态，影像的出现或消失时间超出正常规律时（如影像出现时间延长，显像时间缩短或不显影等），则提示被检器官或系统的功能异常。例如，动态肝胆显像如果胆道显影时间延长，肠道显影明显延迟，提示肝胆系统不完全梗阻；若肝持续显影，肠道一直不显影则表明胆道完全性梗阻。

3. 断层图像分析要点　应正确掌握不同脏器断面影像的获取方位与层面，并对各断层面的影像分别进行形态、大小和放射性分布及浓聚程度的分析。例如，对于一般器官的断层取横断面、矢状面、冠状面，心脏断层显像时则分别采用短轴、水平长轴和垂直长轴。断层图像的分析判断较之平面图像要困难得多，必须在充分掌握正常断层图像的基础上进行判断。单一层面的放射性分布异常往往不能说明什么问题，如果连续两个以上层面出现放射性分布异常，并且在两个以上断面的同一部位得到证实，方提示病变的可能。

（四）密切结合临床进行分析判断

无论多先进的仪器检查（包括各种影像学检查），如果离开了患者的临床资料，都很难对检查结果做出准确的判断。核医学影像如同其他影像学方法一样，图像本身一般并不能提供直接的疾病诊断和病因诊断，除了密切联系生理、病理和解剖学知识外，还必须结合临床相关资料进行综合分析才能得出较为符合客观实际的结论，否则会造成某些人为的错误。

五、与其他影像的比较

放射性核素显像是常用的医学影像技术之一，由于它的显像原理是建立在器官组织血流、功能和代谢变化的基础之上，因此与 CT、MRI 和超声影像等建立于解剖结构改变基础上的影像学方法相比，有以下几个显著特点：

1. 提供分子水平的代谢和化学信息　21 世纪是分子医学的时代，分子影像成为当今医学影像研究的热点和发展方向。放射性核素显像是建立在分子示踪的基础上，能够从病变细胞基因的异常表达、受体密度的变化以及代谢活性的异常等分子水平揭示疾病的发生发展过程，而目前大多数 MRI 和 CT 显像都是非特异性的，其诊断仍然是基于形态学和基础生理学改变来获得。因此核素显像在分子影像中具有独特的优势和便利条件，是目前众多影像技术中较为成熟的分子影像技术。

2. 有助于疾病的早期诊断　放射性核素显像不仅能够显示脏器和病变的位置、形态、大小等解剖结构，更重要的是能够同时提供有关脏器、组织和病变的血流、功能、代谢和排泄等方面的信息，因此可以在疾病的早期尚未出现形态结构改变时诊断疾病。例如，大多数短暂性脑缺血发作（TIA）患者已出现持续性低血流灌注情况，但缺血区域并未形成明显的结构变化，此时行局部脑血流断层显像可显示病变部位显像剂分布明显减少，而 CT 和 MRI 常常不能显示异常；肿瘤组织在发生骨转移后，核素骨显像可见病变部位有明显的骨质代谢活跃病灶，而 X 线检查往往要在数月后病变部位发生明显的骨钙丢失时才能发现病理改变。

3. 可用于定量分析　放射性核素显像具有多种动态显像方式，使脏器、组织和病变的血流和功能等情况得以动态显示，根据系列影像的相关数据可计算出多种功能参数进行定量分析，有利于疾病的随访和疗效观察。

4. 具有较高的特异性　放射性核素显像可根据显像目的要求，选择某些脏器、组织或病变特异性聚集的显像剂，所获得影像常具有较高的特异性，可显示诸如受体、肿瘤、炎症、异位组织及转移性病变等组织影像，而这些组织单靠形态学检查常常是难以确定，甚至是根本不可能显示。例如，在神经系统疾病的受体研究中，放射性核素受体显像是唯一可行的影像学方法。

5. 安全、无创　本法基本上采用静脉注射显像剂，然后进行体外显像的方法，属于无创性检查；显像剂的化学量甚微，不会干扰机体的内环境，过敏和其他毒副反应也极少见；受检者的辐射吸收剂量也较小，往往低于同部位的 X 线检查。

6. 核素显像的不足之处

（1）对组织结构的分辨率不及其他影像学方法。与以显示形态结构为主的 CT、MRI 和超声检查相比较，核素显像的分辨率不高，在显示组织细微结构方面明显不及它们，而且还受脏器或组织本身功能状态的影响，这是由于方法学本身的限制。

（2）公众对辐射安全的担忧。核素显像必须使用放射性核素，尽管要比同部位的 X 线检查辐射剂量低，经过长期的应用也证明常规的核素显像检查和核素治疗并不会引起患者的躯体效应和遗传效应，但是相对于磁共振显像和超声显像的无辐射，公众对核素显像的辐射问题仍有担忧。

总之，放射性核素显像可以概括为一种有较高特异性的功能性显像，除显示形态结构外，它更主要是提供有关脏器、组织和病变的功能甚至是分子水平的代谢和化学信息。在临床上，应根据需要适当联合应用功能性显像和形态学显像，获得最为全面而必要的信息，以对疾病做出既早期又全面的诊断和定位，有助于进行及时而准确的治疗。PET/CT、SPECT/CT、PET/MRI 等多模态设备的问世，真正实现了解剖结构影像与功能／代谢影像的实时融合，也弥补了核素影像分辨率差的缺陷，成为影像医学的发展方向。

思　考　题

1. 什么是放射性核素示踪技术？

2. 放射性核素示踪技术的基础是基于哪两个基本性质？

3. 放射性核素示踪技术有何优缺点？

4. 显像剂在特定的脏器、组织或病变中选择性聚集的机理有哪几种类型？

5. 核医学影像和其他影像学有哪些特点和优势？

（安　锐）

第五章 分子核医学及应用

分子核医学（molecular nuclear medicine）是核医学与分子生物学技术的进一步发展和相互融合而形成的新的核医学分支学科。分子核医学是应用核医学的示踪技术从分子水平认识疾病、阐明病变组织受体密度与功能变化、基因异常表达、抗原标志物异常、生化代谢变化及细胞信息传导等，为临床诊断、治疗和疾病的研究提供分子水平的生物学信息。分子核医学为观察机体某一特定病变部位的生化过程变化提供了一个窗口，人们可以通过此窗口，将以某种生化过程变化为表型的疾病与其相应的基因型联系起来。分子核医学不只限于显像诊断领域，也包括分子水平的体外分析技术以及由受体、抗体或基因等介导的核素靶向治疗等。

自20世纪90年代初提出分子核医学概念至今，经过20多年的发展，分子核医学已成为核医学发展的重要方向之一，也是当今分子影像最重要和最成熟的内容，对核医学的发展产生了深远影响，尤其是PET/CT显像的广泛应用改变了多年来核医学影像徘徊不前的局面，成为核医学乃至整个医学影像中的新亮点。发展中的PET/MR多模式显像以及建立在受体、基因、抗体、乏氧以及凋亡显像基础的分子影像探针的研发，将极大地推动分子核医学与分子影像的发展，在精准医疗的临床实践中发挥重要作用。

一、分子核医学的理论基础

对于分子核医学来说，分子识别（molecular recognition）是这一新兴领域发展的重要理论基础。在分子核医学有关的技术中，尽管不同的技术和研究手段其依据的方法学原理各不相同，但是其共同的理论基础就是"分子识别"，分子识别是指两个分子间选择性相互作用而结合的过程，两个分子的结合部位具有结构互补性和相应的基团，能产生足够的作用力，分子识别是一种普遍的生物学现象。例如抗原与抗体的结合，配体与相应的受体结合，多肽类药物与相应靶细胞的受体结合，酶与底物的结合以及建立在核苷酸碱基互补基础上的结合等都是通过分子识别而结合的结果。分子核医学开发新的放射性药物及分子影像探针的理论基础也是建立在分子识别基础之上，因为核医学诊断与治疗的本质大多都是建立在放射性药物与靶器官或靶组织特异性结合基础之上的，用这些放射性药物进行显像，不仅仅是解剖学的影像，也是特异的分子功能影像，这是核医学影像诊断和核素靶向治疗赖以生存和发展的基本条件，也是分子影像有别于其他解剖形态影像的关键所在。

二、分子核医学的主要内容

分子核医学包含的领域很多，但最重要的领域主要是两个方面，一是受体的应用与研究，二是基因研究。在临床上以代谢、功能以及解剖学结构异常为表现的各种疾病其实都是在受体或基因水平变化（或生化变化）基础上的具体表现。受体显像是分子核医学的基础，用放射性核素标记配体进行受体显像，为人类观察细胞间和细胞内的生物学过程提供窗口，疾病的发生往往反映在受体数目和亲和力的改变、信息转导功能的异常，而这些均与受体基因缺陷和突变有关。分子核医学不仅可以通过体外受体放射分析测定生物样品中受体的含量及其活性，还可应用显像仪器在活体内直接探测到体内受体密度、功能与分布变化，这也是目前在活体内获得受体功能与分布信息的唯一方法。

建立分子核医学与核医学分子影像技术必须具备两个基本条件和环节，一是寻找合适分子靶点，而且这个靶点能够代表某种疾病生物学特性，如受体、转运体、目的基因、抗原等；二是合成合适的标记分子探针或放射性药物，如放射性核素标记针对上述分子靶点的配体、反义寡核苷酸、单克隆抗体等，这些标记化合物与分子靶点的结合具有较高的特异性和亲和力，能实现高灵敏的探测或有效的内照射靶向治疗。

分子核医学包括的内容非常广泛，而且正在不断发展和完善之中（图5-1）。当今分子核医学研究较多且具有应用前景的技术主要有代谢显像、受体显像、标记反义探针基因显像、报告基因显像、重组单抗片段或多肽放射免疫显像等。不仅如此，在这些特异性分子显像的基础上，改变标记的放射性核素类型还可建立放射性核素靶向治疗或诊疗一体化，如受体介导的核素治疗、基因以及抗体介导的核素治疗等，部分方法已经在临床上用于治疗某些恶性肿瘤。

1. 代谢显像（metabolism imaging） 代谢显像虽然不像受体、基因和抗体分子显像那样具有特异性，但在核医学分子影像中已广泛应用于临床，而且是

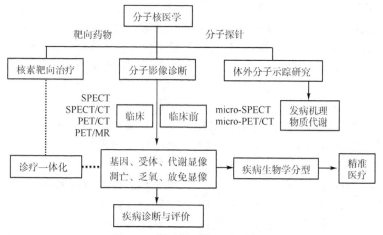

图 5-1　分子核医学组成示意图

最简便、最成熟的分子影像技术。最有应用前景的代谢显像剂为 ^{18} 氟- 脱氧葡萄糖（^{18}F-FDG），Wagner 教授曾在美国第 43 届核医学年会上将 FDG 命名为"世纪分子"。^{18}F-FDG 代谢显像在临床上主要用于肿瘤的早期诊断与分期、残留与复发监测、疗效评价及神经、精神疾病与脑功能的研究。此外，代谢显像可测定心肌细胞的活性，区别心肌的病变是坏死，还是可逆性缺血（如冬眠心肌），为冠心病患者血运重建治疗的选择提供重要的依据，是判断心肌细胞存活的"金标准"。

2. 受体显像（receptor imaging）　受体是指细胞膜或细胞内的一些能首先与生物活性物质（例如药物、神经递质、激素和抗体等）相互作用的生物大分子。而受体显像是利用放射性核素标记的某些配体能与靶组织中某些高亲和力的受体产生特异性结合，通过显像仪器显示其功能与分布的技术。由于体内受体的含量极少，例如脑内的受体含量仅占全脑的百万分之一，因此，目前应用其他的显像技术无法显示出来。而核医学受体显像为在生理状态下，研究人体受体的分布（定位）、数量（密度）和功能（亲和力）提供了唯一、无创性手段。目前已有多种受体显像应用于临床，如多巴胺等神经受体显像对帕金森病的诊断、雌激素受体显像用于乳腺癌的评价、生长抑素受体显像用于神经内分泌肿瘤诊断以及整合素受体显像用于血管生成显像等。

近年来，应用多肽类放射性药物进行受体显像也是分子核医学研究的重要课题，肽类放射性药物的优点是：分子量小、在血中清除快、穿透能力强、与受体的亲和力较高，容易得到较清晰的显像；此外，肽比较容易合成（小的可用肽合成仪，大的可用基因重组技术），用于显像只需取大分子肽中与受体结合有关的部分肽段，并可根据标记的需要将其与受体结合无关的羧基端延长，为放射标记提供方便，

在核医学显像与治疗中有重要的发展前景。

受体显像的发展也促进了受体介导的放射配体治疗的研究。配体与相应的膜受体结合，除了能传递细胞信息，引起细胞发生生理、生化改变等生物效应外，还可通过内在化（internization）过程与受体一起不断地进入细胞内。进入细胞质的配体和受体可在溶酶体酶的作用下被降解，而受体也可再循环返回至胞膜，成为影响和调节细胞膜受体浓度的重要环节。某些配体与受体之间的结合还可诱导细胞凋亡，若用合适的放射性核素标记能抵抗生物降解的特异性配体，则放射性配体通过与受体结合而聚集在细胞质内，利用其放射性核素衰变时发射的射线，便可有效地杀伤细胞，达到治疗肿瘤疾病的目的。

3. 反义与基因显像　应用放射性核素标记人工合成的反义寡核苷酸，引入体内后，通过体内核酸分子杂交而与相应的靶基因结合，应用显像仪器便可观察其与病变组织中过度表达的目标 DNA 或 mRNA 发生特异性结合过程，显示特异性癌基因过度表达的癌组织，定位和定量特异的靶基因，从而达到在基因水平早期、定性诊断疾病的目的，这种以显示癌基因为基础的反义显像（antisense imaging），使疾病的显像诊断进入了基因水平，成为核医学显像中具有发展前景的技术，也有可能成为未来"分子影像学"的重要组成部分；而另一方面，利用聚集于靶基因局部的放射性核素发射的射线，破坏相应的致病基因，引起 DNA 链的断裂和损伤，以达到基因放射治疗目的。

近年来，基因治疗和干细胞移植治疗成为研究的热点，尤其是对缺血性疾病、退行性疾病以及肿瘤疾病的治疗中可能具有很好的前景。基因重组技术可以将产生治疗疾病机制的特殊蛋白质制造基因连接在病毒的 DNA 上，利用携带治疗基因的病毒"感染"患者，从而将治疗基因带到患者细胞的染色体

DNA 上，并转录到 mRNA，进而制造此特殊蛋白质用以治疗疾病。如何监测携带治疗基因的病毒是否成功感染患者以及是否会成功转录到 mRNA 上对基因治疗非常重要，而核素显像为解决基因治疗的监测问题提供一种可行的手段。人们可以在重组治疗基因的病毒 DNA 上同时插入一段报告基因（如 tk 基因），治疗基因与报告基因共表达，这样只要能探测到报告基因的表达出现在患者体内，就能推论治疗基因的成功植入与表达，人们将这一技术称之为报告基因显像（report gene imaging）。

报告基因显像的另一用途是监测干细胞移植治疗。干细胞移植治疗技术发展很快，并显示出良好的应用前景，有可能成为将来治疗缺血性疾病、造血障碍性疾病、神经系统退行性疾病等的重要手段。而在细胞治疗过程中，对于干细胞存活、迁徙、定位和分化的监测是治疗成败与否的关键。应用报告基因显像可以将报告基因，如 tk 基因或钠 / 碘转运体（sodium/iodide symporter，NIS）等基因转染进入移植干细胞内，通过对其表达产物的监测如常用 ^{18}F-FHBG 或 ^{131}I（^{123}I）进行 PET/CT 或 SPECT 报告基因显像，间接提供有关移植细胞的存活状态、定位分布、分化增殖等信息。目前用于报告基因监测的方法主要有核素报告基因显像、荧光显像、磁共振显像等。

4. 放射免疫显像　放射免疫显像（radioimmunoimaging，RII）是利用放射性核素标记某些单克隆抗体或抗体片段，引入体内后与体内病变组织（如肿瘤）中相应的抗原产生特异性结合反应，利用核医学显像仪器对病灶进行显示，达到特异性显像的目的；而放射免疫治疗（radioimmunotherapy，RIT）是利用发射 β 射线的放射性核素标记针对肿瘤抗原的特异性抗体，引入体内后与肿瘤细胞表面的抗原产生特异性结合，利用标记抗体释放的射线杀灭肿瘤细胞，达到内照射治疗的目的。RII 和 RIT 曾经引起核医学界的广泛关注，也取得了一些进展，国外已有多个产品上市并用于肿瘤诊断和治疗。但该法还有许多技术难题尚未解决而影响到进一步的发展，如产生 HAMA（人抗鼠抗体）反应、分子量大血液清除慢、T/NT 比值低、穿透能力差、靶组织分布不均匀以及显像的阳性率不高等问题。RII 与 RIT 的广泛临床应用还有待于克服某些不足，特别是小分子抗体片段的研究，如 Fab'、F（ab'）$_2$、Fab、ScFv 等，以及利用基因工程重组技术合成双价的微型抗体、人源化抗体等将是今后发展的方向。近年来，应用放射性核素标记生物靶向治疗的单抗放射免疫显像取得了良好结果，如应用 ^{99m}Tc 标记靶向 EGFR 突变的单抗（吉非替尼）、^{89}Zr 标记抗 EGFR 单抗（西妥

昔单抗）等，这些单抗是目前临床最常用的靶向治疗药物，尤其是正电子核素标记单抗进行的放射免疫 PET/CT 显像具有很好的发展前景，被称之为免疫 PET/CT 显像（immuno-PET/CT）。这些方法的建立对于生物靶向治疗的监测和选择合适的靶向治疗患者具有重要作用。

5. 凋亡显像（apoptosis imaging）　细胞凋亡又称程序性细胞死亡，是一种由多种基因调控的主动性细胞死亡过程，其细胞的消失不伴有炎症反应出现。过去对细胞凋亡的监测主要是通过流式细胞仪在体外进行，而放射性核素凋亡显像通过 SPECT 或 PET/CT 对活体组织的细胞凋亡过程进行显像，达到诊断某些疾病和监测治疗疗效的目的。目前常用的凋亡显像剂是以细胞膜上磷脂酰丝氨酸（phosphatidylserine，PS）异常表达为靶点，利用放射性核素标记的 35kD 生理蛋白膜联蛋白（如 ^{99m}Tc-annexin V）与 PS 具有较强的亲和力为基础（图 5-2）。正常细胞的质膜上 PS 带负电荷的磷脂端朝向细胞内侧胞质，故不能与引入体内的标记膜联蛋白结合，当发生细胞凋亡时 PS 向外翻转而暴露在外，与静脉注入体内的 ^{99m}Tc-annexin V 特异性结合而显影。近年来，应用正电子核素标记 annexin V 或多肽（如 ^{18}F-annexin V、^{18}F-FP-peptide）进行 PET/CT 凋亡显像进入临床试用。凋亡显像对于肿瘤治疗效果监测、心脏移植排异反应监测、急性心肌梗死与心肌炎的评价等具有重要价值。

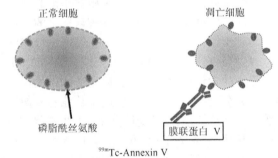

正常细胞　　　　　　　凋亡细胞

磷脂酰丝氨酸　　　　　膜联蛋白 V

^{99m}Tc-Annexin V

图 5-2　凋亡显像示意图

6. 乏氧显像（hypoxia imaging）　乏氧是恶性肿瘤细胞的一种重要的生物学特征，直径＞ 1cm 的实体瘤多存在大量的乏氧细胞，乏氧可对放疗和某些化疗药物的耐受性增强，成为肿瘤复发、再生长的重要根源，从而影响肿瘤治疗的效果，容易导致远处转移。因此，了解肿瘤乏氧状态有助于肿瘤患者实施个体化医疗，通常乏氧细胞的等效致死量是富氧细胞的 3 倍左右，相同的放疗剂量，含乏氧细胞多的肿瘤的放疗效果比含乏氧细胞少的肿瘤效果差，故有乏氧细胞者需要给予更高的剂量。此外，乏氧显像也用于恶性肿瘤放、化疗疗效评估。目前研究

的乏氧显像剂较多，大致分为硝基咪唑类和非硝基咪唑类显像剂两类。硝基咪唑具有迅速的抗厌氧感染的作用，在乏氧环境下具有较高的浓度，是一种肿瘤乏氧组织放射增敏剂。硝基咪唑在细胞内酶（如黄嘌呤氧化酶等）的作用下发生单电子还原而产生自由基阴离子，在正常细胞中该中间体被迅速氧化成原化合物扩散到细胞外；在乏氧细胞中该中间体被进一步还原，其产物与细胞内成分结合并滞留在细胞内。放射性核素标记的硝基咪唑（misonidazole，MISO）类化合物，如 ^{18}F-fluoromisonidazole（^{18}F-FMISO）、MISO 衍生物 ^{18}F- 氟红硝基咪唑（FETNIM）以及 ^{99m}Tc 标记的丙胺肟（exopropylene amineoxine，PnAO）等通过上述机理在肿瘤乏氧组织有较高的浓聚，故可用 PET/CT 或 SPECT 进行乏氧显像。非硝基咪唑类显像剂如 ^{99m}Tc-HL91（4，9-diaza-3，3，10，10-tetramethyldodecan-，11-dine dioxime，BnAO）等标记化合物可用于 SPECT 显像。^{99m}Tc-HL91 与乏氧组织结合的机理尚不清楚，其显像效果优于硝基咪唑类显像剂，且无毒性，是一种具有应用前景的乏氧显像剂。近年来，正电子核素 ^{64}Cu 标记的双 - 三氯甲基砜（bisthiosemicarbazone，BTS）类衍生物成为非硝基咪唑类乏氧显像剂研究的热点，该化合物通过异常线粒体还原机制选择性滞留于乏氧细胞内，而含氧正常的细胞则能将其迅速排出。

三、分子核医学与分子影像

分子核医学是由核医学分子影像诊断、分子靶向治疗和体外分子示踪几个方面组成。其中建立在放射性核素示踪技术基础上的核医学分子影像是分子核医学最重要内容之一，也是当今分子影像技术的重要组成部分。分子影像（molecular imaging）是"对人或其他活体从分子和细胞水平的生物学过程进行定性、定量和可视化的成像技术"，其包含的内容也非常广泛，目前除了广泛应用于临床的核医学分子影像外，还包括 MRI、超声和光学分子影像。在核医学分子影像中，应用 PET/CT 或 SPECT 进行的代谢显像、受体显像、乏氧显像以及放射免疫显像已经用于临床，而基因与报告基因显像、凋亡显像等还未在临床上常规应用；磁共振分子影像主要包括使用磁性纳米材料标记某些特异性分子的显像、功能磁共振与磁共振波谱分析等，目前除了功能磁共振和磁共振波谱分析外，其他方法还没有用到临床；超声分子影像的发展比较单一，目前仅限于以超声微泡为载体的分子影像研究，还不能用于人体。因此，迄今为止核医学分子影像是最成熟的、可用于临床的分子影像技术。

分子影像能够在活体状态下显示正常及病变组织细胞的生理、生化变化信息，因此也称为"生化影像"。其任务和目的是用于疾病相关分子改变的诊断、药物研发和治疗监测等。在疾病的形成过程中，病变细胞基因的异常表达、受体密度和功能的变化以及代谢活性的异常，都是细胞某种生化改变的过程，由生化的改变导致功能改变，继而产生解剖学结构与形态的改变，最后在临床上出现症状和体征。因此，分子水平的变化是疾病发生的最早期信息。随着分子生物学和医学影像技术的研究进展，可以预料，影像医学的发展将从解剖学或病理学的影像时代，逐步走向"分子影像"阶段。一些较成熟的分子影像技术已用于临床诊断和疾病的评估，如 ^{18}F-FDG 葡萄糖代谢显像、^{11}C- 胆碱代谢显像、^{18}F-HLT 核苷酸代谢显像、^{11}C- 乙酸盐代谢显像等已经成为恶性肿瘤诊断与分期、复发与疗效监测的重要手段；此外，放射性核素生长抑素受体、整合素受体以及神经受体显像也已经在临床上使用，成为当今分子影像临床应用的典范。然而也有很多分子影像技术（如放射免疫显像、凋亡和乏氧显像、基因与报告基因显像等）还处于动物实验研究阶段，需要进一步完善，通过小动物或 micro-PET/CT 研究标记探针动物模型体内的生物分布和动力学变化，称为临床前分子影像（pre-clinical molecular imaging），也是当今分子影像基础研究的重要内容。

四、分子核医学与精准医疗

2015 年初，精准医疗（precision medicine）计划的启动和实施在国内外医学界引起了很大轰动，也意味着一个全新的医疗模式来临。精准医疗是以个体化医疗为基础，将基因测序与生物信息和大数据科学交叉融合应用建立的新型医学诊疗模式，是将现代科学技术、分子影像技术、生物信息技术与患者的生活环境和临床数据相结合，制订患者的个体化诊断、治疗和疾病预防策略，因此精准医疗的本质是个体化医疗进一步发展和深入的结果，其目标是给患者提供最有效、最经济的诊疗手段，降低患者医疗费用负担、提高治疗疗效、避免不必要的伤害。

20 世纪 50 年代，DNA 双螺旋结构模型及理论的提出宣告现代分子生物学的诞生，也标志着分子医学时代的到来，人类认识到核酸是信息分子结构的基础，也确立了核酸是遗传物质的理论。近十多年来，在人类基因组计划影响下，分子生物学的主要目标已经从传统的单基因研究转向对生物整个基因组结构和功能的研究，形成了基因组学。在此基础上，又相继提出了转录组学、蛋白质组学、代谢组学等概念，为系统生物学的形成奠定了基础。这些组学的研究对于人类疾病的诊断、治疗、预防和研究产生了重大影响。目前已描绘出人类基因的初步草图，明确了人类基因学中90%以上的碱基配对序列，阐明了许多疾病的发生与基因的突变、异常表达和缺陷之间的关系。通过由基因（或部分基因）的改变研究其机体所产生的生化反应或表现型基因，追踪表现型与基因间的关联，为人类敲除或修复致病基因，针对某些异常基因设计靶向治疗药物，彻底攻克某些疑难疾病带来了光明的前景。

患者的基因型是由生化过程来表达的，分子核医学利用放射性核素示踪技术不仅可以观察到体内生化过程的变化（Wagner 教授称之为"化学型"），而且有可能将这种以某种生化过程变化为表型的疾病与其相关的基因型联系起来，从而使人们对于疾病的认识以及诊断、治疗提高到一个崭新的水平。如何将疾病与基因型相关联，核医学分子影像诊断和分子信息监测将会为二者的联系架起一座桥梁。

临床上，疾病的分子或生物学分型关系到治疗方案的制订和临床决策。临床上，基因测序只能在体外进行，分析的对象是生物样品，对于可以手术切除的肿瘤，通过病理和免疫组化可以获得病变的分子分型，但是由于肿瘤存在异质性，不能切除的原发或转移病灶则不能获得活体患者体内的分子信息，而分子影像能够无创性获得疾病不同的生物学信息，对病变进行精确的分子分型，准确的疾病分期、病灶残留、复发和疗效早期监测，是实施精准医疗的重要依据。

1. 精确的分子分型　不同疾病都有其特定的生物学改变，同一种疾病也可有不同的生物学特征，特别是恶性肿瘤存在的异质性给临床选择治疗方法带来困难。近年来，生物靶向治疗已经成为某些恶性肿瘤治疗的重要方法，目前大多数生物靶向治疗的药物是以恶性肿瘤人表皮生长因子受体2（human epidermal growth factor receptor-2，EGFR 或 HER-2）基因高表达为靶点。生物靶向治疗的药物很多，例如西妥昔单抗（cetuximab）、贝伐单抗（bevacizumab）、凡德他尼（vanderthani）等。然而，不是所有癌症患者都适合生物靶向治疗，只有 HER-2 基因高表达的肿瘤对这些生物靶向药物治疗才有效，利用放射性核素标记 EGFR 单克隆抗体显像（如 ^{89}Zr- 西妥昔单抗 PET/CT 显像等）可以获得全身 HER-2 基因表达的信息，为选择合适的治疗对象和方法，提高治疗效果，避免有害而无效治疗，降低医疗费用具有重要意义，也是精准医疗所倡导的选择正确患者、正确时间和正确治疗方法的原则。

（1）个体化医疗与同病异治：由于肿瘤的异质

性，许多相同的肿瘤患者需要采用不同的方法进行治疗，例如乳腺癌患者手术治疗和内分泌激素治疗是常用的有效方法，可以获得较好的预后，但是内分泌治疗仅适合于雌激素（ER）受体阳性的患者，而对于 ER 受体阴性而 EGFR 表达阳性的乳腺癌患者，需要采用 EGFR 抑制剂实施生物靶向治疗，如针对 HER-2 基因的曲妥珠单抗—赫赛汀（Herceptin），而有些患者肿瘤病灶存在不同的生物学表现，还需要多种方法联合治疗。临床上，哪些患者适合内分泌治疗？哪些患者适合于生物靶向治疗？哪些患者需要联合治疗？目前应用 ^{18}F（或 ^{99m}Tc）标记的 ER 可以进行全身 ER 受体显像，探测全身 ER 受体高表达病灶，而 ^{89}Zr（或 ^{64}Cu）等核素标记的抗 EGFR 单抗 PET/CT 显像可以探测全身 EGFR 表达的病灶，为临床选择个体化治疗方案提供依据。

（2）个体化医疗与异病同治：临床上有许多恶性肿瘤有不同程度的 HER-2 基因高表达，例如约有 20%～30% 的乳腺癌呈高表达，且预后较差；约 50%～63% 的肺癌有高表达，其中仅 36% 的腺癌、14% 的鳞状细胞癌适合于西妥昔单抗等靶向治疗。此外，神经内分泌癌、卵巢癌、结肠癌等也可有不同程度的阳性表达。由于这些肿瘤还不到一半的患者适合于生物靶向治疗，因此，选择合适的患者成为生物靶向治疗的关键。近年的临床前研究表明，^{99m}Tc 标记的吉非替尼（gefitinib）以及正电子显像剂 ^{64}Cu-DOTA- 西妥昔单抗 -F(ab')$_2$ 等可作为分子影像探针用于评估恶性肿瘤 EGFR 表达；临床研究也证明，^{89}Zr- 西妥昔单抗 PET/CT 显像能够清晰的显示进展的结肠癌骨骼转移患者的 EGFR 高表达。因此，放射性核素标记的单克隆抗体放射免疫 PET/CT 显像可以有效地监测恶性肿瘤患者基因和受体的异常表达，为临床正确的决策提供重要依据。

2. 正确的疾病分期和早期疗效监测　在临床上，分子影像在精准医疗中的作用还体现在疾病的正确分期、残留与复发监测和早期疗效评价上，从而制订个体化治疗方案，改善患者的预后。尤其是恶性肿瘤患者，正确的分期关系到患者是选择手术治疗、放疗、化疗或生物靶向治疗的依据。由于 PET/CT 能够灵敏无创性的进行全身显像，正确评价恶性肿瘤侵犯范围、局部和全身转移情况，是目前肿瘤分期的重要手段。

3. 核医学分子影像与临床治疗决策　制订正确的临床诊疗决策对于改善患者的预后至关重要，例如冠心病心肌缺血患者临床上是采用内科保守治疗还是血管再通手术治疗？关键取决于心肌细胞是否存活，而核医学心肌葡萄糖代谢 PET 显像结合血流灌注显像是判定心肌细胞存活的金标准；恶性肿瘤患者是采用化疗、放疗还是手术治疗？PET/CT 的正确分期是制订治疗决策的重要依据，许多恶性肿瘤患者在 ^{18}F-FDG PET/CT 显像后，约有 30% 的患者改变了治疗决策和方案，使患者得到最佳的治疗。此外，恶性肿瘤患者行放射治疗前需要正确判断肿瘤的边界，并根据肿瘤的生物活性决定放疗的剂量，实现肿瘤的精确放疗，即肿瘤的生物调强放疗，最大限度的杀灭肿瘤细胞，保护正常细胞免受伤害。核医学分子影像能够提供疾病的生物学信息，是实施精准医疗必不可少的监测工具。

五、核医学分子影像与诊疗一体化

诊断治疗一体化（theranostics）的概念是 Funk-houser 于 2002 年提出，其含义是将诊断和治疗于一体考虑设计癌症的新诊疗制剂，为人类疾病特别是癌症等重症疾病的诊疗提供一种全新的思路和方法。诊疗一体化是以分子水平的诊断为基础，获得疾病的精确信息，然后根据患者的个体情况实施治疗，减少不必要的副作用，提高治疗效果。由于纳米颗粒具有独特的物理、化学及生物学性质，其表面易于修饰和连接各种功能基团，使其成为诊疗一体化制剂的主要载体。一般由纳米颗粒、诊断成像域、治疗剂和靶向配体共同构成具有靶向性、诊断和治疗作用的多功能纳米复合物，实现对肿瘤组织和细胞的靶向成像与治疗。在诊疗一体化纳米颗粒设计中，常将诊疗药物包装在载体内，表面被覆亲水聚合物（如 PEG、右旋糖酐、聚左旋谷氨酸等），引入靶向部件（如抗体、多肽、糖类等），使用具有生物相容性和可生物降解的材料。

通常在纳米复合物核内包装化疗药物，或在其表面连接各种治疗剂，可使该纳米复合物用作投递药物的载体，达到治疗目的。此外，在纳米复合物表面连接各种显像模式的特异性分子探针，可将该纳米复合物用于相应的显像诊断，起到诊断、监测药物投递、评估治疗反应和监测治疗效果的作用。某些纳米颗粒平台本身具有多功能性，如金纳米颗粒可用于光热治疗、光声显像、CT 显像、拉曼显像等；某些放射性核素如 ^{131}I、^{177}Lu 等同时具有显像和治疗作用。也可设计为同时具有显像和治疗功能的独特纳米颗粒（如 porphysomes、^{64}Cu-CuS、金纳米壳或笼）等。

六、分子核医学与转化医学

转化医学（translational medicine）是近十多年来国际医学界提出的新医学研究模式，其目的旨在解决基础医学、前沿科学技术发展与实际临床应用脱节的问题，将医学生物学基础研究的成果迅速有效地转化为临床可用的理论、技术、方法和药物，建立基础研究与临床应用之间的直接通路，即从实验室到病床（bench to bedside）的转化。由于分子影像可以无创性提供活体组织的功能和生物学信息，因此是转化医学研究或临床前研究的重要手段。

核医学分子影像在转化医学中的作用主要有以下几个方面：

1. 新型分子影像探针的转化研究　新型分子影像探针的基础研究与转化关系到分子影像的发展和应用，在新的分子影像探针应用于临床之前，需要通过细胞实验、动物实验及动物模型获得探针安全性、有效性的临床前信息，在获得足够证据表明安全、有效情况下再进行临床转化应用，进一步获得有关药物监管部分批准后才能成为临床常规应用的药物。

2. 临床新药的药效和药代动力学研究　利用放射性核素标记和示踪技术可用于临床新药的转化研究。将放射性核素标记待研究的新药，引入动物体内后研究药物的生物分布、药代动力学特性、药物毒理学，研究疾病模型的药效作用和疗效，提供药物作用情况下的细胞生理和功能信息，用于药物的筛选，较传统的药代动力学分析更加准确、简便、灵敏，加速新药研究进程，缩短新药研究周期。因此，分子影像也是转化医学研究的重要工具。

3. 寻找和确认药物和生物治疗的新靶点　利用核医学分子影像的受体显像、放射免疫显像和基因显像是确认药物作用靶的重要方法。临床上某些作用于受体的药物，如多肽药物、内分泌激素等在临床转化过程中，都可应用分子影像技术进行靶点验证和确认，利用放射性核素标记药物或内分泌激素等配体分子进行受体显像，了解病灶受体的功能、分布和密度等，也为临床选择合适的治疗对象提供依据；免疫治疗和生物靶向治疗是当今某些难治性恶性肿瘤常用的治疗手段，而靶向药物在应用于临床之前需要进行临床前的研究，获得药物的作用靶点及其靶分布，确定治疗药物的有效性，例如放射性核素标记单克隆抗体进行放射免疫显像等。

4. 在基因治疗与干细胞移植治疗临床转化中的应用　基因和干细胞移植治疗对于某些缺血性疾病、神经退行性疾病的治疗具有良好的前景，而放射性核素报告基因显像可用于基因和干细胞移植治疗的监测，无创性获得移植基因的表达和移植干细胞的定位、迁徙与分化等信息，放射性核素标记的 RGD

整合素受体显像还可用于评价新生血管，促进基因与细胞治疗的临床转化。

综上所述，分子核医学所涉及的内容非常广泛，除了核医学分子影像外，还包括核医学分子靶向治疗及体外分子示踪研究，其中核医学分子影像是当今最成熟的分子影像技术，许多方法已经用于临床，为疾病的诊断、治疗和监测提供重要的手段。

思 考 题

1. 分子核医学主要包括哪些内容？

2. 分子核医学的理论基础是什么？

3. 什么是分子影像？分子核医学与分子影像的关系是什么？

4. 目前最成熟的核医学分子影像技术有哪些？

5. 分子核医学在精准医疗中的作用是什么？

6. 什么是分子影像的诊疗一体化？

7. 分子核医学在转化医学中作用有哪些？

（张永学）

第六章　体外分析

1950 年，美国免疫学家 Pressmen 应用放射性碘标记抗原对抗原 - 抗体免疫反应进行了研究。1953～1956 年间，美国生物学家 Berson 和 Yalow 使用放射性碘标记蛋白质，进行蛋白质代谢的实验研究，其间他们意外地发现应用外源性胰岛素治疗的糖尿病患者血清中存在着抗胰岛素抗体。随后的进一步研究中他们发现非标记抗原能竞争抑制标记抗原与抗体的结合，并可以从其结合能力检测出未知抗原的量，从而建立了一种新的检测方法（1959 年），这就是放射免疫分析法（radioimmunoassay，RIA），这在医学检验史上具有里程碑样的重要意义，Yalow 因此在 1977 年获得诺贝尔生物医学奖（其时 Berson 已病故）。1960 年 Ekins 利用血清中的甲状腺结合球蛋白（TBG）和甲状腺素（TT4）具有特异结合的特点，建立了甲状腺素（TT4）的竞争蛋白结合分析法（competitive protein binding assay，CPBA）。1963 年 Murphy 等人进一步完善了这类技术，建立了血浆皮质醇竞争蛋白结合分析法。1968 年 Miles 和 Hales 用放射性核素标记抗体，用过量的标记抗体和待测物反应直接测定待测物的含量，建立了免疫放射分析法（immunoradiometric assay，IRMA）。1970 年 Lefkowitz 在竞争抑制结合反应原理基础上，利用某些激素受体与激素呈现特异结合的特性，以组织受体为结合剂建立了放射受体分析法。其后随着医学科学的进步，出现了应用放射性核素标记配基与特异的受体结合的放射配基结合分析法（radioligand binding assay of receptors，RBA）简称受体放射分析法（radioassay of receptors）。用放射性核素标记的这类体外分析方法，目前已广泛应用于生物化学、分子生物学和生理学等基础医学理论研究，并广泛用于心血管疾病、内分泌疾病、肿瘤等临床诊治过程中。

基于放射分析原理与技术，目前非放射分析技术迅猛发展，如化学发光分析、时间分辩荧光免疫分析等，其中以电化学发光分析法最具有代表性。与放射分析技术相比，非放射分析技术具有自动化和标准化程度高、微量、快速、线性范围宽、灵敏度高、特异性强、无放射污染等优点，受到广大医学科学工作者和临床医师的重视，推动体外分析技术更加成熟和实用。

体外分析技术，目前能检测的微量生物活性物质已达数百种，可测物质包括蛋白质、多肽激素、病毒抗原、肿瘤相关抗原、维生素、环磷酸腺苷以及小分子物质和某些药物等，极大地推动了医学理论研究的进程，提高了临床诊断疾病的可能性和准确性。

第一节　体外放射分析

一、基本原理

体外放射分析是在体外条件下，以结合反应为基础，以放射性核素标记物为示踪剂，以放射测量为定量手段，对体内微量物质进行定量检测技术的总称。以放射免疫分析和免疫放射分析为其代表。常用的体外分析项目、参考正常值和临床意义见附表 1。

（一）放射免疫分析

放射免疫分析（radioimmunoassay，RIA）是体外放射分析技术中建立最早、应用最广泛的一类技术，其基本原理是待测抗原与标记抗原间的竞争抑制。免疫分析离不开抗原和抗体，抗原与抗体的结合在一定条件下可双向进行，既能结合又可能离解，这种可逆结合与多种因素相关。放射免疫技术就是在抗原抗体的结合反应中，加入用放射性核素标记的抗原，其与有限量的特异性抗体发生竞争结合，这种竞争可以用如下反应式来表达：

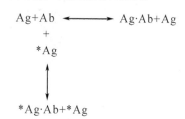

式中 *Ag 表示标记抗原，Ag 表示待测抗原，Ab 表示特异性抗体，*Ag·Ab 表示标记抗原抗体复合物，Ag·Ab 表示待测抗原抗体复合物。当这个反应体系中同时存在 *Ag、Ag 和 Ab，而 *Ag 的量已知（可以人为控制）、Ab 的量一定时，随着 Ag 量的增加，*Ag·Ab 的量就会相应减少，即与 Ag 的量呈负相关。当反应达到平衡后，将反应体系中的抗原抗体复合物（*Ag·Ab）与游离的标记抗原（*Ag）分离，测定其放射性。如果我们加入已知浓度的标准抗原，以已知标准抗原的浓度为横坐标，以标记抗原抗体复合物的结合率（如 B/T、B/F 或 F/T）为纵坐标，可绘制出剂量反应曲线（图 6-1）。

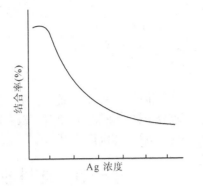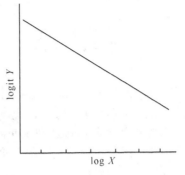

图 6-1　RIA 剂量反应曲线

（二）免疫放射分析

免疫放射分析技术（immunoradiometric assay, IRMA）是把放射性核素标记到抗体上，然后以过量的标记抗体与待测抗原结合，将标记的抗原抗体复合物与未结合的标记抗体分离，通过放射测量可求得待测抗原的含量。免疫放射分析标记的是过量抗体，反应系统是非竞争性的全量反应，如下式所示：

$$Ag + *Ab \rightarrow Ag \cdot *Ab + *Ab$$

式中 Ag 表示待测抗原，*Ab 表示标记抗体。当 *Ab 过量加入反应体系中时，可将待测抗原全量结合，通过一定手段分离复合物与剩余的标记抗体。实验进行时先以已知含量抗原制作一条标准曲线（即剂量反应曲线，图 6-2）。通过该标准曲线可以刻度待测抗原的含量，这条标准曲线反映剂量与标记复合物结合率为正相关关系。

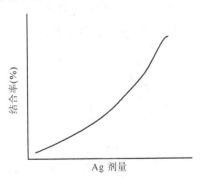

图 6-2　IRMA 剂量反应曲线

免疫放射分析较之放射免疫分析技术具有许多优势，首先 IRMA 系统中标记抗体，不会改变抗原的免疫活性，而且抗体是大分子蛋白，含有多个酪氨酸，标记抗体比标记抗原更容易且稳定；其次 IRMA 使用过量抗体，反应迅速，应用固相技术容易分离，操作简便。

（三）受体放射分析

受体放射分析（radioassay of receptors）又称为受体的放射配基结合分析（radioligand binding assay of receptors，RBA）是目前研究受体亲和力和受体数量最基本、最主要的方法。它是应用放射性核素标记配体与特异的受体结合，测定受体的亲和力和数量，也可用作研究受体亚型的方法。受体放射分析的基本原理与免疫放射分析相似，用放射性核素标记配体，与组织、细胞或含有受体的制剂一起温育，使受体与配体充分结合，形成受体—配体复合物，终止反应后，采用一定方法分离并去除未被结合的标记物，测定结合部分的放射性，即可计算出配体结合的受体的量。如下式所示：

$$R + *L \longleftrightarrow R \cdot *L + *L$$

式中 R 为受体浓度，*L 为标记配体浓度，L 为非标记配体浓度，R*L 和 RL 分别为受体与标记和非标记配体复合物浓度。

受体放射分析具有灵敏度高，特异性强，专一性好等特点，放射性核素标记配基一般不会改变其结合活性，具有严格构型和构象的标记配基才能与特异的受体相结合；受体制剂还有多用性，同一组织和细胞上有不同的受体，因此某种组织的制剂可用多种配基作受体结合分析，而且人和动物间的受体存在相容性，用动物的受体制剂研究所取得的知识多数可用于人类，给受体研究带来了方便。

二、基 本 方 法

（一）试剂制备

以放射免疫分析为例，放射免疫分析的反应中主要包括三种试剂：标记抗原、抗体、标准抗原（标准品）。此外，还须提供分离试剂或分离材料，缓冲液及质量控制用品等。

1. 标记抗原　用于标记抗原的放射性核素主要有 ^{125}I、^{14}C 和 ^3H。科研和临床上常用的是 ^{125}I，^{125}I 标记抗原方法简便，成本低，γ 计数器易于测量。^{125}I 标记的产品比活度高，放射化学纯度好，且有很好的免疫活性。

2. 抗体 需要选择亲和力大、特异性强、滴度高的抗体。抗体的亲和力 (affinity) 是指特定抗原和抗体之间的结合能力和其牢固性，亲和力越高结合速度越快，解离度越小。由于抗体和抗原的结合是非极性的，结合和解离处于可逆状态，当两者达到平衡状态时，结合和解离的比率，就是抗体的亲和力，用亲和常数 (affinity constant, K) 表示。RIA 一般要求 K 值在 $10^{10} \sim 10^{12}$ L/mol。抗体的特异性 (specificity) 是指抗体分别与相应抗原和抗原结构类似物结合能力的比较。抗体和抗原结构类似物的结合称为"交叉反应"。交叉反应越小，特异性越强。抗体的滴度 (titer) 以免疫反应中所需抗血清稀释度的倒数来表示，稀释倍数越高，滴度越高，所需的抗血清量越少，杂质干扰也越少。通常滴度高于 1 ：1000 以上，血清中干扰物质影响就很小。

3. 标准品 标准品 (standard) 即标准抗原，是样品定量的基础，它的质和量的变化会直接影响测量结果。要求如下：①应与被测物属同一物质，其化学结构和免疫活性相同；②放射化学纯度高，影响分析的杂质少；③定量精确。现多用与患者样品基质相似的校准品 (calibration) 替代标准品。

（二）分离技术

分离的目的是放射免疫反应达到平衡后，使抗原抗体复合物和游离抗原分开，分别测量其放射性。分离技术直接影响分析结果的准确性，理想的分离技术应具备既安全又迅速，不受其他因素干扰，操作简便，重复性好等优点。常用的分离方法有双抗体法、沉淀法、双抗体法＋沉淀法、吸附分离法和固相分离法等。

（三）放射性测量和数据处理

体外放射分析常用的测量仪器有两类：测量 γ 射线的 γ 井型计数器 (well-type counter)，如核素 ^{125}I 标记的物质；测量 β 射线的液体闪烁计数器 (liquid scintillation detector)，如用核素 ^{3}H 或 ^{14}C 标记的物质。

利用计算机系统对被测样品进行自动测量、处理数据并打印结果报告。

第二节 非放射标记免疫分析

体外放射分析技术以其灵敏度高、特异性强、结果准确可靠等优点，得到了广大医学研究人员和医学临床工作者的充分肯定。但是，也存在难以自动化、分析时间较长、不适合急诊检测和由于放射

性衰变使得试剂的货架期短等缺点。几十年来，人们不断探索和研究，希望能够寻找到既能克服放射分析上述不足，又能保持放射分析的高灵敏度和特异的体外分析方法。

20 世纪 90 年代开始，在体外放射分析技术的理论基础上建立了一些非放射性标记的体外免疫分析技术，如酶免疫分析、荧光免疫分析、化学发光免疫分析、时间分辨分析及电化学发光免疫分析等。尤其是后三种技术分析操作简便，灵敏度高，稳定性好，自动化程度高，出结果快，试剂至少可以存放半年以上，是医学超微量检测技术的又一次革命。这里仅介绍化学发光免疫分析和时间荧光分辨免疫分析。

一、化学发光免疫分析

化学发光免疫分析，可以分为直接化学发光免疫分析、化学发光酶免疫分析和电化学发光免疫分析。目前应用最多最广泛的是直接化学发光免疫分析和电化学发光免疫分析。

（一）直接化学发光免疫分析 (chemilu-minesce immunoassay, CLIA)

直接化学发光是利用化学发光物质经催化剂的催化和氧化剂的氧化形成一个激发态的中间体，当激发态的中间体回到稳定的基态时，同时发射出光子，测定光子产额可用以定量被测物的数量。CLIA 包括免疫反应系统和化学发光反应系统两个部分。目前常用的标记化学发光物质主要是吖啶酯类化合物 (acridinium ester, AE)。AE 是一类发光效率较高的化学发光剂，将其标记于抗原或抗体上，通过启动发光试剂 (NaOH—H_2O_2)，在 1 秒钟内产生强烈、快速地闪烁发光；经光密度测定仪可以测定出被测物的含量，其灵敏度可达 10^{-15} g/ml。根据分子大小 CLIA 可以分为两种：测定小分子抗原采用竞争法；大分子抗原采用夹心法。夹心法非特异性结合少，本底低，与分子结合不会减少所产生的光亮，从而增加灵敏度。

（二）电化学发光免疫分析 (electroche-miluminesce, ECL)

电化学发光免疫分析是继直接化学发光分析技术之后出现的一种新的发光分析技术。电化学发光的反应在电极表面进行，发光底物为三联吡啶钌 (Ru(bpy)$_3^{2+}$)，用三丙胺 (TPA) 来激发发光反应。在阳极表面，这两种物质可同时失去电子，发生氧化反应。在电极板上二价的 (Ru(bpy)$_3^{2+}$) 迅速被氧

化成三价 $Ru(bpy)_3^{3+}$，与此同时 TPA 也在电极板上被氧化成阳离子自由基（TPA^{+*}），（TPA^{+*}）自发地释放一个质子而变成非稳定分子（TPA^*），将一个电子传递给 $Ru(bpy)_3^{3+}$，形成激发态的 $Ru(bpy)_3^{2+*}$。$Ru(bpy)_3^{2+*}$ 在衰减时发射一个波长为 620nm 的光子，重新回到基态 $Ru(bpy)_3^{2+*}$。这一过程在电极表面反复进行，产生高效、稳定的连续发光，并不断增强。

ECL 为电促发光，因其产生高效、稳定的连续发光，同时，由于 $Ru(bpy)_3^{2+}$ 在发光反应中的再循环利用使发光得以增强、稳定，而且使检测步骤大大简化，且更易于自动化。电化学发光免疫分析较其他化学发光分析技术有明显的技术优势：①可控的反应体系。可在反应体系中施加磁场，吸附磁性微珠，分离结合在磁珠上的免疫复合物，以去除影响信号检测的因素，显著提高检测结果灵敏度。三联吡啶钌和三丙胺正常状态下非常稳定，只有电压存在的情况下才会被激活，因此电化学发光反应需施加电压启动。电压启动反应可使信号均一稳定。②高精密度和高灵敏度。③低标本检测用量，标本用量通常为 5～20μl，这样标本量不足以检测的情况更少发生，难以采取大量标本的婴幼儿患者仍能完成检测，实验室需要处理的标本量将更少。④可一次检测的线性范围宽，因此很少需要稀释复检。⑤快速的检测时间，通常 18 分钟可以出结果。⑥应用范围广，目前可商品化供应的试剂盒就可达 150 余种。⑦无放射污染。

二、时间分辨荧光免疫分析

早在 1941 年荧光抗体已应用于免疫组化技术，但由于荧光本底高和荧光易猝灭等问题，使得荧光免疫测定发展迟缓。1983 年，Soini 和 Kojola 用新型的荧光物质作为标记物建立了时间分辨免疫分析（time-resolved fluorescent immunoassay，TrFIA）。其基本原理是利用具有双功能基因的三价稀土离子（如镧系元素）及其螯合物作为示踪剂标记抗原，其被激发后产生的荧光寿命比一般荧光长，因此可待短寿命的本底荧光衰退后再进行测量（即所谓延迟测量），减少干扰，提高灵敏度和准确度。镧系元素本身对能量吸收较低，发出荧光也较弱。当与某些有机配体（螯合物）结合后，经紫外光或激光激发，才能有效地吸收激发能量，将能量传递给镧系离子，显示强的离子荧光。镧系元素最常见的螯合剂为多氨基、多羟基类螯合剂，如乙烯三氨基五酸酐（DTPAA）等，这是一种溶解度高、稳定性好、螯合能力强的双功能螯合剂。三价的镧系元素中 Eu^{3+}、Sn^{3+}、Tb^{3+}、和 Dy^{3+} 发射的离子荧光最强，Eu^{3+} 最为常用，Sm^{3+} 则多用于双标记测定。镧系元素的荧光有两个特性：①镧系离子结合与有机配体（螯合剂）后，其荧光信号的寿命比非特异的本底荧光要长出几个数量级。Eu^{3+} 在 50～1000μs 间，Sm^{3+} 为 10～50μs，而非特异荧光仅为 0.01μs。②所发射的荧光谱显示发光谱的激发峰与发射峰之间有较大的峰移和比较窄的发射峰，一般峰移可大于 200nm，其激发峰谱在 305～340nm，而发射光谱则不同，Eu^{3+} 为 613nm，Sm^{3+} 为 597nm。

Eu^{3+} 等镧系元素作为标记的时间分辨荧光免疫分析具有以下特点：①标记技术如同放射免疫分析一样，也属原子标记技术，但为非放射性，对被标记物损伤小，稳定性好，药盒寿命远长于 RIA，可达 1 年。②测量原理为延迟测量，彻底地清除了非特异荧光本底的干扰，被誉为"零"本底测定，在规定的测量时间内，实际荧光测定达 1000 次之多，故其灵敏度比其他非放射性标记免疫分析为高，特异性也好。③由于可应用的镧系元素有 Eu、Tb、Sm、Dy 四种之多，且其荧光信号的寿命长短各异，因此有利于制备双标记试剂盒，提高检测的灵敏度，方便临床应用。④目前的全自动非放射标记免疫分析技术，几乎全部都是封闭试剂，不同公司的仪器与试剂不能兼容。而 TrFIA 是唯一的开放型仪器，对各种时间分辨荧光免疫分析试剂均可兼容，有利于试剂盒的实验室研制和国产化。

第三节 核医学体外免疫分析的质量管理

核医学体外免疫分析实验室是医疗机构临床实验室的重要组成部分，体外免疫分析的质量管理应遵循《医疗机构临床实验室管理办法》进行，并创造条件进行 ISO15189 认可。ISO15189 标准是国际标准化组织关于医学实验室质量和能力要求的国际认可标准。我国对体外分析实验室质量管理的基本要求是：①体外分析实验室所属医疗机构执业许可证书的诊疗科目中应有体外分析实验室；自获准执业之日起，体外分析实验室开展体外分析至少 2 年；应至少有 1 名具有副高及以上专业技术职务任职资格工作人员，从事体外分析工作至少 5 年的人员负责技术管理工作。②制定并严格执行体外分析项目标准操作规程和检测仪器的标准操作、维护规程。③体外分析实验室使用的仪器、试剂和耗材应当符合国家有关规定；应当保证检测系统的完整性和有效性，对需要校准的检验仪器、检验项目和对临床检验结果有影响的辅助设备定期进行校准。④体外分析实验室设施和环境条件符合要求，包括配置不间断电源（UPS）和／或双路电源以保证关键设备的正常工作；制定环境温湿度控制标准并记录；应依据用途制定适宜的水质标准（如电导率等），并定期检测。

一、室内质量控制

实验室室内质量控制（quality control within laboratory）是指在一个实验室内，为保证分析系统能给出可接受和可重复的结果而采用的措施。体外分析室内质量控制包括分析前、分析中及分析后的质量控制全过程。

1. 分析前患者的正确准备及标本的正确采集、保存与输送　为保证采样的正确，临床实验室需要向各临床科室提供"送检标本采集规范"一类文件。其内容至少应有：①检验项目名称；②采集何种标本；③标本量；④是否抗凝，用何抗凝剂及抗凝剂与血液比例（如用真空采血管采血，注明用何种真空采血管）；⑤是否防腐，用何防腐剂，防腐剂用量；⑥最佳采样的时间和方式；⑦患者准备的要求；⑧标本保存条件；⑨采样至送检间隔最长时间；⑩有何特殊要求等。临床科室应按照送检标本采集要求采取标本，以保证检验结果的有效和可信。临床实验室还应作好送检标本的验收工作，如标本不符合要求的可退回。退回如有困难，应在检验报告单上注明，如溶血、乳糜血、送检时间过长、标本量不足等，便于解释结果时参考。

2. 确定分析方法和分析程序准确性、精密度和可报告范围　准确性（trueness）是由大量测试结果得到的平均数与接受参照值间的一致程度。精密度（precision）是在规定条件下，多次独立测试结果间的一致程度。通常用标准差来衡量精密度的高低。精密度越低，标准差越大。临床可报告范围是指对临床诊断有意义的待测物浓度范围。此范围如果超出了分析测量范围，可通过样本稀释、浓缩等预处理使待测物浓度处于分析测量范围内，最后乘以稀释或除以浓缩的倍数。

3. 确定生物参考区间（参考值范围）　实验室应建立本室生物参考区间，确定参考值范围时应综合考虑参考区间来源、检测系统一致性、参考人群适用性等。临床需要时，还应根据性别、年龄等划分参考区间。建立本实验室参考区间时，样品数量应不少于 120 例，若分组，每组的样品数量应不少于 120 例。

4. 质量控制图　对开展的体外分析项目要进行室内质量控制，绘制质量控制图。出现质量失控现

象时，应当及时查找原因，采取纠正措施，并详细记录。

5. 制定室内质控程序　使用适当的质控规则，检查随机误差和系统误差是实验室内质量控制的重要内容。随机误差（random error）指由于多种难以确定且无法控制的原因所引起的误差，如技术不熟练、设备性能不稳定等引起的误差；系统误差（systematic error）指由于一些可以确定的原因而引起的误差，如仪器故障，试剂变质等引起的误差。

室内质控程序主要应包括以下内容：①质控项目：认可的所有检测项目均应开展室内质量控制。②质控品的选择：宜使用配套质控物，使用非配套质控物时应评价其质量和适用性；对于质控物的浓度水平，至少使用 2 个浓度水平（正常和异常水平）的质控物。③每次质控时质控品的数量、放置位置应基本相同。④质控频度，根据检验样品量定期实施，检测当天至少 1 次。⑤质控方法选择：如采用何种质控图，质控图的绘制、均值及控制界限的确定等。⑥"失控"与否的判断规则：体外分析实验室常采用 Westgard 多规则评价质控效果，即遵守 Westgard 多规则（1_{2s} 规则、1_{3s} 规则、2_{2s} 规则、R_{4s} 规则、4_{1s} 规则、10_x 规则）。⑦"失控"时原因分析及处理措施：首先检查失控对之前患者标本检测结果的影响。失控后质控管理员应报告质控小组或质量负责人；根据质控规则，判断可能的误差类型；暂停失控项目的检测，已经检测的报告暂不审核，等失控纠正后重新检测或抽样验证结果；填写失控报告。重新测定同一质控品，如若结果在控，则可能是人为误差或随机误差，如继续失控，则新开一瓶质控品，如若结果在控，应检查是否前一瓶质控品过期、变质或污染；如继续失控，进行仪器维护或更换在机试剂，以查明是否为仪器或试剂原因，如果继续失控，要重新校准，进行测定，以排除校准的原因；如果以上 4 步都未能得到在控结果，则建议和厂家联系请求技术支持。⑧质控数据管理要求：实验室应定期对质控品有效期内的质控数据进行汇总和统计处理，对室内质控数据的当月 $\bar{x}$、S、CV 进行评价分析；查看与以往各月的 $\bar{x}$、S、CV 之间是否有明显不同，如差异有显著性，应对发生的偏差进行分析；偏差严重时可更换质控血清、校正检测系统、对质控图的 $\bar{x}$、S、CV 进行修改或对质控方法重新设计。⑨其他事项：主要包括检测后标本保存条件和保存期限，临床沟通与医患沟通等。

6. 室内质控图的绘制和分析　绘制室内质控图，可使用 Levey-Jennings 质控图和（或）Z 分数图。质控图应包括质控结果、质控物名称、浓度、批号和

有效期、质控图的中心线和控制界线、分析仪器名称和唯一标识、方法学名称、检验项目名称、试剂和校准物批号、每个数据点的日期和时间、干预行为的记录、质控人员及审核人员的签字。应制定程序对失控进行分析并采取相应的措施，应检查失控对之前患者样品检测结果的影响。

7. Levey-Jennings 质控图的绘制和 Westgard

多规则质控评价　　Levey-Jennings 质控图是一种利用质量控制血清样品值作图的实验误差检测分析方法，是临床检验误差常用的批间指标之一。作图方法：以 QC 测定数值为纵坐标，画出均值 $\bar{x}$ 和 ±1～3SD 水平线；再将以往 10～20 次测定值点在图上并用直线相连，日常质控的检测结果依次绘入质控图中（图 6-3）。

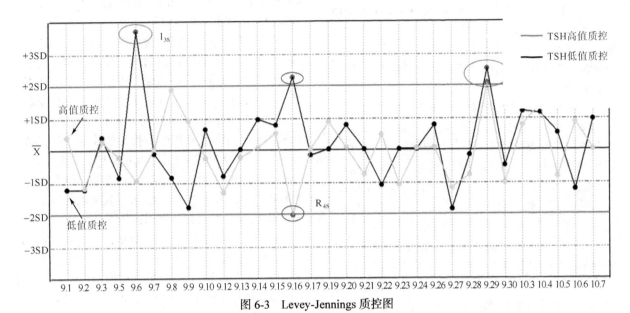

图 6-3　Levey-Jennings 质控图

图中可见 9 月 6 日 TSH 低值质控 13s 失控；9 月 16 日 TSH 高值 + 低值质控 R_{4s} 失控；9 月 29 日 TSH 高值 + 低值质控 2_{2s} 失控

体外分析宜采用 Westgard 多规则来评价质控效果，即遵守 Westgard 多规则（1_{2s} 规则、1_{3s} 规则、2_{2s} 规则、R_{4s} 规则、4_{1s} 规则、10_x 规则）。1_{3s} 规则：如果结果超过了 ±2S 的限制线，并且超过了 ±3S 的限制，则说明"失控"，也就是说本批检测的结果存在问题；2_{2s} 规则包括两种表现情况：①同一批检测的两个控制品的检测结果都超过了 2S 限制，且为同方向超出；②同一控制品的两次检验结果均超过 2S 的限制的情况，且两次的超出方向为同一个方向，提示处于系统误差失控的情况；R_{4s}，这一控制规则表示的是在同一批的两个控制结果，其中之一超过 +2S 限制，而另一个则超出了 -2S 的限制，这种情况下属于一种随机误差过大的情况，属于一种较为严重的失控；4_{1s} 规则：质控品检测结果全部超过 +1S 或者 -1S，且为同方向的超出；10_x 规则：连续 10 次的质控结果出现于均值的同一方向。

失控的初步评判：1_{3s} 和 R_{4s} 规则失控常指示的随机误差，2_{2s}、4_{1s} 和 10_x 规则常指示系统误差。随机误差可能是由于试剂温度、电力不稳或有气泡等原因。系统误差通常与试剂或校准问题有关，可能是由于试剂或校准品批号更换、试剂或校准品变质等原因。只能彻底找出失控的原因，并及时地解决问题，才能为真正做好室内质控打下基础。

8. 分析后的质量保证　①结果输入。可用不同的格式记录结果，包括手工书写报告单，电脑记录和打印报告单及实验室信息系统（laboratory information systems，LIS）记录检测结果。对于手工书写报告单要仔细核对检查项目、准确填写测定数据包括小数点位置和测定单位，必要时做出建议或提示。对于电脑记录和实验室信息系统 LIS 系统结果录入要定期监测系统的安全性和做好数据备份。②结果审核。每一份检查结果均要有更高级用户进行仔细的审核和批准。高级的 LIS 系统可以使用先进的专家决策来进行结果自动验证。另外，要定期检查 LIS 内的最终报告结果与原始数据是否一致，要有防止数据传输错误的程序和记录。同时 LIS 中能显示患者的历史数据，以便检验人员在报告审核时进行检测数据的比较。③结果发布。危急值结果的优先发布并发出预警。并通过相关程序及时通知临床（如医师、护士工作站闪屏）并记录（包括患者相关信息，危急值的接收者、接收的日期和时间，以及实验室通知者、通知的日期和时间）。普通结果做到按时发布。

二、室间质量控制

实验室室间质量评价（external quality assessment，EQA）的目的是评价实验室测定结果的准确性，建立起实验室间结果的可比性。EQA 是实验室检验质量的客观证据，也是实验室认可的重要依据。

1. 室间质量评定机构　体外分析的室间质量控制由国家临床检验中心或省、市核医学质控中心负责完成。其方法是按预先规定的质控流程，由多家实验室对相同样本同一时间范围进行检测，收集检测结果进行分析评价，再反馈信息给参评实验室，以此评价实验室的检测质量。

2. EQA 评价靶值的设定　EQA 评价结果是以参加 EQA 活动的实验室的测定值与靶值的偏差或离散程度为依据的。因此，靶值的确定对室间质评至关重要。目前室间质评评价靶值普遍采用的是同方法组均值，即对同一项目的同一测定方法进行评价，如果是同一项目的不同测定方法则进行分别评价。

3. 评价标准的设立　①采用 Whitehead 变异指数得分（VIS）记分法，评价的是实验室的操作水平，评价结果表示实验室测定结果与靶值的离散程度；分级标准是 VIS ≤ 80 为优秀即 A 级，80 < VIS ≤ 150 为良好即 B 级，VIS > 150 为不合格即 C 级。②实验室能力验证（proficiency testing，PT）方案，它是以美国临床实验室改进修改法案（CLIA＇88）的允许总误差作为评价标准，实验室测定结果的偏差小于允许总误差即为可接受；测定结果的偏差大于允许总误差即为不可接受。评价的结果以"满意"或"不满意"表示。若 80% 的结果为可接受定为"满意"，否则定为"不满意"。

思　考　题

1. 放射免疫分析的基本原理是什么？放射免疫分析与免疫放射分析的基本原理有何异同？

2. 电化学发光免疫分析技术的优势表现在哪些方面？

3. 怎样用 Westgard 多规则来评价室内质控效果？

（苏　莉　杨　军）

第七章 神经系统

20世纪80年代以来，随着SPECT和PET的逐步推广应用以及新的脑显像剂（cerebral imaging agent）的研制成功，神经核医学（nuclear neurology）发展迅速并取得了令人注目的成就。近年来，神经核医学面临着CT、MRI和脑磁图（magnetoencephalogram，MEG）等医学影像在清晰显示形态解剖结构的基础上也在努力探索显示脑功能、血流等新技术的挑战。随着现代核医学影像的迅速发展，SPECT/CT、PET/CT、PET/MR这些具有同时反映解剖结构和功能代谢的先进核医学仪器问世，使得核医学更能达到精准定位、定性、定量和定期，从分子水平上显示人脑解剖、生理、病理变化状态及脑认知功能，为精准医疗提供新的技术手段。神经核医学在观察和研究脑血流分布、代谢方面有着重要作用；在探索人类行为、情感等生理行为变化和脑部疾患上，核素神经递质和受体显像也越来越受到重视。因此，神经核医学在神经精神疾病的临床诊治、脑生理生化功能与病理机制的探讨以及人脑认知功能的研究中具有独特的优势和广阔的发展前景。

神经核医学内容主要包括脑血流显像（cerebral blood flow imaging）、脑代谢显像（cerebral metabolic imaging）、脑神经递质和受体显像（neurotransmitter and neuroreceptor imaging）、放射性核素脑血管显像（radionuclide cerebral angiography）以及脑脊液显像（cerebrospinal fluid imaging）。

第一节 脑血流灌注显像

一、原理和方法

1. SPECT脑血流灌注显像 显像剂为分子量小、不带电荷和脂溶性的化合物，能穿透完整的血脑脊液屏障入脑细胞，经脑内酶水解或构型转化转变为水溶性化合物不能反扩散出脑细胞而滞留其内。常用的显像剂为锝 [^{99m}Tc]-双半胱乙酯（^{99m}Tc-ECD）、^{99m}Tc-六甲基丙胺肟（^{99m}Tc-HMPAO）和碘 [^{123}I]-安菲他明（^{123}I-IMP）。静脉注射显像剂后，其进入脑细胞的量与局部脑血流（regional cerebral blood flow，rCBF）成正相关，用SPECT进行脑断层显像，图像经重建处理后获得横断、冠状和矢状三个断层面显示的大小脑、神经基底核团和脑干影像。利用计算机勾画感兴趣区（region of interest，ROI）技术和借助一定的生理数学模型（physiomathematic model），可算出各部位的局部脑血流量和全脑平均血流量（CBF）。统计参数图分析（statistical parametric mapping，SPM）主要用于脑功能显像领域，是目前国际上脑功能影像学研究的公认方法，是基于像素水平的图像统计分析方法，它以整个三维图像中所有像素作为分析对象，获得每个像素所包含的信息大小，然后对每个像素的数值大小进行统计检验，将统计意义上的像素提取出来后得到统计参数图。主要优点是较之传统的感兴趣区分析法客观、重复性好，不受分析者主观影响。

2. 氙 [^{133}Xe] 脑血流测定及断层显像 ^{133}Xe为脂溶性惰性气体，进入血循环后能自由通过正常血脑脊液屏障，通过弥散方式被脑细胞摄取，继而迅速从脑组织清除，最后经肺排出。其在脑组织的清除率与rCBF成正比，测定各区域脑组织^{133}Xe的清除率，可以计算rCBF和CBF。常用的是^{133}Xe吸入法。

3. 负荷试验脑血流灌注显像 由于脑部供血系统具备一定的储备能力，仅脑储备血流下降时，常规的脑血流灌注断层显像往往不能发现异常。通过负荷试验，了解脑血流和代谢的反应性变化，可以提高缺血性病变特别是潜在的缺血性病变的阳性检出率。常用的负荷试验方法有药物介入试验，如乙酰唑胺（acetazolamide，商品名diamox）试验等。下面以乙酰唑胺试验为例阐述其显像原理。

乙酰唑胺能抑制脑内碳酸酐酶的活性，使碳酸脱氢氧化过程受到抑制，导致脑内pH急剧下降，正常情况下会反射性地引起脑血管扩张，导致rCBF增加20%～30%，而病变部位血管的这种扩张反应很弱，应用乙酰唑胺后潜在缺血区和缺血区的rCBF增高不明显，在影像上出现相对放射性减低或缺损区。本检查主要用于评价脑循环的储备功能，对缺血性脑血管病的早期诊断很有价值。检查需行两次显像，首先行常规SPECT rCBF灌注断层显像，随后进行乙酰唑胺负荷试验，方法是静脉推注乙酰唑胺1g，10 min后行第二次显像。将两次显像所得的影像进行对比分析。

二、图像分析

（一）正常影像

SPECT脑血流灌注断层影像可见两侧大脑皮质、基底核神经核团、丘脑、小脑放射性较高，呈对称性均匀分布，且脑灰、白质对比度好，影像轮廓清晰（图7-1、彩图7-1D）。全脑平均血流量CBF的参考值为44.2±4.5ml/（100g·min）。

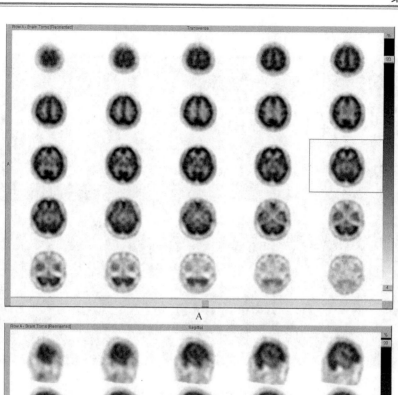

A

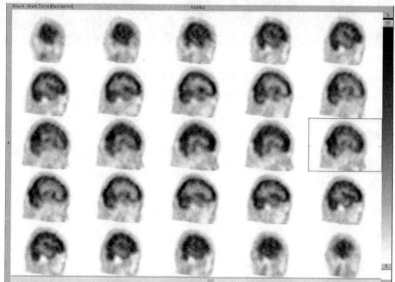

B

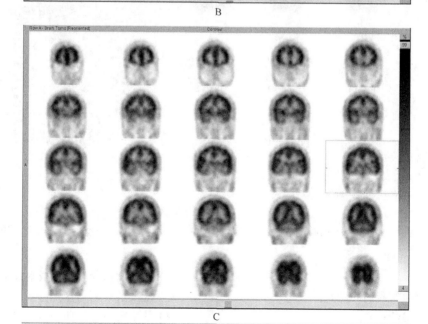

C

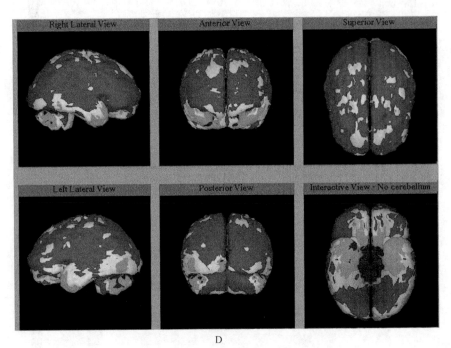

图 7-1　正常 rCBF 断层显像（详见彩图）
A. 横断面；B. 矢状面；C. 冠状面；D. 3D 投射图

（二）异常影像

至少二个断面上有一处或多处大脑皮质异常放射性减低（缺损区）或异常浓聚灶，其范围 > 2cm ×2cm；脑室及白质区域扩大或尾状核间距增宽；两侧丘脑、尾状核及小脑较明显不对称等均视为异常。异常影像见图 7-2。

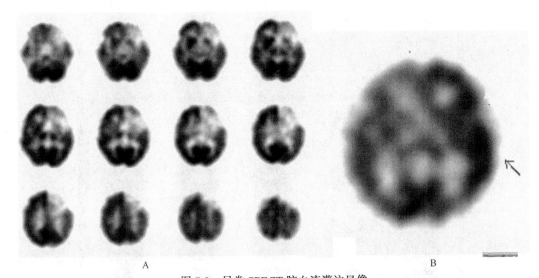

图 7-2　异常 SPECT 脑血流灌注显像
A. 脑梗死患者，左侧额叶、顶叶及左侧基底节呈放射性分布减低缺损区；B. 癫痫患者，左侧颞叶、额叶皮质呈异常放射性浓聚灶

三、适 应 证

（1）缺血性脑血管疾病的诊断；

（2）脑梗死的诊断；

（3）癫痫灶的定位诊断；

（4）脑肿瘤治疗后坏死或复发的鉴别诊断；

（5）痴呆的诊断与鉴别诊断；

（6）脑生理与认知功能研究；

(7) 精神性疾患的研究与用药指导；

(8) 药物成瘾与依赖性的研究。

四、临床应用

（一）脑缺血性疾病

1. 短暂性脑缺血发作和可逆性缺血性脑病的诊断 短暂性脑缺血发作（transient ischemic attack, TIA）是颈动脉或椎 - 基底动脉系统的短暂性血液供应不足而引起的脑缺血发作，临床表现特点为发病突然，持续时间短，恢复快，常有反复发作的病史。相对于 TIA，可逆性缺血性脑病（prolonged reversible ischemic neurological deficit, PRIND）则恢复较慢。一般认为皮质 rCBF 低于 23 ml/(100g·min) 时，才会出现临床症状。当 rCBF 逐渐恢复，数值超过此限后，症状消失，但 rCBF 可能仍未恢复到正常范围 [50 ml/(100g·min) 左右]，处于慢性低灌注状态。长期处于慢性低灌注状态的患者若不及时治疗可能导致不可逆脑缺血，最终发展为脑梗死。故及早发现慢性低灌注状态，对于患者的治疗和预后非常有意义（图 7-3）。TIA 和 PRIND 患者神经系统检查及 CT 和 MRI 检查结果多为阴性，而 rCBF 断层影像可发现近 50% 患者脑内存在缺血性改变，特别是可发现慢性低灌注状态的存在，病变部位表现为不同程度的放射性减低或缺损区，阳性检出率高于 CT 或 MRI。脑 SPECT 显像发现 TIA 于其发作 24 h 内的敏感度约为 60%，一周后下降至约 40%，如使用 CO_2、乙酰唑胺和潘生丁等反映脑血管储备能力的物质进行介入试验可显著提高敏感性，有助于慢性低灌注状态 [患者无明显临床症状，rCBF 为 23 ~ 50 ml/(100g·min)] 病灶的检出。乙酰唑胺介入试验已被用于评价在 TIA 及中风及其他疾病中脑血管储备能力。静脉注射 1 g 乙酰唑胺可使血管扩张并在 20 ~ 30 min 内使 rCBF 较基础灌注状态增加 20% ~ 30%，2 ~ 3 h 内 rCBF 恢复至正常，而有病变危险的区域或异常灌注区对这种刺激将表现为仅有轻微反应或甚至无反应。与基础脑血流量的正确对比以及对此试验的结果分析判断，可以对局限性脑缺血的机制提供重要的信息。利用 rCBF 断层影像观察治疗前后 rCBF 的变化，还可以评价疗效。因此，rCBF 断层影像在 TIA 和 PRIND 的早期诊断、治疗决策、疗效评价和预后判断方面具有重要的临床实用价值。

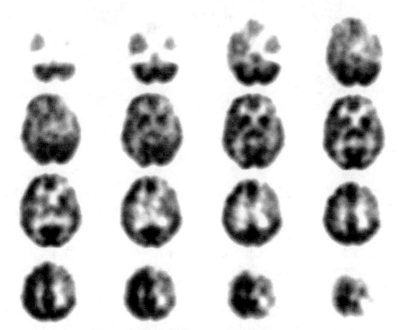

图 7-3 TIA 患者 ^{99m}Tc-ECD rCBF 断层显像

^{99m}Tc-ECD rCBF 断层影像左侧额叶呈局限性放射性分布减低或缺损

2. 脑梗死 rCBF 显像在发病早期即可检出，脑梗死区呈局限性或大范围的放射性减淡或缺损（图 7-4）。SPECT 受仪器分辨率限制，小的腔隙性梗死常为阴性，CT 和 MRI 在病变区形成明显的结构改变后的阳性检出率高。近年来 CT 弥散成像或 MR 弥散加权像扫描可诊断发病小于 6 h 或更早期的脑梗死，其敏感度和特异性分别高于 94% 和达 100%。但 rCBF 显像可检出难以被 CT 或 MRI 发现的脑内交叉性小脑失联络（crossed cerebellar diaschisis）征象，表现为病变对侧小脑呈放射性减低，这是一种血管神经性反应，并非对侧小脑出现器质性病变，其发生机制尚不清楚，一般认为与皮质脑桥小脑束的中断、神经元的退行性病变及兴奋性神经毒细胞的损伤等有关。少数病例可能出现过度灌注（luxury perfusion）现象，即发病数日后，若侧支循环丰富，在 rCBF 断层影像上可见到缺血区周围出现异常放射性摄取增高区，脑缺血后缺血区血管扩张和血管反应性增强引起脑血流灌注增加可能是其原因。缺血半暗带（ischemic penumbra）是处于功能障碍而形态完整的阈值水平的脑组织，表现为 rCBF 降低，氧摄取分数（OEF）增高而氧代谢率（CMRO2）无变化，急性脑梗死病灶坏死区中脑细胞死亡，但其周围区域由于存在侧支循环或部分血供，有大量可存活的神经元，如果短时间内血流灌注改善，则缺血半暗带有恢复的可能。

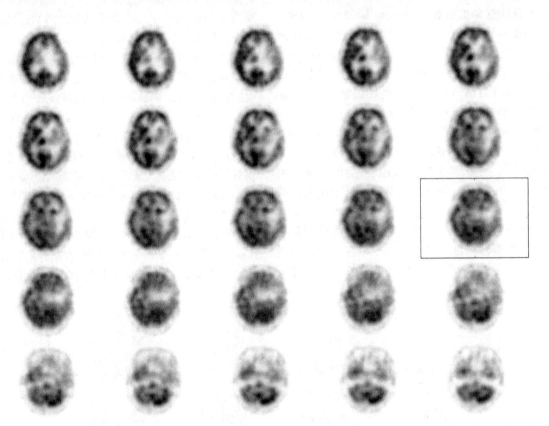

图 7-4   脑梗死患者 ^{99m}Tc-ECD rCBF SPECT 显像左侧顶叶、颞叶、左侧基底节、左侧丘脑放射性分布减低，右侧小脑交叉性失联络

3. 阿尔茨海默病的诊断与鉴别诊断   阿尔茨海默病（Alzheimer's disease，AD），是一种弥漫性大脑萎缩性退行性疾病，病理改变以大脑弥漫性萎缩和神经细胞变性为主。AD 患者脑 SPECT rCBF 显像可表现为以双侧顶叶和颞叶为主的大脑皮质放射性分布对称性明显减低，多不累及基底节和小脑。而多发性脑梗死性痴呆则表现为大脑皮质多发性散在分布的放射性减低区，且往往累及基底节和小脑。帕金森病（Parkinson's disease，PD）痴呆表现基底节放射性减低，大脑皮质也可见减低区。进行性核上性麻痹主要表现为额叶放射性减低。

4. 癫痫灶定位诊断   癫痫发作期局部脑血流增加，病灶放射性分布明显增高（图 7-5A），而发作间期局部血流减低，病灶放射性减低或缺损（图 7-5B），CT 检查常为阴性（图 7-5C）。rCBF 显像对癫痫灶检出率 70% ~ 80%，CT 和 MR 对癫痫灶阳性检出率分别为 30% ~ 50% 和 50% ~ 70%，增强 CT 和 MR 可提高对病灶的探测效率。同时 rCBF 显像对病灶的定位诊断准确率也明显高于脑电图（EEG）。近年来，脑磁图（MEG）在临床上已广泛用于癫痫灶的定位，其在癫痫诊断中明显优于 EEG。MEG 特别适合于：①多发性致痫灶或者双侧半球广泛性癫痫活动者；②癫痫灶局限于一侧半球而无局灶性脑器质性损害者；③致痫灶位于重要功能区而不宜进行切除手术者；④精神障碍症状为主，伴有智能障碍而不能进行经典切除手术癫痫患者的致痫灶定位。

5. 脑肿瘤手术及放疗后复发与坏死的鉴别诊断   rCBF 断层影像对脑肿瘤的诊断不能提供有决定性意义的信息，但对诊断脑肿瘤术后或放疗后的复发有一定价值。恶性肿瘤的血供丰富，复发灶的 rCBF 常增高，影像表现为放射性增浓区；而坏死区基本上没有血供，影像上呈放射性减低或缺损区。也可进

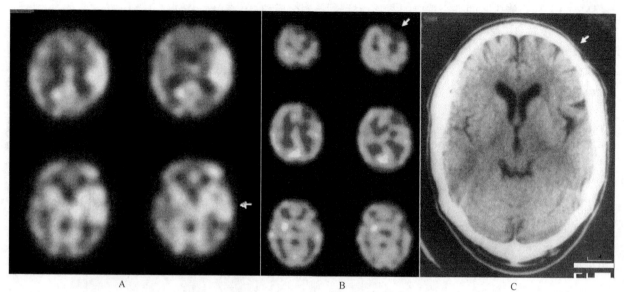

图 7-5 复杂性局部发作癫痫患者 rCBF SPECT 显像

A. 发作期：左侧颞顶叶放射性分布增高；B. 发作间期：左侧额颞叶放射性分布减低；C. CT：未见明显异常。

行铊 [^{201}Tl] 或 ^{99m}Tc-MIBI 显像，以了解肿瘤活性与恶性程度，若 ^{201}Tl 或 ^{99m}Tc-MIBI 影像示局部有异常放射性浓聚，则支持肿瘤复发。但值得注意的是，虽然恶性肿瘤的血供丰富，但肿瘤内有时存在着血管异常和动静脉短路，到达肿瘤组织的实际血流量并不增高甚至降低；另外一些恶性肿瘤由于生长迅速引起组织相对缺血导致坏死，这些因素会导致 rCBF 断层影像中肿瘤部位不表现放射性增高。无疑 CT 和 MRI 在显示脑瘤大小和解剖关系起着主导作用，但 rCBF 断层影像在判断肿瘤复发方面具有独特优势。

6. 脑生理和认知功能研究 rCBF 显像在一定程度上反映人脑功能活动，因此应用 rCBF 影像与各种生理刺激试验可研究人脑对各种不同生理刺激的反应与解剖学结构的关系。运用视觉、听觉、语言等刺激可分别在 rCBF 影像上观察到枕叶视觉中枢、颞叶听觉中枢以及额叶语言中枢或精神活动区脑血流量增加。定量分析右上肢和右下肢负重随意运动时，可见对侧中央前回和中央后回的运动与感觉支配中枢放射性浓聚，rCBF 较对侧增加 5.8%～13.5%，比安静状态增加 9%～12.9%，同时双侧颞叶皮质、视皮质、丘脑、基底节和小脑的 rCBF 也增高 5%～15%。近年来，基于脑的电气物理学原理将脑功能可视化的技术，即脑磁图（MEG）测量脑神经细胞内的电流，通过直接检测神经元电活动，直接反映因自发或诱发而引起的大脑活动的功能信息，在脑功能研究具有一定的优势。

7. 其他神经精神疾病 通过 rCBF 断层显像可观察到脑血流的改变。如偏头痛发作时 rCBF 显像

出现放射性分布增高或减低的变化；精神分裂症患者 rCBF 的变化特点是从脑前部向后部呈阶梯型改变，以额叶损害最严重，rCBF 明显减低，基底节和颞叶亦常受损，左侧受损程度常较右侧重；抑郁症患者额叶和颞叶、边缘系统的 rCBF 减低；遗传性舞蹈病患者大脑皮层和基底节出现多处 rCBF 减低区；小儿缺氧缺血性脑病（HIE）局部放射性降低或缺损；脑动静脉畸形处 rCBF 明显减低。

第二节 脑代谢显像

（一）原理和方法

1. 脑葡萄糖代谢显像 葡萄糖几乎是脑组织的唯一能源物质。氟 [^{18}F] 标记的氟代脱氧葡萄糖（^{18}F-FDG）为葡萄糖类似物，具有与葡萄糖相同的细胞转运及己糖激酶磷酸化过程，但转化为 ^{18}F-FDG-6-P 后不再参与葡萄糖的进一步代谢而滞留于脑细胞内。受检者禁食 4～6h 以上，静脉注射 ^{18}F-FDG 185～370 MBq（5～10 mCi）30min 后进行 PET 脑葡萄糖代谢显像（cerebral glucose metabolic imaging）。采集数据经计算机处理并重建获得 ^{18}F-FDG 在脑内分布的横断、冠状和矢状面图像及三维立体影像。利用计算机 ROI 技术和一定生理数学模型可得到大脑各部位局部脑葡萄糖代谢率（local cerebral metabolic rate of glucose，LCMRGlu）和全脑葡萄糖代谢率（cerebral metabolic rate of glucose，CMRGlu）。

2. 脑氧代谢显像 正常人脑的重量只占全身重量的 2%，但其耗氧量占全身的 20%，因此脑耗氧

量是反映人脑功能代谢的一个重要的参考指标。受检者吸入氧 [^{15}O]$_2$ 后即刻进行 PET 动态显像，可得到脑氧代谢率 (cerebral metabolic rate of oxygen, CMRO$_2$)，结合 CBF 测定，可计算氧摄取分数 (oxygen extraction fraction, OEF)。

3. 脑氨基酸代谢显像 脑氨基酸代谢显像主要反映脑内蛋白质合成代谢水平，常用的显像剂有碳 [^{11}C]、^{18}F 或 ^{123}I 标记的氨基酸，如 ^{11}C-甲基-L-蛋氨酸 (^{11}C-MET)、^{18}F-氟代乙基酪氨酸 (^{18}F-FET)、^{11}C-酪氨酸 (^{11}C-TYR)、^{123}I-碘代甲基酪氨酸 (^{123}I-IMT) 等。目前临床最常用的 ^{11}C-MET 易穿透血脑脊液屏障进入脑组织，注药后一定时间进行脑代谢显像可获得氨基酸在脑内分布的断层影像，利用生理数学模型即可获得脑内氨基酸摄取和蛋白质合成动力学参数。

4. ^{11}C-Choline 显像 胆碱的代谢途径是参与细胞膜磷脂的合成，胆碱通过特异性转运载体进入肿瘤细胞，入胞后的代谢途径为：胆碱→磷酸胆碱→胞嘧啶二磷酸胆碱→磷脂酰胆碱，作为终末代谢产物的磷脂酰胆碱最终整合到细胞膜上，即"化学滞留"。许多肿瘤细胞膜上的磷酸单酯（主要是磷脂酰胆碱和磷脂酰乙醇胺）成分增多，胆碱摄取速率反映细胞膜的合成速率，因而也是肿瘤细胞增殖的指标。

（二）正常影像

正常人的脑代谢影像与脑血流灌注影像相近。大脑皮质、基底节、丘脑、小脑放射性较高，两侧基本对称（图 7-6）。

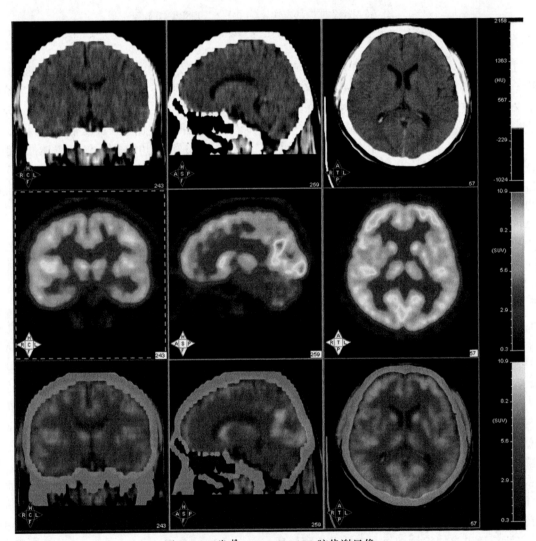

图 7-6 正常 ^{18}F-FDG PET/CT 脑代谢显像

CMRGlu 的参考值为 (20 ~ 51) μmol /(100g•min)。脑部各区的 LCMRglu 均有相应的参考值，左、右大脑半球的平均 LCMRglu 分别为 (37.67 ± 8.67) μmol/(100g•min) 和 (37.11 ± 8.72) μmol/(100g•min)。随着年龄增大，LCMRGlu 值有所下降。

灰质 CMRO$_2$ 的参考值为 259 μmol/(100g•min)，白质为 80 μmol/(100g•min)；灰质和白质的 OEF 参考值分别为 0.49 和 0.48。

（三）适应证

（1）致痫灶的定位诊断、术前评价及疗效判断；

（2）脑胶质瘤分级判断，术前脑功能评价及预后评价；治疗后复发与坏死的鉴别诊断；指导肿瘤活检部位的选择；转移性脑肿瘤的诊断，全身显像有助于寻找肿瘤原发灶和颅外转移灶；

（3）痴呆的诊断（包括早期诊断和痴呆严重程度评价）和鉴别诊断、病程评价；

（4）锥体外系疾病如 PD、亨廷顿病（Huntington's disease，HD）等诊断与病情评价；

（5）脑生理与认知功能研究；

（6）脑外伤、精神疾病、脑血管性病变、脑感染性病变（AIDS、弓形虫病等）、药物成瘾及滥用、酗酒等有关脑功能评价。

（四）临床应用

1. 致痫灶的定位诊断　对药物难治性原发性癫痫，手术切除癫痫灶是有效的治疗方法，而成功的关键是术前准确定位。原发性癫痫患者头皮脑电图（EEG）、CT、MRI 检查难以发现致痫灶。FDG PET 研究表明，癫痫发作间期病灶部位葡萄糖代谢减低（图 7-7），而发作期代谢增高（图 7-8）。1982 年

Engel 等发现，发作间期致痫灶表现为低葡萄糖代谢状态，而发作期则表现为高代谢状态，其变化与 rCBF 一致。根据这一特点，可以用 ^{18}F-FDG PET 显像对致痫灶进行诊断和定位，发作间期致痫灶定位诊断的灵敏度为 70%～90%，发作期诊断灵敏度达 90% 以上。脑葡萄糖代谢显像对癫痫灶的定位诊断与皮质脑电图的一致性约为 95%，与病理结果的符合率为 90%。颞叶患者低代谢可波及同侧海马及额叶、顶叶，丘脑的低代谢可作为癫痫灶定位诊断的一个有价值的指标。小脑的低代谢可发生于对侧、双侧或同侧。Newberg 等报道丘脑代谢的不对称性可作为癫痫预后评价的一个指标，颞叶癫痫丘脑代谢不对称，特别是对侧丘脑代谢减低患者，颞叶切除手术后预后较差。对 MRI 显像阴性的颞叶癫痫，PET 癫痫灶定位灵敏度为 60%～90%。病理学显示往往存在神经胶质增生、变性或神经细胞发育不良，但范围较 PET 所显示的异常代谢区为小。颞叶癫痫患者，FDG PET 结果与视频 EEG 密切相关，能够预测颞叶切除术后患者的预后，广泛低代谢的患者手术效果差，致痫灶低代谢程度越严重，手术切除后癫痫不发作的概率越高。癫痫发作期癫痫灶血流和葡萄糖代谢增高，但是由于正电子核素的半衰期较短，进行发作期 PET 显像

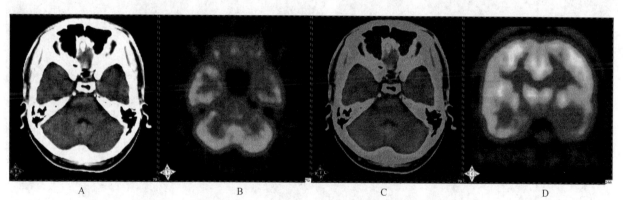

图 7-7　癫痫发作间期 FDG PET/CT 示左侧颞叶葡萄糖代谢减低
A.CT；B. 横断面 FDG PET；C. 融合图像；D. 冠状面 FDG PET

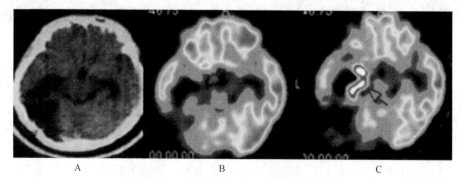

图 7-8　右侧颞叶 AVM 术后癫痫患者
A.CT 右侧颞叶低密度灶；B. 发作间期右侧海马 FDG 代谢减低；C. 发作期右侧海马 FDG 代谢增高（南方医院病例）

的机会相对较少，另外发作期脑葡萄糖代谢的升高幅度变化较大（30%～300%），复杂部分发作及全身性强直痉挛发作持续时间短，低于 FDG 在脑内的摄取时间（30～40 min），因而发作期显像实际上包含了发作间期、发作期和发作后的代谢时相，这取决于癫痫发作与注射显像剂的间隔时间。目前一般主张发作间期 FDG PET 结合发作期 99mTc-HMPAO 或 99mTc-ECD 脑血流灌注显像对癫痫灶的定位具有重要价值。

2. AD 诊断和病情估计　PET 有助于 AD 的早期诊断与鉴别诊断。前瞻性研究发现，PET 比临床诊断方法（包括血液学检查、反复性的神经心理测试、EEG 和结构影像）能提前约 2.5 年检测 AD，其准确性在 90% 以上。PET 对痴呆治疗的评价也是重要的，这是因为 PET 能够早期准确诊断 AD、鉴别诊断、病程分期及治疗的生物学反应评价。AD 的 FDG PET 影像特点是以双侧顶叶和后颞叶皮质、后扣带回为主的葡萄糖代谢减低，而感觉运动皮层、基底神经节和小脑通常不受累（图 7-9）。病理学研究显示这些区域均存在神经细胞的退行性变，很多研究也证实 AD 的低代谢伴随于突触的缺失或功能

异常。多发梗死性痴呆（MID）典型图像表现为脑内散在的、多发和不规则的代谢减低区，往往和脑血流灌注显像所示的放射性减低、缺损区相吻合。Wilson 病表现为豆状核葡萄糖代谢明显下降，也可伴有全脑的葡萄糖代谢减低。而 HD 痴呆，无论早、晚期尾状核代谢始终减低。PD 伴痴呆除颞顶叶代谢减低外，纹状体糖代谢异常，特别是初级视觉皮质代谢明显减低，侧枕叶中度减低，而中颞叶相对保留。FDG PET 还可对记忆能力的减退作出预后评价，例如相关皮层的相对低代谢能够预测是否会发生认知功能的下降，而且发现有关记忆标准测试结果下降幅度与下顶叶、上颞叶及后扣带回初期的低代谢程度相关（$r = 0.71$）。Silverman 与 Phelps 报道 FDG PET 用于数年内（可长达 9 年，平均 3 年）临床病理转归的预测灵敏度 90%～93%，特异性 74%～77%，准确性 83%～85%。痴呆患者的神经功能缺失症状往往与低代谢或低灌注区相吻合，有明显语言功能障碍或出现失语时，可见左额、颞、顶叶以及外侧裂区代谢明显减低；记忆缺失者，双侧中颞叶血流灌注减低且以右侧为著。

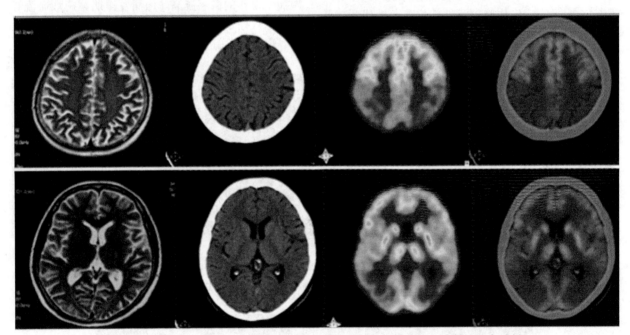

图 7-9　AD 患者 18F-FDG 影像示大脑皮质双侧顶叶和枕叶对称性放射性分布减低

早期 AD 和晚期 AD 患者在 18F-FDG 显像中有一定差异，以此有助于对病程的估测。早期患者葡萄糖代谢减低以顶叶和扣带回后部明显；晚期患者明显受损部位在颞叶和额叶中部。在疾病早期单侧病变多见，至晚期则多表现为双侧脑区对称性受累，病变常累及大脑各叶甚至小脑。另外，早期患者基底神经节区和丘脑极少受累；而晚期该区域葡萄糖代谢常有减低表现。

3. 脑胶质瘤诊断　18F-FDG PET 显像可用于脑肿瘤良恶性鉴别、恶性度分级、放射性坏死与肿瘤复发或残存病灶的鉴别诊断、预后判断。FDG PET 显像结果表明，高度恶性肿瘤为高代谢、而低度恶性肿瘤为低代谢。为鉴别 I-II 级低度恶性肿瘤与感染性、脱髓鞘等良性疾病，通常需要 18F-FDG 与 11C-Methionine 或 11C-Choline 联合显像（图 7-10）。Di Chiro 等对 72 例患者研究结果表明，低度恶性肿

瘤 rCMRGl 为 4.0 ± 1.8 mg 葡萄糖 /(100g·min)，而高度恶性肿瘤为 7.4 ± 3.5 mg 葡萄糖 /(100g·min)。低代谢与局部水肿、囊性变、肿瘤附近的坏死以及

与肿瘤在神经元有联系的区域有关，另外还可见远处代谢的异常，如对侧小脑半球代谢减低（CCD）。

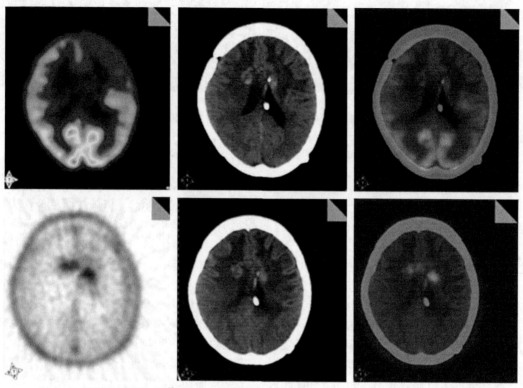

图 7-10　Ⅱ级星形细胞瘤 ^{18}F-FDG 呈低摄取（上一排），^{11}C-Choline 呈高摄取（下一排）

　　PET 在脑肿瘤中应用较多且具有重要价值的是脑肿瘤放射性坏死与复发的鉴别诊断。综合文献报道，FDG PET 鉴别胶质瘤放射性坏死与复发的灵敏度 80% ～ 100%，特异性 63% ～ 100%，阳性预测值 80% ～ 92%，阴性预测值 46% ～ 89%。脑放射损伤是放疗的主要并发症，其症状也为颅内高压的表现，与肿瘤复发相似；由于两者都有占位效应，并且皆有血脑屏障破坏，CT 和 MRI（包括增强）表现也多相仿，故两者鉴别诊断困难，但两者预后和治疗方案又完全不同。PET 有助于鉴别肿瘤的复发与坏死，由于放射性损伤后脑细胞较正常组织少，故损伤区糖代谢低于正常。如果增强病灶存在 FDG 摄取，则提示有活力的肿瘤存在或肿瘤复发。

　　胶质瘤治疗后的复发在 FDG PET 图像上可表现为不规则片状、环状、局灶性或点状的异常放射性浓聚。相反，如果无 FDG 摄取，则为坏死（特别是高恶性肿瘤和治疗前 PET 图像上 FDG 摄取增高者）。脑肿瘤病变治疗后病变区出现明显的团块样、环状或半环状 FDG 增高影时，诊断脑肿瘤复发无困难（图 7-11）；但当出现不典型的轻度增高时，诊断就有困难，如术后的胶质增生也可引起 FDG 的轻度摄取。近期放疗、大剂量激素的应用、恶性程度较

低、肿瘤细胞数较少等均可造成 PET 对复发评价的假阴性结果；非肿瘤的炎症（包括放疗后的放射性炎症）、难治性癫痫的亚临床发作、脑脓肿等可造成 FDG PET 假阳性。故一般认为，放射治疗后 3 ～ 6 个月后的结果较为可靠。对低恶性脑肿瘤，治疗前基础的 FDG PET 显像也具有重要意义，其复发灶的葡萄糖代谢可以不增高，结合 ^{11}C-Methionine 或 ^{11}C-Choline 显像更有价值（图 7-12）。Di Chiro 等人研究发现放射性坏死只与白质内低代谢有关，而化疗引起的坏死除与白质异常外还与灰质变化有关。

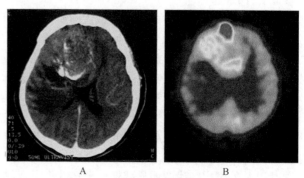

图 7-11　右侧额叶星形细胞胶质瘤 Ⅰ 级术后复发及恶变
A.CT；B.FDG PET

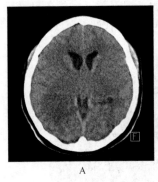
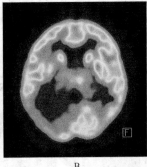
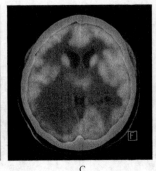
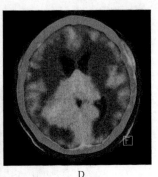

A　　　　　　　　　　B　　　　　　　　　　C　　　　　　　　　　D

图 7-12　Ⅱ～Ⅲ级脑胶质瘤 ¹⁸F-FDG 和 ¹¹C-MET PET 显像

A.CT 图像可见右顶枕叶低密度灶；B. ¹⁸F-FDG PET 显像未见葡萄糖代谢增高；C. ¹⁸F-FDG PET 与 CT 的融合图像；D. ¹¹C-MET PET/CT 显像可见 CT 右顶枕叶低密度灶呈明显 ¹¹C-MET 摄取增高

PET 能预测胶质瘤患者的生存期，Alavi 等发现高代谢胶质瘤从明确诊断平均生存期为 7～11 个月，而低代谢胶质瘤平均生存期为 33 个月（1～7 年以上）。

脑转移瘤的 FDG PET 显像可表现为高代谢、等代谢或低代谢，病灶周围的水肿或中心区的坏死表现为低代谢或摄取缺损。PET 对脑转移瘤的价值在于判断转移瘤的活力以及原发病灶或其他部位的转移灶，对脑转移瘤的诊断应以增强 MRI 为金标准。

4. 锥体外系疾病的诊断　PD 是中枢神经系统的变性疾病，主要病因是黑质 - 纹状体神经元变性脱失，导致纹状体的多巴胺含量减少。由于 PD 起病隐匿而缓慢，早期诊断比较困难。CT 和 MRI 检查多无明显异常，脑葡萄糖代谢显像可发现纹状体葡萄糖代谢增高。单侧病变患者早期，患肢对侧豆状核氧代谢和葡萄糖代谢相对增加；双侧病变的患者全脑 CMRGlu 减低。若伴发痴呆，可见顶枕叶损害加重。值得提出的是通过多巴胺神经递质、多巴胺受体及多巴胺转运蛋白显像，更有助于 PD 的早期诊断及病情严重程度的判断，并可与 PD 综合征鉴别。亨廷顿病（HD）是基底核和大脑皮层变性的一种遗传性疾病，其特征为慢性进行性舞蹈样动作和痉挛。HD 患者的脑葡萄糖代谢显像可见双侧豆状核和尾状核放射性减低。

5. 脑生理功能和智能研究　脑代谢显像可用于人脑生理功能和智能研究，包括智力的神经学基础研究，如语言、数学、记忆、注意力、计划、比较、思维、判断等涉及认知功能的活动，同时还能够研究大脑功能区的分布、数量、范围及特定刺激下上述各种活动与能量代谢之间的内在关系。患者临床上的各种不同表现往往与脑内低代谢区所在的部位有关，如语言功能障碍或失语者左侧额叶、颞叶、顶叶以及外侧裂区代谢明显减低；记忆缺失者双侧颞叶代谢减低，且以右侧为著。研究表明人脑活动与特定区域的 LCMRGlu 水平有直接关系。尽管近年来功能性 MRI 依靠血氧合水平成像的方法在脑功能研究方面成绩斐然，但脑代谢显像作为一种无创性的方法，能够在人体生理条件下进行人脑功能探索和智力开发研究，仍具有广阔的应用前景。

6. 精神疾病研究　¹⁸F-FDG PET 可用于精神疾病的诊断和治疗效果的评价。精神分裂症患者常见额叶葡萄糖代谢率减低，其次为颞叶的低代谢，也可以出现左颞叶葡萄糖代谢增加伴有左基底节代谢减低的情况。抑郁症等情感性精神障碍 ¹⁸F-FDG PET 影像学表现呈多样性，双相精神病的抑郁期整个幕上结构的葡萄糖代谢降低可达 25%，治疗前后的对比有助于了解疗效和判断预后。¹⁸F-FDG PET 发现强迫症患者扣带回、眶额叶、尾状核头部呈高代谢，药物治疗后 ¹⁸F-FDG 代谢减低的程度与强迫理念的改善具有相关性。

7. 脑外伤　急性脑外伤患者，脑功能异常可以超出解剖病变的范围，出现创伤部位外的远隔影响，PET 结合 CT 或 MRI 影像对脑外伤的评价可提供更多的信息。脑挫伤、颅内血肿及伴发的脑软化等引起的代谢变化常局限于损伤部位，而硬膜下及硬膜外血肿可引起广泛性代谢减低，也可引起对侧半球的变化。脑外伤患者也可出现交叉性小脑失联络或同侧小脑的代谢减低。重度脑外伤患者与轻中度脑外伤患者比较，发生全脑葡萄糖代谢率减低的概率高，分别为 86%、67%。

8. 其他　¹⁸F-FDG PET 对脑中风的研究表明，PET 比 CT 更能够早期发现病灶，并且所显示的病灶范围超过 CT 所显示的范围。对于脑缺血或梗死区周围有活力的脑组织是否可以恢复，可以用 ¹⁸F-FDG PET 进行评价。¹⁸F-FDG PET 还可以用于脑功能重塑机制研究，酒精滥用、可卡因等药物成瘾或者新生儿缺血缺氧性脑病等脑功能改变和机制研究等。

（赵　军）

第三节 脑神经受体显像

一、原理与方法

中枢神经递质和受体显像（central nervous neurotransmission-nueroreceptor imaging）是根据受体-配体特异性结合性能，用放射性核素标记特定的配体（表 7-1），通过 PET 或 SPECT 对活体人脑特定解剖部位受体结合位点进行精确定位和获取受体功能代谢影像，并借助生理数学模型，获得定量或半定量脑内受体与配体特异性结合及其相关代谢参数如受体的分布、数目（密度，B_{max}）和功能（亲和力，K_i）等，从而对与受体有关的疾病作出诊断，指导合理用药、评价疗效和判断预后，同时为神经生物学研究提供一种新方法。

表 7-1 目前神经递质和受体显像的主要放射性配基

受体	SPECT	PET
多巴胺	^{123}I-ILIS，[123]I-IBZM，[123]I-β-CIT，[99m]Tc-TRODAT1	^{18}F-dopa，[11]C-NMSP，[11]C-raclopride，[11]C-d-threo-MP，[11]C-β-CIT
乙酰胆碱	^{123}I-IQNB	^{11}C-Nicotine，[11]C-QNB
苯氮杂草	^{123}I-Iomazenil	^{11}C-Flumazenil

续表

受体	SPECT	PET
5-羟色胺	^{123}I-2-Ketanserin，[123]I-β-CIT	[76]Br-2-Ketanserin，[11]C-β-CIT
阿片	^{123}I-Morphine，[123]I-O-IA-DPN，[131]I-DPN	^{11}C-DPN，[11]C-CFN

神经受体显像常用到定量分析方法，主要有经典的短时间多次采血法，借助生理数学房室模型获得结果准确，但耗时和临床应用受到限制；绘图分析法（graphical analysis）和简化参考区域组织模型（simplified reference tissue model）法，这两种方法计算快且较稳定，在估算中非常有用，但其结果不如采血法精确；还有一种方法是开始时弹丸注射放射性受体显像剂，然后持续静脉注入受体显像剂使组织和血液中达到固定含量，体内结合能力（BP_{ND}）和分布容积（Vr）可以通过计算组织和血液中的放射性活度量的比例而获得。

二、正常影像

大脑皮质及神经基底核团富集神经受体分布部位的受体结合位点放射性分布均匀，影像轮廓结构清晰，小脑放射性分布较低（图 7-13、彩图 7-13）。

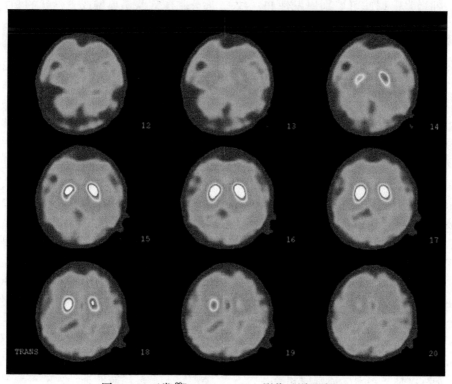

图 7-13 正常 ^{99m}Tc-TRADOT-1 影像（详见彩图）

目前研究和应用比较多的神经递质和受体主要有多巴胺受体显像（dopamine receptor imaging），乙酰胆碱受体显像（acetylcholine receptor imaging），5-羟色胺受体显像（5-serotonin receptor imaging），苯氮杂䓬受体显像［benzodiazepine（BZ）receptor imaging］，阿片受体显像（opioid receptor imaging）等。

三、适 应 证

(1) 锥体外系疾病的诊断、鉴别诊断；

(2) 痴呆的诊断与研究；

(3) 精神性疾患的研究与用药指导；

(4) 药物成瘾与依赖性的研究。

四、临 床 应 用

1. 多巴胺系统相关显像　PD 和 HD 由于黑质纹状体多巴胺通路代谢功能紊乱，导致纹状体多巴胺受体数目、密度和功能减低，从而可对 PD 和 HD 进行早期诊断，动态观察还能判断疗效和预后。

(1) 多巴胺 D_2 受体显像：多巴胺 D_2 受体显像目前得到了较广泛的临床研究与应用。显像剂包括 ^{18}F 或 ^{11}C-甲基螺旋哌啶酮（^{18}F- 或 ^{11}C-NMSP）、^{11}C-雷氯必利（^{11}C-RAC）、^{123}I-IBZM 等。PD 综合征患者纹状体受体数目明显减少，效力明显减低，而中、晚期 PD 由于多巴胺 D_2 受体上调作用表现纹状体受体活性增强，据此可鉴别原发性 PD（纹状体浓聚 IBZM）和 PD 综合征（摄取减少）。1983 年 Wagner 等用碳 -11 标记的 N-甲基螺旋哌啶酮（^{11}C-N-methylspiperone，^{11}C-NMSP）进行多巴胺 D_2 受体显像。^{11}C-NMSP 是 spiperone 类似物，一种对多巴胺 D_2 受体有很高亲和力的苯基酮趋神经药物。体内受体结合分析亦表明，^{11}C-NMSP 在富含有多巴胺 D_2 受体的纹状体结合最高，在很少有多巴胺受体的小脑结合最少，因此常用小脑放射性作为非特异性结合对照区。正常人于注射 740 MBq^{11}C-NMSP 后即刻可见示踪剂积聚于最大血流量的大脑灰质，并迅速穿越血脑屏障与特异性和非特异性受体位点结合。静脉注射显像剂后 6 min，PET 多巴胺受体显像的图像与 rCBF 灌注影像相似，2 h 后纹状体与小脑放射性有明显的区别，即纹状体多巴胺 D_2 受体结合明显。静脉注射后连续 2 h PET 显像，借助尾状核和豆状核与小脑放射性比和用注射显像剂后时间函数表示豆状核与小脑放射性比估算多巴胺 D_2 受体的结合量，利用投予多次不同或相同质量的示踪剂和测定血浆示踪剂浓度估算绝对受体密度和亲和力，发现某些脑疾患的特异脑受体数目和效力有明显的改变。多巴胺 D_2 受体在尾状核和豆状核的数量随年

龄增长而显著下降，男性比女性略为明显，而正常人的 CT 未显示尾状核和豆状核大小随年龄增长明显缩小。原因可能是随年龄增长，纹状体突触后神经元细胞、传入神经和受体合成减少所致，研究发现这些患者的 D_2 受体结合能力比 rCBF 减少更为突出。

^{11}C-雷氯必利（^{11}C-raclopride）D_2 受体显像示纹状体与大脑皮质（特异性 / 非特异性）摄取比值很高。正常人中该配体在基底神经节呈现特异的局部摄取，而皮质和小脑摄取较少，以静脉注射后 2～4 h 特异性最高，服用抗精神病药物者特异性结合较低。有人对 PD 患者药物治疗期间连续进行受体显像发现，症状改善患者的纹状体正常，即放射性分布均称。因此，PET 多巴胺 D_2 受体显像是一种有望作为诊断和鉴别诊断锥体外系疾病的工具，且可用于监测疗效和预测预后。

^{18}F-Fallypride 是一种安全有效的新型多巴胺 D_2 受体显像剂，与脑多巴胺 D_2 受体具有较高的亲脂性（增加脑吸收）和亲和力（减少内源性多巴胺的竞争），可通过 PET/CT 显像，用于探索神经精神疾病如帕金森病、精神分裂症等的研究。

目前临床上应用多巴胺 D_2 受体 PET 或 SPECT 显像研究的疾病主要见于各种运动性疾病、精神分裂症、认知功能研究和药物作用及其疗效评价等。PD 是一种多巴胺受体性疾病，基本病因是黑质纹状体的变性脱落，同时纹状体的多巴胺受体发生变化，临床上用 L-多巴治疗 PD 取得了比较满意效果。但部分临床症状不典型或无症状的 PD 患者（亚临床型）给诊断带来困难，X-CT 和 MRI 在早期发现 PD 病变有一定限制，而 PET 则可能发现疾病在解剖结构发生改变之前早已出现的生理、生化、代谢及功能变化，从而达到早期诊断和及时治疗的目的。有研究报道 ^{123}I-IBZM SPECT 多巴胺 D_2 受体显像观察到 PD 症状初期病损侧纹状体 D_2 受体活性无明显变化，PD 中、晚期，即 PD 症状明显时纹状体的多巴胺受体活力增强，分析认为 D_2 受体超敏与多巴胺神经元失神经支配严重程度有关。D_2 受体显像能鉴别原发性 PD（纹状体浓聚 IBZM）和 PD 综合征（摄取减少），前者经多巴胺治疗效果明显，后者无效，这对 PD 和 PD 综合征诊断和鉴别诊断以及制定合理化个体治疗方案具有重要临床意义。多巴胺 D_2 受体显像是一种有望作为诊断和鉴别诊断锥体外系疾病的新技术和新方法，且可用于监测疗效和判断预后。

(2) 多巴胺能神经递质显像：^{18}F-多巴（^{18}F-dopa）是临床应用最广泛的多巴胺神经递质显像的显像剂。^{18}F-dopa 为多巴胺神经递质显像剂，它为 L-多巴的类似物，是多巴胺能神经元的神经递质，它能透过血脑屏障，入脑后分布在纹状体，经摄取、储存、释放而发挥生理效应。用 ^{18}F-dopa PET 对正常对照

和 PD、HD、精神分裂症、Pick 病显像发现注药后 90～120 min 健康者的纹状体放射性浓聚，影像结构清晰；用 ^{18}F- 多巴（^{18}F-dopa）进行 PET 多巴胺能神经递质显像（dopaminergic neurotransmitter imaging）可见放射性摄取速率减少、清除加快，即特异性结合减少。各种神经精神病患者纹状体呈不同程度的放射性减低或放射性缺损，且给予积极治疗后临床症状改善或明显改善者的再次显像显示纹状体放射性呈不同程度的增高。PET 研究活体人脑化学神经传递过程的能力，使神经递质的化学过程与解剖结构以及精神和行为功能联系起来成为可能。

（3）多巴胺转运蛋白显像：中枢神经系统多巴胺转运蛋白（dopamine transporter，DAT）是定位于多巴胺能神经末梢细胞膜上的单胺特异转运蛋白，它的功能是将突触间隙的多巴胺运回突触前膜，是控制脑内多巴胺水平的关键因素。因此，转运蛋白的重摄取功能活动将直接影响突触间隙单胺类递质多巴胺浓度增高或降低，从而引起多巴胺能系统的功能活动的改变，这类转运蛋白的变化要比受体的变化更为敏感、直接。目前研制得比较成功的 DAT 配体多为可卡因（cocaine）系列衍生物，如 β-CIT（又称 RIT-55）。实验观察到 β-CIT 除了对 DAT 具有很高亲和力，对 5- 羟色胺转运蛋白（5-HTT）也具有较高的亲和力（K_d 为 0.47 nmol/L）。5-HTT DAT 活体人脑显像，发现 ^{123}I-β-CIT 在 5-HTT 丰富的额叶中部皮质、下丘脑、中脑、枕叶皮质有明显的放射性浓聚，其与额叶中部皮质 5-HTT 的特异性结合为 0.377 ± 0.031，^{123}I-β-CIT 在 DAT 丰富的基底节区域呈明显的放射性浓聚，与 DAT 的特异性结合为 0.916 ± 0.007，这为在活体同时检测与 DAT 5-HTT 有关的神经系统疾病提供了有价值的辅助手段。^{18}F-FECNT（氟 [^{18}F]-N-（2- 氟乙基）-2β- 甲酯基 -3β-（4- 氯苯基）去甲基托烷）是另一种 DAT 显像剂，具有较高的 DAT 亲和力和选择性，其能穿透无损的血脑屏障而进入脑组织并有较好的滞留特性，显示出较高的尾状核及壳核摄取。

近年研究较多的用于 DAT 显像的可卡因衍生物还包括 PET 显像剂 ^{18}F-β-CIT、^{11}C-β-CIT 及 SPECT 显像剂 ^{123}I-FP-CIT（^{123}I-ioflupane，商品名为 DaTscan）（图 7-14、彩图 7-14）。^{123}I-ioflupane 在欧洲使用已超过 10 年，美国也于 2011 年批准其用于帕金森综合征患者的 DAT 水平检测及鉴别帕金森综合征所致震颤与特发性震颤。虽然 ^{123}I-ioflupane 难以区分 PD 的不同类型，但统计数据表明 ^{123}I-ioflupane 阴性扫描结果的患者中 97% 为非 PD 疾病，因此阴性的扫描结果可以有效排除 PD 的诊断。

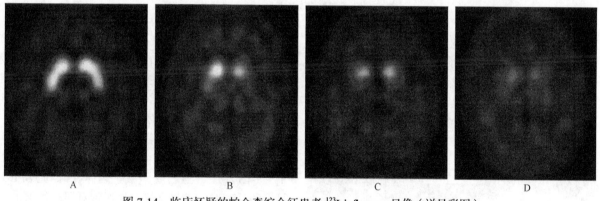

图 7-14　临床怀疑的帕金森综合征患者 ^{123}I-ioflupane 显像（详见彩图）

A. 正常影像；B. 第一种异常类型：不对称摄取，双侧壳核摄取减少，以左侧为著；C. 第二种异常类型：双侧对称性壳核摄取减少；D. 第三种异常类型：壳核及尾状核都缺少放射性摄取

^{11}C-*d-threo*-MP（DAT 的一种配基）PET 显像对于 DAT 减少或功能障碍所致的 PD 患者，并与同龄对照进行比较，发现 PD 患者纹状体放射性的低下较 ^{11}C-raclopride 和 ^{18}F-FDG 显像更明显，影像轮廓不清楚，由此推论 DAT 可早期诊断亚临床型 PD。

^{99m}Tc 标记的 DAT（^{99m}Tc-TRODAT-1）已成功获得活体人脑 DAT 断层影像，目前国内外已开始广泛用于临床，对 PD 的早期诊断、治疗决策以及疗效判断具有重要意义（图 7-15、彩图 7-15）。

（4）囊泡单胺转运体显像：囊泡单胺转运体 2（vesicular monoamine transporter type 2，VMAT2）也称为囊泡单胺转运蛋白，是中枢神经系统单胺能神经元突触前的一种蛋白质复合物，能将胞浆内单胺类物质转运到突触囊泡中储存。VMAT2 表达在所有单胺能神经元上，因此，应用 VMAT2 显像的一个主要缺点就是理论上缺少对 DA 的特异性，但是从实际应用的角度看，与纹状体结合的 VMAT2 中 90% 都与 DA 神经元结合。目前研究主要使用 ^{11}C 或 ^{18}F 标记的二羟基四苯并喹嗪（DTBZ）及 ^{18}F 标记的 AV-133 作为示踪剂，其摄取减少与 DA 神经元数量

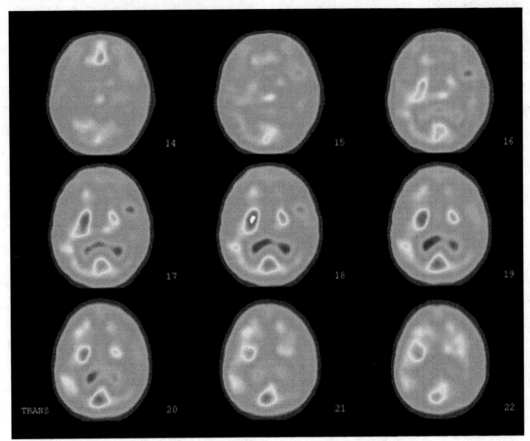

图 7-15   PD 患者 ⁹⁹ᵐTc-TRADOT-1 影像（详见彩图）

双侧纹状体呈明显异常放射性减低，尤以左侧为著

的减少密切相关（图 7-16、彩图 7-16）。¹⁸F-AV-133 的研究发现，PD 患者的前、后壳核、尾状核等部位的显像剂分布较对照组分别下降了 81%、70%、48%，PD 患者的纹状体和中脑也有明显的显像剂分布减少，对于诊断早期帕金森病患者的多巴胺功能异常具有很高灵敏性。

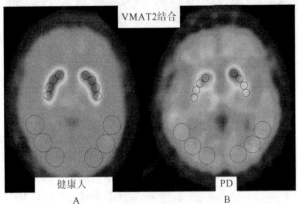

图 7-16   ¹¹C-DTBZ 的 VMAT2 结合显像在正常人（A）和
PD 患者（B）的影像表现（详见彩图）

PD 患者中出现非对称的摄取减低

2. 乙酰胆碱受体显像　乙酰胆碱受体包括 M（毒蕈碱）和 N（烟碱）两种。¹¹C- 或 ¹²³I- 奎丁

环基苯甲酸（¹¹C- 或 ¹²³I-QNB）作为 M 受体显像剂和 ¹¹C- 尼古丁（¹¹C-N）作为 N 受体显像剂已用于人体 PET 和 SPECT 乙酰胆碱受体显像。AD 的早期诊断有一定困难，但 ¹¹C- 或 ¹²³I-QNB 显像可观察到 AD 患者的大脑皮质和海马 M 受体密度明显减低，脑皮质摄取 ¹¹C-N 亦显著降低，并得到尸解结果印证。正常年龄对照组、AD 和 PD 患者组分别进行了 ¹²³I-IBVM（囊泡乙酰胆碱转运体标志物）SPECT 显像和 ¹⁸F-FDG 代谢显像，观察到对照组每增加 10 岁脑皮质 IBVM 结合降低 3.7%，AD 患者皮质的 IBVM 结合与痴呆严重性呈负相关，无痴呆 PD 患者可见顶叶和枕叶皮质乙酰胆碱转运体结合减低，有痴呆症状的 PD 患者如同早期发作 AD 患者表现为广泛皮质减低。临床上有时对 PD 和进行性核上瘫（progressive supranuclear palsy, PSP）患者难以鉴别诊断，用 PET N-methyl-4-[¹¹C]piperidyl acetate 通过对 PD 和 PSP 患者测定乙酰胆碱脂酶活性，观察到 PD 患者皮质乙酰胆碱脂酶活性（-17%）明显低于正常人，PSP（-10%）无明显差异，而同一疾患的 PSP（-38%）患者丘脑乙酰胆碱脂酶活性明显低于正常人，PD（-13%）降低不明显，研究结果提示 PET 乙酰胆碱脂酶活性测定能区别 PD 和 PSP 这两个相

类似疾患。因此，乙酰胆碱受体显像在研究 AD 的病因、病理变化以及与其他类型痴呆的鉴别诊断中具有重要意义。

随着近年来遗传学和分子生物学的技术发展和研究的不断深入，目前已明确神经元细胞以 β 淀粉样蛋白（amyloid β，Aβ）为主要蛋白组分的老年斑或淀粉样斑块（senile plaques，SP）和脑细胞内高度磷酸化的微管相关蛋白（tau）构成的神经纤维缠结（neuro fibrillary tangles，NFT）是 AD 的两大组织病理特征，新研发和应用的核医学显像剂也多围绕着这些重要的组分和分子展开。

3. 苯二氮䓬受体显像　BZ 受体是脑内主要的抑制性受体。^{11}C-Ro-15-1788（苯氮杂䓬类药物中毒的解毒剂）和 ^{123}I-Ro-16-0154（Ro-15-1788 类似物）经大量实验证实为较理想的 BZ 受体显像剂，并已用于活体显像。目前研究结果表明诸如 HD、AD、狂躁症和原发性 EP 等神经精神疾病均与它的活性减低有关。1979 年法国 Comar 等用 ^{11}C 标记 Flunitrapane 成功地进行了 PET 猴脑 BZ 受体显像，观察到放射性浓聚分布与 BZ 受体的脑内分布相一致。随后 ^{11}C-Ro-15-1788 也用于活体 PET 显像并取得了较大成功。许多碘标的苯二氮杂䓬类衍生物先后合成，并用于 SPECT BZ 受体显像。^{123}I-Ro-16-0154 对 BZ 受体具有高亲和力，脑内摄取比较稳定，且特异性 / 非特异性比率较高，影像清晰。Schubriger 研究小组用 ^{123}I-Ro-16-0154 对正常人、EP 患者进行 SPECT 显像，利用计算机技术勾画出受体影像中左右感兴趣区，并计算摄取比值，可较直观地进行半定量测定。临床上 BZ 受体研究对 EP 灶的定位和监测疗效有实用意义。癫痫发作间期 BZ 受体显像可见病灶部位受体密度减低，在显示病变上较脑血流断层显像为优，联合 MRI 等影像学检查可进一步提高病灶检出率。

4. 5- 羟色胺受体显像　5- 羟色胺受体分为 5-HT$_1$ A，B，C 和 5-HT$_{2,3}$ 亚型，5-HT 受体与躁狂 / 抑郁型精神病有关，用 ^{123}I-2-ketanserin、^{123}I-β-CIT 对正常对照和抑郁症进行脑 5- 羟色胺受体显像，观察到单纯或轻度抑郁症患者顶叶皮层放射性摄取增高，额叶下部右侧较左侧增高，而重度抑郁症或躁狂 / 抑郁型精神病患者脑 5-HT 受体密度和亲和力降低，同时还观察到 Citalopram 抗抑郁症治疗后脑内 5-HT 摄取增加。^{123}I-β-CIT 脑 SPECT 显像可同时观察到 DAT 和 5-HT 再摄取抑制剂类抗抑郁症 citalopram 对脑内 5- 羟色胺再摄取部位的阻断作用。对服用不同剂量 citalopram 的抑郁症患者、未经治疗的抑郁症患者和正常对照分别进行 ^{123}I-β-CIT 脑 SPECT 显像，检查结果与正常对照相比，发现服用 citalopram 的抑郁症患者其内侧丘脑、下丘脑、中脑和延髓 ^{123}I-β-

CIT 摄取显著减少，但未发现纹状体部位 ^{123}I-β-CIT 摄取的变化。这是首例在活体人脑中直接观察选择性 5-HT 再摄取抑制剂的效应的研究。

5. 阿片受体显像　对阿片受体的认识是长期以来多学科相互渗透的研究结果。阿片受体生理作用极为广泛，与麻醉药物成瘾密切相关。国外已用 ^{11}C-DPN（^{11}C- 特培洛啡）、^{11}C-CFN（^{11}C-4- 碳 - 甲氧基 - 芬太尼）和 ^{123}I-DPN 或 ^{123}I-O-IA-DPN（^{123}I-O- 碘烷 - 特培洛啡）进行人脑阿片受体显像，发现颞叶癫痫灶阿片受体密度增加，呈现明显异常放射性浓聚灶。同时阿片受体显像还可用于吗啡类药物成瘾与依赖性以及药物戒断治疗的临床研究，^{11}C-CFN 阿片受体显像可直接观察美沙酮治疗阿片成瘾患者时美沙酮占据阿片受体位点的程度，从而提供一种监测美沙酮药效和合理用药的有效手段。近年来还发现阿片受体与其他中枢神经递质和受体（多巴胺受体、乙酰胆碱受体等）之间相互调节有密切的关系。

第四节　脑脊液间隙显像

一、原理与方法

脑脊液间隙显像不仅显示脑脊液间隙状况，而且更重要的是反映脑脊液循环和吸收的动力学变化，可分为脑池显像（cisternography）和脑室显像（ventriculography）。常规将显像剂如 ^{99m}Tc-DTPA 注入蛛网膜下腔或侧脑室，在体外用 γ 相机示踪脑脊液的循环路径和吸收过程或显示脑室影像和引流导管是否通畅。脑池显像通常在注药 1、3、6 及 24 h 后分别行前、后和侧位头部显像；脑室显像于注药后即刻采集至 1 h。若观察脊髓蛛网膜下腔脑脊液是否通畅，应在注药后 10 min 开始自注入部位由下向上行后位显像。怀疑脑脊液漏者需在注药前在鼻道、耳道及可疑部位放置棉拭子，漏道一旦显示即可终止显像，取出拭子测量其放射性。

二、适应证

1. 交通性脑积水的诊断。
2. 脑脊液漏的定位。
3. 脑脊液分流术后评价。
4. 梗阻性脑积水梗阻部位的定位。

三、影像分析

正常脑池影像注药后 1 h，显像剂达颈段蛛网膜下腔，小脑延髓池显影，3～6 h 颅底各基底池、四叠体池、胼胝体池和小脑凸面陆续显影。前、后位影像呈向上"三叉形"，基底为基底池和四叠体池的重叠影像，中央为胼胝体池，两侧为外侧裂池，其间空白区为左右侧脑室。24 h 可见放射性主要集中在大脑凸面，呈"伞"状分布，上矢状窦内可有

放射性浓聚。脑室始终不显影（图 7-17）。各时相显像两侧对称，

正常脑室影像一侧侧脑室注入显像剂几分钟后，除对侧侧脑室不显影外，全脑室系统均显影，并迅速到达基底池。

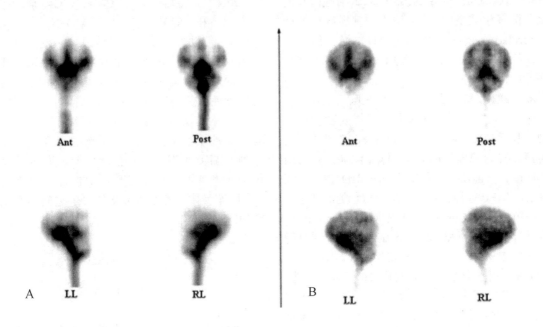

图 7-17　正常脑池影像

A.3 h 影像；B.24 h 影像

四、临床应用

（一）交通性脑积水的诊断

交通性脑积水又称为正常颅压性脑积水，主要是蛛网膜下腔因出血、炎症、损伤而粘连，或受外压导致脑脊液循环障碍或吸收不良，侧脑室积液扩大而失去泵功能。脑池影像的典型表现是显像剂可随脑脊液反流进入侧脑室，使侧脑室持续显影，3～6 h 前、后位影像为"豆芽状"（图 7-18）。同时脑脊液循环障碍或清除缓慢，24～48 h 大脑凸面及上矢状窦区放射性分布极少。非交通性脑积水脑室内无放射性浓聚。此检查在交通性脑积水的诊断与鉴别诊断具有较高的临床价值。

（二）脑脊液漏的定位诊断

脑脊液漏口及漏管部位出现异常放射性聚集影像或鼻道或耳道棉拭子可检测到放射性，有助于病变部位的定位诊断。

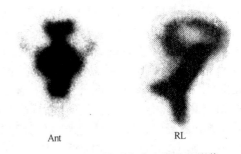

图 7-18　交通性脑积水患者脑池影像

（三）梗阻性脑积水的诊断

脑室显像可见脑室系统一定部位脑脊液循环受阻，脑室扩大。中脑导水管阻塞表现为对侧侧脑室立即显影，而第三脑室以下脑脊液间隙持续不显影。室间孔完全阻塞显像剂在该侧侧脑室持久滞留，第三脑室以下脑脊液间隙和对侧侧脑室完全不显影。第四脑室出口阻塞显像特点为全脑室明显扩大，基底池和小脑延髓池持续不显影。

（四）脑脊液分流术后评价

术后产生的分流通道阻塞，采用脑脊液显像能定性判断梗阻部位以及定量评价术后效果，该法安全可靠、操作简便、合乎生理条件要求、具有其他医学影像学检查不可比拟的优越性，是评价脑脊液分流术最有临床实用价值的检查方法。

思　考　题

1. 简述脑血流灌注断层显像的原理和临床应用。

2. 简述脑葡萄糖代谢显像的临床应用价值。

3. 试述神经递质和受体显像的原理、应用进展与前景。

4. 如何应用本章节学过的知识对临床怀疑 AD 进行诊断与鉴别诊断？

5. 如何应用本章节学过的知识对胶质瘤治疗后放射性坏死与肿瘤复发进行鉴别诊断？

（王荣福）

第八章　内分泌系统

人体的内分泌腺通过分泌激素调节机体的多种重要的生理功能和活动，维持内环境的稳定。当内分泌腺体发生器质性或功能性病变时，可引起多种临床疾患。因此，对内分泌腺体及其分泌的生物活性物质进行检测具有重要的临床意义。应用核医学功能测定和显像等技术可为内分泌系统多种腺体的生理功能分析、病理生理机制研究、疾病的诊断提供有效手段。

第一节　甲　状　腺

一、甲状腺相关激素及其自身抗体测定

（一）甲状腺激素

甲状腺滤泡（thyroid follicles）是甲状腺的结构和功能的基本单位。滤泡上皮细胞合成和分泌甲状腺激素（thyroid hormone），以与甲状腺球蛋白（thyroglobulin，Tg）结合的形式储存在含胶质的滤泡腔内。

甲状腺主要分泌两种碘化氨基酸，一为 3，5，3′，5′- 四碘甲状腺原氨酸即甲状腺素（thyroxine，T_4），一为 3，5，3′- 三碘甲状腺原氨酸（triiodothyronine，T_3）。甲状腺素和三碘甲状腺原氨酸统称为甲状腺激素。

T_4 均为甲状腺合成，80% 的 T_3 是由 T_4 在外周组织脱碘转化而来，20% 由甲状腺分泌。T_4 在血中的浓度是 T_3 的 50 ～ 80 倍，而 T_3 的生物活性是 T_4 是 3 ～ 5 倍。

正常情况下，仅有 0.04% 的 T_4 呈游离状态，称游离 T_4（free T_4，FT_4），约 75% 与甲状腺结合球蛋白（TBG）结合，约 15% 与甲状腺素结合前蛋白（TBPA）结合，其余约 10% 与白蛋白结合。血清总 T_4 称 TT_4。0.3% ～ 0.5% 的 T_3 呈游离状态，称游离 T_3（free T_3，FT_3），约 85% 与 TBG 结合，5% 与 TBPA 结合，10% 与白蛋白结合，血清总 T_3 称 TT_3，在血循环中的浓度仅为 T_4 的 1% ～ 2%。只有游离的甲状腺激素才能通过细胞膜在靶细胞中发挥相应的生物效应。

与蛋白结合的甲状腺激素与 FT_3、FT_4 之间处于动态平衡状态，使血中 FT_3、FT_4 保持相对稳定，以维持正常的生理功能。由于 T_3、T_4 的绝大部分是以结合形式存在，因此，血中 TT_3 和 TT_4 的水平除了受甲状腺功能的影响外，还受 TBG 含量变化或其对甲状腺激素结合力的大小的影响，TBG 结合量减少时（如各种严重疾病，肝硬化，肾病综合征，活动性肢端肥大症，遗传性 TBG 减少或缺乏症，各种营养不良，服用雄性激素、糖皮质激素等）TT_3、TT_4 降低；TBG 结合量增高时（如妊娠、新生儿急性间歇性卟啉症、传染性肝炎、遗传性 TBG 增多症、胶原病、服用雌激素、避孕药）TT_3 和 TT_4 升高，而 FT_3、FT_4 浓度则不受 TBG 的影响，所以测定 FT_3、FT_4 更能准确地反映甲状腺的功能状态。

应用体外放射配体结合分析法测定，正常成年人 TT_3 的测定值为 1.077 ～ 3.077 nmol/L，TT_4 为 70 ～ 173 nmol/L，FT_3 为 2.0 ～ 9.5 pmol/L，FT_4 为 9.5 ～ 25.5 pmol/L。受检测方法（例如，体外放射配体结合分析法，化学发光法，电发光法等）、试剂盒、实验条件等影响，FT_4、FT_3、TT_4、TT_3 测定值各实验室间有差异。此外，不同年龄组的正常人测定值也可不同。因此，各实验室可建立自己的正常参考值。

临床中，TT_3、TT_4、FT_3、FT_4 升高主要见于甲状腺功能亢进症（hyperthyroidism），简称甲亢，是其诊断的重要依据之一。TT_3、TT_4、FT_3、FT_4 升高也可见于有甲状腺功能亢进表现的其他甲状腺疾病，如亚急性甲状腺炎的甲亢期。甲亢时，TT_3、FT_3 升高较早，幅度较高，因此，TT_3、FT_3 在诊断甲亢时较 TT_4、FT_4 灵敏，而 FT_3、FT_4 诊断甲亢的准确性又较 TT_3、TT_4 高，尤其对轻度甲亢或可疑甲亢患者的诊断；在甲亢治疗期间监测 TT_4、FT_4 变化是评价疗效、调整药物剂量的主要依据。

TT_3、TT_4、FT_3、FT_4 降低主要见于甲状腺功能减退症（hypothyroidism），简称甲减。诊断中，TT_4、FT_4 较 FT_3、TT_3 更灵敏。

（二）促甲状腺激素

T_3、T_4 的分泌受下丘脑、垂体和甲状腺组成的"反馈"系统的调节，以维持血浆激素水平的动态平衡。下丘脑能够生产一系列"释放因子"的激素，其中包括促甲状腺激素释放激素（thyrotropin-releasing hormone，TRH）。当血中的甲状腺激素太多时，"反馈"系统就作用到这个位置，关闭 TRH 的产生和释放。相反，如果血中甲状腺激素太少，负反馈系统就会让下丘脑产生和释放 TRH。

从下丘脑生成和释放的 TRH 向下到达垂体，引起垂体生成促甲状腺激素（thyroid stimulating hormone，TSH）并将它释放到血中。TSH 与甲状腺细胞表面 TSH 受体结合刺激甲状腺细胞合成和释放甲状腺激素。甲状腺合成和释放甲状腺激素的速度是由垂体产生的 TSH 来控制。一旦血中有了足够的甲状腺激素，就会通过"反馈"系统反映到垂体和下丘脑处，减少 TSH 和 TRH 的生成。血清 TSH 测定是评价下丘脑 - 垂体 - 甲状腺轴功能的重要手段。

应用体外放射配体结合分析法测定 TSH 正常值为 0 ～ 7 mU/L。随着检测技术和方法的不断改进，测定血清 TSH 的敏感度明显提高。目前的高灵敏 TSH 测定药盒最小检测值可达 0.001 mU/L，有助于区别正常人与甲亢患者的血清 TSH 水平。测定值正常范围由于检测技术的不同可不同，各实验室可建立自己的正常值范围。

临床中，血清 TSH 水平在甲亢或甲减者与正常人交叉很少。TSH 升高主要见于原发性甲减或亚临床甲减患者；TSH 降低主要见于甲亢；继发性甲减患者 TSH 可降低，行促甲状腺激素释放激素兴奋试验有助于原因的鉴别；甲亢和甲低患者在治疗过程中，TSH 水平恢复可作为病情缓解的指标之一；垂体、消化道、胰腺、滋养层细胞瘤等部位肿瘤也可引起异位 TSH 分泌，多时可达正常人水平的 100 倍以上。

（三）血清 Tg

血清 Tg 测定作为分化型甲状腺癌（differentiated thyroid cancer，DTC）的肿瘤标志物在 DTC 的随访中有着极其重要的作用，DTC 已行手术和 ^{131}I 清除残留甲状腺治疗后 Tg 水平升高被认为是疾病持续存在或复发转移的最有价值的指标。在临床中，约 20% 的患者因有高浓度 TgAb 存在，使得 Tg 水平被低估，因此，对于 DTC 患者，当血清 Tg 值被低估时，如果 TgAb 水平持续升高，常提示 DTC 的复发和转移。不同实验方法，其正常值有差异，近年来建立了一种简便、快速、灵敏、可靠的发光法测定 Tg。

（四）甲状腺自身抗体

自身免疫性甲状腺疾病的发病机制与机体的免疫功能缺陷有关，因此临床上常以自身抗体阳性为特征。检测相关抗体对于研究该类疾病的发病机制、辅助临床诊治具有重要意义。

1.TSH 受体抗体的检测和分析 TSH 受体抗体（TSH-receptor antibodies，TRAb）为体液免疫 B 淋巴细胞产生的一类针对 TSH 受体的甲状腺特异免疫球蛋白，主要包括：①甲状腺刺激抗体（thyroid-stimulating antibody，TSAb）或称甲状腺刺激免疫球蛋白（thyroid-stimulating immunoglobulin，TSI）；②TSH 刺激阻断抗体（TSH-stimulation blocking antibody，TSBAb）或称 TSH 结合抑制免疫球蛋白（TSH-binding inhibitor immunoglobulin，TBII）。

在对一组毒性弥漫性甲状腺肿（Graves 病）患者抗甲亢药物治疗疗效判断研究中，有学者在治疗前、治疗中和治疗结束后动态检测 TSAb 和 TBII。结果发现，在治疗初期呈现 TSAb 和 TBII 平稳下降的患者，甲亢缓解率明显高于非平稳下降者，提示 TSAb 和 TBII 在早期预测抗甲亢药物治疗疗效方面能提供可靠的依据。TRAb 的变化与甲亢 ^{131}I 治疗后病情的转归和预后有关，治疗后 TRAb 的下降预示良好的结果，TRAb 升高预示复发危险增加。

2. 甲状腺球蛋白抗体和甲状腺过氧化物酶抗体的检测和分析 正常情况下，Tg 以胶质形式贮存于甲状腺滤泡腔内。尽管可有极少量的 Tg 进入外周血液循环，但一般不会诱导产生其抗体。当甲状腺发生自身免疫性疾患致滤泡破坏时，大量 Tg 入血可使机体产生抗甲状腺球蛋白抗体（thyroglobulin antibody，TgAb），应用体外放射配体结合分析法测定，TgAb > 30%。对于分化型甲状腺癌患者，测定 Tg 对临床判断复发非常重要。但 TgAb 可以干扰 Tg 的测定值，因此，临床上 DTC 患者随访 Tg 时须与 TgAb 同时检测。甲状腺微粒体抗原存在于甲状腺上皮细胞浆内，在自身免疫性甲状腺疾病时，甲状腺微粒体抗原可进入外周血，诱发机体产生自身抗体，即甲状腺微粒体抗体（thyroid microsome，TMAb），又称为甲状腺过氧化物酶抗体（thyroid peroxidase，TPOAb），以桥本甲状腺炎较为显著，TPOAb 明显升高，血清 TMAb > 15%。

临床上，TgAb、TMAb、TPOAb 的检测可为桥本甲状腺炎、亚急性甲状腺炎、Graves 病等自身免疫性甲状腺疾病的诊断和鉴别诊断、预后和疗效判断提供重要依据。

值得指出的是，尽管临床上 TgAb、TMAb、TPOAb 可出现在大多数自身免疫性甲状腺疾病的患者中，但血清中出现上述抗体并不足以作出自身免疫性甲状腺疾病的诊断。

二、甲状腺摄 ^{131}I 功能测定

正常情况下，甲状腺（thyroid）的功能受下丘脑 - 垂体 - 甲状腺轴及甲状腺自身的调节。甲状腺摄 ^{131}I 功能测定有助于明确病变的环节和性质，为临床诊断和治疗方案的制定提供依据。

（一）原理

正常甲状腺具有选择性摄取和浓聚碘的功能，

且摄取和浓聚碘的速度和数量与甲状腺功能状态相关。放射性核素 ^{131}I 的生化性质和体内生物学行为与稳定性碘相同，口服后可被甲状腺滤泡上皮细胞迅速摄取，并参与甲状腺激素的合成和释放。在体外，利用甲状腺功能探测仪定时测定甲状腺部位的放射性计数率，计算甲状腺摄 ^{131}I 率（^{131}I thyroid uptake rate），以甲状腺摄 ^{131}I 的数量和速度来判定甲状腺功能状态。

（二）方法

1. 患者准备　为避免对测定结果产生影响，测定前须停用富含碘的食物和药物、某些可影响甲状腺功能的药物和制剂（如抗甲状腺药物、甲状腺激素、肾上腺皮质激素、镇静剂、抗结核药物、溴剂、X 线碘造影剂等），一般为 2 ～ 6 周。因摄 ^{131}I 功能测定所用示踪剂放射性活度较低，如近日内做过放射性核素检查者暂不宜做此项检查。

2. 检查方法　空腹口服 Na^{131}I 74kBq。服药后 2 小时方可进食。服药后 2、4（或 6）、24 小时分别测定本底、标准源及甲状腺部位的放射性计数率，用式（8-1）计算出不同时间甲状腺摄 ^{131}I 率。

$$\text{甲状腺摄}^{131}\text{I率（％）}=\frac{\text{甲状腺计数率}-\text{本底计数率}}{\text{标准源计数率}-\text{本底计数率}}\times100\%$$

$$(8\text{-}1)$$

3. 结果判定　正常生理状态下，甲状腺摄 ^{131}I 率随时间的延长而逐渐升高，一般 24 小时达高峰。正常值因地区、年龄、性别以及测定仪器和方法的不同而有差异。所以，各地区乃至各单位应建立自己的正常值及其诊断标准。一般情况下，儿童及青少年甲状腺摄 ^{131}I 率高于成人，女性高于男性，但无显著性差异。食用加碘盐后，测定值一般较服用碘盐之前降低 11% ～ 28%。

4. 适应证

（1）甲状腺疾病 ^{131}I 治疗的投药剂量计算和适应证的选择。

（2）亚急性甲状腺炎或慢性淋巴细胞性甲状腺炎的辅助诊断。

（3）辅助诊断甲状腺功能亢进症，甲状腺功能减退症。

（4）了解甲状腺的碘代谢或碘负荷状况。

（5）了解非甲状腺疾病的甲状腺功能状态。

5. 临床应用

（1）甲亢 ^{131}I 治疗剂量的计算及疗效预测：应用 ^{131}I 治疗甲亢时，^{131}I 应在甲状腺内停留足够的时间才能达到预期的照射剂量，获得满意的临床效果。因此，在甲亢 ^{131}I 治疗适应证的选择、剂量的计算中，

测定甲状腺最高摄 ^{131}I 率及 ^{131}I 的有效半衰期具有重要意义。正常情况下，^{131}I 在甲状腺内的生物半衰期平均为 20 天，有效半衰期为 5.4 ～ 6.4 天。如果 ^{131}I 在甲状腺内的有效半衰期明显缩短，预示 ^{131}I 治疗不理想。

（2）甲状腺功能亢进症（简称甲亢）的辅助诊断：在甲状腺摄 ^{131}I 功能方面，甲亢可有两种完全不同的变化。一种是甲状腺摄 ^{131}I 功能增强，另一种是降低。可引起甲状腺摄 ^{131}I 功能增强的甲亢有甲状腺性甲亢、垂体性甲亢、伴瘤综合征等；可引起甲状腺摄 ^{131}I 功能降低的甲亢有卵巢甲状腺肿伴甲亢、医源性甲亢、暂时性甲亢，后者在临床上比较少见。通过甲状腺摄 ^{131}I 功能试验判断甲亢致甲状腺摄 ^{131}I 功能增强的诊断标准为：①各次摄 ^{131}I 率高于正常值上限；②摄 ^{131}I 率高峰前移（即最高摄 ^{131}I 率出现在 24 小时前）；③ 2 小时与 24 小时摄 ^{131}I 率之比大于 0.8 或 4 小时与 24 小时之比大于 0.85。凡符合①＋②或①＋③两项指标者提示为甲亢，其诊断甲状腺功能亢进症的符合率为 90% 以上。甲状腺摄 ^{131}I 率高低并不代表甲亢的病情轻重程度，故不能以其结果作为判断病情的指标。

亚急性肉芽肿性甲状腺炎、亚急性淋巴细胞性甲状腺炎、亚急性损伤性甲状腺炎、亚急性放射性甲状腺炎等疾病可引起甲状腺滤泡大量破坏，使储存的甲状腺激素大量释放入血而引起甲亢的临床表现。由于大量释放入血的甲状腺激素可通过反馈机制抑制甲状腺功能，因此，其甲状腺摄 ^{131}I 率测定值一般低于正常值，据此，可以与甲状腺功能亢进症进行鉴别。

（3）甲状腺功能减退症（简称甲减）的辅助诊断：一般来说，甲减时，其各次摄 ^{131}I 率低于正常值下限，且高峰延迟。但甲减的原因多种多样，不同的病因及疾病的不同时期可导致摄 ^{131}I 率不同，因此，用甲状腺摄 ^{131}I 率诊断甲减时应参考血清 TSH 和 FT$_4$ 值等进行综合分析。

（4）甲状腺肿的辅助诊断：单纯性甲状腺肿（如青春期甲状腺肿、地方性甲状腺肿等），各次摄 ^{131}I 率均高于正常值，但无高峰前移，呈典型的"碘饥饿"曲线。结节性甲状腺肿，如甲状腺癌、甲状腺瘤、甲状腺囊肿等患者其摄 ^{131}I 率一般正常，若病变侵及范围较广时可降低。自主性功能亢进性甲状腺瘤摄 ^{131}I 率可正常或升高。

三、甲状腺显像

（一）甲状腺静态显像

1. 原理　正常甲状腺组织具有选择性摄取和浓

聚碘的能力。将放射性 ^{131}I 引入体内后，可被有功能的甲状腺组织所摄取，因此通过显像仪（γ相机或 SPECT）即可在体外进行甲状腺静态显像（thyroid static imaging），以显示 ^{131}I 的分布情况，用以观察甲状腺或有甲状腺功能组织的位置、形态、大小及功能状态。

由于锝与碘均可被功能甲状腺组织摄取和浓聚，只是 $^{99m}TcO_4^-$（pertechnetate）进入甲状腺细胞后不能进一步参加甲状腺激素的合成。由于 $^{99m}TcO_4^-$ 具有物理半衰期短、射线能量适中、发射单一 γ 射线、甲状腺受辐射剂量小等良好的物理特性，目前临床上多使用 $^{99m}TcO_4^-$ 进行常规甲状腺显像。

2. 检查方法

（1）显像剂：目前临床常用的甲状腺显像剂有 $^{99m}TcO_4^-$、^{131}I，也可用 ^{123}I。

（2）显像方法

1）颈部甲状腺显像：平面显像时，静脉注射 $^{99m}TcO_4^-$ 74～185MBq，20～30分钟后进行采集。采用低能高分辨平行孔或针孔型（结节性甲状腺疾病时）准直器。常规取前位，必要时增加斜位和侧位。矩阵 128×128 或 256×256，Zoom 2.0～4.0，预置计数 200～300k。断层显像时，静脉注射 $^{99m}TcO_4^-$ 296～370MBq，20～30分钟后采用低能高分辨平行孔准直器，探头旋转 360°，共采集 64 帧，每帧 20～30秒，矩阵 64×64 或 128×128，Zoom 2.0～3.0。采集结束后进行图像重建，获得横断面、矢状面和冠状面影像。

2）异位甲状腺显像：患者检查前准备同甲状腺摄 ^{131}I 率测定。空腹口服 ^{131}I 1.85～3.70MBq，24 小时后采用高能通用型平行孔准直器，分别在正常甲状腺部位和疑为异位甲状腺的部位采集影像，条件同颈部甲状腺显像。

3）甲状腺癌转移灶显像：显像前患者血清 TSH 测定值 > 30mU/L，术后 4～6 周以上，停服甲状腺素制剂 4 周或 T_3 制剂 2 周以上。空腹口服 ^{131}I 74～185MBq，24～48 小时后采用高能通用型准直器，进行颈部及全身显像。也可在服用治疗剂量 ^{131}I 7～10 天后行常规 ^{131}I 局部和全身显像。

3. 图像分析

（1）正常影像：甲状腺呈"蝴蝶"或"H"形（图 8-1），但可有多种形态变异。甲状腺两侧叶显像剂分布均匀，中央高于周边，边缘较齐整；因峡部较薄显像剂分布稀疏，影像不明显。少数患者可见甲状腺锥体叶变异（图 8-2）。在 $^{99m}TcO_4^-$ 显像图像上，甲状腺清晰显示的同时可见到甲状腺外组织本底、唾液腺影像。

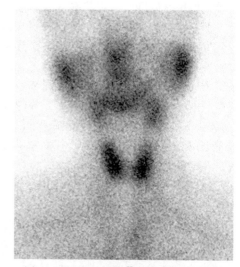

图 8-1 正常甲状腺 $^{99m}TcO_4^-$ 静态显像图

甲状腺位于颈部中央，分为左右两叶，类似蝴蝶状，两叶显像剂分布较均匀，峡部及两叶周边组织较薄而显像剂分布略稀疏

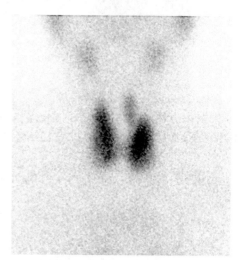

图 8-2 正常甲状腺锥体叶 $^{99m}TcO_4^-$ 静态显像图

甲状腺左叶内侧锥形显像剂分布区，为锥体叶显影

（2）异常影像：异常影像主要表现为甲状腺形态增大、位置异常、形态失常，甲状腺内显像剂分布局限性或弥漫性增高或降低，甚至缺如。

4. 适应证

（1）了解甲状腺的位置、形态、大小及功能状态。

（2）甲状腺结节功能状态的判定。

（3）异位甲状腺的诊断。

（4）寻找甲状腺癌转移灶及疗效评价。

（5）^{131}I 治疗前推算甲状腺功能组织的重量。

（6）颈部包块与甲状腺关系的鉴别。

（7）了解甲状腺术后残余组织。

（8）甲状腺炎的辅助诊断。

5. 临床应用

（1）观察甲状腺大小、形态和整体功能状态：甲状腺疾病常引起甲状腺大小、形态或功能状态的异常。单纯性甲状腺肿时，甲状腺静态显像腺体外形增大，但显像剂分布特点与正常甲状腺类似（图8-3）；毒性弥漫性甲状腺肿时，甲状腺静态显像示腺体弥漫性增大，显像剂摄取量明显增多，而甲状腺外组织本底、唾液腺基本不显影（图8-4）；结节性甲状腺肿时，腺体外形可增大变形，腺内放射性分布不均匀；先天性无甲状腺或甲状腺一叶缺如者，在显像图上可表现为完全不显影或一侧叶不显影，左叶缺如者较多见。

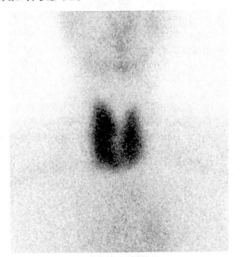

图 8-3　单纯性甲状腺肿静态显像图
甲状腺双叶位置正常，外形增大，显像剂摄取、分布未见异常

图 8-4　Graves 甲亢患者静态显像图像
甲状腺双叶位置正常，外形增大，显像剂摄取功能增强

（2）异位甲状腺的诊断：临床上，异位甲状腺多位于舌根部（图8-5）、胸骨后（图8-6）。少数人还可在卵巢区发现甲状腺组织。甲状腺 ^{131}I 显像时，如在甲状腺外发现显像剂异常浓聚影像，对异位甲状腺的诊断有很高的价值。因胸骨后甲状腺肿组织常为无功能甲状腺组织，当临床疑为胸骨后甲状腺肿而甲状腺 ^{131}I 显像不显影时，应用 ^{201}Tl 或 ^{99m}Tc-MIBI 进行甲状腺显像更有利于其定位诊断。

（3）甲状腺结节的功能及性质的判定：由于甲状

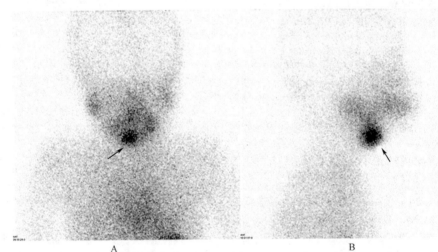

A　　　　　　　　　　　　　　B
图 8-5　舌根部异位甲状腺（箭头所指处）显像图，A 前位；B 右侧位
正常甲状腺部位显像剂分布同周围本底水平，舌根部见显像剂摄取增高区，为舌根部异位甲状腺

腺结节功能状态的不同，在甲状腺静态显像上可表现为高功能结节（hyperfunctioning nodule）、功能正常结节或低功能结节（hypofunctioning nodule）。高功能结节和功能正常结节统称为功能结节（functioning nodule）。通常称高功能结节为"热结节"，功能正常结节为"温结节"，低功能结节为"凉结节"或"冷结节"。90% 的甲状腺结节核素显像时表现为低功能结节。

1）"热结节"（hot nodule）：静态显像结节处显像剂分布高于周围正常甲状腺组织（图8-7）。"热结节"多见于良性甲状腺结节，如甲状腺腺瘤、结节性甲状腺肿。极少数甲状腺癌也可表现为"热结节"。"热结节"的恶性病变概率很小，平均约 1%。因此，必要时可结合临床以及其他检查手段（如活检）进行鉴别诊断。

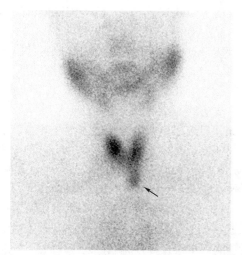

图 8-6　胸骨后异位甲状腺（箭头所指处）显像图
正常甲状腺可见显影，胸骨后见显像剂摄取增高区，为异位胸骨后甲状腺

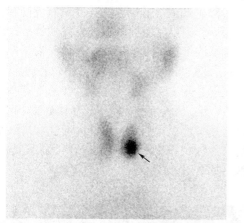

图 8-7　甲状腺"热结节"（箭头所指处）显像图
甲状腺左叶结节处显像剂分布明显高于周围正常组织及对侧甲状腺，为甲状腺左叶"热结节"

　　自主功能亢进性甲状腺腺瘤或结节性甲状腺肿的自主功能亢进性结节患者血中甲状腺激素水平升高，通过反馈作用抑制垂体分泌 TSH，使自主功能亢进性甲状腺腺瘤周围正常甲状腺组织摄 ^{131}I 或 ^{99m}TcO$_4^-$ 功能受到抑制或降低。如为单发结节，静态显像上常表现为孤立的"热结节"，此时须与甲状腺先天一叶缺如、气管前不分叶甲状腺相鉴别。

　　与 ^{131}I 不同，^{99m}TcO$_4^-$ 在甲状腺内不参与进一步的合成代谢。因此，^{99m}TcO$_4^-$ 显像表现为"热结节"或"温结节"的病变，^{131}I 显像时可为"冷（凉）结节"。这种现象发生于约 3% ～ 8% 的甲状腺结节。其原因目前认为是，病变结节存在碘有机化障碍，但尚具有摄取 ^{99m}TcO$_4^-$ 和 ^{131}I 的能力。由于 ^{99m}TcO$_4^-$ 显像多在注药后 30min，而 ^{131}I 显像多在 24 小时，摄入的 ^{131}I 难以长时间停留于甲状腺结节内，因此，显像时会出现上述改变。有学者建议，当 ^{99m}TcO$_4^-$ 显像结节

表现为"热结节"时，应行 ^{131}I 或 ^{123}I 显像，以便为 ^{131}I 治疗提供依据。

　　2）"温结节"（warm nodule）：静态显像结节处显像剂分布与周围正常甲状腺组织相同，图像上结节部位的显像剂分布无异于周围正常甲状腺组织（图 8-8），尽管临床上甲状腺触诊可扪及结节。"温结节"多见于功能正常的甲状腺腺瘤、结节性甲状腺肿，也可见于慢性淋巴细胞性甲状腺炎、亚急性甲状腺炎恢复期及甲状腺癌。"温结节"的恶性病变概率约为 4% ～ 5%。在常规平面显像上，结节直径小于 1cm 且位置较深的低功结节多为"温结节"改变。

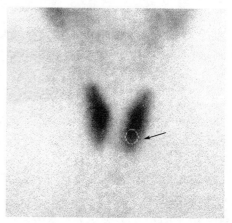

图 8-8　甲状腺"温结节"（箭头所指处）显像图
甲状腺左叶结节处核素分布与周围腺体接近，为左叶"温结节"

　　3）"凉结节"（cool nodule）或"冷结节"（cold nodule）：静态显像结节处摄取显像剂低于周围正常甲状腺组织但高于本底为"凉结节"（图 8-9），结节无摄取显像剂的功能，显像图上表现为结节部位的显像剂分布接近本底水平为"冷结节"（图 8-10）。

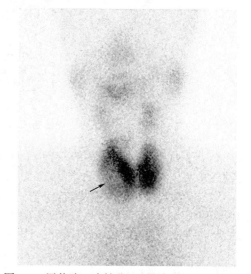

图 8-9　甲状腺"凉结节"（箭头所指处）显像图
甲状腺右叶结节处显像剂分布稀疏，低于周围正常甲状腺，为甲状腺右叶"凉结节"

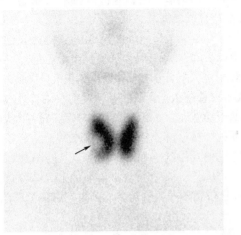

图 8-10 甲状腺"冷结节"（箭头所指处）显像图
甲状腺右叶结节处显像剂分布呈缺损，接近甲状腺外本底水平，为甲状腺右叶"冷结节"

"凉结节"和"冷结节"无本质区别，均可见于甲状腺囊肿、甲状腺腺瘤囊性变或内出血、结节性甲状腺肿、局灶性甲状腺炎、甲状腺癌等。一般单发"凉结节"、"冷结节"的恶性发生率为 $7.2\% \sim 54.5\%$，多发"凉结节"、"冷结节"的恶性发生率为 $0\% \sim 18.3\%$

当结节 $^{99m}TcO_4^-$、^{131}I 显像为"冷结节"，在出现下列改变时应考虑该结节恶性病变的可能性较大：①"冷结节"所在的侧叶无肿大；②分布缺损区横贯一侧叶，呈断裂样改变；③一侧叶整体呈分布缺损区，且向对侧扩展；④ $^{99m}TcO_4^-$、^{131}I、^{123}I 显像均为"冷结节"或"凉结节"。甲状腺良性病变多表现为：①伴有甲状腺肿大的多发"冷结节"或"凉结节"；② $^{99m}TcO_4^-$ 显像为"热结节"，^{131}I 或 ^{123}I 显像为"冷结节"或"凉结节"。

此外，应用甲状腺血流血灌注显像、亲肿瘤的放射性核素或标记化合物，如 ^{201}Tl、^{99m}Tc-MIBI、^{131}I-MIBG 和 $^{99m}Tc(V)$-DMSA 等进行甲状腺肿瘤阳性显像，有助于鉴别结节的良、恶性。

目前，临床多数情况下对于甲状腺结节病变性质的鉴别仍需要从临床触诊、超声、核素显像及细胞学和病理学检查等方面综合进行评估。

（4）寻找甲状腺癌转移灶或复发灶：约 $75\% \sim 80\%$ 的分化型甲状腺癌的转移或复发病灶可浓聚 ^{131}I，其中至少 50% ^{131}I 治疗有效。在去除病灶（$4 \sim 6$ 周）及正常甲状腺组织后，^{131}I 局部和全身显像可为分化型甲状腺癌转移或复发病灶的诊断、治疗方案的制定提供主要依据，是目前临床不可缺少的手段（图 8-11、图 8-12）。通过提高自身 TSH 或外源注射 TSH 以增强病灶摄取 ^{131}I 的量有益于检出较小的病灶。治疗剂量的 ^{131}I 局部和全身显像可较常规显像更多地发现病灶。诊断时应注意排除某些正常组织 ^{131}I 的生理性摄取，如唾液腺、胃黏膜和肠道、乳腺、脉络丛、膀胱等。

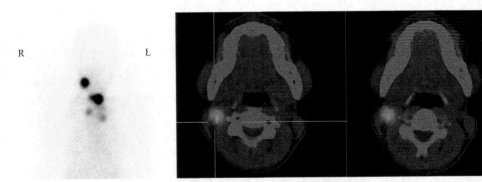

图 8-11 分化型甲状腺癌 ^{131}I 头颈部显像
颈部见多个显像剂异常分布区，为分化型甲状腺癌颈部淋巴结转移

（5）估算甲状腺、腺瘤重量：临床中，准确测算甲状腺重量是 ^{131}I 治疗甲状腺功能亢进症的重要环节。由于静态显像显示的是甲状腺功能组织，因此，与其他影像手段相比更利于临床对功能甲状腺组织体积的评估。应用平面显像计算甲状腺重量的公式为：

$$V = 面积 \times 0.75 \times b \qquad (8-2)$$
$$V = 面积 \times c \qquad (8-3)$$
$$结节重量(g) = 4/3 \times \pi XY \qquad (8-4)$$

式（8-2）中 V 为甲状腺一侧叶体积，b 为该侧叶宽度，以 $0.75 \times b$ 作为一侧叶厚度的估测值；式（8-3）中 c 为通过侧位像获得的甲状腺平均厚度；式（8-4）$X = 1/2$ 结节长径，$Y = 1/2$ 结节短径。

在临床上，常采用更为简化的式（8-5）计算甲状腺重量：

甲状腺重量（g）＝甲状腺正面投影面积（cm^2）× 甲状腺两叶的平均高度（cm）× k （8-5）

k 为常数，介于 $0.23 \sim 0.32$，随显像条件不同而有差异，各单位可建立特定仪器条件的 k 值。

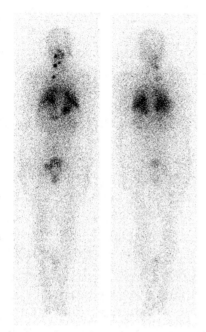

图 8-12　分化型甲状腺癌 ^{131}I 全身显像

A. 前位；B. 后位

颈部、纵隔及双肺可见多发性显像剂异常浓聚区，为分化型甲状腺癌颈部、纵隔及双肺转移

静态平面显像方法测定甲状腺重量的准确性受甲状腺大小、腺体厚度、腺体与周围本底核素摄取比值等多种因素的影响。采用 SPECT 断层显像替代平面显像、进行衰减和散射校正等可改进平面核素显像在测定甲状腺重量中的准确性。

（6）颈部肿块的鉴别诊断：临床中往往需鉴别颈部肿物与甲状腺的关系。在静态显像时，如甲状腺形态完整，则为甲状腺外肿块。当甲状腺形态轮廓不完整、肿物位于腺体轮廓内，则多为甲状腺内肿物。必要时增加斜位和侧位显像。但也有不典型的表现，如甲状腺肿物从甲状腺边缘向外生长，虽然肿物很大，但未破坏甲状腺轮廓，肿物对 ^{131}I/^{99m}TcO$_4^-$ 可以完全不摄取，则容易误诊为甲状腺外肿物。

（7）甲状腺炎的辅助诊断：①慢性淋巴细胞性甲状腺炎：甲状腺显像呈不规则性疏密相间的显像剂分布，或虫蚀样分布；由于存在碘的有机化障碍，可出现 ^{99m}TcO$_4^-$ 和 ^{131}I 显像结果不一致，即 ^{99m}TcO$_4^-$ 显像为"热结节"，而 ^{131}I 显像为"冷结节"。②亚急性甲状腺炎：在亚急性甲状腺炎病程的不同阶段，核素显像可有不同的表现。在病程的初期，静态显像多表现为局限性的显像剂分布稀疏缺损区；如病情继续发展，稀疏缺损区扩大或出现新的稀疏缺损区；如病情恢复，显像剂分布稀疏缺损区缩小或消失。当甲状腺破坏致血中 TSH 明显下降时，甲状腺非炎性组织的显像剂摄取受到抑制，甲状腺多不显影或

影像明显减淡（图 8-13）。③急性甲状腺炎：显像剂分布稀疏，而血流显像见血池影像增浓。

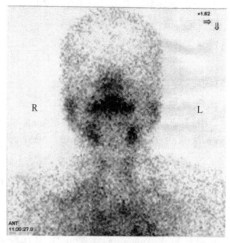

图 8-13　亚急性甲状腺炎 ^{99m}TcO$_4^-$ 显像图

甲状腺双叶轮廓不清，显像剂分布稀疏略高于周围本底水平

慢性淋巴细胞性甲状腺炎（桥本甲状腺炎），静态显像显像剂分布可正常、低下或不均匀。由于存在碘的有机化障碍，可出现 ^{99m}TcO$_4^-$ 和 ^{131}I 静态显像结果不一致，即 ^{99m}TcO$_4^-$ 显像为"热结节"，而 ^{131}I 显像为"冷结节"。

（二）甲状腺血流显像

1. 原理　甲状腺血流显像（thyroid blood flow imaging）是经肘部静脉"弹丸"式注射放射性核素 ^{99m}TcO$_4^-$ 后，同时启动 γ 相机或 SPECT 进行甲状腺动态显像，观察甲状腺及其病灶的血流灌注状态，结合甲状腺静态显像结果，可为甲状腺弥漫性或局限性疾病的诊断提供依据。

2. 检查方法　患者仰卧于扫描床上，充分伸展颈部。采用低能高灵敏平行孔准直器，探头尽可能接近颈部。^{99m}TcO$_4^-$ 370 ～ 740MBq 经肘部静脉"弹丸"式注射，同时启动 γ 相机或 SPECT 进行动态采集，矩阵 64×64，Zoom 1.5 ～ 2.0，1 ～ 2 秒 / 帧，连续采集 16 帧。20 ～ 30 分钟后行甲状腺静态显像。

采用 ROI 技术获得颈部和甲状腺血流的时间 - 放射性曲线（time-radioactivity curve），由曲线计算出甲状腺动脉和颈动脉血流的峰时和峰值。

3. 图像分析

（1）正常图像：注射显像剂后 8 ～ 12 秒，双侧颈动脉对称显影，12 ～ 14 秒颈静脉显像，此时甲状腺区无明显显像剂聚集。10 ～ 18 秒后，甲状腺开始显影，且随时间延长甲状腺摄取显像剂逐渐增多，影像逐渐清晰。正常颈动脉—甲状腺通过时间平均为 2.5 ～ 7.5 秒。

（2）异常图像：两侧血流灌注不一致，局部灌

注出现异常浓聚或降低等均为异常。可采用 ROI 技术进行定量分析，如甲状腺或甲状腺结节的显像剂分布高于颈动、静脉，则为血流灌注增加。

4. 适应证

（1）观察甲状腺结节的血运情况，辅助鉴别结节性质。

（2）甲状腺功能状态的辅助诊断。

5. 临床应用

（1）甲状腺功能亢进患者，如 Graves 病患者，整个甲状腺提前清晰显影，颈动脉 - 甲状腺通过时间加快，提示甲状腺血流灌注量异常增加。

（2）自主功能亢进性甲状腺瘤患者，甲状腺结节在颈动脉显影后立即出现，其显像剂分布高于颈动脉，提示病灶部位血流灌注增强。

（3）甲状腺结节部位显影较正常甲状腺组织明显减淡或不显影，提示甲状腺结节部位血流灌注减少，多见于甲状腺囊肿等良性结节，静态像多呈"冷结节"。

（4）甲状腺结节血流灌注增加，静态显像时结节为"冷结节"，甲状腺癌的可能性大，但有时局限性炎性病灶也可出现血流增加。

（三）甲状腺肿瘤阳性显像

1. 原理　甲状腺肿瘤阳性显像（thyroid tumor positive imaging）是利用某些放射性核素或其标记的化合物与甲状腺肿瘤或病变组织有一定亲和力，静脉注射这类显像剂后，在体外应用 γ 照相仪或 SPECT 进行动态、静态或多时相显像，以观察显像剂在甲状腺肿瘤或病变组织中摄取、分布、滞留和排泄的变化，从而对甲状腺肿瘤或病变组织进行定性、定位诊断。

2. 检查方法　目前，有多种显像剂用于甲状腺肿瘤阳性显像（表 8-1）。通常，在甲状腺常规静态显像后行甲状腺肿瘤阳性显像，更有利于结果的判定。

表 8-1　常用甲状腺肿瘤阳性显像剂

显像剂	剂量（MBq）	显像时间
^{201}TlCl	55.5 ～ 74	5 ～ 15 分钟和 3 ～ 5 小时
^{99m}Tc-MIBI	370 ～ 555	10 ～ 30 分钟和 2 ～ 3 小时
^{99m}Tc(V)-DMSA	370	2 ～ 3 小时
^{131}I-MIBG	37	24 ～ 48 小时

3. 图像分析

（1）正常情况下，在早期影像上可见甲状腺显像剂分布较均匀，且随时间延迟影像逐渐变淡，各时相影像上均无明显显像剂异常浓聚灶。

（2）如常规甲状腺静态显像上"冷（凉）结节"处亲肿瘤显像时有显像剂浓聚，可视为异常。

4. 适应证

（1）甲状腺结节的良恶性鉴别。

（2）寻找甲状腺癌转移灶。

5. 临床应用　早期显像和延迟显像均出现明显的异常显像剂浓聚，则提示恶性肿瘤的可能性较大；通常在延迟显像时，因周围正常的甲状腺影逐渐消退，病灶的浓聚影将更加清楚。良性肿块多表现为早期显像和延迟显像中均无异常的显像剂浓聚，有时在早期显像时会出现显像剂填充，通常不会超过周围正常甲状腺组织，延迟显像时会逐渐减淡或消退。有学者研究显示，^{201}Tl 显像诊断甲状腺癌的敏感性为 87%，特异性为 58%；^{99m}Tc-MIBI 显像诊断甲状腺癌的敏感性为 80% ～ 91%。在不同病理类型甲状腺癌和判断转移灶方面，^{201}Tl 被认为是诊断甲状腺未分化癌原发灶和远处转移灶较理想的显像剂。^{99m}Tc(V)-DMSA 和 ^{131}I-MIBG 可用于检测甲状腺髓样癌原发灶和远处转移灶。^{99m}Tc-MIBI 显像的优点为 ^{99m}Tc 标记显像剂，图像分辨率较好（图 8-14、彩图 8-14），国内外报道其诊断分化型甲状腺癌复发或转移的灵敏度为 50.0% ～ 86.4%，特异性为 76.0% ～ 96.0%。

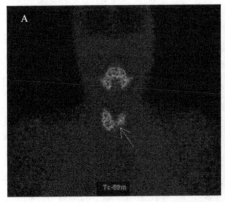
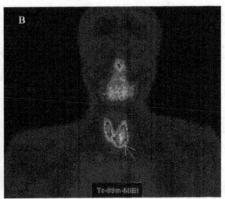

图 8-14　甲状腺癌静态显像（详见彩图）

A. ^{99m}TcO$_4^-$ 静态显像；B. ^{99m}Tc-MIBI 静态显像；^{99m}TcO$_4^-$ 静态显像示左叶冷（凉）结节，^{99m}Tc-MIBI 显像有明显显像剂填充（箭头所指处）

^{99m}Tc(V)-DMSA 肿瘤阳性显像被认为是诊断甲状腺髓样癌的首选方法，其灵敏度 > 80%，特异性为 100%，癌灶探测率在 65% 以上，可以用来分期、鉴别病灶残留和复发，疗效及预后评价。近年来 ^{111}In-奥曲肽生长抑素受体显像诊断甲状腺髓样癌和不摄取碘的 DTC 取得良好效果，两者联合应用可明显提高诊断的灵敏度和特异性。^{131}I 或 ^{123}I 标记的 MIBG 也可用于甲状腺髓样癌的诊断及分期，其更大优势在于如果病灶明显摄取显像剂者，提示其适用于大剂量核素进行内照射治疗。^{18}F-FDG 可浓聚于未分化和不吸收碘的分化型甲状腺癌转移灶，对寻找转移灶有很高的价值，据报道 ^{18}F-FDG PET/CT 检测 ^{131}I 全身显像阴性的分化型甲状腺癌的灵敏度、阳性预测值、准确度分别为 63%、77%、53%，可与 ^{131}I 显像相互补充，有利于发现早期微小病灶。

（李亚明 付 鹏）

第二节 甲状旁腺显像

正常人甲状旁腺 (parathyroid) 一般有四个，长 5 ～ 6 mm，宽 3 ～ 4 mm，厚 1 ～ 2 mm，重量 30 ～ 45 mg。原发性甲状旁腺功能亢进症约 80% 由单发甲状旁腺腺瘤引起，约 20% 由甲状旁腺增生或多发甲状旁腺瘤引起，不到 1% 由甲状旁腺腺癌引起。手术是治疗甲状旁腺功能亢进症的有效方法。术前对病变的准确定位不仅可缩短术中寻找病灶的时间，而且也可避免因术中漏诊而进行再次手术。近年，多种核素显像方法为甲状旁腺病变的定位提供了有效的诊断手段。

一、显 像 原 理

目前，临床用于核素甲状旁腺显像 (parathyroid imaging) 的显像剂主要为 ^{99m}Tc-MIBI 和 ^{201}Tl。作为非特异肿瘤显像剂，^{99m}Tc-MIBI 已广泛用于肿瘤显像。^{99m}Tc-MIBI 在病变组织中聚集的机制之一被认为与病变组织细胞内线粒体丰富有关。研究显示，功能亢进或增生的甲状旁腺组织细胞内线粒体非常丰富，因此，^{99m}Tc-MIBI 也已用于甲状旁腺显像，且 ^{99m}Tc-MIBI 具有显像剂容易获得、^{99m}Tc 的物理特性更适合进行 SPECT 显像的特点，有利于纵隔及甲状腺深部病灶的显示。根据 ^{99m}Tc-MIBI 在正常组织和甲状旁腺功能亢进组织中的代谢速率不同（多数情况下正常组织中清除较快，功能亢进组织中清除较慢），^{99m}Tc-MIBI 双时相 (dual phase) 延迟显像时，正常甲状腺组织影像消退，功能亢进的甲状旁腺显影清晰。^{201}Tl 是非特异肿瘤显像剂，其在功能亢进或增生的甲状旁腺组织聚集而使其显影的原因与病变甲状旁腺组织血流丰富、Na^+-K^+-ATP 酶活性增高有关。但由于正常甲状腺组织也能摄取少量 ^{201}Tl 而显影，影响病变的辨别。利用甲状腺能摄取 ^{99m}TcO$_4^-$，而甲状旁腺不能摄取的特点，将 ^{201}Tl 的图像减去 ^{99m}TcO$_4^-$ 的图像，能获得较清晰的功能亢进的甲状旁腺影像。

二、显 像 方 法

目前，甲状旁腺显像的主要方法有双核素减影法和单核素双时相法。常用的显像剂有 ^{201}Tl、^{99m}Tc-MIBI 和 ^{99m}TcO$_4^-$。其中，^{99m}Tc-MIBI 更适合进行 SPECT 断层显像，有利于纵隔及甲状腺深部病灶的显示。

1. ^{99m}Tc-MIBI 双时相法 静脉注射 ^{99m}Tc-MIBI 222 ～ 296MBq，15 ～ 30 分钟采集早期影像，2 ～ 3 小时再采集延迟影像。早期影像甲状腺显像较明显，延迟影像甲状腺影像明显减淡，而功能亢进的甲状旁腺病变组织显示明显。

2. ^{201}Tl/^{99m}TcO$_4^-$ 双核素减影法 患者取仰卧位，伸展颈部，静脉注射 ^{201}Tl 74MBq，5 ～ 10 分钟后显像。配备低能高分辨或低能通用平行孔准直器。进行前位甲状腺与甲状旁腺影像采集（视野包括颈部和纵隔）。保持体位不动，静脉注射 ^{99m}TcO$_4^-$ 185MBq，15 分钟后采集相同部位影像。从 ^{201}Tl 影像减去 ^{99m}TcO$_4^-$ 影像，即为功能亢进的甲状旁腺病变组织影像。也可以进行 ^{201}Tl/^{99m}TcO$_4^-$ 双核素采集，以避免因体位移动对图像判读的影响。

3. ^{99m}Tc-MIBI/^{99m}TcO$_4^-$ 减影法 按上述方法行 ^{99m}TcO$_4^-$ 甲状腺显像后，患者保持体位不动，静脉注射 ^{99m}Tc-MIBI 555 ～ 740MBq，30 分钟后显像。由 ^{99m}Tc-MIBI 像减去 ^{99m}TcO$_4^-$ 甲状腺影像获得功能亢进的甲状旁腺影像。

三、图 像 分 析

正常情况下，甲状旁腺不显示。双时相法显像仅见甲状腺显影，颈部无异常浓聚灶；甲状旁腺功能亢进或增生时可见病变处显像剂分布异常浓聚。

四、适 应 证

(1) 甲状旁腺功能亢进的辅助诊断。
(2) 甲状旁腺腺瘤或增生的定位诊断。

五、临 床 应 用

1. 甲状旁腺腺瘤或增生的辅助诊断 继发性甲状旁腺功能亢进多由甲状旁腺腺体的肿大增生引起，腺体重量常在 1.0 克以上。原发性甲状旁腺功能亢进多由单发的功能亢进的甲状旁腺腺瘤引起。甲状旁腺增生表现为一个以上的显像剂浓聚区，腺瘤则多为单个显像剂浓聚区（图 8-15）。显像上病变可呈圆形、椭圆形、管形或不规则形。位置多在甲状腺内。

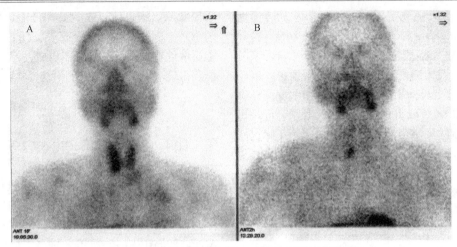

图 8-15 甲状旁腺腺瘤 99mTc-MIBI 双时相显像图

A. 15 分钟显像；B. 2 小时显像；15 分钟显像见右叶下极显像剂分布略高于正常甲状腺组织，2 小时正常甲状腺组织的影像明显减淡，右叶下极
显像剂分布仍较明显，为甲状旁腺腺瘤

有多种影响因素可导致显像出现假阳性或假阴性。假阳性的因素有甲状腺结节、显像剂分布不均、甲状腺癌及转移的淋巴结等。假阴性多由于病灶较小、部位较深或少数甲状旁腺内 MIBI 清除快于或等同于甲状腺所致。对于腺瘤，当瘤体重量大于 1.0g 时，201Tl 和 99mTc-MIBI 显像的阳性率可达 100%；重量为 0.5g 时，201Tl 显像的阳性率为 50%，99mTc-MIBI 显像的阳性率为 70%，尤其是 SPECT/CT 显像可以明显提高诊断和定位的准确性（图 8-15）；对于增生，显像的阳性率相对较低。行断层显像及术中 γ 探测有利于对小病灶的诊断和定位。

2. 异位甲状旁腺的定位 异位甲状旁腺多位于纵隔、气管和食道间、颌下等部位。多为单个显像剂浓聚区。诊断异位甲状旁腺时，纵隔区等部位出现的局限性显像剂浓聚区应与肺部恶性肿瘤及其转移灶鉴别。近年来随着 SPECT/CT 在临床的逐渐普及应用，大大提高了异位甲状旁腺的诊断和定位能力。

3. 甲状旁腺腺癌 约有 2% 的原发性甲状旁腺功能亢进症可由甲状旁腺癌引起，从核素显像上不易与腺瘤相鉴别（图 8-16、彩图 8-16），诊断时须与临床相结合。

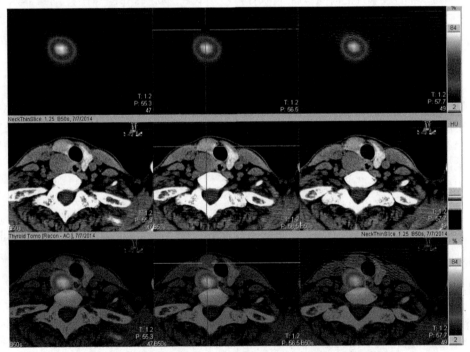

图 8-16 甲状旁腺瘤的 99mTc-MIBI SPECT/CT 显像（详见彩图）

上排：2 小时 99mTc-MIBI 显像，示右侧甲状腺下极显像剂摄取异常浓聚；中排：CT 影像可见一稍低密度结节；下排：SPECT/CT 融合显像

第三节　肾上腺髓质显像

一、显像原理

间位碘代苄胍（metaiodobenzylguanidine，MIBG）是肾上腺素能神经元阻滞剂溴苄胺和胍乙啶的类似物，也是去甲肾上腺素（norepinephrine，NE）的功能类似物。经静脉注射的肾上腺素髓质显像剂 ^{131}I-MIBG 或 ^{123}I-MIBG 可进入肾上腺髓质细胞的嗜铬储存囊泡（chromaffin storage vesicles）内而浓聚于肾上腺髓质；在肾上腺素能神经（adrenergic nerves）末梢，^{131}I-MIBG 或 ^{123}I-MIBG 可通过再摄取进入儿茶酚胺储存囊泡（catecholamine storage vesicles）而浓聚于富含交感神经组织或病变中。应用 γ 照相机或 SPECT 可进行肾上腺髓质显像（adrenal medullary imaging），使富含交感神经组织或病变显像，为嗜铬细胞瘤、肾上腺髓质增生等病变的定性诊断和功能判断，特别是肾上腺髓质以外的嗜铬细胞瘤的定位诊断、恶性嗜铬细胞瘤转移范围的确定和疗效观察等提供了简便、有效的手段，尤其是全身显像更是核医学检查的独特优点。

二、检查方法

1. 患者准备　检查前 3 天至检查结束，口服复方碘溶液，每次 5～10 滴，每日 3 次，封闭甲状腺。1～3 周前停用可影响 MIBG 摄取的药物，如酚噻嗪（phenothiazine）、可卡因（cocaine）、三环抗抑郁药（tricyclic antidepressants）、利舍平（reserpine）等；停用加速储存囊泡排空（depletion）MIBG 的药物，如伪麻黄碱（pseudoephedrine）、新福林（phenylephrine）等。显像前日晚给予缓泻剂，清除肠道放射性；检查前排尿。

2. 显像方法　应用 ^{131}I-MIBG 显像剂时，静脉缓慢注射（＞30 秒）^{131}I-MIBG 18.5～74.0 MBq。注药过程中注意患者的不良反应。注射后 24 小时、48 小时，必要时 72 小时行后位和前位显像，范围包括头部、胸部、腹部和骨盆，对疑有肾上腺外或恶性嗜铬细胞瘤时，应进行全身显像。配置高能平行孔准直器，能峰 364keV，窗宽 20%～30%，矩阵 64×64 或 128×128，计数至少采集 100k/帧。应用 ^{123}I-MIBG 显像剂时，静脉缓慢注射（＞30 秒）^{123}I-MIBG 111～370 MBq。注射后 3、18、48 小时，必要时进行 72 小时后位及前位显像；注药过程中注意患者的不良反应。平面显像范围同 ^{131}I-MIBG 显像。配置低能平行孔准直器，能峰 159keV，窗宽 20%～30%，矩阵 64×64 或 128×128，计数至少

采集 500k/帧。对于平面显像有可疑病灶者，最好加做 SPECT/CT 肾上腺断层显像，矩阵 64×64，探头旋转 360°，共采集 64 帧，20～30 秒/帧。

三、图像分析

正常情况下肾上腺髓质不显影或稀疏显示。^{131}I-MIBG 或 ^{123}I-MIBG 静脉注射后部分由肾脏和肝胆排泄（图 8-17），部分经唾液腺分泌进入肠道。因此，正常情况下，交感神经分布丰富的组织如唾液腺、心肌等显影，或显像剂代谢和排泄的途径如肝脏、肠道、膀胱可显影。尽管检查前和检查期间受检者服用碘剂封闭甲状腺，但甲状腺有时也可显影。^{131}I-MIBG 或 ^{123}I-MIBG 两种显像剂的显像结果基本一致，但 ^{123}I-MIBG 的图像质量优于 ^{131}I-MIBG。

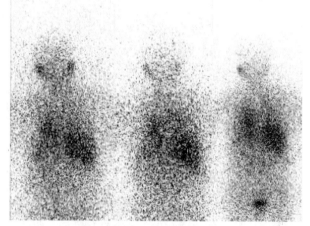

图 8-17　正常肾上腺髓质 ^{131}I-MIBG 显像图 24 小时（左），48 小时（中），72 小时（右）

四、适　应　证

（1）嗜铬细胞瘤（pheochromocytoma）的定位诊断。

（2）嗜铬细胞瘤转移范围的确定和疗效观察。

（3）成神经节细胞瘤（neuroblastoma）及其他神经内分泌肿瘤（neuroendocrine tumor），如甲状腺髓样癌、Sipple 综合征（患者同时发生甲状腺髓样癌、肾上腺嗜铬细胞瘤、甲状旁腺肿瘤）的诊断。

（4）肾上腺病变的定性诊断和功能判断。

五、临　床　应　用

1. 嗜铬细胞瘤　^{131}I-MIBG 或 ^{123}I-MIBG 可明显浓聚于嗜铬细胞瘤组织，一般注射 ^{131}I-MIBG 后 24 小时肿瘤即可显影（图 8-18、彩图 8-18），

随着本底的减低，影像会更加清晰，其灵敏度为85.5%～88.9%，特异性为97.1%～100%，准确性为89.5%。肾上腺髓质显像为肾上腺嗜铬细胞瘤，特别是肾上腺髓质以外的嗜铬细胞瘤定位诊断提供了简便、有效的手段，尤其是全身显像更是核医学检查的独特优点。

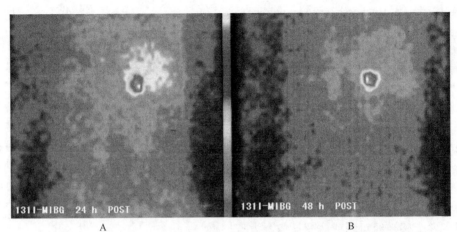

图 8-18　右肾上腺嗜铬细胞瘤（后位）^{131}I-MIBG 显像图（详见彩图）
A 24 小时显像；B 48 小时显像；24 小时、48 小时显像见病变有明显的显像剂浓聚

成人嗜铬细胞瘤约 20%～25% 位于肾上腺外，儿童约 30% 位于肾上腺外。肾上腺外嗜铬细胞瘤可见于身体的各个部位，较常见的部位为胸，腹主动脉旁，其他如膀胱、颈动脉、心脏周边等。嗜铬细胞瘤的准确定性和定位对于有效的治疗至关重要。当病变组织摄取显像剂较强时，心肌可不显影，这一征象可作为诊断嗜铬细胞瘤的间接依据。嗜铬细胞瘤也能表达生长抑素受体，^{111}In- 奥曲肽显像比^{131}I-MIBG 能更好地发现肾上腺外的嗜铬细胞瘤，但对肾上腺内的肿瘤 MIBG 显像更有优势。此外，^{18}F-FDG、^{11}C- 羟基麻黄碱（HED）、^{11}C- 肾上腺素、6-^{18}F- 多巴胺等药物也可应用嗜铬细胞瘤诊断，其中^{18}F-FDG 应用最广。6-^{18}F- 多巴胺 PET 显像可较特异的诊断嗜铬细胞瘤，其敏感性、特异性都很高，且副作用小、分辨率高。

2. 恶性嗜铬细胞瘤　约 10% 的嗜铬细胞瘤为恶性，早期即可出现肝、骨、肺、淋巴结等全身转移。^{131}I-MIBG 或 ^{123}I-MIBG 局部和全身显像可确定恶性嗜铬细胞瘤转移范围。在治疗中，利用 ^{131}I 发射的 β 射线可以达到有效的内照射治疗的目的。通过显像可判断其摄取 ^{131}I-MIBG 的能力，并观察其疗效。^{18}F-FDG 代谢显像能对肿物的良恶性鉴别提供帮助，对可疑恶性的肾上腺肿物，^{18}F-FDG PET诊断的敏感性为 100%，特异性为 94%，准确性为96%。

3. 肾上腺髓质增生　一般注射 ^{131}I-MIBG 48 小时后出现双侧肾上腺髓质显影清晰，提示肾上腺髓质功能增强，有时也可呈单侧肾上腺显影。

4. 成神经细胞瘤　^{131}I-MIBG 显像的敏感性为81.3%（13/16），特异性为 100%（9/9），准确性为89.5%（22/25）。另外，在副神经节细胞瘤、甲状腺髓样癌、Sipple 综合征等肿瘤的诊断中 ^{131}I-MIBG 或^{123}I-MIBG 显像也有较高的价值。

思 考 题

1. 简述甲状腺摄 ^{131} 碘功能测定的基本原理及临床应用。

2. 简述甲状腺静态显像的基本原理及甲状腺结节在甲状腺静态显像图上的表现类型。

3. 简述甲状旁腺 ^{99m}Tc-MIBI 显像的基本原理及双时相 ^{99m}Tc-MIBI 显像的基本操作方法。

4. 简述肾上腺髓质显像的基本原理及临床应用。

（付　鹏　李亚明）

第九章 心血管系统

心血管核医学（cardiovascular nuclear medicine）通常也称为核心脏病学（nuclear cardiology），是核医学的重要分支，也是心血管疾病现代诊断与研究中的简便而无创的重要手段，在心血管疾病特别是冠心病的早期诊断、指导临床治疗、疾病危险度分层、疗效评价和预后判断中发挥重要作用。核心脏病学所包含的内容十分广泛，临床应用较多的主要有两个方面：一是应用不同的心肌显像剂评价心肌血流灌注和心肌代谢。心肌血流灌注显像具有独特优势，尤其结合心肌负荷试验，对冠心病的诊断和危险度分层意义重大。PET 葡萄糖代谢显像与心肌灌注显像联合应用，是评价心肌存活的"金标准"。二是应用心血池显像评价心室功能与循环通道。这种方法应用简便，检查结果可靠、准确、重复性好。

第一节 心肌灌注显像

心肌灌注显像（myocardial perfusion imaging, MPI）是心肌显像中最常用的一种，也是核心脏病学中最重要的检查方法，主要通过核医学影像提供心肌的血流灌注情况及心肌细胞功能状态。心肌灌注显像最有价值的临床应用是与负荷试验相结合评价缺血性心脏病。心肌负荷试验是心肌灌注显像的精髓，可以明显提高缺血性心脏病诊断的灵敏度、特异度和准确性。目前，美国每年有 800 余万人次接受心肌灌注显像检查。美国心脏学院 / 美国心脏协会 / 美国心脏核医学学会（ACC/AHA/ASNC）制订的相关指南中，已经将心肌灌注显像作为冠心病危险度分级及疗效评估的重要手段。

一、基本原理

心肌灌注显像是利用正常或有功能的心肌细胞选择性摄取某些碱性阳离子或核素标记化合物，心肌局部放射性药物的蓄积量与局部心肌血流量（myocardium blood flow）呈正比的原理，通过核医学显像设备（γ 照相机、SPECT 或 PET）进行显像。心肌血流灌注正常区域心肌显影，而血流量减低的区域、缺血或坏死的心肌则影像变淡（稀疏）或不显影，从而达到了解心肌供血情况并诊断心血管疾病的目的。因此，心肌灌注显像准确反映心肌局部的血流情况，而且心肌对显像剂的摄取也是反映心肌细胞存活与活性（viability）的重要标志。

二、显 像 剂

理想的心肌灌注显像剂应具备的条件：①心肌显像剂的摄取与局部心肌血流灌注呈正比，能真实反映心肌血流量的变化。②心肌对显像剂的摄取足够高，达到探测局部血流差异的目的。③心肌对显像剂的摄取主要与心肌血流有关，不受其他药物影响、且与心肌代谢无关。④心肌显像剂所应用的放射性核素具有较好的物理性能。不同的显像剂其生物学特性、显像方法及临床价值有一定差别。

（一）^{201}Tl

^{201}Tl 由回旋加速器生产，在衰变过程中发射 69 ~ 83keV（88%）的 X 线 和 135、165、167 keV（12%）的 γ 射线，$T_{1/2}$ 为 74 h。由于 ^{201}Tl 相对长的半衰期，其使用剂量也较小，通常给予 74 ~ 111 MBq（2 ~ 3mCi）。^{201}Tl 首次通过心肌的提取分数（extraction efficiency）约为总摄取量的 85%，早期心肌摄取量与心肌的血流量呈正比。^{201}Tl 进入心肌细胞的过程与 Na^+-K^+-ATP 酶泵有关，为主动摄取，因而心肌对 ^{201}Tl 的摄取也是有活性的心肌细胞存在完整细胞膜的标志。^{201}Tl 在心肌细胞内的实际半衰期约为 85 min，但由于 ^{201}Tl 在细胞内有持续地再蓄积作用（reaccumulation），故其在心脏的有效半衰期为 7.5 h。^{201}Tl 心肌灌注显像的一个独特优点是在一次静脉注射后能获得静息和延迟心肌血流灌注影像，这一特点的主要原因是 ^{201}Tl 有"再分布（redistribution）"现象。"再分布"是指正常心肌对 ^{201}Tl 的清除在 2h 内可达 30%，但是缺血心肌在这段时间内清除明显减少，甚至不断摄取显像剂，导致 2 小时后的延迟显像缺血部位显像剂分布增多，使早期显像中缺血部位的放射性稀疏或缺损区消失或明显减轻，将早期显像与延迟显像对比分析就可以对冠状动脉内血流灌注情况进行评价。此现象对于鉴别局部心肌缺血有重要意义。由于 ^{201}Tl 具有"再分布"的特点，一次注射就可以得到静息心肌影像和再分布影像，具有方便、省时的优点。

（二）^{99m}Tc 标记化合物

^{99m}Tc 标记化合物心肌灌注显像剂包括 ^{99m}Tc-MIBI、^{99m}Tc-tetrofosmin、^{99m}Tc-furifosmin、^{99m}Tc-NOET 和 ^{99m}Tc-teboroxime 等，它们在心肌内的生物

学分布有所不同。与 ^{201}Tl 相比，^{99m}Tc 标记心肌灌注显像剂具有合适的物理特性和较低的辐射吸收剂量。下面介绍临床上最常用的 ^{99m}Tc 标记心肌灌注显像剂：

1. ^{99m}Tc-甲氧基异丁异腈（^{99m}Tc-sestamibi，^{99m}Tc-MIBI） 是目前临床应用最为广泛的心肌灌注显像剂。^{99m}Tc-MIBI 是一种亲脂性的一价阳离子络合物，静脉注射后随血流到达心肌，其在心肌内的分布与局部心肌血流呈正比。MIBI 通过被动弥散方式进入心肌细胞线粒体，并牢固地与细胞膜结合，首次心肌的提取分数约为总摄取量的 65%。虽然低于 ^{201}Tl 的提取率，但由于其注射的剂量相对较大，在细胞内较长时间的滞留和其后再循环过程中的心肌摄取，故在心肌的绝对净计数不低于 ^{201}Tl。在注射显像剂后 1～2 h 的常规显像时间内，该显像剂的结合是相对牢固的，半清除时间大于 5 h，没有明显的"再分布"现象。因此，注射显像剂后几小时内的显像仍然反映注射当时的心肌血流分布。该显像剂主要从肝胆和肾脏清除，故肝脏、胆囊的放射性浓聚有时会干扰心肌图像质量。脂餐或含脂饮料可以加速肝胆系统对 ^{99m}Tc-MIBI 的排除，减少心肌下后壁伪影。

2. ^{99m}Tc-tetrofosmin（P53，替曲膦） 该显像剂是一种带正电荷的脂溶性二膦络合物，是继 ^{99m}Tc-MIBI 之后又一种重要的心肌灌注显像剂。P53 在心肌内的动力学分布与 ^{99m}Tc-MIBI 相似，在静脉注射后通过被动扩散机制迅速被心肌所摄取（注射剂量的 1.2%），且在 4 h 内保持稳定，血液本底清除快，无明显再分布。注射显像剂后 30 min 左右即可显像，且标记后不需煮沸加热。该显像剂主要通过肾脏和肝胆系统排泄。

3. ^{99m}Tc-NOET ^{99m}Tc-NOET 是中性脂溶性化合物，因为其具有"再分布"特征，因此被认为是可以替代 ^{201}Tl 的 ^{99m}Tc 标记显像剂。静脉注射后，双肺摄取较多，心脏摄取较少。30 min 后肺内放射性明显消退，心脏、肝脏放射性浓聚增多。1～4 h 心肌显影清晰，肺内放射性分布接近本底水平。

（三）正电子心肌灌注显像剂

常用的有 ^{13}N-NH$_3$、^{15}O-H$_2$O 和 ^{82}Rb，注射显像剂后需应用 PET 断层显像。

1. ^{13}N-NH$_3$ ^{13}N 由回旋加速器生产，$T_{1/2}$ 为 10 min，^{13}N-NH$_3$ 通过自由扩散的方式进入心肌细胞内，在心肌内首次通过的提取率接近总摄取量的 100%。^{13}N-NH$_3$ 参与细胞代谢，可在谷氨酰胺合成酶的作用下转变为谷氨酸或谷氨酰胺，但首次通过摄取率不受代谢的影响。静脉注射 ^{13}N-NH$_3$ 370～555

MBq（10～15 mCi）后 3 min 开始进行 PET 心肌灌注显像。

2. ^{15}O-H$_2$O 回旋加速器生产的显像剂，$T_{1/2}$ 为 2 min。在血流量为每分钟 80～100 ml/100 g 的条件下，首次通过的摄取率为总摄取量的 96%，心肌对 ^{15}O-H$_2$O 的摄取与冠状动脉的血流量呈正相关。其缺点是半衰期非常短，技术要求高。

3. ^{82}Rb 是由 ^{82}Sr-^{82}Rb（^{82}锶-^{82}铷）发生器生产，^{82}Sr 的 $T_{1/2}$ 为 25 天，经电子俘获衰变为 ^{82}Rb，一个 ^{82}Sr-^{82}Rb 发生器可使用 1 个月左右。由于 ^{82}Rb 的 $T_{1/2}$ 仅 78 s，故允许在短时间内重复检查。^{82}Rb 被心肌摄取的机制与钾离子相似，通过 Na$^+$-K$^+$-ATP 酶主动转入细胞内。在正常情况下，心肌细胞对 ^{82}Rb 的首次提取率为 65%～70%。

三、心肌负荷试验

（一）负荷心肌灌注显像原理

正常冠状动脉有较强的储备能力。在静息状态下，即使存在冠状动脉狭窄，动脉狭窄区的心肌仍可能维持其供血，因此，心肌显像时其显像剂分布与正常区可能无明显差异或仅轻度减低。但是在负荷状态下，冠状动脉血流量较静息状态有一定程度增加。如运动负荷时，其血流量较静息时增加 2～3 倍，应用冠状动脉扩张剂行药物负荷时冠状动脉血流量可增加 4～5 倍。在负荷状态下，供血正常的心肌血流量呈 3～5 倍的增加，放射性药物的摄取也随之增多；而冠脉狭窄区的心肌，则不能随负荷相应的增加血液灌注，使病变区与正常区的心肌血流量产生较大差异，导致显像剂分布的差异增大，从而有利于显示缺血病灶。因此，对可疑冠心病或心肌缺血患者，仅行静息心肌灌注显像不能判断有无心肌缺血，需要常规进行负荷心肌灌注显像（stress myocardial perfusion imaging）。负荷心肌灌注显像通过评价冠状动脉的储备功能反映有无心肌血流灌注异常，提高诊断心肌缺血的敏感性和特异性，是诊断心肌缺血不可缺少的环节。

（二）负荷试验分类

心脏负荷试验通常分为运动负荷试验（exercise stress test）和药物负荷试验（pharmarceutical stress test）两类。心肌灌注显像负荷方案的选择主要依据患者的具体情况而定，运动负荷是首选方案。因为运动负荷试验是最符合人体生理状态的试验，可以额外获得有关心脏功能、活动耐量、运动诱发的缺血性心电图改变或心律失常、心率储备、心率恢复等有价值的冠心病诊断和预后评价信息。对于不能运动或运动不达标、左束支传导阻滞、起搏器植入的患者可以选择进行药物负荷（如腺苷、双嘧达莫、多巴酚丁胺等）。运动和药物负荷效果基本相同，诊断冠心病的准确性和安全性相近。

1. 运动负荷试验　当人体运动时，全身血容量增加，心脏负荷加重，心肌耗氧量增大，并通过神经体液调节，使冠状动脉扩张，血流量增加，心肌收缩功能增强。正常冠脉供血区心肌血氧供需平衡，而狭窄的冠脉出现心肌血氧供需失衡。与正常冠脉相比，狭窄的冠脉供血区心肌血流灌注量低，通过心肌灌注显像方法即可评价冠状动脉血流和心肌血供状态。

运动负荷试验最广泛使用的是由 Bruce 设计的方案。通常是采用分级式次极量踏车运动，一般从 25 ～ 30 W 开始，每 3 min 增加 20 ～ 30 W 重量（根据患者体力而定），达到预计最大心率的 85%(190 － 年龄）时，或患者出现心绞痛、衰竭、呼吸困难、心律失常、共济失调、头昏、晕厥、组织灌注差、血压升高（血压 > 250/115mmHg）、血压下降（或收缩压较基础血压降低 ≥ 10mmHg）、心电图 ST 段下移 > 1mm 等情况时为止，立即给患者从预先建立的静脉输液通道中注射心肌显像剂，然后在最大负荷量情况下继续运动 1 ～ 2 min。如果患者不能够耐受继续运动，必要时可降级与减速，或终止运动。

运动负荷试验禁忌证包括：①不稳定心绞痛；②急性心肌梗死进展期或有严重并发症者，充血性心力衰竭失代偿期；③严重心律失常；④疑似或已知有夹层动脉瘤、急性心肌炎、心包炎或心内膜炎；⑤主动脉重度狭窄或关闭不全；⑥严重肺部疾病，急性全身疾患或感染、未控制的代谢性疾病（重度糖尿病、甲状腺毒症等）；⑦年老体弱，骨关节病患者不能完成运动试验者，难以控制的高血压患者（血压 > 200/110mmHg）。

运动试验本身导致并发症和死亡率较低，但是在不同年龄组及有无器质疾病史的人群中差别较大。运动试验严重并发症（死亡、心肌梗死、室颤）的发生率为 0.008%。尽管发生率较低，但仍需严格掌握适应证、禁忌证和终止运动指证，准备好抢救设备和药品，运动试验中，密切监测患者的心电图、血压变化。

2. 药物负荷试验　在临床实践中，有部分患者不能达到运动量，因此对于不能充分运动患者、因非心脏原因或受生理因素限制而无法运动的患者，药物负荷试验是一种有效的替代方法。药物负荷试验可采用冠状动脉扩张剂（如腺苷、双嘧达莫）、或正性肌力药物（多巴酚丁胺）。

腺苷是一种内源性嘌呤核苷，主要通过与相应受体结合后产生生理效应。腺苷作用迅速，可以明显扩张冠状动脉 3 ～ 5 倍，且因为其半衰期小于 20 秒，在终止注射 2 min 后即可以回到原始状态。双嘧达莫（别名潘生丁）的作用是通过抑制细胞对腺苷的吸收，使得腺苷在组织或血液中的浓度增高，利用腺苷强有力的扩张冠状动脉作用，增加冠脉血流量。因此，腺苷与双嘧达莫的作用很相似，可使冠脉血流增加达到 3 ～ 5 倍。

多巴酚丁胺是一种增强心肌收缩力的药物，通过作用于心肌 β1 受体，使心率增快、收缩压升高、心肌收缩力增强、心肌耗氧量增加，达到与运动负荷试验相类似的作用，使正常冠脉血流增加达 3 倍。

药物负荷试验的适应证包括：①神经疾病患者；②骨骼疾病患者；③外周血管疾病患者；④运动能力受限患者（如慢性阻塞性肺部疾病、糖尿病、体质虚弱、过度肥胖等）；⑤达不到最大运动效果患者；⑥左束支传导阻滞患者（适宜用腺苷）；⑦起搏器植入患者（适宜用腺苷）。

腺苷药物负荷试验终止指标包括：①哮喘发作；②严重胸痛伴 ST 段压低 ≥ 2mm；③低血压（收缩压 < 80mmHg）；④症状性、持续性二度或三度房室传导阻滞；⑤外周灌注不良（皮肤冷、苍白、发绀）；⑥患者要求中止试验。

多巴酚丁胺药物负荷试验终止指标包括：①严重胸痛或副作用不能耐受；②外周灌注不良（皮肤冷、苍白、发绀）；③ ST 段压低 ≥ 2mm；④在无 Q 波的导联 ST 段抬高 > 1 mm；⑤严重的室性或室上性心律失常；⑥血压波动大，如血压 ≥ 240/120 mmHg，收缩压下降 > 40 mmHg 等；⑦达到目标心率（220- 年龄）；⑧达到多巴酚丁胺最大输注剂量 40μg/（kg·min）。

腺苷负荷试验过程中部分患者会出现胸前区压迫感或胸痛、头痛、面部潮红、气促、恶心和上腹部不适等症状，多为腺苷扩血管作用所致。由于其半衰期极短（20 ～ 30s），只要终止静脉注射腺苷，上述症状会消失，很少需要注射氨茶碱。双嘧达莫并发症与腺苷相同，但是部分患者需要应用氨茶碱缓解症状。多巴酚丁胺副作用发生率较高，最常见的有心悸、心前区闷痛、头痛、焦虑、呼吸急促、恶心、面部潮红不适等。多巴酚丁胺半衰期较短，一般副作用不需要特殊治疗，终止用药后数分钟内副作用可以缓解。若出现严重心绞痛或室性心律失常等严重副作用时，可静脉注射 β 受体阻滞剂或硝酸甘油。

四、检查方法

（一）显像方案

根据所使用的放射性药物不同而有差别，下面仅介绍几种最常用的两种显像剂 SPECT 心肌灌注显像方案（imaging protocol）供参考：

1. ^{201}Tl 负荷 - 再分布显像法 运动高峰或达到药物负荷要求时静脉注射 ^{201}Tl 92.5 ～ 111 MBq（2.5 ～ 3 mCi），5 min 行早期显像，2 ～ 4 h 行再分布显像，如需判断心肌细胞活力，可于再分布显像后再次注射 74 MBq，5 min 行静息显像。

2. ^{99m}Tc-MIBI 负荷 - 静息（exercise-rest）隔日显像法 由于 ^{99m}Tc-MIBI 无明显的再分布，评价负荷及静息状态心肌血流时，需分别两次注射显像剂和显像。在负荷高峰注射 740 ～ 925 MBq（20 ～ 25 mCi），0.5 ～ 1.5 h 后显像；隔日再注射 740 MBq，1 ～ 1.5 h 行静息显像。

3. ^{99m}Tc-MIBI 负荷 - 静息显像一日法 休息时注射 296 ～ 333 MBq（8 ～ 9 mCi），1 ～ 1.5 h 行静息显像，1 ～ 4 h 后行负荷试验再注射 814 ～ 925 MBq（22 ～ 25 mCi），0.5 ～ 1.5 h 显像。

4. 双核素显像法 静息时注射 ^{201}Tl 111 MBq（3 mCi），15 min 显像，第 60 min 行负荷试验，再次注射 ^{99m}Tc-MIBI 925 MBq（25 mCi），15 min 后显像。该方案主要是为克服 ^{99m}Tc-MIBI 两次注射法花费时间较长的缺点而设计的，负荷及静息显像可以在 2 h 内完成。

（二）显像方法

1. 心肌断层显像（tomography imaging） 静脉注射 ^{201}Tl 74 ～ 111 MBq（2 ～ 3 mCi）后 10 min 或注射 ^{99m}Tc-MIBI 740 MBq（20 mCi）后 1 h，选择 ^{99m}Tc 或 ^{201}Tl 能谱峰（energy peak），应用低能通用（或高分辨）平行孔准直器 SPECT 进行断层采集，通过自动轮廓或椭圆形轨道，使探头贴近胸壁，探头从右前斜 45° 开始到左后斜 45° 顺时针旋转 180°，每 5.6° ～ 6° 采集 1 帧图像，共 30 ～ 32 帧。采集结束后应用心脏专门断层处理软件进行滤波反投影三维重建，获得左心室心肌短轴（short axis）、水平长轴（horizontal long axis）和垂直长轴（vertical long axis）断层图像。

2. 门控心肌灌注显像（gated myocardial perfusion imaing，G-MPI） 以心电图 R 波作为门控信号，每个心动周期一般采集 8 帧图像，从右前斜 45° 至左后斜 45° 旋转采集 180°，每 5.6° ～ 6° 采集一个投影面，共采集 30 ～ 32 个投影面。采集结束后应用专用软件进行图像处理和断层重建。获得左心室在收缩期及舒张期的系列心肌断层影像，据此可同时获得心肌血流灌注和心室收缩功能指标，如射血分数等。门控心肌断层显像的基本条件是受检者心律整齐，房颤、心律不齐的患者不能行门控心肌断层显像，只适宜行非门控心肌断层显像。

3. ^{13}NH$_3$ PET/CT 心肌灌注显像 注射 ^{13}NH$_3$ 前无需空腹，成人剂量 370 ～ 555MBq（10 ～ 15 mCi）。注射显像剂后立即应用 PET/CT 进行心肌显像，也可采用药物负荷后行心肌灌注显像。一般先以 CT Scout 扫描图对扫描部位定位后行 CT 扫描，再行 PET 2D 模式采集，扫描范围 1 个床位，采集时间 8 ～ 10min。选择适当的重建参数（重建方式、滤波函数、矩阵大小、放大因子、截止频率等）进行图像重建。

五、图像分析

（一）正常图像

正常情况下，无论是负荷后还是静息心肌灌注显像，心肌的显像剂分布较均匀，不同室壁的放射性计数分布变化不超过 20%，左心室心肌轮廓清晰，而右心室心肌影像较淡，甚至无明显显影。运动负荷后影像与静息时影像左心室的分布基本一致。

心脏的断层影像以心脏的短轴、水平长轴和垂直长轴三个方向的断层面显示。短轴断层影像是垂直于心脏长轴从心尖向心底的依次断层影像，第一帧图像为心尖，最后一帧为心底部，影像呈环状，该层面能较完整地显示左室各壁心肌的情况。心脏的长轴断层影像均类似于马蹄形，水平长轴断层是平行于心脏长轴由膈面向上的断层影像，能较好地显示间壁、侧壁和心尖；而垂直长轴断层是垂直于上述两个层面由室间隔向左侧壁的依次断层影像，可显示前壁、下壁、后壁和心尖（图 9-1）。在左心室心肌的各断面影像，除心尖区和左心室基底部显像剂分布稍稀疏外，其余各壁分布均匀，边缘整齐（图 9-2、彩图 9-2）。

由于受检者身体软组织对 γ 光子的衰减而产生的伪影可干扰心肌断层影像的分析，女性的乳房组织、男性的膈肌和胸肌等可以产生室壁局灶性衰减伪影。此外，肝胆系统排泄放射性药物造成肝脏、肠道放射性聚集，胃或胃黏膜可因放射性药物经十二指肠反流或摄取游离锝而表现为放射性浓聚。这些腹腔脏器的放射性摄取可影响左心室下壁的影像。SPECT/CT 可以利用 CT 进行衰减校正，减少伪影的发生。

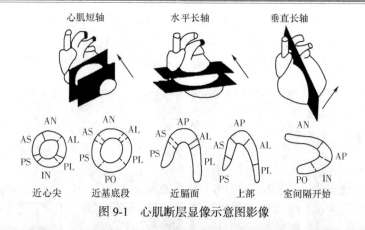

图 9-1 心肌断层显像示意图影像

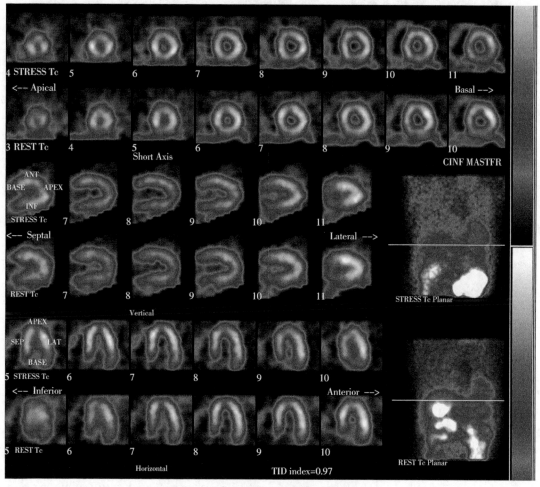

图 9-2 正常心肌灌注显像图（详见彩图）

1、2横排分别为运动负荷后和静息时短轴，3、4横排为运动负荷后和静息时垂直长轴，5、6横排为运动负荷后和静息时水平长轴

（二）异常图像及解析

与正常心肌细胞相比，缺血心肌细胞摄取显像剂的量减少、或摄取速度和洗脱较慢。这些特征导致典型的心肌缺血影像改变，即负荷显像缺血心肌呈显像剂分布缺损或稀疏，而静息或再分布显像出现明显改善或充填。诊断异常的标准是，至少在两种不同的断层层面上，在每个断面上具有连续不少

于两帧的放射性分布异常。

临床上通常将静息时心肌显像图像与负荷试验后的显像对比分析，并根据放射性分布缺损的类型不同，分为可逆性缺损（reversible defects）、部分可逆性缺损（partial reversible defects）、固定性缺损（fixed defects）、反向再分布（reverse redistribution）和其他异常表现等几种类型：

1. 可逆性缺损　在负荷状态时，室壁局部存在放射性分布稀疏或缺损，而静息或延迟显像相应部位又出现显像剂分布或充填（恢复到正常），这种情况常提示心肌可逆性缺血（reversible ischemia）（图9-3、彩图9-3）。大多数情况下，这种影像表现提示冠状动脉狭窄所致的心肌缺血。

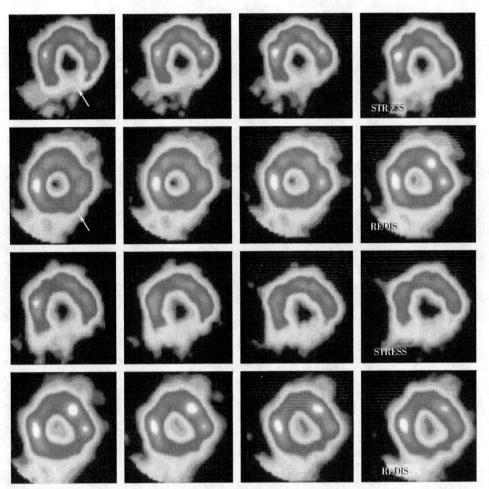

图 9-3　可逆性心肌缺血心肌短轴断层图像（详见彩图）

第1、3横排为运动负荷影像，示下壁后壁心肌分布稀疏；第2、4横排为静息影像，其稀疏区充填，提示为可逆性缺血

2. 部分可逆性缺损　负荷试验显像时室壁呈现放射性分布稀疏或缺损，而静息或延迟显像时相应心肌缺损区仅有部分填充，缺损面积缩小。这种影像提示心肌梗死伴有缺血。这类患者心脏事件发生率高，有可能再次发生心肌梗死甚至猝死，是高危人群。

3. 固定性缺损　指在负荷和静息（或延迟）状态下，室壁局部放射性缺损没有变化，通常提示心肌梗死或瘢痕组织（图9-4、彩图9-4）。但是，在某些用 ^{201}Tl 显像 2～4h 延迟影像有固定缺损的患者，24h 的再分布显像或休息时再次注射显像剂后，其病灶区心肌摄取有改善，提示心肌仍然存活。

4. 反向再分布　这种图像是指心肌负荷显像为正常分布，而静息或延迟显像显示出新的放射性减低；或者负荷心肌显像出现放射性分布减低，静息或再分布显像时更严重。对于反向再分布的成因和临床意义目前还不明确。有学者认为其与心肌缺血性损害并无直接关联，技术原因如显像剂质量差或用量过低、采集计数不足等可能是原因之一。有学者认为是在瘢痕组织和存活的心肌细胞的混合再灌注区初期过剩的显像剂摄取所致，而初期聚集的显像剂随后迅速从瘢痕组织中清除。还有学者应用 ^{18}F-FDG PET 显像以及再次注射法 ^{201}Tl 心肌显像等证实，多数反向再分布的区域为存活心肌。反向再分布的原因和临床意义仍有待进一步研究。

5. 其他异常表现

（1）负荷后肺摄取增加：在静息或负荷试验后心肌灌注显像时，一般肺部没有或很少有显像剂分布，但是在负荷后肺野有显像剂分布，称为肺摄取增高。正常肺与心肌摄取比值＜0.5（^{201}Tl）和＜0.45（^{99m}Tc-MIBI），摄取比值增高提示肺摄取增加。其机制是左心室充盈压增高及肺毛细血管楔压增高，显像剂在肺内运转减慢，增加了显像剂的肺摄取或显像剂从血管渗透至肺间质增加。肺摄取增加提示严重或多支病变冠心病或伴有左室功能不全，预后较差。

（2）左心室暂时性缺血扩张（transient ischemic dilation，TID）：左心室在运动负荷后较静息时明显增大提示运动诱发心室功能障碍，是心脏事件高危因素的标志之一。

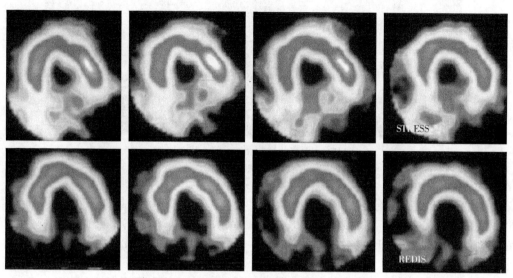

图 9-4　心肌梗死患者心肌灌注显像（详见彩图）

短轴断面图，第 1 横排为负荷影像，第 2 横排为静息影像，示下壁及后壁呈固定缺损

（3）右心室扩大和右心室心肌显像剂摄取增加：正常情况下，由于左心室室壁厚度是右心室的 3 倍，心肌灌注显像时，右心室最大计数仅为左心室 1/2，因此右心室显影不清。引起右心室显像剂摄取增加的因素包括，右心室肥厚、肺动脉高压或右心功能不全等。此外，左心室心肌整体放射性摄取减低也可造成右心室摄取增加。

（三）心肌显像的定量分析

1. 极坐标靶心图分析（polar bull's eye analysis）临床应用最广的心肌断层图像定量分析法，它是一幅包含整个左室心肌显像剂相对分布的图像。其原理是根据圆周剖面分析法，将短轴断层影像以极坐标展开成二维图像，并以不同的颜色显示心肌各壁相对计数值的定量分析法。影像的中心为心尖，周边为基底，上部为前壁，下部为下壁和后壁，左侧为前、后间壁，右侧为前、后侧壁（图 9-5）。通常将相对计数值与建立的正常参考值比较，将低于正常下限（均值－2.5 标准差）的病变区域用黑色显示，又称为变黑图（black out），使阅片者更容易观察病变的程度与范围（图 9-6、彩图 9-6）；还可将负荷影像与静息或再分布影像同时显示在一个画面上进行比较，并进行影像相减处理，对可逆性缺损进行量化显示；也可将治疗前后两次心肌显像的靶心图相减，获得相减靶心图，以定量估计心肌血流改善的情况。靶心图并非一幅真实的图像，而是一幅模拟的彩色图。

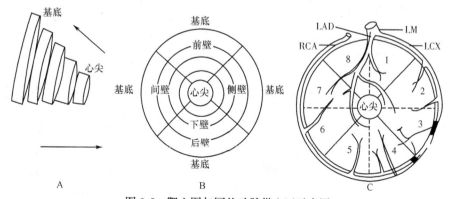

图 9-5　靶心图与冠状动脉供血区示意图

A. 心肌短轴断层示意图；B. 靶心图与各室壁的关系；C. 靶心图节段与冠状动脉分布图

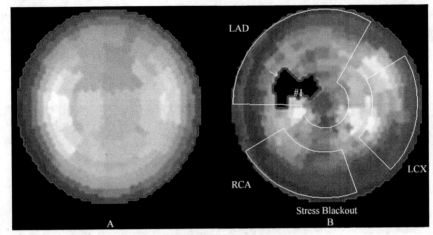

图 9-6　正常及异常靶心图（详见彩图）

A. 正常；B. 前间壁变黑区示局限性心肌缺血

2. 灌注异常范围的半定量分析　灌注异常范围是指心肌及其血管支配的区域出现的异常面积。美国核心脏病学会推荐使用视觉 17 节段进行半定量分析，以三个短轴层面以及一个垂直长轴层面为基础，将心肌划分为 17 个节段（图 9-7）。这种方法缺损范围用小面积、中等面积及大面积缺损描述，具体判读标准见表 9-1。

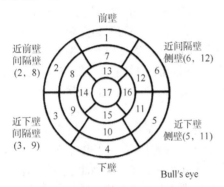

图 9-7　左心室心肌 17 节段命名法

1. 前壁基底段；2. 前间隔基底段；3. 下间隔基底段；4. 下壁基底段；5. 下侧壁基底段；6. 前侧壁基底段；7. 前壁中段；8. 前间隔中段；9. 下间隔中段；10. 下壁中段；11. 下侧壁中段；12. 前侧壁中段；13. 前壁近心尖段；14. 间隔近心尖段；15. 下壁近心尖段；16. 侧壁心尖段；17. 心尖段

表 9-1　心肌灌注缺损面积定量分析

	小面积缺损	中等面积缺损	大面积缺损
半定量分析			
区域血管数量	≤1	1～2	2～3
心肌节段数量	1～2	3～5	≥6
负荷总积分	4～8	9～13	>13
定量分析			
靶心图（占左心室%）	5～10	11～20	>20

3. 门控心肌灌注显像（gated myocardial perfusion imaging，G-MRI）**的定量分析**　G-MPI 较传统非门控 MPI 的优势在于能够测定左室心功能。近年来，应用 G-MPI 计算左室功能的定量分析技术越来越成熟，并可由 SPECT 工作站上的相关软件完成，结果与超声心动图、核素心血池显像、左心室造影、心脏磁共振成像的结果间有很好的相关性。G-MPI 测定左心室功能参数包括整体功能参数、局部功能参数和左室收缩同步性的评价。① 左心室整体功能参数：包括左心室射血分数（ejection fraction，EF）、收缩末期容积（end-systolic volume，ESV）和舒张末期容积（end-diastolic volume，EDV）等。② 左室局部功能参数：包括局部室壁运动（regional myocardial wall motion，RWM）和局部室壁增厚率（regional myocardial wall thickening，RWT），左室局部功能异常主要反映局部心肌功能的损伤。通常情况下，局部室壁运动和室壁增厚率的异常同时出现。③ 左室收缩同步性的评价：正常心脏的收缩是"全"或"无"的，也就是心肌的收缩要么不产生，一旦产生则全部心肌细胞都参与收缩，同步收缩有利于完成泵血功能。如果左室心肌收缩丧失了同步性，则会导致心功能恶化。近年来，G-MPI 在室壁增厚率分析的基础上发展了相位分析（phase analysis）技术，用于评价左室同步性。

六、临床应用

（一）冠心病的诊断价值

冠状动脉血管造影被认为是诊断冠心病的"金标准"，主要依据大的冠状动脉（右冠状动脉、左前降支、左回旋支）或左主干的狭窄程度，但是其仅显示血管轮廓，显示血管管径的不规则及阻塞，不能显示冠状动脉壁上真正的粥样硬化病变，因此，在评价冠脉病变方面存在不可避免的缺陷。心肌灌注显像是诊断冠心病无创、安全、有效的功能检查方法，它不仅可以诊断有无心肌缺血，而且还可帮助确定缺血是否可逆以及冠状动脉的储备功能，为冠心病的临床治疗决策提供重要依据。从卫生经济学角度讲，心肌灌注显像也是诊断冠心病效价比最高的一种检查方法。在美国心脏学会/美国心脏协会/欧洲心脏病学会发布的冠心病诊断指南中，心肌灌注显像在疑似冠心病的多种情况下（如慢性胸痛、急性胸痛等）被评估为首选诊断方法。

一项包括 8964 名患者的荟萃分析结果显示，心肌灌注显像诊断冠心病的汇总敏感性和特异性分别为 86% 和 74%。负荷心肌灌注显像可以明显提高诊断的准确性。国内刘秀杰等报道了运动负荷心肌灌注显像诊断冠心病价值，并与冠状动脉造影对比，发现前者诊断冠心病的灵敏度可达 96%～98%，特异性在 83% 左右。有文献报告，应用腺苷或双嘧达莫药物负荷试验，诊断冠心病的敏感度约 75%～80%，也有文献报告灵敏度高达 95%～100%。

研究显示，心肌灌注显像诊断冠心病的灵敏度与冠状动脉狭窄程度和病变范围呈正相关。也就是说，当出现多支血管病变时，其检出的可能性要高于单支血管病变。Beller 等研究结果显示，^{201}Tl 心肌灌注断层显像诊断单支冠脉病变的灵敏度为 83%，二支病变的灵敏度为 93%，三支病变则达 98%。值得注意的是，三支病变导致的均匀一致的"平衡性"缺血，单纯的目测分析方法，可能会导致诊断灵敏度的降低，借助定量分析有助于提高诊断的准确性。

尽管心肌灌注显像对冠状动脉疾病诊断的灵敏度和特异性要优于运动心电图，但假阴性和假阳性结果仍可出现。心肌灌注显像对冠心病概率（prevalence）的预测价值与患者个体的年龄、性别和胸痛的特征等许多因素有关。在冠心病概率较低（< 3%）的人群（如年轻无症状者），一个阳性的心肌显像结果其预测价值仅为 36%，与所期望的真阳性结果相比有较高的假阳性；但在冠心病概率较高（如 90%）的人群（如有典型心绞痛症状，年龄为 50～60 岁的男性患者），则阳性结果的预测价值可达 99%，与真阳性结果相比仅有很少的假阳性出现。另一方面，在疾病概率较高的群体，相对大量的假阴性结果同样也可见到。因此，在冠心病概率低的群体，一个阳性结果的预测价值是有限的；而在冠心病概率较高的群体，一个阴性试验结果的实用价值也是很低的。在检查冠状动脉疾病的概率约为 40%～70% 范围的群体，负荷心肌显像的鉴别价值最佳，这类群体包括非典型胸痛、有主要危险因素但无症状的患者或者有阳性运动心电图结果但无症状的患者。

（二）冠心病危险度分级

危险度评估是指基于核素心脏显像的结果，推测其未来发生心脏事件的概率。评估的意义在于指导临床医师采取及时、有效和适当的治疗方法，减少不必要的医疗支出。对于心肌灌注显像表现正常的低危者，不需要特殊处理，可以避免不必要的医疗行为，节省大量的医疗成本；对于心肌灌注显像异常者，可根据危险度等级，采取适当、有效的治疗措施，使患者最大程度受益。

当负荷心肌灌注显像正常时，预示在相当长的一段时间内患者发生心脏事件的概率很低，患者预后良好，年死亡率＜1%。在一项大于 10 万患者 SPECT 显像分析中发现，核素显像正常患者，发生年事件率（死亡或心肌梗死）为 0.6%；而核素显像异常者，年事件率为 5.9%，增加了近 10 倍。一项纳入 8000 例患者荟萃分析表明，负荷心肌灌注显像正常时，其阴性预测值为 98.8%，年事件率 0.45%。对于负荷心肌灌注提示为低危或中危的人群不需要有创的治疗，保守治疗可以使患者受益程度最大。

当心肌灌注显像异常时，提示随后发生心脏事件的危险性明显高于显像正常者，其中心肌灌注缺损对预后有重要意义，心肌灌注异常的范围越大、死亡率越高。通常高危（high-risk）冠心病的心肌灌注影像具有如下特征：①在两支以上冠状动脉供血区出现多发可逆性缺损或出现较大范围的不可逆性灌注缺损；②定量或半定量分析有较大范围的可逆性灌注缺损；③运动负荷后，肺摄取显像剂而显影；④运动后左心室立即呈暂时性扩大或右心室暂时性显影；⑤左主干冠状动脉分布区的可逆性灌注缺损；⑥休息时 LVEF 降低。

一些研究证实，心肌灌注缺损是否为可逆性是预测不同心脏事件的一个重要因素。固定性灌注缺损与心源性死亡有关，而可逆性灌注缺损与非致死性心肌梗死有关。研究发现，灌注轻度异常发生死亡率极低（0.8%），但非致命性心肌梗死的发生率（2.7%）比显像正常（0.5%）高；另一方面，对于严重的心肌灌注显像异常者，其最常见的事件为心源性死亡。几个新近的预防试验表明，对于心肌灌注显像轻度异常的患者，降脂药物或血管紧张素酶抑制剂对于降低死亡和心肌梗死事件非常有效，患者可以从这些二线的预防措施中获益，而不是直接采用血运重建术等方法。

Bateman 等人的研究表明，在高危和低危患者，心肌显像结果可以帮助患者合理选择冠状动脉血管造影，避免不必要的心导管检查，因此，可作为冠状动脉造影检查的"筛选试验"。如果定量 SPECT 负荷心肌灌注显像为正常，即使冠状动脉造影证实为冠状动脉狭窄，也提示以后心脏事件（例如死亡和非致死性心肌梗死、再发性心绞痛等）的年发生率低于 1%，预后良好。

（三）非心脏手术术前心脏事件的预测

非心脏疾病手术后并发血管疾病是导致死亡的重要原因，在术前充分评估并及时治疗心血管系统存在的隐患十分重要。负荷心肌灌注显像一个很重要的应用就是评价接受非心脏外科手术患者的心肌血流状态，以预测和防止围术期心脏事件的发生。基于此，美国心脏学会和美国心脏协会在 2007 年联合制定了非心脏手术术前危险度评价指南。该指南指出，初步评价患者术前风险增加或者无法确认其风险时，应使用核素心肌灌注显像进行危险度评估。

一项对 3000 余名非心脏手术患者术前行负荷心肌灌注显像资料表明，心肌灌注显像为可逆性缺血时，预测在围术期发生心肌梗死或心脏死亡阳性预测值为 12%；在负荷灌注显像为正常者，阴性预测值为 99%。Hendel 等评价了 360 例非心脏手术患者，有可逆性灌注缺损的患者心脏事件的发生率为 14%，而显像正常者发生率仅为 1%。这些研究说明负荷心肌灌注显像表现为正常提示心脏事件发生概率很低。Shaw 等人的荟萃分析发现，较高的心脏事件发生率与大的灌注缺损区密切相关，有 1 个或 1 个以上可逆性灌注缺损区的患者，事件发生率为 14%；有 2 个或 2 个以上的可逆灌注缺损区患者，事件发生率为 30%。因此，心肌灌注缺损较大或有三支血管病变的患者，预后较差。

临床评价危险度为低危的人群，可以安全进行非心脏手术；高危人群需要在术前进行负荷心肌灌注显像评价危险度。当心肌灌注显像有明显负荷诱发的可逆性缺血患者，应该做冠状动脉造影进一步评价，以降低手术和麻醉风险。当心肌灌注显像提示多支冠脉病变所致心肌缺血或左心室功能不全时提示高危险度，患者需要重新评估手术的必要性或取消手术，转而进行针对心脏疾病的治疗。

（四）冠心病治疗疗效评估

冠心病的有效治疗方法包括冠状动脉搭桥手术（coronary artery bypass graft，CABG）、经皮腔内冠状动脉成形术（percutaneous transluminal coronary angioplasty，PTCA）、常规药物和体外反搏等。心肌灌注显像不仅能准确、灵敏、无创伤地反映心肌的供血情况，而且还可进行相对定量分析和负荷试验，是评价冠心病疗效的首选方法。将治疗前与治疗后的心肌灌注显像结果进行对比分析，可以准确获得治疗后心肌血流改善程度等相关信息（图 9-8、彩图 9-8）。

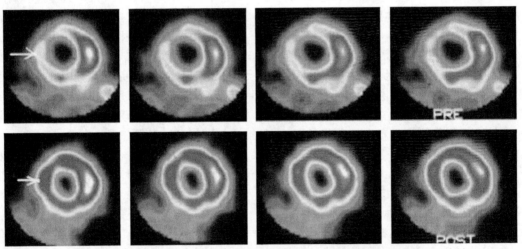

图 9-8　冠状动脉搭桥术前及术后心肌灌注变化（短轴断面，详见彩图）
上排为治疗前，示前壁、间壁缺血；下排为治疗后，原缺血区消失

PTCA 治疗后再狭窄是临床面临的难题，术后适当时间的负荷心肌显像可提供手术是否成功的证据，并可诊断再狭窄。心肌灌注显像可以灵敏地发现血管重建术后再狭窄所导致的心肌缺血，而且其缺血的程度与范围可以作为再次血管重建治疗的适应证评价指标。2009 年美国心脏病学会 / 美国心脏病协会（ACC/AHA）指南中，将心肌灌注显像列为 PCI 术后患者评价疗效的首选方法。

CABG 术后患者行心肌灌注显像的目的在于评价桥血管的供血功能、发现是否存在其他的缺血区域、以及推测是否发生了桥血管的再狭窄。Zellweger 等分析了 1765 例 CABG 术后 7.1±5.0 年行心肌灌注显像患者，发现 CABG 术后＞5 年的患者（无论是否有症状）及 CABG 术后≤5 年的有症状的患者均可以从核素显像中获益，因此，对于心肌缺血的再评估可以指导接受适当的治疗。ACC/AHA 指南对于 CABG 术后患者的评价，强烈推荐使用负荷心肌灌注显像，而不是平板运动试验。因为前者不仅可以发现心肌缺血的部位，还可以评价严重程度。

（五）急性胸痛中的应用价值

在急诊室里，急性胸痛的处理往往很困难。通过询问病史、心电图及心肌生化指标，可以筛选典型的急性冠脉综合征患者。但是对于表现不典型者，难以鉴别心源性或非心源性疼痛，而大约有 10% 的急性胸痛患者在出院后 48 h 内可能发展为急性心肌梗死。心肌灌注显像的优势在于对表现不典型者可以发现心肌灌注减低区，为这类患者鉴别诊断心肌缺血和心肌梗死提供了一种有效的手段。ACC/AHA 指南推荐，急性胸痛患者为急诊静息心肌灌注显像的 I 类适应证。

临床中常规应用 ^{99m}Tc-MIBI，由于其没有明显的再分布而优于 ^{201}Tl。一项应用 ^{99m}Tc-MIBI 在 2475 名急性胸痛中的评估研究显示，静息心肌灌注显像常规用于急性胸痛的诊断具有良好的价值，明显减少了可疑急性冠脉综合征患者的住院人数。在急性心肌梗死的患者，一般静息心肌显像时都会发现有灌注缺损，在胸痛发生后的前 24 h 其可靠性极好。有资料表明，在症状发作间期或发作后不久即进行显像更加合适，因为胸痛发作后 6 h 内行心肌显像，

几乎所有心肌梗死患者都能证明有灌注缺损，此后随着梗死区急性可逆性缺血出现，其敏感性将有所下降。^{99m}Tc-MIBI 心肌灌注显像用于可疑急性心肌梗死患者的诊断，早于心肌酶的改变，且阴性预测值高达 99%。

静息心肌灌注显像还有助于鉴别不稳定心绞痛与急性心肌梗死，如果静息心肌显像是在胸痛的过程中进行，约有一半的不稳定性心绞痛患者在初期的显像都有灌注缺损，而胸痛消退后的延迟显像（^{201}Tl 的再分布显像或 ^{99m}Tc-MIBI 再注射显像剂后显像）可证明其缺损通常为可逆性的，与完全的梗死形成鲜明对比。如果在胸痛过程中显像结果为正常，则提示其胸痛与心肌缺血无关。

（六）在其他心脏病中的应用

1. 心肌病的诊断与鉴别诊断　应用心肌灌注显像可对心肌病进行诊断和鉴别诊断。扩张型心肌病的心肌灌注影像表现为显像剂分布普遍性稀疏，伴有心腔扩大，形态失常，心肌壁厚度变薄；心肌显像剂分布呈不规则稀疏，或呈"花斑"样改变。肥厚型心肌病的心肌壁增厚，心腔变小，非对称性间壁肥厚者，心肌显像可见室间壁与左室后壁的厚度比值大于 1.3。由于冠状动脉粥样硬化引起的心肌缺血（缺血性心肌病），则心肌显像的变化与冠脉血管分布的节段一致，呈节段性放射性分布稀疏、缺损，有助于鉴别（图 9-9、彩图 9-9）。

2. 心肌炎的辅助诊断　病毒性心肌炎患者，心肌血流灌注异常的阳性率约为 80%，多表现为左心室心肌呈不规则的显像剂分布稀疏，严重者可出现分布缺损（图 9-10、彩图 9-10）。

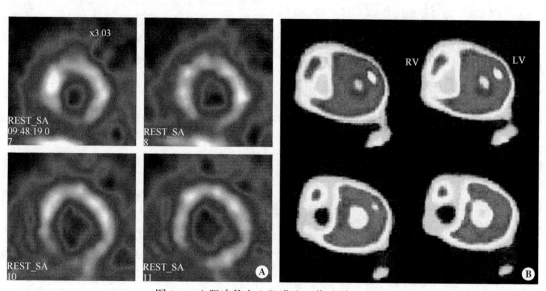

图 9-9　心肌病静息心肌灌注显像（详见彩图）

A. 为扩张型心肌病；B. 为一例 12 岁儿童肥厚型心肌病

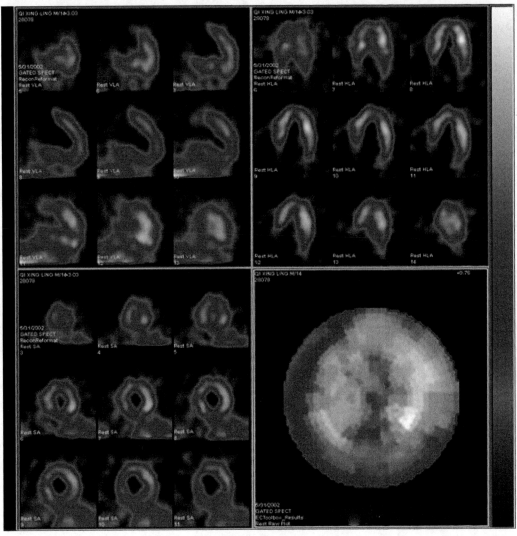

图 9-10　心肌炎心肌灌注显像（详见彩图）

七、心肌灌注显像的特点及与其他诊断方法的比较

1. 心肌灌注显像的独特价值及不足　①可为疾病的诊断提供生理学意义认识；②能够提供独立的预后信息，其价值优于其他临床资料和对比血管造影；③其影像是以计数值为基础，因此可方便地行定量分析，结果具有高度可重复性；④只要患者合作，几乎所有患者均可得到高质量图像，且安全无创伤。心肌灌注的不足主要是由于心肌血流灌注减低、可以是冠心病原因，也可以是其他非冠心病因素所致，因此心肌灌注显像显示的心肌缺血并非冠心病所特有，但该法对于确定是否存在缺血或血流减低以及评价心肌血流的贮备功能是非常准确、特异的。

2. 心肌灌注显像与冠状动脉造影　冠状动脉造影与心肌灌注显像二者分别反映了解剖学和血液动力学两种不同参数。冠状动脉造影提供冠状动脉解剖影像，可以敏感地发现冠状动脉血管壁的变化及

其所导致的管腔狭窄程度。冠脉造影的优势是能够准确地排除管腔直径大于 1 mm 的冠脉狭窄，阴性预测值大于 99%；但其不足之处在于无法评价直径小于 1 mm 的冠脉狭窄，即微小血管病变所导致的冠心病，同时无法评估狭窄的冠脉是否已经导致了血流动力学改变。心肌灌注显像的优势在于有助于确定狭窄冠脉的血流动力学意义，且其表现的心肌缺血程度对于临床治疗决策的选择具有指导意义。例如，血管造影估计狭窄程度的准确性取决于操作技术和所应用方法，而且血管造影所确定的狭窄，可能随着血管痉挛加重或小血管病变出现而增加，当然也可能随着较完善且有功能的侧支血管的建立而减低。这时应用心肌灌注显像就可以对局部血流动力学进行综合判断及准确的估计。

3. 心肌灌注显像与负荷超声心动图　负荷超声心动图也能通过确定收缩期心肌厚度的减低探测缺血。一项对 1849 例患者的荟萃分析显示，运动负荷超声造影对冠心病诊断的汇总灵敏度和特异度分别

为 84% 和 82%。多巴酚丁胺负荷超声心动图检查，主要用于不能达到最大负荷量运动的患者，可以诱发缺血局部的功能障碍，其探测冠心病的敏感性和特异性分别为 45%～97% 和 64%～100%。超声显像的缺点是准确性欠佳，稳定性不理想，不能很好确定其心内边界，易受观察者和操作者的影响，难以区别缺血与疤痕组织。

4. MRI 对冠心病的诊断价值　MRI 具有很高的空间分辨率，对于内膜下心肌缺血和透壁型心肌缺血的探测效率较好。一项包括 17 份纳入 502 名患者的综合分析显示，MRI 对冠心病诊断的汇总灵敏度和特异度分别为 84% 和 85%。MRI 具有较高的灵敏度和特异度，无放射性，具有较好的应用前景。但是该检查耗时长，部分具有金属植入者或具有幽闭恐惧症者无法接受。MRI 对冠心病诊断和危险度评估仍需大量临床前瞻性研究。

第二节　心肌代谢显像

心肌具有利用多种能量底物的能力，根据血浆各底物与激素水平以及局部血供状态等因素，可利用游离脂肪酸、葡萄糖、乳酸、丙酮酸、酮体、氨基酸等，其中葡萄糖和脂肪酸是心肌细胞代谢的重要能量底物。将放射性核素标记的代谢底物给患者静脉注射后，能够被心肌细胞迅速摄取，应用 SPECT 和 PET 即可行心肌代谢显像。目前用于心肌代谢显像最常用的放射性核素有两类，一是发射正电子的放射性核素，主要有 ^{18}F、^{11}C、^{15}O 和 ^{13}N 等，需使用 PET 进行显像；另一类为发射单光子的放射性核素，如 ^{123}I 等，可应用 SPECT 显像。

一、心肌葡萄糖代谢显像

（一）基本原理

葡萄糖是心肌工作的重要能量来源物质，用 ^{18}F 标记的脱氧葡萄糖（^{18}F-deoxyglucose，^{18}F-FDG）是当前最常用和最重要的葡萄糖代谢显像剂。^{18}F-FDG 的结构类似于葡萄糖，与葡萄糖不同的是，在己糖激酶作用下经磷酸化后，不再参与进一步的代谢过程，而滞留在心肌细胞内，因此可获得心肌葡萄糖代谢显像（myocardial glucose metabolism imaging）。

心肌葡萄糖代谢显像在不同的生理及病理情况下，表现各异。①正常人禁食空腹状态下，血浆中胰岛素水平较低，脂肪酸是心脏的主要能量来源，心肌摄取 ^{18}F-FDG 减少，显影不清，而脂肪酸代谢显像则清晰。②正常人进餐后，血浆葡萄糖和胰岛

素水平上升，血浆脂肪酸水平降低，心脏主要利用葡萄糖作为能源物质，因此，心肌葡萄糖代谢显像清晰。③在病理情况下，如发生急性心肌缺血，血流量减少导致心肌氧供不足，而细胞线粒体内的脂肪酸代谢对氧供不足非常敏感，因此心肌组织的脂肪酸有氧氧化明显受抑。为了使心肌细胞获得足够的能量以保证细胞存活，心肌的能量代谢由有氧代谢转化为无氧代谢——糖酵解为主，因而，缺血心肌对葡萄糖的摄取明显增加。④如果心肌血流量进一步减少，导致心肌细胞坏死，心肌能量代谢活动停止，此时不能摄取葡萄糖，因此梗死心肌不能摄取 ^{18}F-FDG，局部显像表现为缺损。综上，在不同条件下进行葡萄糖代谢显像，可了解心肌的代谢状态，用于心脏疾病的诊断和心肌细胞存活的判断。

（二）检查方法

这里主要介绍 ^{18}F-FDG PET 心肌代谢显像。患者检查前必须进行血糖测定和调节，方法主要有口服葡萄糖负荷、皮下胰岛素注射。应用这种方法的主要目的是提高血浆葡萄糖浓度和胰岛素水平，增加心肌对胰岛素的敏感性，从而使存活心肌充分摄取 ^{18}F-FDG。

调节血糖是个复杂过程，对于糖尿病患者，个体差异较大。简述调节血糖方法如下：患者检查前需空腹至少 6 h，常规测定血糖浓度，根据不同血糖浓度和是否患糖尿病，口服一定量的葡萄糖（表 9-2、表 9-3）。45～60 min 后测定血糖浓度。根据此时血糖浓度，静脉注射一定量的胰岛素（表 9-2、表 9-3）。15～20 min 后再次测定血糖浓度，如果控制在 5.55～7.77 mmol/L（100～140 mg/dl），静脉注射 ^{18}F-FDG 185～370 MBq（5～10 mCi）。有些患者血糖浓度不升反降，或者降低不明显，需再次注射一定量的胰岛素，直到血糖浓度控制在理想范围内再注射 ^{18}F-FDG。

表 9-2　非糖尿病患者血糖调节

测定时间		指端血糖（mmol/L）	口服葡萄糖量	胰岛素量（U，iv）
1. 基础血糖	0min	＜6.0	40g	
		6.0～7.0	35～30g	
		7.0～8.0	20～15g	
		8.0～9.0	10～5g	
2. 复测血糖	60min	7～8		0.5
		8～9		0.5～1
		9 或 10		2
		＞11		3～4

表9-3　糖尿病患者血糖调节

	测定时间	指血血糖 (mmol/L)	口服葡萄 糖量	注射胰岛素 (U, iv)
1. 基础血糖	0min	6	20g	
		7.0 或 8.0	20～15g	
		9.0 或 10.0	15～10g	
		＞10	5g	
2. 复测血糖	60min	10		2
		11～13		3
		＞14		4

注射 ^{18}F-FDG 45 min 后 PET/CT 扫描。对原始数据进行衰减校正，选择 Hanning 滤波函数，重建短轴、水平长轴及垂直长轴各断层面图像。

（三）图像分析

如前所述，不同生理及病理状态下，^{18}F-FDG 心肌葡萄糖代谢图像表现不一。

临床上，常常将 ^{18}F-FDG 心肌葡萄糖代谢显像

与静息或负荷心肌灌注显像（应用常规 ^{99m}Tc-MIBI 显像或 ^{13}NH$_3$、H$_2$^{15}O 等 PET 显像）结合分析。缺血心肌由于氧供随血流减少而减少，耗氧量较大的游离脂肪酸 β 氧化受到限制，需氧较低的葡萄糖氧化和甚至不需氧也能进行的糖原酵解仍可进行，葡萄糖几乎成为缺血心肌的唯一能量来源，因此缺血但仍存活的心肌可摄取 ^{18}F-FDG。但是对于无心肌细胞活力、不可逆性损伤的心肌节段，组织中葡萄糖的利用与血流量呈平行性降低，梗死心肌细胞无 ^{18}F-FDG 摄取。在两种显像方法中，其基本的血流灌注 - 代谢显像模型有三种：一是血流灌注与代谢显像心肌的显像剂分布均匀，提示为正常心肌；二是心肌血流灌注减低，而葡萄糖摄取正常或相对增加，这种血流 - 代谢不匹配模型在有心室功能障碍的患者，是心肌存活的有力证据（图 9-11、彩图 9-11）；三是局部心肌血流与葡萄糖代谢呈一致性减低，呈匹配图像，为心肌疤痕和不可逆损伤的标志（表9-4）。因而，^{18}F-FDG 显像可有效的鉴别低血流灌注状态但仍存活的组织与不可逆性损害的心肌组织。

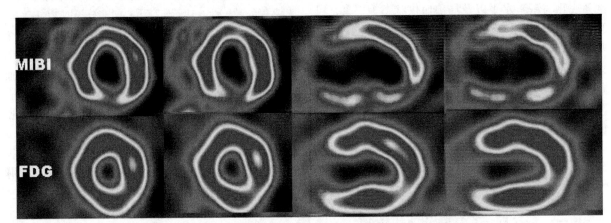

图 9-11　存活心肌的心肌灌注与葡萄糖代谢显像（详见彩图）
左侧两列为短轴心肌灌注和代谢显像，示下壁灌注缺损区，代谢显像有充填；右侧两列为垂直长轴

表9-4　不同心肌状态下显像特征的比较

心肌状态	代谢显像	血流显像	影像特征	血管重建后 心功能改善
正常心肌	正常摄取	灌注正常		
心肌坏死	不摄取	不可逆性 缺损	匹配	无改善
心肌缺血				
心肌冬眠	正常或摄 取增加	缺损	不匹配	恢复正常
心肌顿抑	正常或减 低	正常或接 近正常	不定 *	有改善，但恢 复较慢

* 取决于心肌受损程度和受损后显像的时间

二、心肌脂肪酸代谢显像

在生理状态下，棕榈酸占血液中循环脂肪酸的 25%～30%，是心肌能量代谢的主要底物，大约 60%～80% 的 ATP 产生是通过脂肪酸的氧化作用而获得，其中约一半是来自棕榈酸的氧化。人体禁食状态下和运动时，乳酸水平上升，乳酸作为心肌的主要能量来源。此时将放射性核素标记游离脂肪酸静脉注射后，能迅速被心肌细胞摄取，参与心肌的脂肪酸代谢过程，应用 PET 或 SPECT 描绘出心肌脂肪酸代谢活性的图像，为心肌脂肪酸代谢显像（myocardial fatty acid metabolism imaging）。

目前常用的单光子显像药物为 ^{123}I 标记的游离脂肪酸 (free fatty acid, FFA) 类似物，如直链 ω 位苯基十五烷酸 (IPPA) 和支链 β 位甲基 ω 苯基十五烷酸 (dimethyl-pentadecanoic acid, BMIPP)。正电子核素 ^{11}C 标记的棕榈酸 (^{11}C-palmitic acid, ^{11}C-PA) 作为 FFA 的示踪剂，静脉注射后被心肌细胞吸收，很快经过 β 氧化，再被清除出去并随血液离开心肌。用 PET 进行心肌动态显像不仅可以显示 ^{11}C-PA 在心肌内的分布，而且可以获得心肌清除曲线。

正常人 ^{11}C-PA 左心室心肌显影均匀。在心肌缺血情况下，脂肪酸代谢显像与葡萄糖代谢显像的影像特征有较大差异，缺血区脂肪酸代谢显像呈局灶性缺损，而 ^{18}F-FDG 显像同一部位则显像剂摄取增高，表明物质代谢已由脂肪酸转变为葡萄糖代谢。

三、心肌有氧代谢显像

^{11}C-乙酸 (^{11}C-acetate) 已被用于心肌有氧代谢显像。在心肌中，乙酸首先通过合成酶被转化为乙酰辅酶 A，然后在线粒体内经三羧酸循环氧化为 ^{11}C-CO_2，因此，^{11}C-CO_2 的清除反映了心肌的血流和代谢状态，可用于直接估计心肌有氧代谢。在静息状态下，静脉注射 ^{11}C-乙酸后血液清除曲线呈双单指数型，清除曲线的初始部分其衰减常数与心肌耗氧量呈线性关系，通过对曲线进行动力学分析，能准确反映心肌耗氧量和人体线粒体氧化通量。在心肌梗死患者，心脏对 ^{11}C-乙酸的摄取和清除均减慢，表明局部心肌耗氧量减低。由于 ^{11}C-乙酸不受底物活性（如葡萄糖、脂肪酸）的影响，故在伴有糖尿病的慢性冠状动脉疾病患者，可能比 ^{18}F-FDG 更有效。另外，^{11}C-乙酸还可以通过获取放射性清除曲线，测定心肌血流量。

第三节　心肌存活评估

一、存活心肌的认识

当冠状动脉狭窄供血减少或心肌对能量的需求增加而得不到满足时，即出现心肌缺血。心肌缺血性损伤是一个从可逆到不可逆的动态变化过程。心肌缺血后，随着缺血发生的速度、范围、程度及其侧支循环建立的不同，心肌细胞的损害可能出现三种不同的情况，即坏死心肌 (necrosis myocardium)、冬眠心肌 (hibernating myocardium)、顿抑心肌 (stunning myocardium)。

坏死心肌是真正不可逆的心肌损害，即使冠脉血流得到恢复，心脏功能也不会得到有效改善。冬眠心肌是由于严重的冠状动脉狭窄或部分闭塞血管的再开放 (reopened) 所致的长期低灌注缺血状态下，局部心肌通过自身的调节反应减低细胞代谢和收缩功能，减少能量消耗，以保持心肌细胞的存活，即使在静息状态，临床上仍表现为节段性低灌注、无收缩或收缩功能低下，其过程可达数月乃至数年。由于该心肌为缺血但仍然存活，当血运重建治疗后，一般心肌灌注和室壁运动功能可以完全或部分恢复正常。顿抑心肌是指心肌在短暂的 (2 ~ 20 min) 急性缺血再灌注之后，心肌细胞虽未发生坏死，但已发生了结构、功能及代谢的变化，处于"晕厥"状态，即使心肌得到有效的血流再灌注后仍需数小时、数天甚至数周之后才能恢复，且缺血的时间越长，心脏功能恢复的时间也越长；此种情况多发生在冠状动脉完全闭塞行 PTCA 或溶栓治疗后。在某些情况下，心肌冬眠与心肌顿抑可以同时存在。顿抑心肌与冬眠心肌主要区别是前者的心肌血流灌注为正常或接近正常，但心肌收缩仍减低或无收缩功能；而冬眠心肌血流灌注减少，需要经过血运重建术，改善或恢复心肌血流灌注。

冬眠心肌和顿抑心肌均为存活心肌 (viable myocardium)，此时心肌细胞的损害是可逆的，需要尽早行血运重建术，恢复血供，改善心肌局部和左心室整体功能，逆转左心室重构，改善患者长期预后。Allman 等对 24 个研究小组共 3088 例患者随访 (25 ± 10) 月的荟萃分析表明，心肌存活而接受血运重建术患者的死亡率明显低于药物治疗组 (3.2% vs 16%, $P < 0.001$)；而心肌梗死患者，接受手术和药物治疗的死亡率无明显差异 (7.7% vs 6.2%, $P > 0.05$)。因此，在有冠状动脉病变的患者，病变区心肌是否存活直接关系到血运重建治疗或再灌注后心室功能障碍能否改善及其治疗方法的有效性，准确地鉴别存活心肌和梗死心肌，对临床治疗方案的制订、再血管化适应证的选择，评估疗效及判断预后具有重要的临床意义。心肌活性检测 (detection of myocardial viability) 已经成为近年来心血管病研究的重要课题之一。

二、评估心肌存活的方法

常用的检测心肌存活的方法有：①心肌灌注显像对心肌血流状态和心肌细胞膜完整性的评估；②心肌代谢显像，包括葡萄糖、脂肪酸和有氧代谢显像；③多巴酚丁胺介入超声心动图对局部心肌收缩储备功能的检测；④磁共振成像对局部心肌收缩储备功能的检测；⑤增强磁共振成像延迟显像识别存活心肌与梗死心肌。评估心肌存活的指标包括：局部心肌灌注、心肌细胞膜的完整性、心肌细胞的代谢、局部室壁运动的收缩储备功能等。^{18}F-FDG PET 心肌葡萄糖代谢显像目前被认为是探测心肌存活的"金标准"，而应用 SPECT 心肌血流灌注显像结合介入法判断心肌细胞活性，方法相对简便，易于推广，但准确性不如 ^{18}F-FDG PET 心肌葡萄糖代谢显像法。

三、心肌葡萄糖代谢显像检测存活心肌

心肌葡萄糖代谢显像是判断心肌细胞存活准确而灵敏的指标，是目前公认的诊断心肌存活的"金标准"。当心肌灌注缺损区 ^{18}F-FDG 摄取正常或增高时，提示心肌细胞存活；而血流灌注缺损区 ^{18}F-FDG 代谢显像无显像剂摄取，则提示心肌坏死。通常将心肌灌注显像与葡萄糖代谢显像结合起来分析，并根据血流与代谢显像匹配（match）与否判断心肌活性（表 9-4）。

葡萄糖代谢显像对于术前预测血管再通术后室壁运动异常的改善情况是目前比较理想的手段，能够为冠心病的临床治疗决策提供有力的依据。以代谢/血流不匹配的特征对于冠脉血管再通术后收缩功能改善的阳性预测值为 78%～85%，阴性预测值达 78%～92%。尤其是表现为心绞痛和慢性左室功能障碍者，心肌灌注显像呈缺血改变，而 ^{18}F-FDG 显像有摄取的冬眠心肌节段冠脉再通治疗效果最佳，冠脉搭桥术后室壁运动可迅速得到恢复，左心室射血分数明显增加；而葡萄糖代谢显像摄取减低的心肌节段，再通术后心室功能改善不明显。有人比较了 ^{18}F-FDG 代谢显像判断的有活性与无活性心肌的患者，药物和手术治疗后随访中的死亡率差别，发现血流与 FDG 代谢显像呈不匹配的患者，接受了血管再通治疗后随访中死亡率明显低于药物治疗者（8% 比 41%），提示缺血区心肌存活者血管再通治疗仍是有效的治疗手段；而缺血区心肌无活性的患者，采用两种方法治疗的死亡率没有差别。

四、心肌灌注显像检测存活心肌

代谢活动是反映心肌细胞存活最可靠的标志，而一定量的血流则是保证代谢活动的基础，由于存活的细胞有赖于细胞膜的完整性，只有保留完整膜的存活细胞才能蓄积和保留 MIBI 等心肌灌注显像剂。因此，心肌对某些血流显像剂的摄取也间接反映了心肌存活的信息。然而，应用常规的方法（如 ^{99m}Tc-MIBI 运动/静息显像或 ^{201}Tl 运动/再分布显像）虽然能够很好地诊断心肌缺血，但明显低估了

心肌细胞的活性。在常规的静息心肌显像表现为不可逆性缺损的心肌中，约有一半的患者，血运重建术后左室功能障碍有明显改善，表明心肌仍然存活。有人比较 ^{18}F-FDG 代谢与常规 ^{99m}Tc-MIBI 心肌显像判断心肌存活的结果，发现心肌 ^{99m}Tc-MIBI 活性低于 40% 的重度减低节段，仍有 50% 的节段有 ^{18}F-FDG 摄取的证据，而中度缺损（最大活性的 50%～59%）时通过 ^{18}F-FDG 估计均为存活心肌。因此，目前相继建立了许多改进后的心肌灌注显像方法估计心肌活性，尽管这些方法的准确性不如 PET 葡萄糖代谢显像，但较常规法有明显提高。

1. 硝酸甘油介入 ^{99m}Tc-MIBI 心肌灌注显像 方法是先行常规 ^{99m}Tc-MIBI 心肌静息显像，隔日后行介入显像，给患者舌下含服硝酸甘油片 0.5～1.0 mg，监测血压、心率和心电图变化，5 min 后静脉注射 ^{99m}Tc-MIBI 740 MBq，1 h 后行心肌断层显像。如介入后显像，原缺损区有放射性充填，则表明心肌细胞存活。李胜亭等报道应用该方法在 27 例陈旧性心肌梗死患者显像，预测心肌存活的灵敏度和特异度分别为 83.3% 和 81.4%。还有报道表明，该法对心肌存活的检测率较静息显像增加 40%～54%，探测心肌存活的敏感性 82%～95%、特异性为 76%～89%。

2. ^{201}Tl 再分布/延迟显像 在运动显像和 3～4 h 的再分布显像后，再行 18～24 h 的延迟显像，如延迟像原缺损区有放射性充填，提示心肌存活。

3. ^{201}Tl 再次注射法（reinjection method） 在负荷后显像和 2～4 h 的延迟显像后，再次立即静脉注射 ^{201}Tl 37 MBq，15 min 后作静息心肌显像；也可于不同日在静息状态再次注射 ^{201}Tl 74 MBq，15 min 后进行显像，观察有否充填，也是判断心肌存活有效的方法。也有人主张省去延迟显像，即在负荷显像完成后不久，就给患者再次注射 ^{201}Tl 37 MBq，3 h 后进行静息心肌显像。

应用 ^{201}Tl 显像时，注射显像剂后初期的心肌分布图像主要反映心肌的血流灌注，而晚期（12～24 h）的分布则主要反映心肌的活性。在 2～4 h 的 ^{201}Tl 延迟显像有固定缺损的病例中，大约有 30%～50% 的患者 24 h 再分布显像或静息状态再次注射 ^{201}Tl 后可以出现"晚期充填（late filling-in）"或"静息充填（rest filling-in）"，提示心肌仍然存活，但因 24 h 再分布显像的图像质量欠佳，故静息时再次注射 ^{201}Tl 法较为理想。有研究表明，^{201}Tl 再次注射法出现的"静息充填"与 ^{18}F-FDG 代谢显像确定的心肌活性有很好的一致性。在低于正常摄取 50% 的固定灌注缺损的患者，静息时 ^{201}Tl 再次注射后出现"充填"和"不充填"与 ^{18}F-FDG PET 代谢显像结果的符合率为 88%，而且再注射后缺损区残留 ^{201}Tl 活性水平与心肌活检测定

提示的存活心肌细胞数量之间有明显相关。

（兰晓莉）

第四节　心脏功能显像

放射性核素心脏功能显像（radionuclide imaging of cardiac function）是核医学一项重要的检测技术，包括平衡法放射性核素心血管显像（equilibrium radionuclide angiocardiography，ERNA）和首次通过法放射性核素心血管显像（first pass radionuclide cadioangiography，FPRC）。ERNA 是公认的测量左心室射血分数准确、重复性较好的影像诊断方法，具有操作简单、无创的优点。FPRC 在心室功能（特别是右心室）功能的评价、左向右分流（房间隔或室间隔缺损）定量分析中有一定的临床应用价值。但是，随着影像技术的发展，特别是无放射性、操作简便的超声多普勒技术的快速发展和成熟，ERNA 和 FPRC 的应用受到严峻挑战。尽管如此，ERNA 具有技术稳定性好、重复性佳的优点，并可获得整体与局部功能、收缩与舒张期功能、静息与负荷状态下的各种功能指标，联合心肌灌注断层显像，可以同时获得心肌血流灌注信息。

一、平衡法放射性核素心血管显像

（一）显像原理

静脉注射在一定时间内能够稳定存在于血液循环内、且不逸出血管的显像剂，在血液中混合达到平衡后，心室内血液容量变化就与血液中显像剂放射性计数变化成正比。由于心室处于不断收缩和舒张过程中，为获得心室从收缩末期至舒张末期动态的系列血池影像，采用受检患者自身的心电图信号（R 波）作为触发显像设备采集的门控信号，并将一个 R-R 间期（即一个心动周期）分为若干等份进行连续、自动、多门电路采集，通常获得 16～32 帧图像。以 R 波为起点获得一个心动周期内心室内放射性计数变化的系列影像。由于一个 R-R 间期时间很短，又被分为若干等份，每帧图像获得的信息量低、图像质量差，因此，需连续采集 300～500 个心动周期，并将每个心动周期相同时相的计数信息进行叠加，最后获得清晰的、反映心动周期中不同时间的系列影像（图 9-12）。将此系列影像进行重复播放即可以心动电影方式观察心脏局部室壁运动情况，通过左、右心室的容积曲线还可计算出心室收缩期与舒张期的心功能指标。

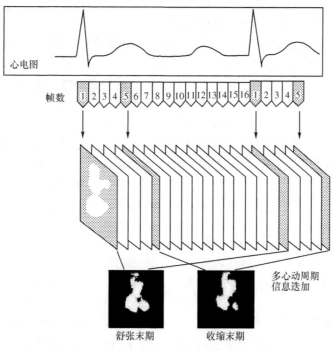

图 9-12　平衡门电路法心血池显像原理示意图

（二）检查方法

1. 显像剂　最常用为 ^{99m}Tc 标记红细胞，也可用 ^{99m}Tc- 人血清白蛋白，成人剂量为 555～740

MBq（15～20 mCi）。应用 ^{99m}Tc- 标记红细胞时，采用体内标记法，先给患者静脉注射氯化亚锡冻干品 1 支（含氯化亚锡 1～2 mg，用 2 ml 生理盐水溶解），30 min 后再静脉注射 ^{99m}Tc 过锝酸盐，注射后

10～15 min 进行显像。通常一次注射显像剂后，可在 4～6 h 内进行多次连续显像，以动态观察心室功能的变化。但需注意的是，应用 ^{99m}Tc 体内标记红细胞血池显像前，应停用干扰红细胞标记的药物，如肝素、甲基多巴、肼苯哒嗪、地高辛、派唑嗪、心得安以及碘油造影剂。

2. 显像方法　给患者连接心电图电极，启动心电图 R 波门控程序，应用 γ 照相机或 SPECT 分别进行前位、45° 左前斜位（选择左、右心室分开最佳的位置）和左侧位平面采集。采集矩阵 64×64，放大 1.6～2.0 倍，每个心动周期可预置采集 16～32 帧，每个体位采集 400～600 个心动周期。如进行门控心血池断层显像时，则显像剂的剂量要适当增加（740～925 MBq），通常每个心动周期分成 8～10 帧，采集时探头自右前斜 45°～左后斜 45° 旋转 180° 采集，每 5.6° 采集一个投影，每个投影至少采集 60 秒，共 32 个投影（帧）。采集结束后，应用门电路心血池计算机软件进行图像处理，获得左、右心室的收缩期、舒张期功能指标以及振幅图、时相图、时相电影和室壁运动等资料。或应用门控心血池断层处理软件进行断层重建，获得不同断层面心血池的收缩期与舒张期系列影像。

3. 负荷试验　为了解心脏的储备功能，提高诊断缺血性心脏疾病的敏感性，必要时可进行心功能负荷试验，其方法与心肌灌注显像相同。

（三）结果分析

1. 心室功能参数　根据在 45° 左前斜位获得的系列心血池影像，用 ROI 技术可生成心室的时间—放射性曲线。由于心室内的放射性计数与心室血容量成正比，因此，此曲线也代表心室的容积曲线（图 9-13），通过此曲线可以计算出不同类型的心功能指标，该法测量的心脏功能参数与 X 线心室造影的结果有很好的相关性。

常用的指标有以下几类：①反映心室收缩功能的参数：左或右心室射血分数（ejection fraction, EF）、心输出量（cardiac output, CO）、每搏容量（stroke volume, SV）、高峰射血率（PER）、1/3 射血分数（1/3EF）等；②反映心室舒张功能参数：高峰充盈率（peak filling rate, PFR）、高峰充盈率时间（time of peak filling rate, TPFR）、1/3 充盈率（1/3FR）和 1/3 充盈分数（first-third filling fraction, 1/3FF）等；③反映心室容量负荷的参数：收缩末期容积（end-systolic volume, ESV）和舒张末期容积（end-diastolic volume, EDV）。

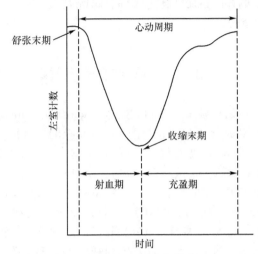

图 9-13　左心室容积曲线

正常情况下，静息状态与运动负荷时心脏功能指标有明显差别，且各家单位间的正常值亦有一定差异（应建立本单位正常值）。通常在静息状态下，左心室的总体 EF 和局部 EF 均 > 50%，右心室 EF > 40%，否则为 EF 值减低；而负荷试验后射血分数的绝对值应比静息时增加 5% 以上，负荷后 EF 值无明显增加甚至下降均提示为心脏贮备功能异常；负荷后舒张末期容量也相应增加，收缩末期容量相对减少。EF 的计算公式为：

$$EF(\%) = \frac{心室舒张末期计数 - 收缩末期计数}{心室舒张末期计数 - 本底} \times 100\%$$

舒张期功能的估计对于冠心病的早期诊断以及正确认识伴有收缩期功能正常而舒张期功能异常的充血性心力衰竭的本质具有重要意义，是左心室肥厚、冠状动脉疾病以及限制型心肌病患者最常用的参数。左心室舒张期分为三个截然不同的时相，即早期快速舒张充盈相（rapid-filling phase）、慢速充盈相（diastasis）和房性收缩（atrial kick）。而大约 80% 的心室充盈是在早期快速充盈期完成的，仅有 10%～15% 的左心室充盈是在慢速充盈相和房性收缩期间完成。PFR 是指早期舒张充盈相的最大斜率，是临床上最常用的舒张期功能指标，其正常值 > 2.1 EDV/s，不同仪器可有一定差异。PFR 值的变化与心脏负荷（主动脉压和左心房流入的容积）情况、心率、左心室射血分数（LVEF）和患者年龄有密切关系，通常每分钟心率增加 10 次，PFR 增高 0.4。

2. 局部室壁运动（regional wall motion）与功能分析　通过电影显示可以直观地了解心室各壁的运动情况。临床上，一般将心室壁的运动分为正常、运动减低（hypokinesis）、无运动（akinesis）和反向运动（dyskinesis）四种类型（图9-14）。平衡法适合于定量测定左心室局部功能，为了对心室局部的功能进行定量分析，通常可利用计算机软件将心室分为5～8个扇形区域，并分别计算出各个区域的局部射血分数（regional ejection fraction，REF）和室壁轴缩短率，其原理与测定整体心室功能相同。正常情况下，各个节段的轴缩短率均＞20%、左室的REF＞50%，但相当于间壁的节段可以略低（图9-15和图9-16）。

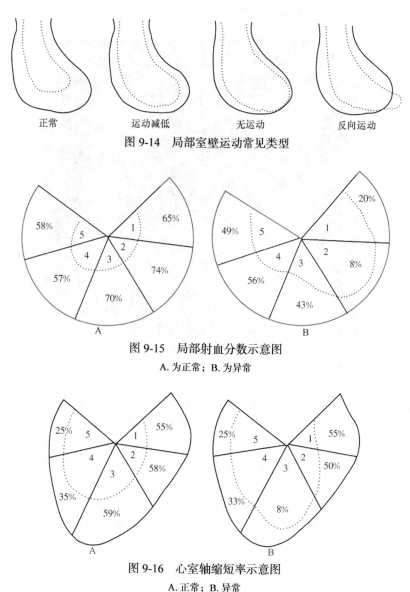

图9-14 局部室壁运动常见类型

图9-15 局部射血分数示意图
A. 为正常；B. 为异常

图9-16 心室轴缩短率示意图
A. 正常；B. 异常

3. 时相分析（phase analysis） 心血池影像的每一个像素都可以生成一条时间-放射性曲线，由于心室的运动呈周期性变化，因而所得的时间-放射性曲线也呈周期性变化，通过对曲线进行正弦或余弦拟合（即傅里叶转换）可以获得心室局部（每个像素）开始收缩的时间（即时相）以及收缩幅度（振幅）两个参数。用这两个参数进行影像重建可以获得心室的时相图（phase image）、振幅图（amplitude image）和时相电影（phase cine）三种功能影像及时相直方图（phase histogram）。①时相图：是以不同的灰度或颜色反映心肌壁发生收缩的时间，灰度越高示时相度数越大，即开始收缩的时间越晚。心房与心室开始收缩的时间相差甚远，故表现为完全不同的灰度或颜色，而左、右心室各壁的收缩基本同步，故表现为相同的灰度或颜色，无明显地分界线。②振幅图：是以不同颜色反映心脏各部位收缩幅度的大小，灰度高提示幅度大，正常左心室收缩幅度明显大于右心室及心房、大血管，局部室壁运动障碍时则表现为病变处灰度减低。③时相直方图：为心室时相度数的频率分布图，纵坐标代表分布的频率，横坐标为时相度数（0～360°）；正常情况下，心室峰高而窄，心房及大血管峰低且较宽，两峰的时相度数相差近180°，心室峰底的宽度称为相角程（phase shift），反映心室最早收缩与最晚收缩时间之差，其参数是反映心室协调性的重要指标，正常的心室相角程＜65°（图9-17）。④时相电影：将心脏各部位开始收缩的时间以一种显著标志（如黑色或白色）依次进行动态显示，即可直观地观察心肌

激动传导的过程；正常时，电影显示可见室壁收缩的兴奋点起源于室间壁基底右侧，然后沿间壁下行，迅速传导至整个心室，最后消失于左、右心室的后基底部，右室的收缩略早于左室，如果有传导异常或室壁运动障碍，则其收缩的顺序和颜色就会发生改变。

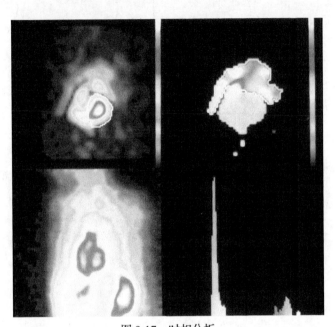

图 9-17　时相分析

上排为振幅图和时相图，下排为心血池影像和时相直方图，均为正常

二、首次通过法放射性核素心血管显像

首次通过法放射性核素心血管显像（FPRC）又称为首次通过法心血池显像（first pass cardiac blood pool imaging），与平衡法一样，可以定量分析心脏的功能指标，但目前应用较少。该法是将显像剂作"弹丸（bolus）"式静脉注射后，立即启动具有高灵敏的γ照相机进行快速心血管动态照相，然后通过专用软件和感兴趣区勾画出左或右心室，获得显像剂首次通过左、右心室的系列影像及心室容积曲线，由此可以得到有关心功能的参数。

本法的优点是首次通过时从时间上可以将左、右心室短暂分开，不存在相互重叠因素的影像，其结果应更可靠，尤其是对于右心室功能的测定，优于X线心血管造影。缺点是"弹丸"注射技术及仪器的灵敏度要求较高，注射显像剂的剂量也较大，而且不能进行多体位的显像。因此，成功的首次通过心血池显像，需严格掌握操作技术，一是要求有高质量的示踪剂"弹丸"，其体积小于 1 ml，活度不小于 740 MBq；二是选择合适的较大的静脉血管注射和注射方法，使显像剂进入心室时尽可能集中。

频发心律不齐或早搏患者不适合做此法，因为其结果分析是根据至多 8～10 个心动周期的数据得来的。

三、临床应用

（一）冠心病的诊断及预后评估

1. 冠心病心肌缺血的诊断　冠心病患者，静息状态时心脏功能指标多为正常，或可能仅表现为舒张期功能的异常；在负荷试验后，大多数有明显冠状动脉病变或心肌缺血的患者，由于心室的储备功能受损，心脏功能参数多有不同程度的改变，表现为负荷试验后 EF 绝对值不仅无明显升高（＜5%）反而减低，节段性室壁运动异常、局部射血分数减低等，是诊断冠心病的重要征象。但是，单纯的 EF 减低并无诊断特异性，其他疾病如心肌病或心脏瓣膜病等都可出现负荷后心室功能的异常反应，因此 ERNA 诊断冠心病的特异性并不高（约60%）；相比之下，负荷后局部室壁运动异常对于可疑的冠心病患者具有较高的特异性。多数冠心病患者，高峰充盈率为异常，其敏感性优于收缩期功能指标。

2. 心肌梗死的诊断　心肌梗死时在 ERNA 上可表现明显异常，如局部室壁运动障碍（运动减低、

无运动、或因形成室壁瘤出现反向运动）、局部和 / 或整体 EF 降低，在时相分析中显示相角程增宽、局部振幅色阶降低等。

3. 室壁瘤的诊断　　室壁瘤是急性或陈旧性心肌梗死常见的并发症，发病率较高，为 5% ~ 20%，好发于前壁及心尖部。室壁瘤在 ERNA 上可见心室影像形态失常，室壁瘤部位呈局限性向外膨出，心动电影显示有反向运动，局部射血分数减低，心室轴缩短率呈负值；时相分析见局部时相延迟，时相直方图上可见房、室峰之间出现附加的"室壁瘤"峰，相角程明显增宽。本法对心尖及前壁室壁瘤的诊断符合率达 95%，亦可用于判断手术后疗效和鉴别左心室真性与假性室壁瘤。

4. 冠心病的病情程度与预后估计　　左心室收缩功能是影响冠心病患者预后的重要因素，心脏功能测定能准确反映病情的严重程度和预测心脏事件（如梗死或死亡等）的发生。运动负荷后 LVEF 下降与冠脉造影的严重程度成正比，当运动负荷门控心血池显像出现左心室功能受损和严重缺血的患者，其未来的心脏事件发生率较高。

对于心肌梗死患者，测定 LVEF 是反映病情程度和预后的重要指标。有资料表明，在梗死后最初 24 h，以 LVEF 30% 作为预后象征的临界值（watershed），在 LVEF ≤ 30% 的患者中，50% 发生心衰或死亡，其死亡率为 > 30%EF 患者的 9 倍。相反，较高 LVEF 值的患者，急性期死亡率仅为 2%。在心肌梗死的恢复早期，出院前静息 LVEF 为 40% 或更低者，将提示进一步心脏事件或死亡可能，其年死亡率随 LVEF 的下降呈指数上升。

（二）化疗药物对心脏毒性作用的监测

许多化学药物尤其是抗肿瘤药物，对心脏具有严重的毒副作用，引起充血性心力衰竭和心室功能紊乱。最近的一项研究表明，肿瘤患者进行蒽环类和环磷酰胺治疗后，再联合性单抗等治疗，其 3 年内的心脏事件、充血性心力衰竭和心性死亡的累积发生率高达 4.1%。连续监测 LVEF 是目前最常用的抗肿瘤药物心脏毒性观察指标。应用 ERNA 监测 LVEF 已被列入 2009 年美国心脏放射性核素检查应用指南中，是受到普遍认可、合理的适应证，同时也是被认为费 / 效比较好的方法。

心脏超声检查具有方便、无放射性、可床旁检查等优点，但是其测量 EF 值受人为因素、心脏几何形状等因素影响较大，可重复性差。对于监测肿瘤化疗效果，更加关注 LVEF 测量的准确性、稳定性和可重复性。相比较而言，ERNA 在此方面有明显优势，结果有高度的可重复性、较低的组内和组间

差异性，堪称肿瘤患者系列监测 LVEF 的"金标准"。

（三）心力衰竭患者的评价

左心室功能测定对已经确诊或可疑的充血性心力衰竭患者的评价非常重要，它可以提供心室收缩与舒张功能的可靠资料。当临床上出现不可解释的心力衰竭时，左心室功能异常而右心室功能正常的证据有助于排除原发性心肌病，这种情况下，首先应考虑到缺血性心肌病、高血压性心脏病或主动脉瓣疾病。当然，左心室功能障碍的进一步发展，也可形成继发性肺动脉高压，并进一步导致右心室功能障碍。舒张期功能测定对于心力衰竭患者的心室功能估计也是一个重要手段，在充血性心力衰竭的住院患者中，近半数患者舒张期功能异常，并随着治疗后心力衰竭的好转而改善。

（四）心脏传导异常的诊断

ERNA 时相分析可以显示心肌激动的起点和传导的途径，对判断其传导异常有重要价值。当束支传导阻滞时，表现为阻滞的心室时相延迟，时相图上色阶发生改变，相角程增宽，左、右心室峰分界清楚，甚至心室峰出现双峰。预激综合征时表现为预激的起点和旁路部位时相提前，时相图色阶改变，相角程有不同程度的增宽，其诊断符合率约为 90%。通过时相电影能更直观地显示传导异常的部位、范围及程度。

（五）心肌病的辅助诊断

1. 扩张型心肌病　　心血池显像表现为整个心腔明显扩大，形态失常，室壁运动呈广泛性减低，心室整体功能不同程度下降。由于心肌纤维呈不均匀性肥大，散在性肌纤维退行性变和间质纤维灶性纤维化，心肌收缩的同步性受到破坏，故在时相图或振幅图上呈现"补钉（patchy）"样或"花斑"样改变，对本病的诊断有一定价值。一般情况下，有整体功能障碍的双心室增大患者多为非缺血性心脏病，而节段性室壁运动异常且右心室功能相对完好者支持缺血性心肌病的诊断。

2. 肥厚型心肌病　　典型改变为左心室腔变小变形，肥厚的心肌壁影使左心室血池周围形成一圈显像剂分布空白区，尤其是左、右心室之间更明显，但 LVEF 正常或增高，呈高动力收缩功能，特别是 1/3EF 增高，射血期延长，约 80% 以上的患者舒张期快速充盈功能受损，顺应性降低，PFR 和 1/3FR 下降。门电路心血池断层显像还可见左心房扩大。

3. 缺血性心肌病　　心血池影像上可见左心室扩大，多不伴右心室扩大；室壁运动常表现为弥漫性

运动减低、收缩和舒张功能受损；心室运动不同步，以左室较为明显；时相图上心室色阶分布不均匀。

（六）慢性阻塞性肺病与肺心病、心肌病的辅助诊断

心血池显像通过区别左心室心衰与慢性肺病所致的呼吸困难，可以帮助鉴别心肺疾病。伴有左心室正常的右心室功能障碍和心腔扩大通常见于慢性阻塞性肺病，而与左心衰有关的肺血管充血通常都合并有左心室增大或功能异常。由于右心室射血分数（RVEF）高度依赖于后负荷，故在右心室本身无病变的慢性阻塞性肺病（chronic obstructive pulmonary disease，COPD）患者，静息时 RVEF 低于 35% 是指示肺动脉高压一个相对敏感的指标。在 COPD 患者，大多有 RVEF 减低，而肺心病患者几乎都有 RVEF 减低。右心室功能障碍与严重的肺通气功能损伤程度和低氧血症有关，有低氧血症者，多数患者有 RVEF 降低。

四、核素心功能显像与其他诊断方法的比较

1. 核素心功能显像与心电图比较　心电图负荷试验其敏感性、特异性和预测疾病的能力都非常有限，不是一种理想的诊断工具，甚至在许多病例帮助不大，如患有左心室传导阻滞，以前有过心肌梗死、PTCA、CABG 历史，使用了地高辛、抗心律失常等药物以及不能运动或有瓣膜病变等情况时。

2. 核素心功能显像与超声心动图比较　超声心动图也能像心电图一样在静息状态和运动后即刻进行左心室功能测定，其优点是经济、简便、无辐射，在评价瓣膜或心包疾病及心脏肿瘤，测定心腔容积、室壁厚度以及肺动脉压方面优于核素显像。药物负荷超声心动图也能通过测定收缩期心肌厚度的减低探测缺血。超声显像的缺点是准确性欠佳，且不能很好确定其心内边界，易受观察者和操作者的影响，重复性差。

3. 核素心功能显像与 X 线心室造影的比较　核素心脏功能测定是一种无创性检查技术，能够准确获得心室收缩与舒张功能指标，适用于不同病情、不同年龄的患者，具有简便、经济、安全、易于定量，特别适合心血管疾病治疗后的疗效及预后评价。相比之下，X 线心室造影属于有创性检查，主要用于需要做心脏手术的患者，一般不作为疗效评价和疾病的初筛检查。

第五节　下肢深静脉血栓探测

深静脉血栓形成（deep venous thrombosis，DVT）是最常见的血管疾病，约有 10% 的患者并发肺栓塞，而 90% 以上的肺栓塞病例栓子来源于下肢。DVT 的临床诊断常较困难，约有 40%～60% 的下肢静脉造影为阳性的患者临床上无症状，而在有症状的患者中，静脉造影有 46%～70% 的患者为正常。因此，即使临床高度怀疑为 DVT 的患者，也需要作适当的诊断学检查。

核医学显像可以探测活动性的血栓，目前有几种方法可以用于静脉血栓显影，识别陈旧性的与有活性的新鲜斑块形成：① ^{99m}Tc- 大颗粒聚合白蛋白（MAA）下肢深静脉显像；② ^{99m}Tc 标记红细胞静脉显像；③ ^{111}In 标记自身血小板显像；④放射免疫显像与多肽显像，此类显像剂主要是放射性核素标记抗血小板抗体以及 ^{99m}Tc 标记 T2G1s 抗纤维蛋白抗体等。这里主要介绍应用最多的 ^{99m}Tc- MAA 下肢深静脉显像。

1. 显像方法　^{99m}Tc- MAA 下肢深静脉显像有多种显像方法，大多数学者采用足背静脉推注法。取 1～5ml（74～222 MBq）高锝酸钠注射液注入亚锡聚合白蛋白瓶中，充分振摇。分别将其半量抽入两个注射器，各用生理盐水稀释至 5 ml 备用。双侧踝关节上方约 4cm 处扎紧止血带阻断浅静脉回流，γ 照相机探头对准双下肢，用两个头皮针分别扎双侧足背静脉，先推注生理盐水。然后缓慢推注事先用生理盐水稀释成 5 ml 的 ^{99m}Tc- MAA，同时启动 γ 照相机或 SPECT 进行动态采集，或自下而上进行全身显像（速度为 40 cm/min），获得从胫静脉到下腔静脉的连续影像，推注示踪剂的时间一般为 4min。

5 min 后取下止血带，令下肢伸屈活动 5min，重复前述显像。下肢静脉采集结束后，最好再加做肺显像，同时获得常规肺灌注影像，以了解有否肺栓塞。

2. 正常影像　两侧下肢静脉同步注射后，动态显像可见两侧下肢静脉放射性呈同步上行，呈现连续而清晰的血管影，分布对称而较均匀，入腹后向上汇合成下腔静脉，松开止血带后的延迟影像，局部无显像剂滞留，肺显像无显像剂分布稀疏或缺损。

3. 异常图像及评价　根据静脉血管病变的程度不同，可表现为静脉血管完全性梗阻、不完全性梗阻和下肢静脉功能不全（下肢浅静脉曲张、增粗或扭曲等）。由于血栓的聚集黏附作用，有时在延迟影像上可见"热区"，但此种改变也可出现在放射性示踪剂被静脉瓣摄取的情况下，因此不是 DVT 显

像诊断的可靠信号。如果同时伴有肺栓塞时，可见肺灌注缺损。

本法对下肢 DVT 诊断准确性达 80%～90%，敏感性达 90% 以上，并可同时诊断肺栓塞（图 9-18）。

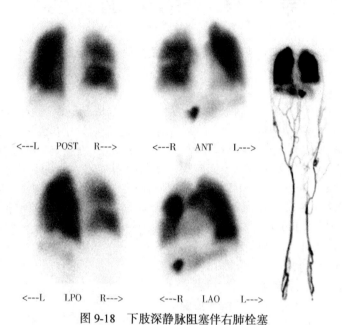

<---L　POST　R--->　　<---R　ANT　L--->

<---L　LPO　R--->　　<---R　LAO　L--->

图 9-18　下肢深静脉阻塞伴右肺栓塞

双下肢静脉注射显像剂，分别行肺灌注和全身显像，可见右肺多发性缺损及下肢深静脉阻塞后侧支血管显影

在 DVT 的影像诊断方面，彩色多普勒超声显像也是目前 DVT 筛查应用较广泛的方法，在有症状的患者，超声显像对于探测腘窝与腹股沟静脉的敏感性可达 92%～95%，特异性为 97%～100%。敏感性和准确性均较高，是 DVT 诊断的首选方法。MRI 血管造影也可显示重要的静脉通道，甚至近端的上肢静脉，从血管的形态学改变诊断静脉血栓。螺旋 CT 静脉成像可探测腹部、盆腔以及肢体的 DVT，CT 对于近端病变以及较复杂的腹部或盆腔病变优于常规静脉血管造影。静脉血管造影是诊断该病的标准方法，准确率高，其典型表现为静脉充填缺损或侧支循环血管信号突然中断。

心肌灌注显像在缺血性心脏病早期诊断及危险度分层、疗效预测中有什么作用？

2. 为什么要进行心肌负荷试验？心肌负荷试验分几种类型？

3. 心肌细胞活性测定的主要方法有几种？应用心肌葡萄糖代谢显像如何评判心肌活力？原理是什么？心肌细胞活性测定的目的和临床意义是什么？

4. 心脏功能测定的临床价值是什么？

5. 下肢深静脉血栓显像的临床意义。

6. 心肌灌注显像、心脏功能测定与相关诊断技术的比较有何优缺点？

思　考　题

1. 心肌血流灌注显像的原理、主要临床应用。

（陈建辉　兰晓莉）

第十章　消化道显像

第一节　唾液腺显像

一、原　理

唾液腺显像（salivary gland imaging）是了解唾液腺摄取、分泌、排泄功能及有无占位性病变的常用检查方法。常用显像剂为 $^{99m}TcO_4^-$。唾液腺主要包括腮腺、颌下腺和舌下腺，其中舌下腺不能充分浓聚 $^{99m}TcO_4^-$，故一般不显影。腮腺、颌下腺小叶内导管上皮细胞具有从血液中摄取和分泌 $^{99m}TcO_4^-$ 离子的功能，静脉注射的 $^{99m}TcO_4^-$ 随血流到达腮腺、颌下腺，被小叶细胞从周围毛细血管中摄取并积聚于腺体内，并在一定的刺激下分泌出来，随后逐渐分泌到口腔，因此，在体外对唾液腺进行显像，可以了解唾液腺的位置、大小、形态和功能情况，包括摄取功能、分泌功能和导管通畅情况。

二、方　法

检查前患者无须特殊准备。因腮腺 X 线造影剂可影响唾液腺摄取 $^{99m}TcO_4^-$ 的能力，故应在造影前或在造影后 1 周行唾液腺显像检查。

常用 $^{99m}TcO_4^-$ 的剂量为 185～370MBq（5～10mCi），视野中应包括整个唾液腺和部分甲状腺。静脉注射后，按 60 秒 / 帧速度连续采集 30～40min。在注射后 15～20min 时，保持头部不动的情况下进行酸刺激试验，即舌下含服维生素 C 300～500mg 刺激唾液腺分泌。感兴趣区框在双侧腮腺、颌下腺，从而生成各自的时间－放射性曲线，并定量分析。也可在注射 $^{99m}TcO_4^-$ 后，于 5、10、20、40min 后分别行前位和左右侧位显像，每帧采集 300～500 k。在刺激唾液腺分泌后，嘱患者漱口清洗口腔，并于清洗口腔前后分别显像。必要时，可采用弹丸式静脉注射 $^{99m}TcO_4^-$，2 秒 / 帧，共采集 30 帧，以了解唾液腺的血流灌注情况。

三、图像分析

正常情况下，在注射后随时间的延长，唾液腺显像逐渐清晰，约 20～30min 时，显影达到高峰，以腮腺显影最清晰，颌下腺显影相对较淡，随后影像缓慢减淡，舌下腺一般不显影。前后位像，腮腺影像呈卵圆形，上端稍宽，两侧对称，轮廓完整，显像剂分布均匀（图 10-1）。颌下腺、舌下腺显影不清晰时，应改变显像条件显示两侧对称性的球形影像。

正常情况下，唾液腺和甲状腺摄取 $^{99m}TcO_4^-$ 的速率相同，故用甲状腺作为参照。注射 $^{99m}TcO_4^-$ 后 5～10min，腮腺聚集的显像剂与甲状腺相似。酸刺激引起唾液分泌量明显增加，导管通畅时，分泌出的唾液很快被引流出来，腮腺明显减淡，曲线下降，口腔的显像剂分泌明显增加，借此可判断腮腺的分泌功能和导管有无阻塞。（图 10-1）

四、临床应用

1. 唾液腺摄取功能亢进　表现为两侧或一侧唾液腺显影呈弥漫性浓聚，常见于病毒、细菌感染引起的急性唾液腺炎，酒精中毒以及放射治疗后的炎症反应。

2. 唾液腺摄取功能减退　表现为两侧或一侧唾液腺显影呈弥漫性稀疏或不显影，常见于慢性唾液腺炎。干燥综合征又称舍格伦综合征（Sjögren 综合征），是慢性唾液腺炎的一种特殊类型，是一种以侵犯泪腺、唾液腺等外分泌腺体，具有淋巴细胞浸润和特异性自身抗体阳性（抗 SSA/SSB）为特征的弥漫性结缔组织病。主要表现为干燥性角结膜炎，口腔干燥症，还可累及其他多个器官而出现复杂的临床表现。其显像图变异较大，可表现为摄取正常、减低或不显影（图 10-2），少数病例以一侧改变为主。典型改变表现为唾液腺显像剂浓聚减少，甚至不显影，口腔内显像剂聚集量更少。酸刺激后唾液腺影像无明显减淡，口腔内显像剂聚集无明显增加。

3. 唾液腺占位性病变　为了更好地显示唾液腺的形态和位置，可在注射 $^{99m}TcO_4^-$ 前 30min 皮下注射硫酸阿托品 0.5mg，抑制唾液腺分泌，减少口腔内的放射性干扰。不过此时唾液腺的显像情况不能用于判断分泌功能。

根据肿块部位摄取 $^{99m}TcO_4^-$ 的能力不同，唾液腺占位性病变在图像上可分为"冷结节"、"温结节"和"热结节"。

冷结节：肿块部位的显像剂分布低于周围正常唾液腺组织，表现为稀疏区或缺损区。如稀疏或缺损区的边缘清晰且较光滑，多为良性混合瘤、唾液腺囊肿或脓肿。如缺损区的边缘不清晰、不光滑，多为恶性肿瘤。

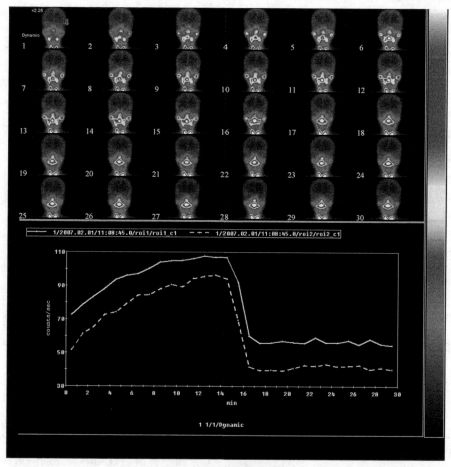

图 10-1　正常唾液腺显像

上图为注射显像剂 $^{99m}TcO_4^-$ 后唾液腺动态显像，1min/帧，见两侧唾液腺显影逐渐清晰，口腔内有显像剂浓聚（口腔下方为甲状腺影）。于 14min 时舌下含服 Vit.C 300mg 后，见两侧唾液腺显影逐渐减淡，至注射后 30min 时仅见轻微显影，同时口腔内显像剂浓聚逐渐增多。下图为上述唾液腺显像时双侧唾液腺定量分析曲线图，见左右侧唾液腺 ROI 曲线逐渐上升（实线为左侧，虚线为右侧），于 14min 时舌下含服 Vit.C 300mg 后，双侧曲线迅速下降

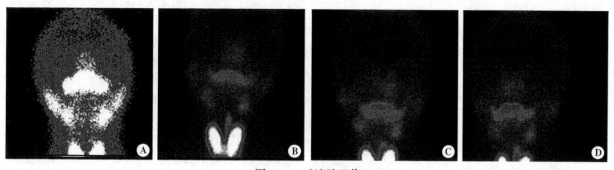

图 10-2　唾液腺显像

A. 正常唾液腺显像，注射显像剂后 30 min 显像，两侧唾液腺显影清晰，口腔中有大量显像剂浓聚；B、C、D. 干燥综合征唾液腺显像，分别于 15、30、60min 显像，可见两侧唾液腺摄取和分泌均减少

温结节：肿块部位的显像剂分布与周围正常唾液腺组织一致或接近，多为腮腺混合瘤或单纯性腺瘤，恶性肿瘤可能性较小。

热结节：肿块部位的显像剂分布高于周围正常唾液腺组织，常见于淋巴乳头状囊腺瘤。

4. 对唾液腺导管阻塞部位的诊断　并对异位唾液腺、移植唾液腺、唾液腺术后残留唾液腺功能进行观察和疗效评价。

第二节　胃肠道出血显像

一、原　　理

胃肠道出血是临床上常见的一种疾病，除了定

性诊断以外,定位诊断也非常重要。胃肠道出血显像(gastrointestinal bleeding imaging)对胃肠道出血,尤其是小肠出血的定位诊断具有较大的优势,也是核医学急诊内容之一。

放射性核素用于诊断胃肠道出血已有多年历史,目前应用较多的是血池显像剂及胶体显像剂,如^{99m}Tc- 红细胞和^{99m}Tc- 硫胶体等。正常情况下,静脉注射显像剂后,腹部可见大血管及血容量丰富的器官显影,如肝、脾、肾、腹主动脉、左右髂总动脉等,而胃肠壁含血容量相对较低,一般不显影。当肠壁出现破损出血时,显像剂可随血液在出血部位不断渗出进入肠腔内,导致局部放射性显像剂异常浓聚,通过 γ 相机或 SPECT 显像可以在体外判断出血的部位和范围。

二、方 法

(一)患者准备

患者一般无特殊准备,在静脉注射显像剂前 0.5 h,空腹口服过氯酸钾(KClO$_4$)200 mg 以减少胃黏膜摄取和分泌 ^{99m}TcO$_4^-$,避免其流入肠腔内干扰对出血灶的观察。也可以在注射显像剂之前注射胰高血糖素,以降低小肠张力,减少出血灶部位聚集的血液流动性,有助于出血灶的定位诊断。

(二)显像方法

目前用于胃肠出血显像的显像剂有两类:一类是^{99m}Tc- 红细胞(体内或体外法标记),静脉注射后,在血液循环中存留时间较长,故可用于持续性或间歇性出血的诊断;另一类是^{99m}Tc- 胶体或^{99m}Tc - 植酸盐,静脉注射后将迅速被肝、脾等器官的网状内皮细胞所摄取,在血液循环中存留时间较短,因此,只能用于急性活动性消化道出血的诊断。故应根据患者的病情和临床资料,选择适当的显像剂。

1. ^{99m}Tc- 红细胞显像 患者仰卧位,γ 照相机或 SPECT 探头的视野包括剑突和耻骨联合之间的整个腹部。静脉注射^{99m}Tc- 红细胞 370 ～ 555 MBq(10 ～ 15 mCi)后,立即以 2 ～ 5 min/ 帧进行动态采集,或每 5 ～ 10 min/ 帧,连续采集 30 min。随后每 10 ～ 15 min/ 帧。如 60 min 时仍为阴性,可于 2、4 或 6 h 作延迟显像,以捕捉出血机会,若疑为慢性或间歇性出血,则应在 24 h 内多次显像。

2. ^{99m}Tc- 胶体显像 静脉注射^{99m}Tc- 胶体或^{99m}Tc- 植酸钠 370 MBq(10 mCi)后即刻以每 2s / 帧的速度连续采集 32 ～ 64 帧,然后以 1 ～ 2 min / 帧共采集 16 帧。由于^{99m}Tc- 胶体或^{99m}Tc- 植酸钠可被单核吞噬细胞系统迅速自血液中清除,延迟显像至

60 min 即可。必要时可重复注射显像剂再显像。

三、图像分析

正常情况下,静脉注射 ^{99m}Tc- 红细胞后,腹部大血管(包括腹主动脉、左右髂动脉)、肝、脾、肾等血池均显影,膀胱在尿液未排尽时也会清晰显影,而胃肠壁因含血容量较低,仅相当于大血管的 50% 左右,故基本上不显影。当肠壁有出血灶时,则显像剂随血液从血管破裂处逸出进入肠腔内,在局部形成异常的显像剂浓聚灶,出血量较大时,可出现肠影。据此可对胃肠道出血作出定性诊断和定位诊断。

^{99m}Tc- 红细胞的标记方法有体内标记和体外标记两种方法。体外标记法可获得 95% 以上的标记率,但标记过程较复杂,对标记条件的要求较高,故目前国内常用体内标记法。但体内标记法的标记率不够理想,未标记的过锝酸根离子会被胃黏膜摄取分泌进入肠腔,或者经肾脏排入输尿管,形成假阳性,在图像分析时应注意鉴别。

应用 ^{99m}Tc- 胶体或植酸钠显像时,静脉注射后肝脾显影清晰,骨盆和脊柱可轻度显影,而肾及腹部大血管均不显影。若胃肠壁有出血灶,则显像剂随血液逸出血管外,在局部形成异常浓聚灶(图 10-3),而未逸出血管外的显像剂则很快被肝脾等单核吞噬细胞系统所清除,腹部的血液本底明显下降,更有利于出血灶的清晰显示。但因显像剂在血液中清除较快,不能作延迟显像,对间歇性出血的诊断易造成漏诊,故只适合下消化道急性活动性出血的诊断,即注射显像剂时正在出血的病灶才能被显示,不适用于间歇性出血的诊断。

由于血液对胃肠道的刺激作用,会导致漏出的显像剂在肠腔内向前或向后快速移动,使得静态显像有时难以观察到准确的出血部位,而动态显像可明显提高定位诊断的准确率。当出血部位位于胃、十二指肠时,常易发生误诊,因为在出血部位不易观察到显像剂浓聚灶。小肠出血时,在出血灶开始显影后,可出现小肠肠襻影,这可与结肠出血相鉴别。

四、临床应用

急性活动性出血常用 ^{99m}Tc- 胶体显像,间歇性出血者,则常用 ^{99m}Tc- 红细胞显像。两种显像剂诊断胃肠出血的灵敏度均可达 85% ～ 90% 以上,能探测出血率低达 0.1 ml/min 的消化道出血,当出血量到达 2 ～ 3ml 即可显影。而 X 线血管造影检查可探测的出血速度为 1 ml/min,放射性核素消化道出血显像灵敏度高于 X 线血管造影检查,尤其适用于下消化道出血的诊断、并可以了解出血的程度及大致部位。

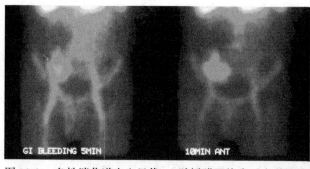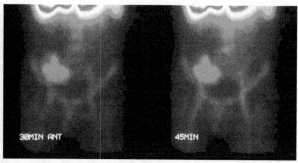

图 10-3 急性消化道出血显像 心脏瓣膜置换术后应激性消化道大出血，注射胶体显像剂后即刻见右下腹回盲部有大量
显像剂浓聚

腹腔内的异常显像剂浓聚影并不都是出血灶，应注意假阳性的鉴别。如 ^{99m}Tc- 红细胞显像时位置固定、形态不变的浓聚影，在肠腔内应排除动脉血管畸形或动脉瘤；在胃内应排除胃黏膜充血。此外，随胃液分泌流入肠腔的未标记锝以及输尿管影均是常见的伪影。

同时还应注意以下事项：①检查前患者停用止血药，特别是少量出血的患者。因为止血药常容易造成假阴性结果。②怀疑慢性间歇性出血的患者，可延长显像时间或多次显像，以提高检出阳性率。③在出血量过小时，定位诊断可能会有误差。因为早期在出血灶处显像剂浓聚的量过低而不易被发现，待显像剂的量聚集到一定程度时，已随肠内容物向前蠕动。④ ^{99m}Tc 标记硫胶体或植酸钠显像只适用于急性活动性胃肠出血，而不适用于间歇性出血的延迟显像及胆道出血显像。⑤怀疑出血点与大血管或脏器重叠时，可加作侧位显像；SPECT/CT 图像融合可同时用 CT 进行定位。

胃肠道出血显像、内窥镜和血管造影在消化道出血的价值各有不同。内窥镜和选择性血管造影是诊断消化道出血的常用方法，不仅具有定位诊断作用，而且还可同时治疗出血，尤其是在急性消化道出血时优势更为突出。但两者也存在一定局限性，如急危重消化道出血患者采用内窥镜和选择性血管造影进行诊断和治疗存在一定的风险。血管造影仅适用于持续性出血，对末梢小动脉小量出血的显示也很困难。内窥镜在胃十二指肠、结肠的病灶及出血点可进行多角度的观察，并可取材进行病理诊断，尽管有胶囊胃镜和小肠镜，小肠的病灶的诊断和检出仍存在较大困难。此外，因大多数消化道出血为间断性出血，急性大量出血可使内窥镜视野模糊，不能确定出血部位。

消化道出血核素显像具有灵敏、无创、简便、可长时间观察整个肠道等优点，对下消化道出血、慢性间歇性肠道出血、多出血灶（尤其是怀疑肠壁静脉曲张出血时）的诊断具有明显优势，同时患者

不需要特殊准备，不增加急危重患者的额外风险，因此也适合急危重消化道出血的定位诊断，而这也是在以往的临床应用中没有特别强调的一点。疑消化道出血患者，行核素显像可以判断出血灶是否存在和出血程度及大致部位，也可为进一步检查提供重要信息和依据。因此，消化道出血显像、内窥镜和选择性血管造影，三种检查方法应根据患者实际情况进行选择，互为补充。

第三节 异位胃黏膜显像

一、原 理

正常胃黏膜具有快速摄取过锝酸盐（^{99m}TcO$_4^-$）的特性，异位的胃黏膜同样具有这种特性，故在静脉注射 ^{99m}TcO$_4^-$ 后异位胃黏膜可很快聚集 ^{99m}TcO$_4^-$ 形成放射性浓聚灶，通过 γ 相机或 SPECT 显像可以在体外进行诊断和定位诊断。

异位胃黏膜（ectopic gastric mucosa）主要好发于胃以外的消化道节段，包括 Barrett 食管（Barrett esophagus）、部分梅克尔憩室（Meckel's diverticulum）和小肠重复畸形（enteric duplications）。异位胃黏膜同样具有分泌胃酸和胃蛋白酶的功能，可引起邻近食管或肠黏膜产生炎症、溃疡和出血，本项检查的阳性结果具有病因诊断的意义。

Barrett 食管好发于食管下段，男性多发，且有随年龄增长而增加的趋势。多由于长期的胃 - 食管反流，刺激食管上皮化生，导致胃黏膜的壁细胞取代了食管下段的正常鳞状上皮细胞所致，是严重的反流性食管炎的并发症及发生食管腺癌的危险因子。每年 Barrett 食管癌变的发生率为 1/200，具有 2 ～ 3 cm 以上上皮化生的患者发生食管癌的危险性是普通人群的 30 ～ 125 倍。临床上约有 4% ～ 10% 的患者有明显的灼心症状，食管上皮化生后，通过治疗不会逆转，当发生了重度的异型增生时，即应手术切除治疗。

Meckel 憩室和小肠重复畸形为好发于空肠、回肠段的先天畸形，30%～50% 的憩室内有异位胃黏膜。Meckel 憩室是最常见的消化道先天性异常，是由胚胎期卵黄管未闭所致，多发生于回肠，为一种持续存在的脐肠系膜管，憩室口较宽，长约 5 cm，起源于回肠的系膜缘，通常在离回盲瓣 100 cm 以内，属胃黏膜在小肠的异位症。Meckel 憩室的发生率为 1%～3%，男性居多。大多数患者可终生无症状，25%～40% 有临床症状，在有症状的患者中 60% 有异位胃黏膜。最常见的早发临床症状是消化道出血，可发生在各个年龄段，约 50% 发生在 2 岁前，可引起消化道出血、炎症，少数患者可发生肠套叠或肠扭转。

二、方　　法

（一）患者准备

检查当日禁食、禁水 4 h 以上，检查前应排空大小便。禁用过氯酸钾、水合氯醛等阻滞 $^{99m}TcO_4^-$ 吸收的药物，以及阿托品等有抑制作用的药物，或可刺激胃液分泌的药物。检查前 2～3 天内，避免做肠系钡剂检查。

（二）显像方法

用新鲜 $^{99m}TcO_4^-$ 淋洗液作为显像剂，静脉注射 370 MBq（10 mCi），小儿酌减（3.7MBq/kg）。

患者取仰卧位。探头视野范围：食管显像以剑突为中心；检查肠道病变时视野范围从剑突到耻骨联合。

一般可用动态或间隔显像方式检查。动态显像每 5 min/ 帧，持续 30 min，然后在 60 min 时再采集一帧。也可分别于 0、5、10、30、60 min 各采集一帧，每帧 5 min，总观察时间可为 60～120 min。每帧计数 500～1000k。食管显像可于病灶显示后，饮水 200～300ml，重复显像。

三、图像分析

结果判断可采用肉眼定性分析和使用 ROI 技术进行半定量分析。正常时仅见胃显影，食管不显影，肠道可因胃黏膜细胞分泌的显像剂的排泄而一过性显影，尤其是十二指肠球部较为明显，结肠脾曲及肾脏有时显影。晚期图像上，膀胱影像渐浓（可嘱患者排尿后再作显像检查）。在胃与膀胱影之间，腹部无其他异常浓聚灶。

除上述正常显像位置以外出现位置相对固定不变的显像剂异常浓聚灶或条索状浓聚影，尤其是在食管下段或小肠区出现显像剂异常聚集，均提示为异常，但应注意鉴别假阳性。

四、临床应用

（一）Barrett 食管

在胃影上方可见食管下段有异常显像剂浓聚影，与胃同步显影，且随时间延长，局部影像渐浓，饮水后局部影像无明显变化。本方法简便灵敏，无创伤，有定位、定性的作用，临床价值较大。

（二）Meckel 憩室

在腹部脐周，通常在右下腹出现位置相对固定的灶状浓聚影，与胃同步显影，随着时间延长，影像渐浓（图 10-4、彩图 10-4）。侧位显像时浓聚灶靠近腹侧是诊断要点。45～60 min 后，个别病灶因分泌物排出或出血，浓聚范围可有扩大、变形、出现肠影的现象。对于高度怀疑该病而第一次显像阴性者，可重复显像，并于注射 $^{99m}TcO_4^-$ 前 20 min 皮下注射五肽胃泌素 6 μg/kg 以增强胃黏膜摄取 $^{99m}TcO_4^-$，从而提高阳性率。本法诊断率为 75%～85%，有报道灵敏度与特异性可达 90%。

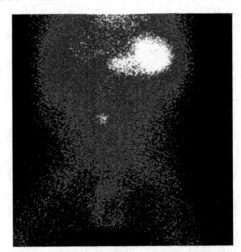

图 10-4　Meckel 憩室显像（详见彩图）

注射显像剂后 10min 于脐旁出现浓聚灶，显影时间与胃影同步，1h 内，浓聚灶的位置固定不变

异位胃黏膜显像也有一些假阳性，常见原因有小肠梗阻、肠套叠、动静脉畸形、血管瘤、溃疡、阑尾炎、节段性回肠炎、小肠肿瘤及上尿路梗阻等，应结合临床资料认真鉴别。在分析图像时，要注意浓聚灶出现的部位和时间，例如一些血容量高或充血的病变，在血流相内或 10 min 内即有明显的浓聚，随后即逐渐减淡；而异位胃黏膜显影随着时间延长而逐渐清晰，其显影程度与正常胃黏膜相当。此外，因正常胃黏膜摄取 $^{99m}TcO_4^-$ 较多，可随胃液流入肠腔，造成假阳性，于检查前 2 天开始每天服用西咪替丁

(cimetidine)300 mg，既不抑制 $^{99m}TcO_4^-$ 的摄取，又可抑制胃液的分泌和胃蠕动，减少这种假阳性。

（三）肠重复畸形

腹部出现条状浓聚影，其形态与部位多变。典型表现为浓聚灶呈肠襻状。

在异位胃黏膜显像过程中还应注意：①严格禁食，停用干扰、阻断胃黏膜摄取及促蠕动、分泌药物。②在分析结果时需注意假阳性或假阴性的情况，如肠套叠、小肠梗阻等疾病可造成假阳性，而部分憩室在急性炎症期出血量大或血栓形成、梗阻及异位胃黏膜壁细胞数量少或坏死等因素引起摄取 $^{99m}TcO_4^-$ 减少或快速清除，可导致假阴性结果。③本法不适应于无异位胃黏膜的憩室检查。

（崔邦平）

第四节　胃肠功能测定

一、胃排空试验

胃排空功能测定（gastric emptying study）是在生理状态下准确了解胃排空功能较为理想且常用的方法。可提供胃的生理学与病理学资料，对判断病情与观察疗效有一定临床价值，该方法是一种无创性、重复性好、具有定量和符合生理特点的检查。

（一）原理

将不被胃黏膜吸收的放射性显像剂标记的食物摄入胃内，用 γ 照相机或 SPECT 连续记录在此过程中胃的影像和胃区放射性变化的情况，计算胃排空时间，以反映胃的运动功能。

（二）方法

1. 患者准备　隔夜禁食（至少 8 h 以上）。检测前 1～2 周应停服影响胃动力的药物。

2. 显像剂　通常液体食物胃排空检查对隐匿异常的检出敏感性不如固体食物胃排空检查法，因此应推荐首先进行固体食物胃排空检查。单纯的液体胃排空测定只适用于各种原因无法进食固态食物的患者。只要条件允许，建议采用固体 - 液体混合食物胃排空测定法。

（1）固体食物的制备：取 37～74 MBq（1～2 mCi）^{99m}Tc-SC 或 ^{99m}Tc-DTPA，加入到 120g 鸡蛋中搅匀，在油中煎炒至固体状，夹入两片面包中备用。有条件时，也可采用 ^{99m}Tc-SC 标记鸡肝。

（2）液体食物的制备：取 37～74 MBq ^{99m}Tc-SC

或 ^{99m}Tc-DTPA，加入到 5% 葡萄糖（糖尿病患者用生理盐水）300ml 中混匀备用。作固体 - 液体混合食物胃排空测定时，则应选用 ^{111}In-DTPA 11.1～18.5 MBq（0.3～0.5mCi），无 ^{111}In-DTPA 时，也可考虑用 ^{131}I-OIH 代替，但应注意标记率应 > 95%。

（3）半固体食物的制备：取 TETA 树脂 250mg 与 $^{99m}TcO_4^-$ 混合，加生理盐水至 5ml，振荡 10min，获得 ^{99m}Tc-TETA 树脂，与 50g 麦片、2g 食盐配制成的麦片粥混匀备用，总体积 300ml。

2. 显像方法　患者在规定的时间内空腹服用试餐，要求在 5 min 内吃完。在固体 - 液体混合食物胃排空检查时，先服固体食物，后服液体食物。从进食开始计时，服完试餐后 5、10、15 及 20 min 各采集 1 帧，随后每15min 采集 1 帧，每帧采集 60s，连续观察 2h。若2h 放射性计数尚未下降 50%，可继续延长观察时间。

3. 胃排空率计算　采用 ROI 技术勾画出胃的轮廓，计算出各时间点全胃内放射性计数，绘出时间 - 放射性曲线，并按下述公式计算出各时间点的胃排空率。也可将胃区划分为近端胃、远端胃分别计算各自的胃排空率。计算时应行衰减校正和衰变校正。

$$GE_t(\%)= \frac{C_{max}-C_t}{C_{max}}\times100\%$$

GE_t：时间 t 时的胃排空率；C_{max}：胃区内最大计数率；C_t：时间 t 时胃内的计数率（经衰变校正和衰减校正后）。

（三）结果判定

1. 应根据各自的方法建立自己的正常值　立位显像时，混合食物胃半排时间正常值分别为：液体（24±7.6）min，固体（51±12）min。卧位树脂餐的正常人胃半排空时间为（37.25±15.7）min。卧位煎鸡蛋餐的胃排空率正常值：餐后 15min 为（18.4±8.5）%，60min 为（37.2±12.1）%，90min 为（46.1±14.9）%，120min 为（57.0±12.9）%。研究表明，正常人胃半排时间有下列规律：液体快于固体，坐立位快于卧位，男性快于绝经女性，上午快于下午，运动后快于静息。

2. 用函数图解表示残留率　如用时间函数图解方式表示每种显像剂的残留放射性（残留率），可以发现混合食物中的液体成分从胃内排空比固体食物快，其排空曲线近似单指数曲线，而固体食物趋近于"0"的形式排空。如果以半对数时间函数方式表示各种食物的胃排空，则可以发现液体食物的胃排空曲线最初表现出迅速下降，无延迟时间，继之呈缓慢单指数形式下降。而固体食物的胃排空曲线的最初部分呈现排出很少或无排出，即最初下降缓慢，存在延迟时间，随后表现出一种类似液体排出的单指数下降。液体食物与固体食物胃排空速度差异的原因尚不清楚，但可以用胃排空生理的差异来解释。液体食物在胃内的最初阶段由于未能受阻而较快地进入十二指肠，故曲线呈现初期下降快，液体食物一旦与固体食物混合后，其排出将缓慢；相反，由于固体食物必须经过消化期，经酸和消化酶作用以及胃的搅磨成粒子状态后，方能与液体部分混合并以同步方式由胃排空（图10-5、彩图10-5）。

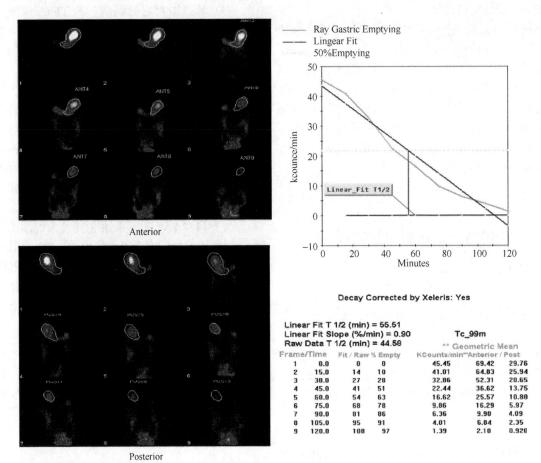

图10-5　固体食物正常胃排空显像，分别为口服试餐后0、15、30、45、60、90、120min时胃排空影像（详见彩图）

（四）临床应用

1. 胃排空延迟　胃排空测定对鉴别胃排空延迟类型有重要意义。胃排空时间延长是由于机械性或功能性梗阻所引起。

（1）机械性梗阻时管腔的狭窄或梗阻可使胃内容物流动延缓，其排空较正常明显延迟，而液体食物的排空可以是正常的。如幽门肌肉肥厚、溃疡病所致的瘢痕、胃下垂以及肿瘤等。

（2）功能性梗阻时胃张力降低，蠕动减少，此时固体和液体食物的排空均较正常延迟，尤以固体食物更为明显。如活动性胃溃疡、非溃疡性消化不良、胃次全切除术后、迷走神经切除术后、反流性胃炎、反流性食管炎、糖尿病胃轻瘫、结缔组织病、甲状腺机能减退症、脑瘤及电解质紊乱等。

（3）注入胃复安可用以鉴别胃排空类型。如果为机械性梗阻，排空率不增高或仅部分增高；如果为功能性梗阻，排空率则增高，并可以恢复至正常范围以内。

2. 胃排空率加快　发生胃排空率加快可为医源性的原因，如迷走神经切断术后以及幽门成形术后可以出现液体食物排空加快。此外胃排空率加快也可以见于十二指肠溃疡、萎缩性胃炎、Zollinger-Ellison综合征、Chagas病、胰腺功能不足以及甲状腺功能亢进等疾病。

3. 延迟时间　是胃排空的一个重要参数，如果简单地检测半排空时间，往往会忽略了延迟时间的变化。

4. 近端胃与远端胃在胃排空中的机制不尽相同　液体成分的排空主要取决于近端胃的作用，而固体成分的胃排空则取决于近端胃和远端胃的协同作用。

不同单位所用的试餐成分可能稍有差异，如可在固体试餐中加入适量番茄酱等。考虑到本法的影响因素较多，对于一个单位来说，方法学的统一是至关重要的，如试餐总热量的控制等。与其他的胃排空检查方法比较，本法无需插管且患者受照射量比X线照片检查低，具有方法简便、安全、重复性好、能定量以及符合生理状况等特点。

二、食管通过功能测定

食管通过功能测定（esophageal transit time study）是了解食管运动功能的一种简便易行的方法，可进行定量分析，用于食管运动障碍疾病诊断及临床治疗效果的监测。但因其影像相对粗糙，解剖分辨力受到限制，故不能替代食管钡餐造影和内窥镜检查。

（一）原理

当含有放射性显像剂的食物被吞食后，随着食管的蠕动，放射性显像剂随之通过食管并进入胃。用γ照相机或SPECT连续采集此过程，即可获得食团通过食管时的影像变化和相应参数，如食管通过时间，以此来评价食管的运动功能。

（二）方法

患者检查前禁食4～12h。显像剂常用性质稳定，不被食管、胃肠道黏膜吸收的 ^{99m}Tc-SC（硫胶体），剂量18.5～37 MBq（0.5～1.0 mCi）。患者取直立位，将含有18.5～37 MBq的15 ml ^{99m}Tc-硫胶体溶液吸入口中，并保留在口腔内。在患者作一次弹丸式吞咽的同时启动计算机，0.5 s/帧，共120帧；随后30 s/帧，共8帧。在整个检查过程中，自第一次吞咽以后每隔30 s干咽一次。采用ROI技术勾画出全食管及分段食管（分为上、中、下段），处理得到时间－放射性曲线，分析其通过时间及通过率，计算公式如下：

$$C_t(\%) = \frac{E_{max} - E_t}{E_{max}} \times 100\%$$

C_t 为时间 t 时的食管通过率；E_{max} 为开始吞咽后即刻的食管最大计数率；E_t 为时间 t 时的食管计数率。

（三）正常影像和结果判定

1. 正常影像　自咽部起，可见一条垂直向下的食管影像，动态电影可清晰显示食团通过全食管的过程。

2. 结果判定

（1）食管总通过时间（TETT）：指从吞咽开始到食团进入胃之前，食物通过整个食管所需时间，正常≤10s，一般5～10s。

（2）食管分段通过时间（RTT）：是将全食管分为上、中、下三段，计算出分段通过时间，分别为3s、4s和5s以内。

（3）食管通过率：正常食管内的放射性下降很迅速，第一次吞咽后5～10s，食管内就基本没有放射性而不能显影。在8次吞咽后（2min），通过率＞90%。

（4）凡食管总通过时间，或分段通过时间，或通过率大于上述标准，均被认为异常。

（四）临床应用

病理情况下，食管运动功能呈现不同的变化。如贲门失弛缓症、硬皮病、弥漫性食管痉挛和胃食管反流患者经8次吞咽后（2min）的食管通过率分别为（26.7±10.8）%，（23.6±14.6）%，（76.2±11.4）%和（73.6±4.2）%；经40次吞咽后（10min）其食管通过率又分别为（31.0±10.0）%，（42.4±15.4）%，（92.7±3.0）%和（81.2±4.3）%。弥漫性食管痉挛患者可见显像剂滞留于食管内，通过曲线呈高波幅的痉挛曲线。食管梗阻时，梗阻平面以上放射性显像剂滞留。当食管瘘时，则可在食管外见到溢出的异常放射性浓聚影。

食管通过时间测定法可以研究食管运动功能，并诊断及鉴别诊断食管运动功能障碍性疾病，具有合乎生理、客观、简便、准确、定量、非创伤性、辐射剂量小、快速的特点。但因其影像相对粗糙，解剖分辨力受到限制，故本法不宜作为有食管症状患者的初选检查。如排除解剖的异常、消化性溃疡、狭窄、癌肿以及疝等，应首选内窥镜、食管钡餐造影等上消化道系列检查。

三、胃-食管反流测定

胃食管反流是指食管下段括约肌不适当弛缓或经常处于松弛状态等功能障碍，引起胃内容物反流入食管。

（一）原理

胃食管反流测定（gastro-esophageal reflux study）是口服不被食管和胃黏膜所吸收含显像剂的酸性试餐后，于上腹部施加不同压力，同时对食管下段及胃进行连续显像，观察食管下段有无显像剂出现。根据食管下段是否出现显像剂浓聚影及其与压力的关系即可判断有无胃食管反流及反流程度。

（二）方法与结果判定

（1）患者隔夜禁食（4～12h），3min 内口服由 150ml 橘子汁、150 ml 0.1mol/L HCl、14.8～37 MBq（0.4～1 mCi）^{99m}Tc- 硫胶体或 ^{99m}Tc –DTPA 组成的混合液。再服 15～30ml 清水以去除食管内残余的显像剂。10～15min 后仰卧于 γ 照相机或 SPECT 探头下，取前位显像，视野包括食管和胃。

（2）在受检者腹部缚于带压力装置的腹带或者缚普通腹带，在其下面放置血压计的充气胶囊，连接血压计。充气腹带逐级加压，分别为 0、2、4、6、8、10、12、和 13.3 kPa（100mmHg），每级加压后采集 30s。

（3）婴幼儿检查时将上述显像剂加入牛奶中，牛奶量按 300 ml/1.7m^2 体表面积计算，活度 7.4～11.1 MBq（200～300 μCi）。经鼻饲入胃后，拔出鼻饲管。鼻饲 5～10min 后开始显像，婴幼儿检查可不用腹带加压，2min/ 帧连续采集 1h，2～4h 内在胸部多次显像。

（4）影像处理

1）用 ROI 技术获得各时相食管的计数率，得出时间 - 放射性曲线，观察曲线上是否出现尖峰及其数目。峰的高度与反流量成比例，其宽度反映反流发生的持续时间。

2）计算胃 - 食管反流指数（GERI）

$$GERI(\%) = \frac{E_t - E_b}{G_0} \times 100\%$$

式中 G_0 为压力 0 时，全胃内的放射性计数；E_t 为某压力时食管内的放射性计数；E_b 为食管本底计数。当 GERI 大于 4% 时提示有 GER 存在。

（5）正常人食管内不见显像剂浓聚影，如贲门上方食管内出现显像剂浓聚影，为胃 - 食管返流的典型表现。在腹部未加压时，反流即为阳性者称为自发性反流；加压后的反流称为诱发性反流。

（三）临床应用

该显像常用于反流性食管炎的诊断。灵敏度为 90% 以上，且无创、灵敏。比胃镜、钡餐检查更符合生理状况。胃食管反流引起肺部异物吸入往往是小儿吸入性肺炎的病因，有助于肺内病变的病因诊断。

四、十二指肠 - 胃反流显像

十二指肠 - 胃反流显像（duodeno-gastric reflux imaging）是在生理条件下了解有无十二指肠 - 胃反流的常用方法，并可对反流进行定量测定。

（一）原理

静脉注射肝胆显像剂后，能迅速地被肝多角细胞摄取，分泌后经胆道系统排至十二指肠。正常时，由于幽门括约肌的控制，已排入肠腔的显像剂不能进入胃内。如有十二指肠 - 胃反流时，显像剂将随十二指肠液进入胃内，通过体外 γ 照相可见到胃区出现显像剂分布，甚至全胃显影，借此即可诊断十二指肠 - 胃反流。

（二）方法

患者应禁食禁烟 4h 以上，检查前 30min 口服过氯酸钾 400mg 封闭胃黏膜。静脉注射放射性核素肝胆显像剂 ^{99m}Tc-EHIDA 3～5mCi 后开始显像，视野包括肝区及上腹部。每隔 5～10min 采集一帧，每帧计数应达到 300k 以上。至 30min 时或胆囊放射性计数达最大时，让患者口服牛奶 300ml 或油煎鸡蛋两个，以加速胆汁的排泄，采集至口服脂肪餐后 60min 止。

（三）正常影像及结果判定

正常情况下胆汁不进入胃，胃区无显像剂聚集，口服脂肪餐后胃内仍无显像剂出现。当存在肠 - 胃反流时，肠内的放射性示踪剂逆流入胃，造成胃显影，即可诊断为十二指肠 - 胃反流。此外，还可通过勾画 ROI 曲线进行定量分析，获得胆汁反流指数（EGRI）。

$$EGRI(\%) = \frac{胃内最高计数率}{全肝最高计数率} \times 100\%$$

（四）临床应用

多种胃肠疾病可出现十二指肠 - 胃反流，如慢性胃炎、胃切除术后残胃胃炎、胃溃疡、胃癌、反流性食管炎及功能性消化不良。在了解存在十二指肠 - 胃反流后，还可用于评价这类疾病的治疗效果。

本法为符合生理状况的无创性、无刺激性的一种简便检查方法，并可进行定量测定，优于胃液检查和胃镜检查。

五、小肠通过功能测定

小肠通过功能测定（small intestinal transit time study）是了解小肠运动功能的较好方法，是测定放射性核素标记食物从十二指肠到盲肠的通过时间。

（一）原理

利用与胃排空时间测定相同的原理，将不被胃肠黏膜吸收的放射性核素标记的食物摄入胃内，经过胃的蠕动排入肠腔，在体外用γ相机或SPECT连续观察食物由胃进入小肠、排入结肠的整个过程，通过一定的方法计算出小肠通过时间和小肠残留率等参数，以了解小肠的运动功能。

（二）方法

1.试餐制备　固体试餐制备与胃排空显像相同。

2.显像方法　患者隔夜禁食（8h以上），在5min内吃完试餐。从进食开始计时，在第1h内每15min采集1帧，每帧采集60s；在第2～4h每30min采集1帧，直到80%的试餐进入结肠。探头视野包括胃、小肠和结肠区域。

3.定量分析　分别勾画出胃区和结肠区ROI，获得胃排空和结肠填充的时间-放射性计数曲线，用平均小肠通过时间法（结肠半填充时间—胃半排空时间），计算出小肠通过时间。

（三）正常影像及结果判断

正常影像见进食试餐后，胃立即显影，随后见到标记食物从十二指肠逐渐到达回盲部及结肠各段。小肠通过时间正常参考值为4.2±0.5h。

（四）临床应用

小肠通过时间加快可见于肠易激综合征、短肠综合征、倾倒综合征、甲状腺功能亢进、运动功能障碍性疾病。在小肠假性梗阻者，可见扩张的肠管及小肠通过时间明显延长。糖尿病、硬皮病患者可引起运动功能障碍，出现小肠通过时间的延长。此外，小肠机械性肠梗阻、Crohn病、小肠性便秘的小肠通过时间也可见延长。

对各种小肠功能障碍性疾患及其他疾病伴发的引起小肠运动功能障碍的患者均可进行该方法以评价小肠运动障碍。另外，还可用于胃肠运动药物治疗前后的疗效监测。

第五节　尿素呼气试验

幽门螺杆菌（Helicobacter pylori，HP）是急性与慢性胃炎、消化性溃疡的重要致病因素，也有更多证据表明该菌是胃癌的I类致癌因子，并与胃黏膜相关性淋巴组织（mucosa-associated lymphoid tissue，MALT）恶性淋巴瘤有密切关系。我国普通人群中幽门螺杆菌的感染率达50%～60%，部分地区的感染率更高。尿素呼气试验是检测HP感染的一种非侵入性、无痛苦、敏感且可靠的方法。

（一）原理

由于幽门螺杆菌能产生活性较强的尿素酶，尿素酶可分解尿素产生氨和CO_2，没有被水解的尿素吸收后以原型从尿液排出，而水解产生的CO_2进入血液，经肺排出体外。当口服一定量的同位素标记尿素后，如果胃内存在幽门螺杆菌时，示踪尿素被幽门螺杆菌产生的尿素酶分解，示踪碳以CO_2形式经肺呼出。采集呼出的气体经仪器定量测出其中示踪碳含量，以此可判断胃内有无幽门螺杆菌感染。

临床开展比较广泛的有^{13}C和^{14}C两种尿素呼气试验。其中^{13}C是稳定性核素，适用于所有人群。最初以质谱分析仪为基础的方法，由于价格昂贵限制了其使用，如今以激光和红外线为基础的方法使其价格日益减低，有助于推动其更广泛的使用。^{14}C尿素呼气试验虽有少量放射性，但服用后的前5个小时，75%的^{14}C即被呼出，余下的25%半排时间为10～12天。据文献报道，人体1天内承受的自然环境中天然射线量就超过了一次^{14}C尿素呼气试验。所以^{14}C尿素呼气试验仍然是非常安全的，而且价格更便宜。

（二）方法

1.患者准备　受检者必须停用抗菌素和铋剂至少30天，停用硫酸铝和质子泵抑制剂至少2周。检查前禁食4～12h。

2.检查方法

（1）检查前用0.1mol/L柠檬酸漱口，采集未服用示踪尿素前的呼气作为本底计数。

（2）^{13}C-尿素呼气试验：口服^{13}C-尿素胶囊（剂量：成人为75mg，^{13}C丰度＞99%；12岁以下儿童为50mg，^{13}C丰度＞99%），同时服50ml的凉开水。静坐30min后，再一次收集气体样本。采用^{13}C质谱分析仪或红外测定仪，测量CO_2中$^{13}CO_2$的含量。然后得出试验后与试验前的差值。

（3）^{14}C-尿素呼气试验：将37 kBq(1 μCi)的^{14}C-尿素胶囊伴150ml的橘子水服下，静坐20min后，再一次收集气体样本。具体方法是让受检者用吹气管把呼出的气体吹入含有CO_2吸附剂的集气瓶中，当吸附剂由红色变为无色时即停止吹气（1～3min）。若超过5min褪色不全，亦停止吹气，此时CO_2吸附已饱和（正好溶解1 mmol的CO_2）。然后立即向集气瓶内加入适量闪烁液，混匀，加盖待测。检查过程中患者可自由活动，取样时一般采用坐位。采用专用液体闪烁计数仪测量（dpm/mmol CO_2）。计算试验后与试验前的比值。

（三）适应证

(1) 有胃部不适，怀疑有幽门螺杆菌感染者。

(2) 急慢性胃炎和胃、十二指肠溃疡患者。

(3) 幽门螺杆菌根除治疗后疗效评价和复发诊断。

(4) 幽门螺杆菌感染的流行病学调查与筛选手段。

^{13}C-尿素呼气试验无明确禁忌证。^{14}C-尿素虽有少量放射性，在孕妇和儿童中慎用，但也并非禁忌。

（四）结果判断

1. ^{13}C-尿素呼气试验　通常以 DOB（delta over baseline）值来表示，即以第 30 分钟时样品中所测 ^{13}C-CO_2 同位素丰度千分差值减去零时呼气样品的同位素丰度千分差值。一般来说，$DOB \geq 5$ 以上即可判断为阳性。

计算公式：

$$DOB = \delta‰(30min) - \delta‰(0min)$$

2. ^{14}C-尿素呼气试验　当试验后呼气计数与试验前空腹本底计数比值大于 3～5 倍时为阳性，或按以下公式计算，当 ^{14}C-UBT $\geq$ 100 dpm/mmol CO_2 时可诊断为 HP 阳性。

计算公式：

$$^{14}\text{C-UBT(dpm/mmolCO}_2) = \frac{\text{试验后 dpm} - \text{试验前 dpm}}{2}$$

（五）临床应用

研究表明，多种消化道疾病与幽门螺杆菌感染有关，约 90% 以上的十二指肠溃疡和 70% 以上的胃溃疡存在幽门螺杆菌感染，其他如急慢性胃炎、胃食管反流、功能性消化不良等与幽门螺杆菌感染的关系也十分密切。一些非消化道疾病也与幽门螺杆菌有一定关系，报道较多的有冠心病、高血压、血管神经性头痛等。

尿素呼气试验主要用于幽门螺杆菌感染的诊断，特别适用于临床上对幽门螺杆菌感染治疗效果的复查和评价。各实验室方法有所不同，一般敏感性可达 90%～97%，特异性为 89%～100%。总之，尿素呼气试验是一种简便、无创伤、无痛苦、敏感而可靠的诊断幽门螺杆菌感染的方法。

思 考 题

1. 唾液腺显像可反映唾液腺的哪些功能？

2. 胃肠道出血显像的临床意义如何？与内窥镜、血管造影检查比较有何优缺点？

3. 异位胃黏膜显像的原理及临床应用评价。

4. 核医学方法在胃肠动力学研究方面的意义及特点。

（崔邦平　刘　刚）

第十一章 肝胆与脾脏显像

肝胆、脾脏显像是核医学重要项目之一，它并非注重于形态和解剖结构，而是反映功能和病理生理变化。其中包括肝胆动态显像，用来诊断急性胆囊炎和其他肝胆系统疾病；肝血池显像诊断肝血管瘤；肝动脉灌注显像用于肝肿瘤化疗、内放射治疗时观察肝内动脉分流。肝脏显像的每一种方法均使用不同的放射性药物，它们被摄取和分布的生理机制各不相同，对肝脏结构、生理和功能的反映也各有所侧重。可通过血流观察肝脏的动脉血供和肝血流灌注及血池影像，也可以通过由肝细胞摄取、分泌、排出放射性药物反映肝细胞功能和胆道排泄，以及通过肝脏库普弗细胞吞噬放射性胶体显示肝脏的形态和吞噬功能。

第一节 肝胆动态显像

一、原 理

成人肝细胞每天约分泌 800～1000ml 胆汁。胆红素是嘌呤代谢的最终产物，通常血红蛋白的分解代谢是其主要来源。胆红素由肝细胞自血浆中摄取，然后与葡萄醛酸或硫酸结合，最后排入胆道。结合性血胆红素过多症往往提示存在胆道梗阻。胆总管一直是开放的，因而其中胆汁流畅，而胆囊管、奥狄氏括约肌则起到使胆汁有规律的进出胆囊的作用。

肝细胞（多角细胞）自血液中选择性地摄取放射性肝胆显像药物，并通过近似于处理胆红素的过程，将其分泌入胆汁，继而经由胆道系统排泄至肠道。应用放射性核素肝胆动态显像（hepatobiliary imaging）可观察药物被肝脏摄取、分泌、排出至胆道和肠道的过程，取得一系列肝、胆动态影像，了解肝胆系的形态，评价其功能。

肝细胞功能正常是肝胆显影的前提，胆道通畅是放射性药物积聚于胆囊及出现在肠道内的条件。

二、方 法

（一）显像剂

目前用作放射性核素肝胆动态显像的放射性药物主要有两大类：^{99m}Tc 标记的乙酰苯胺亚氨二醋酸类化合物（^{99m}Tc-iminodiacyetic acid；^{99m}Tc-IDA）和 ^{99m}Tc 标记的吡哆氨基类化合物（^{99m}Tc-pyridoxylidene amino acid；^{99m}Tc-PAA）。前者以二乙基乙酰苯胺亚氨二醋酸（^{99m}Tc-EHIDA）、二异丙基乙酰苯胺亚氨二醋酸（^{99m}Tc-DISIDA）和三甲基溴乙酰苯胺亚氨二醋酸（^{99m}Tc-mebrofenin），后者以吡哆 -5- 甲基色氨酸（^{99m}Tc-PMT）最为常用。其中 ^{99m}Tc-DISIDA，^{99m}Tc-mebrofenin，^{99m}Tc-PMT 的肝摄取率、胆汁排泄率和尿中排出量均比较理想（表 11-1）。这些放射性药物在分子结构上都存在着疏水端和亲水端，在血液循环过程中与白蛋白结合并被运送至肝脏，进入类似于胆红素的代谢途径，然而并不参与葡萄糖醛酸或硫酸的结合过程而以原形排出。

表 11-1 用于肝胆动态显像的主要放射性药物

药物名称	中文名	γ 射线能量（keV）	3h 尿中排泄率（%）
^{99m}Tc-EHIDA	二乙基 IDA（diethyl IDA）（依替菲宁）	140	5
^{99m}Tc-DISIDA	二异丙基 IDA（diisopropyl IDA）	140	4.5
^{99m}Tc-mebrofenin	三甲基溴 IDA（bromotrimethyl IDA）	140	2
^{99m}Tc-PMT	吡哆 -5- 甲基色氨酸（pyridoxyl-5-methyl triptophan）	140	2

^{99m}Tc-EHIDA 约 85% 通过肝脏分泌，而 15% 由肾排泄。血清胆红素 5～7mg/dl 以下时能显示高质量的肝胆影像。^{99m}Tc-DISIDA 约 88% 由肝脏分泌，肾脏排泄 10%，血清胆红素达 20mg/dl 仍能很好地显像。^{99m}Tc-mebrofenin 具有良好的拮抗胆红素的能力，血清胆红素值 30mg/dl 以上仍能显现肝胆，注入量的 98% 由肝脏摄取、分泌，尿中排泄量仅 2%。

它的肝脏摄取半衰期 $T_{1/2}$ 约 6 分钟，排泄半衰期约 14 分钟。^{99m}Tc-PMT 也能用于血清胆红素 30mg/dl 患者显现肝胆，尿中排泄量也仅为 2%，但标记过程略麻烦。

（二）显像方法

1. 患者准备 检查前患者至少禁食 4～12 小

时。禁食时间过长或使用完全性静脉营养者可能由于胆汁无法进入充盈之胆囊而造成胆囊不显影引起假阳性。此类患者检查前 30 ～ 60min 应缓慢静脉注射（4min 以上）Sincalide 0.01 ～ 0.02μg/kg，以最大限度地降低假阳性。Sincalide 为一种人工合成的八肽胆囊收缩素。检查前 6 ～ 12 小时应停用对奥狄氏括约肌有影响的麻醉药物。

2. 采集方法　使用大视野、配有低能准直器或高分辨率准直器的 γ 照相机进行动态连续采集。患者取仰卧位平卧于探头下，静脉注入放射性药物后即刻取得血流灌注像，并于 5、10、20、30、45、60min 分别作动态摄像或以每分钟一帧（或每五分钟一帧）连续摄像至 60min。必要时加摄其他体位，如为观察胆囊可加摄右侧位像或右前斜位像有助于诊断。高度怀疑急性胆囊炎，胆囊 60min 未显影时应加摄 3 ～ 4h 延迟像，也可使用吗啡介入试验，某些病变，如胆总管梗阻，胆管狭窄等须在 18 ～ 24h 做延迟显像，诊断胆漏时，更需要通过多体位、多次延迟影像获得确诊。

三、图 像 分 析

（一）正常影像

按其动态显像顺序，可分为血流灌注相、肝实质相、胆管排泄相和肠道排泄相四期（图 11-1）。

1. 血流灌注相　自静脉注射后即刻至 30 ～ 45 秒左右，心、肺、肾、大血管、肝脏依次显影，与 ^{99m}Tc- 红细胞所做肝血流灌注相相仿。

2. 肝实质相　注射后 1 ～ 3min 肝脏已清晰显影，并继续浓集显像剂，15 ～ 20min 左右达高峰。此期以肝细胞的摄取占优势，以后肝影逐渐变淡。

3. 胆管排泄相　随着肝细胞将放射性药物分泌入胆道，注射后 5min 胆管内即可出现放射性。逐次显现左、右肝管、肝总管和胆囊管、胆囊影像。胆囊一般在 45min 内已显影。胆系影像随肝影变淡而更清晰，有时可见"胆道树"结构。

4. 肠道排泄相　放射性药物被排至肠道。一般不迟于 45 ～ 60min。

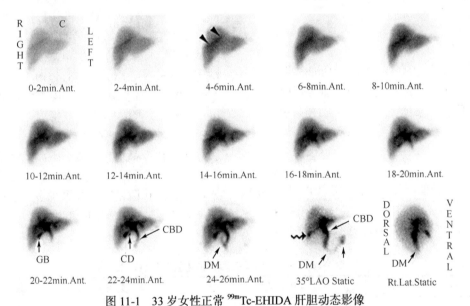

图 11-1　33 岁女性正常 ^{99m}Tc-EHIDA 肝胆动态影像

C：心血池影像；双箭头：乳腺衰减；GB：胆囊；CD：胆囊管；CBD：胆总管；DM：十二指肠；LAO：左前斜；Rt：右侧位；VENTRAL：腹侧；DORSAL：背侧

（二）异常影像

1. 肝脏不显影　常伴随着心前区放射性持续存在，并且长时间不消退。可以发现放射性药物经泌尿道的排泄明显增加，肾影可呈现并明显。这是肝功能极度低下的征象，肝功能衰竭、严重肝细胞黄疸时可能出现此现象。但要注意与特定放射性肝胆药物对抗胆红素的能力相鉴别。

2. 肝影持续显影，消退延迟甚至不消退　正常

情况下肝细胞将放射性肝胆药物迅速转移。肝区放射性在短期内（20min 左右）达到高峰，随即迅速下降，肝影逐渐消退。在胆系梗阻、胆汁无法排泄的情况下，以及肝细胞分泌、解毒功能下降时，放射性肝胆药物滞留在肝脏内，造成肝影持续不消退。常见于先天性胆道闭锁、胆总管结石、严重的弥漫型肝脏疾病和胆总管狭窄等。

3. 胆囊持续不显影　注射放射性肝胆药物后超

过 1h 甚至 4h 胆囊仍不显影。最常见于急性胆囊炎，也可出现在急性胰腺炎、慢性胆囊炎、胆囊切除术后等情况下。

4. 胆囊延迟显影 胆囊直至 1h 后才显示。首先考虑为慢性胆囊炎，肝细胞病变、胆道部分梗阻等情况也可能出现此现象。

5. 肠道不显影 24h 肠道持续不显影，是肝胆道完全性梗阻、胆总管结石、先天性胆道闭锁或临近肿瘤如胰腺癌压迫引起胆道梗阻的征象。

6. 肠道放射性延迟出现 各种原因引起的不完全性机械性梗阻或胆道功能障碍造成肠道放射性延迟至 1h 后才出现，是胆道不完全性梗阻，新生儿肝炎，或肝细胞性疾病的表现。

读片时应注意观察各时相影像的动态变化，注意心前区放射性是否存在；肝影浓聚和消退的过程；胆系影像的形态，有否胆管扩张；胆囊显影与否，胆囊显影时间；肠道出现放射性的时间等。对肝脏影像的分析，同肝脏胶体显像。

四、适 应 证

(1) 急、慢性胆囊炎的诊断。

(2) 先天性胆道闭锁术前诊断与术后疗效评价。

(3) 婴儿肝炎综合征。

(4) 先天性胆总管囊肿、胆总管梗阻等疾病的诊断。

(5) 胆道术后的功能评价。

(6) 肝移植术后了解肝的血供及肝功能。

五、临 床 应 用

1. 诊断急性胆囊炎 急性胆囊炎最特异的病理生理表现为炎症、水肿或其他原因所造成的胆囊管梗阻。因此，在急腹症情况下，具有正常的肝脏影像、肝胆管显影、肠道排泄相，而胆囊持续不显影，可证实急性胆囊炎的临床诊断（图 11-2）。相反，胆囊显影则可排除急性胆囊炎。

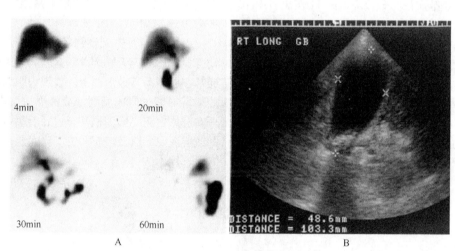

图 11-2 急性胆囊炎肝胆动态显像

A. 肝摄取排泌正常，除胆囊外胆系、十二指肠显影清晰；B. 超声示胆囊颈结石、胆囊壁增厚

放射性核素肝胆显像是诊断急性胆囊炎的有效方法，较之胆道造影要简便、快速、安全、准确。超声波能检出胆囊壁的厚度、胆管的直径等，但对检测胆囊管功能状态、闭塞与否不够准确。

胆囊持续不显影要注意与慢性胆囊炎、胆囊结石、胆囊癌等其他胆囊疾病相鉴别。此外，急性胰腺炎、酒精中毒、长期采用静脉营养及禁食时间过长等也可造成胆囊不显影。

急性胆囊炎在放射性核素肝胆动态显像时最典型特征是胆囊持续不显影。曾经把胆囊 1h 不显影（伴有急腹症状）作为急性胆囊炎的诊断标准，但有造成假阳性的可能。引起肝胆显像诊断急性胆囊炎假阳性的可能原因有禁食时间小于 4 小时、禁食时间大于 24h、严重的肝细胞病变、肝功能不全、慢性

胆囊炎、营养过度、酒精中毒、胰腺炎等。

肝胆显像胆囊 1h 不显影时有 3 种进一步鉴别的方法可避免假阳性：①给予 Sincalide；②给予吗啡；③延迟显像至注射后 2～4h。吗啡介入肝胆显像可缩短检查时间并提高特异性。肝胆显像诊断急性胆囊炎的灵敏度和特异性分别超过 95% 和 98%。1h 内胆囊显影排除急性胆囊炎的阴性预测值在 99% 以上。

2. 诊断慢性胆囊炎 有 85%～90% 的慢性胆囊炎患者的胆囊显影正常。胆囊在延迟显像 1～4h 显影，是大部分慢性胆囊炎的明显特征，胆囊显影越滞后，慢性胆囊炎的诊断符合率越高。肠道先于胆囊出现放射性是慢性胆囊炎患者的一个非敏感的但却非常特异性的征象，而在大部分正常人中，胆囊先于肠道显影。出现这一征象提示慢性胆囊炎的可

能性在 75% 以上。

慢性胆囊炎患者中也观察到放射性肝胆药物自肝胆道向肠道转移的时间延迟（肠道在 1h 内未显现放射性而胆囊显影）的现象，这可能和壶腹炎症有一定关系。

慢性胆囊炎中无结石的较有结石者为少，约占全部慢性胆囊疾患的 5%。患者常主诉右上腹疼痛和胆绞痛，但包括超声和肝胆显像在内的检查均为阴性。这些患者在进行外科手术时往往发现胆囊呈慢性炎症改变。胆囊慢性炎症、部分梗阻或功能损伤（胆

囊失运动功能）患者往往表现为胆囊对促胆囊收缩素（CCK）的反应异常。排胆分数（EF）低于 35% 被认为胆囊收缩不正常，这数值不受年龄的影响。

胆囊排胆分数（GBEF）反映胆囊收缩功能，其测定方法是在胆囊显影并呈基本稳定状态后，静脉注射 CCK 200mg/kg（或 Sancalide 0.02 mg/kg，甚或给服脂肪餐）后继续作肝胆动态显像至 30min，勾画胆囊感兴趣区（ROI），获得胆囊收缩前及 30min 时（或胆囊缩小至稳定程度时）的胆囊影像计数率，按式（11-1）计算胆囊排胆分数 GBEF：

$$GBEF(\%) = \frac{胆囊收缩前计数率 - 30\,min(或胆囊缩小至稳定程度时)计数率}{胆囊收缩前计数率} \times 100\% \qquad (11\text{-}1)$$

无结石的慢性胆囊炎患者中 94% 伴有 GBEF 降低（低于 35%）。有人发现 GBEF 降低可预示外科手术对症状改善的效果（灵敏度 72%，特异性 76% ～ 89%）。在这组研究中病理检查证实为慢性胆囊炎或胆囊管狭窄而排胆分数降低的 11 例患者中 10 例经胆囊切除术后症状改善，而另 10 例未进行胆囊切除的病例中 10 例症状全部持续存在。82 例具有症状而排胆分数正常的病例中 14 例进行了手术，但仅 8 例症状改善，而未经治疗者中 50 例症状加剧，10 例症状依然存在。但也有人对 GBEF 预示外科手术的效果存有疑义。

3. 黄疸的鉴别诊断 鉴别诊断肝外胆道梗阻和肝内胆汁淤积。内科性黄疸常表现为肝内胆汁淤积，

在放射性核素肝胆动态显像上的典型表现为肝影模糊，显影不清晰，但肠道 1h 内可出现放射性，证实胆道通畅。肝外胆道梗阻往往由于外科因素所造成，根据胆道梗阻的程度不同而可表现为肠道放射性延迟出现（不完全性梗阻）甚至不出现（完全性梗阻）。

4. 诊断胆管先天性囊状扩张症 可用核素肝胆动态显像诊断先天性胆总管囊肿。先天性胆总管囊肿通常在肝胆动态显像图上的表现为胆总管扩张部分的放射性滞留，构成椭圆形或梭形浓聚影（图 11-3），可在肝影、胆囊影消退甚至进餐后仍残存。在鉴别囊肿或胆囊时，以及了解胆管扩张对胆流动力学的影响时可选用本法。

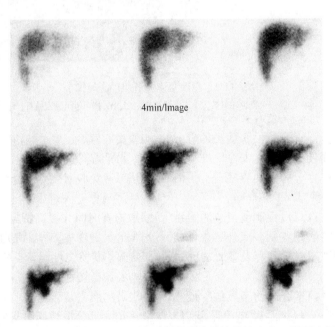

图 11-3 胆管先天性囊肿（胆总管区类圆形浓聚灶持续存在，胆囊未显影）

5. 鉴别诊断先天性胆管闭锁和新生儿肝炎　放射性核素肝胆动态显像有效地诊断先天性胆道闭锁并与新生儿肝炎相鉴别。目前多用 ^{99m}Tc 标记的化合物作动态显像，观察有无胆道、肠道排泄来作鉴别诊断。一般至少要延迟显像观察至 24h。肠道内出现放射性即可诊断为新生儿肝炎。肠道内持续未见放射性，可给患儿口服鲁米那（phenobarbital）每天 5mg/kg，连续 7～10 天，然后再次作肝胆动态显像，如 24h 后肠道内仍无放射性，则诊断为先天性胆道闭锁（图 11-4）。一旦出现放射性，则诊断为新生儿肝炎（图 11-5）

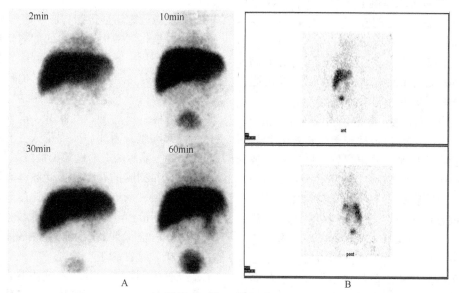

图 11-4　先天性胆道闭锁

A. 早期显像 B. 延迟显像（24h）肝脏摄取显像剂良好，胆囊及胆系、肠道未见排泌影

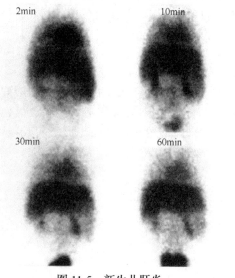

图 11-5　新生儿肝炎

心血池滞留明显，肝脏摄取差，胆系、肠道未见排泌影，必要时可以延长采集时间，可延长至 48～72 小时

6. 诊断胆总管梗阻　胆总管梗阻可由胆总管结石，肿瘤和胆总管狭窄所引起。胆总管梗阻的诊断常由超声波发现胆总管扩张而作出。尽管放射性核素肝胆动态显像对胆总管梗阻具有非常特征性的表现（肝脏摄取良好，但没有胆道排出），但临床上并不采用它作诊断。仅在下列情况下使用核素肝胆显像：①发生梗阻前 24h 胆总管扩张已经发生，这时超声波检查正常，放射性核素肝胆动态显像已可表现为异常而显示病理生理异常改变。②对于先前已有胆总管扩张史或外科手术史的患者，胆总管往往难以恢复到原来的正常直径。放射性核素肝胆动态显像仍可通过是否存在示踪剂从胆道至肠道的运转来鉴别诊断梗阻性或非梗阻性扩张。

7. 诊断不完全性胆总管梗阻　放射性核素肝胆动态显像对诊断不完全性胆总管梗阻有很大作用。超声和静脉胆道造影很难发现由于结石而造成的不完全性胆总管梗阻（＜ 10%），加之胆总管不一定扩张。而在这样的情况下，放射性核素肝胆动态显像可以通过示踪剂自胆道至肠道的转移延迟（大于 60min）这一特征性的表现来诊断或至少是提示不完全性胆总管梗阻。

但要考虑到胆道至肠道转移示踪剂的延迟这一表现对不完全性胆总管梗阻的诊断既不具备特异性又不够灵敏。约有 50% 以上的不完全性胆总管梗阻的患者可表现为正常影像，而在正常人中约有 20% 可表现为肠道显影延迟。

不完全性胆总管梗阻的肝胆动态影像特征性表现主要有节段性狭窄、突发或渐变的胆道中断、管腔内充盈缺损、狭窄部位以上的管腔扩张、胆道动力学异常、胆道至肠道示踪剂转运延迟等。管腔内的充盈缺损较为少见，伴随着胆管扩张的节段性狭窄是不完全性胆总管梗阻的特异性表现,有可能突然发生或表现为渐变过程。延迟显像往往可以证明胆道动力学的异常,例如,1小时和2小时胆管放射性不降低或增加,或使用CCK后仍持续不降低。

8.评价肝胆道手术后的功能状态　胆系手术后放射性核素肝胆显像能提供下述有用信息:①术后有无胆道闭塞;②胆道、肠道吻合术(Roux-Y手术)后吻合口的通畅性;③Billroth Ⅱ式手术后的胆流畅通情况,有无胆汁-胃、食道逆流;④有无胆漏;⑤肝移植术后有无排斥反应,有无感染或胆道梗阻。

胆道手术后按常规方法进行肝胆动态显像,重点观察胆流动力学的改变,并记录胆流通过肝胆管、肠道的时间,注意吻合口或梗阻部位近端有否放射性滞留、胆管有否扩张,并观察胃投影区有否放射性分布,判断有否十二指肠-胃反流,注意观察肝、胆、肠道以外的异常放射性,以排除胆漏的可能。

放射性核素肝胆动态显像探测胆漏具有灵敏、特异的优势。超声显像和CT可以探测到腹部积液但不能鉴别由胆汁、血清或血液所组成,也不能证明液体的聚集与胆道树之间的关系。放射性核素肝胆动态显像是胆道手术以后是否伴有并发症的灵敏而无创伤性的检查,也是诊断和处理手术后并发症的关键方法。

胆囊切除术后疼痛综合征是常见的症状,并可由多种原因所造成。残留的结石、手术后狭窄和奥狄氏括约肌功能不良是引起胆总管部分梗阻的原因。放射性核素肝胆显像证实肝胆管不完全梗阻提示该综合征的诊断。近来资料表明CCK介入的应用可提高诊断该综合征的能力。

肝移植术后进行放射性核素肝胆动态显像不仅能了解移植肝的血供状况、移植肝功能的恢复情况,还能了解胆道通畅与否、胆漏等,具有重要的临床意义。

第二节　肝脾胶体显像

一、肝胶体显像

1.显像原理与显像剂　肝胶体显像(colloid liver imaging)是将颗粒大小适当的放射性胶体经静脉注射进入血液后,被肝脏内具有吞噬功能的库普弗细胞所吞噬,且能在其间存留较长时间而不被迅速排出,通过核医学仪器获得肝脏影像。大多数肝内病变(如肝癌、肝囊肿、肝脓肿、肝血管瘤等)不具有库普弗细胞,因此病变部位失去吞噬肝胶体显像剂的功能,显示为放射性缺损区或减低区。

库普弗细胞的吞噬功能受胶体颗粒直径、投入的颗粒数目、荷电电位、肝血流量等因素的影响。通常直径1 nm至5 μm的放射性核素胶体颗粒都可以用来作肝显像剂。除了肝脏中的库普弗细胞外,单核巨噬系统在脾脏、骨髓、以及其他脏器也有分布,故胶体颗粒也将分布在这些器官中,尤其是在脾脏中。放射性核素肝胶体显像又称作肝脾胶体显像(colloid liver-spleen imaging)。胶体颗粒直径大小决定它们在这些脏器中分布的特点,一般说来,直径较小的颗粒,骨髓甚至肾的聚集增加,而较大的颗粒在脾脏的聚集增加。直径在10nm以下的颗粒除了显示肝脏外,骨髓也可清晰的显示;而1～5μm范围内的颗粒清晰显示脾影。

正常情况下,注入量的80%～85%被肝脏所清除,5%～10%存在于脾脏,残余放射性存在于骨髓中。目前常用的放射性药物有^{99m}Tc-硫胶体和^{99m}Tc-植酸盐等(表11-2)。

表11-2　常用的肝胶体显像剂及其特性

药物名称	颗粒直径 (nm)	主要分布脏器	给予量 (MBq)	吸收剂量 (Gy)* 肝脏	吸收剂量 (Gy)* 全身
^{113}In-胶体	3×10^3	肝、脾	74	1.30×10^{-4}	1.35×10^{-6}
^{99m}Tc-硫胶体	300	肝、脾、骨髓	74～296	9.72×10^{-5}	4.05×10^{-6}
^{99m}Tc-锡胶体	700	肝、脾	74～185	8.64×10^{-5}	5.40×10^{-6}
^{99m}Tc-植酸盐	-	肝	74～185	9.72×10^{-5}	3.78×10^{-6}

* 注入1MBq显像剂的吸收剂量

2.显像方法　患者无须特殊准备。静脉注射^{99m}Tc标记的肝脏显像剂74～185MBq(2～5mCi)后,15～20min开始显像。肝功能不佳患者适当增加放射性药物剂量,并延至30min或更迟检查,以使肝脏摄取足够放射性。常规取前位、右侧位及后位影像,可添加左侧位、右前斜、左前斜、右后斜等体位。必要时可作SPECT断层显像。多数情况以卧位采集,必要时追加站立位或行断层采集和图像处理获得肝脏横断面、冠状面和矢状面的三维影像。

3.正常影像　位置:正常肝脏上界不超过右侧

第五肋间，下界右侧下缘与肋弓相近，左侧下缘在胸骨剑突下。位置异常可表现为位置上移、下垂、陷入胸腔内、左右逆转等。肝脏位置下移常见于肺气肿等呼吸道疾患、内脏下垂、邻近器官的压迫等。腹内压增高患者肝脏可向正中线甚至向上推移。内脏转位者可呈左位肝。

形态：正常肝脏前位一般呈直角三角形，边缘完整、光滑。肝右缘和上缘呈清晰的弧形。肝影近心脏处可见心脏压迹。右侧位肝脏呈卵圆形或逗点状，变异较多，但正常影像边缘均光滑。前下方有向内凹的胆囊窝，后下缘存在右肾所造成的压迹。后前位左叶肝脏被脊柱掩盖，放射性明显低于右叶。

脾脏影像在后前位较清晰。

大小：可通过肝右叶平行于正中线的右叶最大长径（R）和肝左叶通过身体正中线的肝左叶长径（L）来测定肝脏的大小。参考正常值：右叶长径（R）11～15cm，左叶长径（L）5～9cm。

放射性分布：基本均匀，如图 11-6 所示。由于肝右叶组织较左叶厚，右叶放射性高于左叶。左、右叶间常见条索状放射性稀疏，由圆韧带及镰状韧带压迹所致。肝下缘影像较模糊，此与呼吸运动的影响及组织较薄有关。近肝门处常见一凹陷性压迹，与汇管区血管、胆总管结构有关，其附近有胆囊窝与之相连。

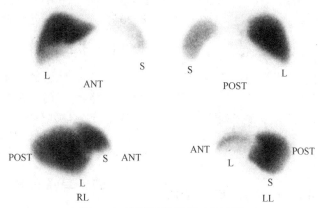

图 11-6　肝脏胶体显像正常影像

4. 异常影像及意义

（1）肝区局限性放射性稀疏或缺损：大小超过一定范围的肝内占位性改变，可表现为单个或数个放射性稀疏或缺损区（图 11-7）。原发性肝癌、转移性肝癌、肝腺瘤、肝血管瘤、肝脓肿、肝囊肿等均可表现为占位性病变。肝内其他病变，如

较大的肝硬化结节，以及某些肝外病变也可在肝脏显像时造成局部放射性缺损区。必须强调肝区局部放射性稀疏或缺损并非都是占位性病变，而占位性病变亦并不一定是恶性肿瘤。肝内占位性病变、肝内其他病变和肝外病变均可引起肝胶体显像呈局限性缺损。

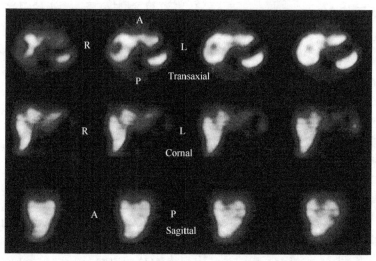

图 11-7　肝区多个局限性放射性稀疏、缺损（结肠癌多发肝内转移）

（2）肝内放射性分布弥漫性稀疏：肝内放射性分布不均匀，可见多发散在的斑点状甚或斑片状放射性减低区，伴有肝脏大小和形态上的变化，且肝脏以外的放射性摄取可明显增加，常为肝硬化等弥漫性实质性疾病的表现。各种肝脏疾病均可呈现为弥漫性病变（图 11-8），其中恶性病变包括原发性肝癌、转移性肝癌、霍奇金病等，急性肝炎、慢性肝炎、肝硬化、代谢疾病等也可表现为弥漫性病变。要强调的是肝胶体显像对这些疾病的诊断及鉴别诊断并无特殊价值。

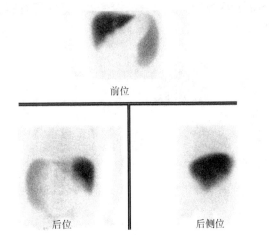

前位

后位　　　　　　　　后侧位

图 11-8　肝硬化时肝外摄取增加（脾影增强，肝内放射性分布弥漫性稀疏）

（3）肝内局限性"热区"：少数情况下，肝显像时可表现为局限性放射性浓聚区，即局限性"热区"，多见于上腔静脉综合征、下腔静脉综合征及肝静脉闭塞症等。

二、脾脏显像

（一）原理及显像剂

脾脏具有清除血液中异物和衰老及变异红细胞的功能。正常情况下，当静脉注入放射性核素标记的胶体颗粒（直径 300 ～ 1000nm）或变性红细胞时，约有 5% ～ 10% 的胶体颗粒或所有变性红细胞被脾脏的单核 - 巨噬细胞系统吞噬和浓聚。应用核素显像仪器使脾脏在体外显影，有助于了解脾脏大小、形态、功能及其病变情况。

脾脏显像剂有两大类：胶体类和非胶体类。常用的胶体类显像剂主要有 ^{99m}Tc- 硫胶体（^{99m}Tc$_2$S$_7$）和 ^{99m}Tc- 植酸钠，使用剂量：74 ～ 148MBq。胶体类显像剂的缺点是脾显像的同时肝脏和骨髓亦显影，因此，影响脾显像的观察和结果分析。常用的非胶体类显像剂为 ^{99m}Tc- 热变性红细胞（DRBC），是较为理想的脾显像剂，使用剂量：74 ～ 111MBq。该显像剂的优点是：①脾显影时，肝脏和骨髓不显影；②有利于无脾症和术后小的残体脾探查和残脾功能的观察。其缺点是显像剂制备方法不够简便。

（二）显像方法

1. 脾静态显像　静脉注射 ^{99m}Tc 标记的胶体显像剂 10 ～ 15min 或 ^{99m}Tc 标记的热变性红细胞 30min 后显像。常规采集脾脏后前位及左侧位静态像。必要时可加做前后位及斜位，显像结束后，在体表做出相应的解剖标志。采用断层显像时，重建脾脏横断面、矢状面和冠状面影像。

2. 脾动态显像　脾动脉灌注显像时，体位同静态显像。静脉注射 ^{99m}Tc 标记的胶体显像剂后连续采集 30 秒，结束后再进行静态显像。

（三）正常影像

正常后位脾影像多呈卵圆形或逗点形，其内缘略向内凹陷为脾门，放射性分布略显稀疏，轮廓完整，脾内放射性分布均匀，左侧位脾影多似椭圆形。约 20% 的正常人在脾门附近可显示副脾影。正常后位脾脏影平均长径和横径分别约为 9cm 和 6cm 左右。

（四）异常影像

脾脏长径超过 12cm，横径超过 8cm，脾影下缘超出左后肋第 12 肋缘时，一般被认为脾脏肿大。脾内的病变或全身疾病影响脾脏时，常表现为局限性放射性分布稀疏区或缺损区，以及散在性放射性分布稀疏区；有时还可导致脾脏形态的改变和位置的变化。

（五）临床应用

1. 脾脏位置、大小的观察　脾脏固有韧带和脾蒂过长可使其位置发生改变，形成游离脾，脾显影有助于脾脏位置的确定及脾脏大小的观察。导致脾脏肿大及缩小的常见原因有：①脾内血流异常增多，如肝硬化、慢性感染性疾病、真性红细胞增多症、原发性血小板增多症、溶血性贫血、骨髓纤维化、疟疾等。这类疾病脾显像时除了显示脾肿大外，还表现放射性分布明显增高；②恶性肿瘤浸润和结缔组织病等，脾脏增大，但脾内血流并不增加，所以脾显像时仅见脾大，放射性分布并不增高；③脾发育不全、肾上腺皮质激素治疗后脾影可缩小。

2. 占位性病变的探查　脾内的占位性病变如脾肿瘤、脓肿、囊肿等均可在脾显像时表现为局限性放射性缺损区。由于脾脏的原发性肿瘤及囊肿较少见，当脾显像发现脾内放射性分布及形态发生变化时，还应注意与脾的变异相鉴别。

3. 左上腹部肿块的鉴别　与脾相邻部位的左肾肿瘤、胃及胰腺肿瘤及其左上腹部转移癌，有时不易与肿大的脾脏相鉴别或误认为脾脏肿块。此时借助于脾显像可以观察脾内放射性分布与形态的变化，鉴别肿块与脾脏的关系。

4. 脾外伤与脾栓塞的诊断　脾外伤后常导致脾内血肿，脾显像图上主要表现为血肿部位呈局限性放射性缺损区及轮廓失常。此外，脾显像还有助于脾破裂治疗后的随访观察。脾脏发生栓塞时，脾显像多表现为楔形的单发或多发放射性缺损区，这一特点有助于区别脾内血肿的显像表现。

5. 先天性脾发育异常和功能性无脾的诊断　应用胶体显像剂进行脾显像时，部分功能性无脾经常不显影。而使用 ^{99m}Tc-DRBC 显像时，脾脏可以模糊显影。所以当怀疑功能性无脾时，应该选用 ^{99m}Tc-DRBC 显像法。副脾的发生率为 10% ~ 30%，当脾切除后副脾可以代偿性增大，脾显像可以观察副脾存在的部位和大小。

6. 判断自体移植脾的存活　脾移植后 3 个月左右，应用 ^{99m}Tc-DRBC 脾显像可以判断移植脾是否存活及功能恢复状况，如移植脾成活则可见移植脾位置显像剂浓聚，无成活则移植脾不显影。

第三节　肝血流灌注和肝血池显像

肝血管瘤是最常见的肝脏良性肿瘤，其发病在整个肝脏肿瘤中仅次于肝癌占第二位。往往没有症状，而在体格检查或排除其他肿瘤时由 CT 或超声所发现，有时也由于腹部症状或疾病而作检查。一般来说，血管瘤不需要特殊治疗，但与其他肝脏恶性肿瘤相鉴别是非常重要的。

肝海绵状血管瘤起因于血管内壁不同程度的异常扩张间以纤维间隔，血管曲张充填其间。肝海绵状血管瘤与毛细血管瘤，血管发育不良，婴幼儿血管内皮瘤在病理发生上没有联系。10% 的肝海绵状血管瘤是多发性的，大于 4cm 的肝海绵状血管瘤被视之为巨大血管瘤。

^{99m}Tc 标记的红细胞（^{99m}Tc-RBC）显像诊断肝血管瘤具有很高的准确性，能避免不必要的肝穿刺，后者易引起血肿等并发症，严重者甚至导致死亡，这一诊断技术的假阴性率非常低。

（一）显像剂

最常用的血池显像剂为 ^{99m}Tc 标记的红细胞。标记方法较多，有体内法、半体内法和体外法标记。

体内标记红细胞的方法较简便，但标记率受氯化亚锡含量及其理化特性的影响较大。其方法为首先静脉注射"冷"（无放射性）的 PYP（焦磷酸盐）溶液（内含氯化亚锡 1mg），10 ~ 30min 以后从对侧肘静脉注入高 ^{99m} 锝酸盐（^{99m}TcO$_4^-$）。注射高 ^{99m} 锝酸盐同时即可作肝血流灌注显像。另外，还有一种半体内的改良方法，在静脉注射"冷"PYP 溶液后 15 ~ 30min，用三通管抽取 3ml 全血进入经肝素处理的注射器内，然后与高锝酸盐（^{99m}TcO$_4^-$）混合，室温下放置 10min 并摇匀，以完成红细胞的 ^{99m}Tc 标记过程，最后将 ^{99m}Tc 标记的红细胞再注入静脉。此法标记率可达 95%。体外标记红细胞的方法需要在无菌条件下抽取患者血液，在体外用高 ^{99m} 锝酸盐（^{99m}TcO$_4^-$）标记后再注入患者体内，标记率高但操作要求条件较高。

此外，^{99m}Tc- 标记蛋白，以及 ^{99m}Tc- 大分子右旋糖酐（DX）等均可用作肝血池显像剂。

（二）血池显像剂浓聚机理和药代动力学

血池显像剂静脉注射后在肝脏血池中浓聚，用于肝血池显像。标记的红细胞需要一定时间才能与血管瘤病灶血池中血流相对较缓慢的未标记血细胞相交换并达到平衡。达到平衡的时间大约在 30 ~ 120min，依病灶的大小而不同。当达到完全平衡时，肝血管瘤内单位像素的计数远远高于周围临近肝脏组织并可接近于心血池，有助于血管瘤的诊断。

（三）显像方法

患者无需特殊准备。患者仰卧于伽玛相机探头下，自肘静脉以"弹丸"式注入放射性药物后即刻开始连续摄片，每 2 ~ 3 秒一帧，采集 9 ~ 16 帧，获得肝血流灌注相影像。30min 以后，用静态平面显像的方法，分别作前位、右侧位和后位等体位的肝脏影像（肝血池相），必要时（高度怀疑血管瘤而病变部位 30min 未见放射性明显填充时）需延长显像至 1 ~ 5h。对小的病变有必要加作 SPECT 断层显像，断层显像有助于发现较多的病变。

（四）正常影像

1. 肝血流灌注相动脉期　"弹丸"式注射放射性药物后，依次可见放射性通过心脏各房室、肺及左心显影后 2 ~ 4 秒腹主动脉开始显影，继续 2 ~ 4 秒双肾及脾脏显影，而肝区不出现明显放射性（图 11-9）。

2. 肝血流灌注相静脉期　双肾显影后约 12 ~ 18 秒，肝区放射性持续增加，并逐步超过肾脏，此为门静脉灌注所致。

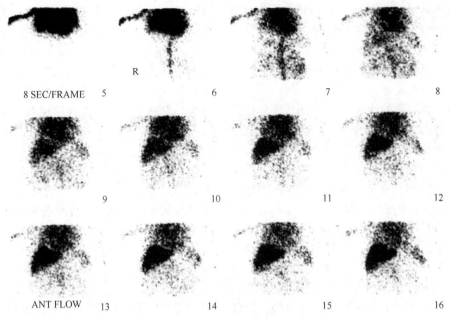

图 11-9　正常肝血流灌注影像（动脉期）

3. 肝血池相平衡期　30min 或更长时间后，^{99m}Tc-RBC 在循环血液中充分混合，达到平衡状态。通过静态影像可观察到心、脾、肝等血池影像。正常情况下肝区放射性分布均匀，强度一般低于心血池影和脾影。

（五）异常影像

1. 肝血流灌注相动脉期血流增加　全肝普遍增高往往是肝硬化、门静脉高压形成的表现之一。肝内胶体显像缺损区局部肝动脉血供增强（图 11-10）。可作为肝脏实质性肿瘤（原发性肝癌、转移性肝癌、肝腺瘤等）的一个特征。但部分血管瘤也有此表现。

2. 平衡期　病变部位放射性与周围正常肝组织相比较，可有高于、低于、等于正常肝组织水平三

种情况。①病变部位放射性高于周围肝组织，往往是肝血管瘤的特征性表现（图 11-11）；②病变部分放射性低于周围肝组织，提示肝内病变没有或很少有血液供应，多为肝囊肿、肝脓肿、肝硬化结节等；③病变部分放射性等于周围肝组织，表明病变有血供，其血供与肝组织相近，该病变见于肝癌、转移性肝癌、良性实质性肿瘤或血管瘤等。

通过肝血流灌注和血池显像观察肝脏和病变部位的血供来源、血供速度和血流丰富程度可初步鉴别病变性质。肝血流灌注相无明显动脉期充盈，肝血池相呈过度充盈，即"血流血池不匹配"现象是肝血管瘤的典型特征表现。但也有部分血管瘤在灌注相动脉期即已开始充盈。

为了便于比较，将部分肝脏疾病的胶体显像、血流和血池显像的典型表现列于表 11-3。

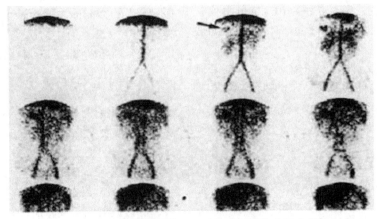

图 11-10　局部肝动脉血供增强，提示肝肿瘤（箭头所指）

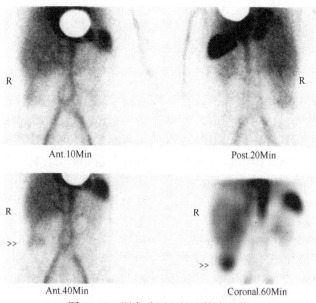

图 11-11　肝右叶孤立性血管瘤显像

表 11-3　部分肝脏疾病的胶体显像、血流和血池显像表现

	肝胶体显像	肝血池显像	
		肝血流灌注相	平衡相
肝脓肿	局部放射性降低、缺损	无灌注	无填充
肝囊肿	局部放射性降低、缺损	无灌注	无填充
肝血肿	局部放射性降低、缺损	一般无灌注	一般无填充
肝硬化	斑点滴状稀疏或局部缺损	动脉灌注可增强，可表现为什肝或局部	填充，但无过度填充
肝血管瘤	局部缺损	动脉灌注正常，有时局部动脉灌注增强	过度填充。或仅见一般填充
原发性肝癌	局部缺损	局部动脉血供增强或正常	有填充，但无过度填充
转移性肝癌	斑点状稀疏或局部缺损偶见正常	局部动脉血供增强或正常	有填充，
肝寄生瘤 (Parasitic Tumor)	正常	局部动脉血供增强或正常	有填充，

思 考 题

1. 简述核医学肝血池显像原理。

2. 如何用核医学方法诊断急性胆囊炎？

3. 简述肝胆显像在黄疸鉴别诊断中的应用。

4. 如何用核医学方法诊断肝血管瘤？

5. 试述肝胶体显像的原理。目前在临床上有什么意义？

（张　青　刘少正　张　庆）

第十二章 呼吸系统

呼吸系统由呼吸道和肺两部分组成，其主要功能是进行气体交换。呼吸系统核医学内容主要包括观察气道的通畅情况，了解肺局部通气功能的肺通气显像（pulmonary ventilation imaging）和反映肺血流灌注和分布情况的肺血流灌注显像（pulmonary perfusion imaging）。此外，还有测定和评价肺功能的肺通气功能测定、肺切除术前后肺功能的评价与预测、肺上皮细胞通透性测定、呼吸道纤毛运动显像和肺部肿瘤显像等。近年来，随着技术和方法学上的不断改进，尤其是随着SPECT/CT融合设备的日益普及，核医学显像技术对肺部疾病诊断的准确性不断提高，并在心肺疾病的诊断中发挥着重要作用。

第一节　肺灌注显像

一、原　理

肺具有丰富的小动脉和毛细血管系统，毛细血管直径约为 $7 \sim 9\mu m$。当静脉缓慢注入直径 $10 \sim 60\mu m$ 大小的放射性核素标记颗粒时，经右心随肺动脉血流到达肺脏，一过性均匀地嵌顿于部分肺的小毛细血管。这些暂时栓塞在小毛细血管内的放射性颗粒数与肺血流灌注量成正比，能反映肺动脉的血流灌注情况。此时用显像仪器在体外进行多体位平面显像或断层显像，可以观察肺内病变对肺血流分布的影响和受损情况。

由于一次常规显像注入20万～70万标记颗粒即可获得清晰的影像，其嵌顿阻塞的血管数量约占整个肺血管总数的1/1500，且显像剂在肺内的生物半衰期为 $2 \sim 6h$，降解后被肺泡内单核吞噬细胞系统吞噬清除，因此对血流动力学和换气功能无大的影响。但当患者患有肺动脉高压、右向左分流心脏病、或肺移植术后时，肺灌注显像检查注射的颗粒数应减少在10万～20万之间。儿童及青少年也应根据体重适当减少注射的颗粒数。

二、显　像　剂

肺血流灌注最常用的显像剂是 ^{99m}Tc 标记的大颗粒聚合人血白蛋白（macroaggregated albumin，MAA），颗粒直径大小 $10 \sim 90\mu m$；另一种是 ^{99m}Tc 标记的人血白蛋白微球（human albumin microspheres，

HAM），颗粒直径大小 $10 \sim 30\mu m$。HAM的优点是在一定范围内颗粒大小易于控制，分布比较均匀。两种显像剂的实际应用效果无明显差别，只是注入颗粒数量相同时，前者的蛋白重量明显低于后者，因此临床上以 ^{99m}Tc-MAA 应用较为普遍。在MAA药盒标记时，一般取新鲜的 $^{99m}TcO_4^-$ 洗脱液，体积 $3 \sim 6ml$（放射性活度应 $> 148MBq/ml$）缓慢加入MAA药盒内轻摇混匀，避免产生大量泡沫，室温下放置 $5 \sim 10min$ 后待用。一般标记后的 ^{99m}Tc-MAA限制在 $6h$ 内使用为宜。

三、显　像　方　法

1. 显像前准备　检查前应询问过敏史，必要时应做过敏试验。受检前患者应常规吸氧10min，以避免因肺血管痉挛造成局部肺放射性分布不均匀性减低。注射显像剂前，鼓励患者进行深呼吸，使药物均匀而充分的分布于肺的各个部位。

2. 注射显像剂　受血液分布重力的影响，MAA进入循环后易向肺的底部沉降，故注射时应采用平卧位。只有在检查是否有原发性肺动脉高压存在时，才使用坐位注射。经肘静脉或双侧足背静脉缓慢注射 ^{99m}Tc-MAA $111 \sim 185MBq（3 \sim 5mCi）$，体积 $\geqslant 1ml$，含颗粒数约为 $2\times10^5 \sim 5\times10^5$ 个。静脉注射前应再次将注射器内的显像剂轻轻混匀，注射时避免抽回血，同时让患者深呼吸及观察患者有无胸闷、气短等不适症状发生。如有不适，应立即停止注射，及时给患者吸氧，服用镇静剂和平卧休息处理。注射显像剂 $5 \sim 10min$ 后可进行肺灌注显像。

3. 平面显像　肺平面显像常规取 $6 \sim 8$ 个体位，即前位（ANT）、后位（POST）、左侧位（LL）、右侧位（RL）、左后斜位（LPO）和右后斜位（RPO）。必要时加做左前斜位（LAO）、右前斜位（RAO）。显像采集条件：选用 γ 照相机或SPECT，探头配低能通用平行孔或低能高分辨平行孔准直器，探测的有效视野应包括双肺全部，避免手臂对采集的影响。每个体位采集 5×10^5 计数，矩阵为 128×128 或 256×256；窗宽20%，能峰140keV，放大倍数 $1.3 \sim 1.6$。

4. 断层显像　患者取仰卧位，双手抱头。仪器采用SPECT，探头配置同平面显像。采集条件：探头沿肺部体表旋转360°，$5.6° \sim 6°$ / 帧，采集时间 $15 \sim 30s$ / 帧，矩阵 64×64 或 128×128，放大倍

数同平面显像。采集的数据信息经计算机滤波和平滑处理，以反向投影方式重建肺横断面、冠状面和矢状面分析。

四、适应证

（1）肺动脉血栓栓塞的诊断及溶栓、抗凝后的疗效评价。

（2）原因不明的肺动脉高压的诊断与鉴别诊断。

（3）肺肿瘤术前可切除范围的判断及术后残留肺功能的预测。

（4）肺部疾病的肺血运受损情况和治疗后的疗效观察。

（5）先天性肺血管疾病及先天性心脏病右向左分流的诊断及定量分析。

（6）肺移植前肺功能及移植后排异反应的检测。

五、正常影像

（一）平面影像

1. 前位　右肺影像似长三角形，形态完整，肺底部呈弧形，受呼吸影响边缘略有不齐。左肺上部与右肺对称，下部受心脏挤压较窄而长。双肺尖、周边和肺底显像剂分布略显稀疏，其余部分显像剂分布均匀。双肺间空白区为心脏和纵隔位置。左肺显像剂分布较右肺稍淡，其下叶受心脏的影响稀疏区更为明显。临床上在诊断肺部疾病时，有时以肺段为基础观察病变侵及的范围和进一步施行治疗方案。所以选择合适的显像位置能清楚地观察各个肺段病变。前位像以暴露右肺的上、中叶和左肺上叶为主。所以，在此位置观察右肺尖段、前段、外段、内段、前基底段和左肺尖段、前段、上、下舌段、内基底段较清晰。

2. 后位　左右肺影像大小基本相同，中间呈条状空白区，为脊柱及脊柱旁组织所构成，双肺内显像剂分布均匀，上部及周边稍稀疏。该体位显露双肺叶最充分，对全面观察肺内血流分布较好。后位像有助于右肺后段、背段、后基底段及外基底段和左肺后段、背段、内、外基底段及后基底段病变的观察。

3. 侧位　右侧位肺影像似三角形，前缘较弯向前突出，约呈120°弧线，后缘向下垂直约呈160°弧线。左侧位形态似椭圆形，前下缘受心脏影响略向内凹陷。因受重力的影响双肺下部显像剂分布较上部略高，中部显像剂分布稀疏区是由于肺门的影

响所致。分析侧位像时，应注意对侧肺内显像剂分布干扰。借助右侧位像可以观察右肺前段、后段、内外段和前、后、外基底段病变。在观察左侧位像时，以显示前段、上、下舌段、内、外基底段和后基底段的病变较清楚。

4. 斜位　双肺的斜位像大致类似一个长三角形。双肺内的显像剂分布下部高于上部，肺的叶间裂处常显示长条状显像剂分布稀疏带，边缘处向内略凹陷。前斜位时，双侧肺门区呈显像剂分布减低区。左前斜位像肺前缘可显示弧形显像剂分布缺损区，是心脏位置影响所致。双侧后斜位的后上部可因肩胛骨和肌肉的重叠常显示显像剂分布减低区。图像分析时应注意上述显像剂分布的变化。左前斜位是显示左肺舌段病变最为清晰的位置，同时也可观察前段、内、外基底段病变。右前斜位显示右肺中叶内、外段病变最清晰，借助此位置还可以观察右叶前段、后段、外基底段及后基底段的病变。左后斜位显示舌段、内、外基底段和后基底段病变最清晰，同时还能观察左叶背段和部分前段的病变。右后斜位显示右肺后段、背段、后基底段、外基底段和前基底段病变较清晰（见图12-1）。

（二）断层显像

肺断层显像通常以人体纵向为长轴，重建双肺的横断面、冠状面和矢状面（图12-2）。以此种方式克服肺组织间的重叠干扰，更清楚的显示双肺各部的显像剂分布、形态变化和观察病变的位置及范围。

1. 横断面　双肺的横断面形状似一对平放的"蚕豆"，其断面自上而下依次排列。最先显示的断面为肺尖、中间的空白区为脊柱；随着肺影增大，双侧对称的肺门影出现，前方逐渐增宽的空白区是纵隔和心影。在接近肺底时因膈肌的影响仅显露双肺外缘轮廓。

2. 冠状面　该层面的方向是从前向后依次排列，外形近似于前位像。起初的右肺冠状面类似椭圆形，左肺似长条状。随着肺影逐渐增宽，双肺呈对称的长椭圆形，之后逐渐似长三角形，中间的空白区是心影和纵隔，其后的空白区为脊柱影。

3. 矢状面　肺矢状面是从右肺至左肺方向依次进行排列。开始为右肺下角影，随切面增加肺影变大，近似右侧位肺影。之后右肺中心逐渐出现扩大的显像剂分布稀疏区和缺损区，依次为肺门、纵隔和心影位置。随着心影空白区增大，右肺纵隔面影像似勾状。左肺矢状面与右肺相似，并与右肺断面相对应。

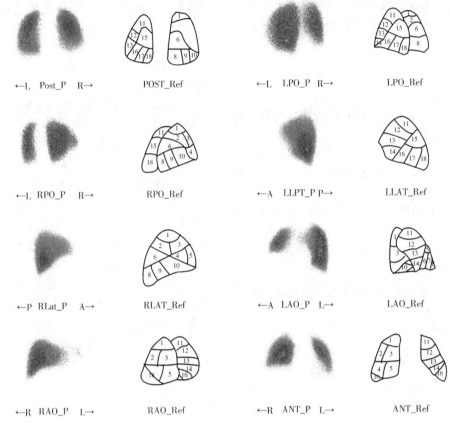

图 12-1 正常平面多体位肺灌注显像

右肺上叶：1. 尖段；2. 后段；3. 前段；右肺中叶：4. 外段；5. 内段；
右肺下叶：6. 背段；7. 内基底段；8. 后基底段；9. 外基底段；10. 前基底段；
左肺上叶：11. 尖后段；12. 前段；13. 上舌段；14. 下舌段；
左肺下叶：15. 背段；16. 前基底段；17. 外基底段；18. 后基底段

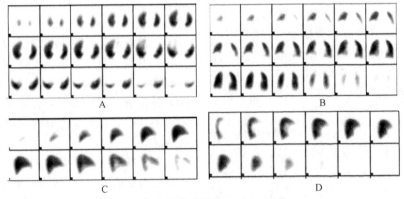

图 12-2 正常肺灌注 SPECT 显像

A. 横断面；B. 冠状面；C. 右肺矢状面；D. 左肺矢状面

六、异常影像

肺灌注显像的异常影像分析，主要依据肺内显像剂分布、肺的形态以及左右肺的相对位置变化来判断。

1. 显像剂分布异常

（1）一侧或部分肺不显影。多见于一侧肺动脉栓塞、肺门肿瘤、一侧肺动脉发育不良或由于心脏扩大压迫左下肺动脉等（图 12-3）。

（2）肺叶或肺节段性显像剂分布缺损区。此种情况是肺动脉血栓栓塞形成的特殊表现。

（3）肺段性减低。单发肺段性放射性分布减低需结合临床及其他检查才能正确诊断，多发肺段性核素分布减低或缺损是肺动脉栓塞的重要表现。

（4）弥漫性放射性减低或缺损。两肺多发散在放射性减低或缺损区，常见于多发性肺梗死或慢性阻塞性肺疾病（chronic obstructive pulmonary disease COPD）所致血流灌注不良，结合肺通气显像可明确诊断。

（5）放射性分布逆转。分布高于肺底部，多见于肺动脉高压时肺血流分布逆转、肺心病和二尖瓣狭窄等情况。

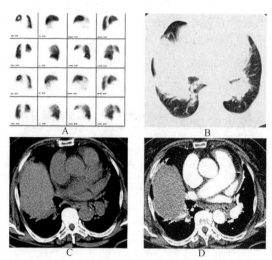

图 12-3　右肺发育不全导致 V/Q 显像异常

A.V/Q 显像显示右肺中、下叶放射性缺损区（上两排为肺灌注像，下两排为肺通气像）；B.CT 提示右肺发育不全，右膈肌上移至肺门中部，肝脏上移至胸腔内（B.CT 肺窗 C.CT 纵隔窗；D.CTPA 未见肺动脉栓塞）

2. 形态和位置异常　双肺可因周边器官或组织的病变导致灌注影像的形态失常和位置发生改变。常见的原因有胸腔积液或膈上病变使双肺下叶受挤压位置上移；肝脏上移可使右肺位置上移（图12-4）。有时纵隔内的肿瘤可将肺脏推向对侧，使正常肺灌注影像的形态和位置发生改变。这些原因在肺灌注显像分析时应注意鉴别。

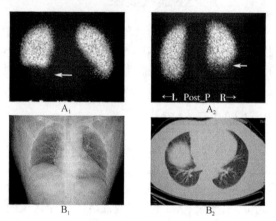

图 12-4　肝脏上移肺灌注显像右肺异常

A. 肺灌注示右肺下叶缺损区（A$_1$.前位，A$_2$.后位）；B$_{1\sim2}$.前位 X 线胸片及肺 CT 片示肝上移

第二节　肺通气显像

一、显像原理

肺通气显像是指通过吸入放射性药物并检测其在气道的分布而观察气道通畅与肺的通气功能。肺通气显像通常有放射性锝气体、放射性气溶胶吸入和放射性惰性气体等方法。肺通气显像是让受检者反复多次吸入密闭装置中的放射性气体，通过气道进入肺泡，使放射性气体在肺内达到一定活度后（^{133}Xe、^{81m}Kr 气体可随呼吸持续呼出体外；气溶胶则多沉积在气道和肺泡内，逐步分解被清除），由于微粒直径的不同，将分别沉降在喉头、气管、支气管、细支气管以及肺泡壁上，在局部组织的分布状况与局部气道的通畅程度相关。用核素显像仪器从体外获得双肺的放射性分布及动态变化的影像称为肺通气显像；除显像外，还可计算局部肺通气功能参数，从而反映肺通气功能、气道通畅、肺泡气体交换功能及肺泡壁的通透性等状况。当呼吸道某部位被阻塞，雾化颗粒不能通过阻塞部位，则阻塞部位以下呼吸道至肺泡出现放射性缺损区。采用此方法探测放射性气溶胶在呼吸道内的沉降情况，来判断气道通畅情况及病变状态，以达到诊断目的。

依所用显像剂的不同，通气显像反映肺通气的意义也不尽相同，如放射性气溶胶肺显像反映的是进入气道气溶胶的分布状态，它与放射性惰性气体吸入显像的根本不同之处，在于它无法呼出体外，不能用此法判断气道的洗出（清除）功能状态。由于放射性气溶胶吸入法操作简便，显像剂容易获得，目前临床应用较为广泛。

二、显 像 剂

肺通气显像常用方法包括放射性锝气体、放射性气溶胶吸入和放射性惰性气体等方法。放射性使用惰性气体是传统的方法，主要有 ^{133}Xe、^{127}Xe、^{81m}Kr 等。由于各种放射性惰性气体的物理半衰期、γ 射线的能量不同及获得的条件受限等因素，目前放射性惰性气体中临床主要用 ^{133}Xe 进行显像。放射性气溶胶的种类繁多，早期制备的各种气溶胶临床应用均不理想，随着雾化设备的不断改进和气溶胶显像剂的研制，逐渐以 ^{99m}Tc 标记物所取代，其中，^{99m}Tc-DTPA 应用最为广泛。近几年，新研制成功碳包裹的超微粒锝气体（technegas）和氩气与氧气混合后制备的高锝气体（pertechnegas）均优于目前常用的 ^{99m}Tc-DTPA，是较理想的肺气溶胶吸入显像剂（表 12-1）。

表 12-1　常用放射性惰性气体、气溶胶显像剂

分类	显像剂	$T_{1/2}$	γ 射线能量 (keV)	使用剂量 (MBq)	主要优、缺点	用途
惰性气体	^{133}Xe	5.3d	80	555～740	$T_{1/2}$ 长便于使用，γ 射线能量低，显像质量差	可肺灌注 - 通气一次显像
	^{127}Xe	36.4d	250	185～370	$T_{1/2}$ 太长，γ 射线能量高，显像质量佳，不便防护	肺通气显像
	^{81m}Kr	13s	190	370～740	$T_{1/2}$ 短，呼出气体易处理；通气显像后可立即灌注显像	肺通气显像
气溶胶	^{99m}Tc-DTPA	6.02h	140	1110～1850	制备简单，颗粒大小不易控制，常见大气道内沉积，吸入时间长	通气显像；肺上皮细胞通透性测定
	Technegas	6.02h	140	370～555	吸入时间短；颗粒微小均匀，无大气道内沉积；显像质量好	肺通气显像
	Pertechnegas	6.02h	140	370～740	吸入时间短，肺清除快。最后显像体位，周围本底放射性高	通气显像；呼吸道纤毛清除功能测定

三、显 像 方 法

（一）^{99m}Tc-DTPA 气溶胶吸入显像

^{99m}Tc-DTPA 肺通气显像：将 740～1480MBq（20～40mCi）^{99m}Tc-DTPA，体积为 2～4ml，注入雾化器，控制气流量为 8～10L/min，使其充分雾化，经过过滤，产生雾粒大小合适的气溶胶。患者一般取坐位，吸入前指导患者进行吸入方法训练，使其取得合作。然后，协助患者将通气管口送入口中咬紧（重症者可用面罩），持续吸入 ^{99m}Tc-DTPA 气溶胶需持续 10～20min，使受检者尽可能多地吸入气溶胶雾粒。

（二）锝气体（Technegas）吸入显像

锝气体是利用锝气体发生器将高比度（＞370MBq/0.1ml）的高锝酸钠洗脱液吸附于石墨碳棒上在充满氩气的密闭装置内通电加温，在 2500℃条件下获得。患者一般取坐位。患者通过连接管及口罩深呼气后再深吸入 Technegas，屏气 3～5 秒，重复呼气 - 吸气 - 屏气的动作程序 3～5 次，直至 γ 相机患者背部计数率达到 2000～2500/ 秒或吸入 Technegas 剂量达到 20～40MBq。

（三）^{133}Xe 通气显像

^{133}Xe 通气显像需特殊的气体交换装置，用前应调整好各种阀门和气体回收系统。准备患者吸入用的面罩、口管等，并向患者简要说明吸入的方法，取得患者配合。

（四）图像采集

1. 多体位平面显像　探头配以低能高灵敏度或低能通用型准直器。能峰 140 keV，窗宽 20%，矩阵 128×128，ZOOM 1.5～2.0。常规采集前位、后位、左侧位、右侧位、左后斜位和右后斜位 6 个体位图像，必要时加做左前斜位和右前斜位，采集计数 500 k。

2. 断层显像　患者取仰卧位，双臂抱头，使探头尽量贴近胸部。探头配以低能通用型准直器，旋转 360°，每 6° 采集一帧，每帧采集 20～30 秒，共采集 60 帧，矩阵 128×128，ZOOM 1.6。采集过程中嘱患者平稳呼吸，以减少呼吸运动对肺显像的干扰。原始数据经断层图像处理，得到双肺水平切面、冠状切面及矢状切面断层图像，层厚 3 ～ 6 mm。

四、适应证

（1）了解呼吸道通畅情况及肺部疾病对通气功能的影响。

（2）慢性阻塞性肺部疾病的诊断。

（3）与肺灌注显像联合应用诊断肺动脉血栓栓塞。

（4）观察药物或手术治疗前后的局部肺通气功能，评价其疗效和预后。

（5）肺实质性疾病的诊断、疗效观察和预后评价。

（6）肺上皮细胞通透性检测。

五、正常影像

1. 气溶胶吸入显像 ^{99m}Tc-DTPA 与锝气体为气溶胶显像，正常气溶胶影像与肺灌注影像形状相近，双肺内的显像剂分布均匀，边缘略稀疏而且规则（图 12-5）。与肺灌注显像不同之处，有时气溶胶残留在咽部或随吞咽进入消化道，使咽部或胃显影。显像时间延长时，可见双肾显影。此外，^{99m}Tc-DTPA 颗粒＞ 10μm 时，可堆积在较大支气管内使其显影。

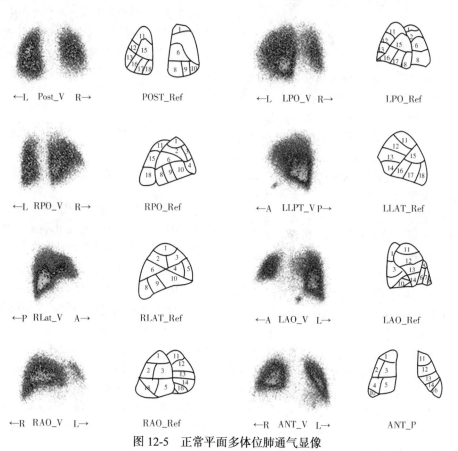

图 12-5　正常平面多体位肺通气显像

右肺上叶：1. 尖段；2. 后段；3. 前段；右肺中叶：4. 外段；5. 内段；右肺下叶：6. 背段；7. 内基底段；8. 后基底段；9. 外基底段；10. 前基底段；
左肺上叶：11. 尖后段；12. 前段；13. 上舌段；14. 下舌段；左肺下叶：15. 背段；16. 前基底段；17. 外基底段；18. 后基底段

2. ^{133}Xe 通气显像　吸入相由于单次吸入 ^{133}Xe量较少，双肺内的显像剂分布自上而下呈移行性增高，无局限性显像剂分布浓聚或缺损区，此期主要反映气道的通畅情况和肺各部的吸气功能。平衡相期由于反复吸入 ^{133}Xe 气体较多，双肺上下显像剂分布均匀一致，此期以反映肺各部容量变化为主。清除相，双肺内的显像剂分布逐渐减少，2 ～ 3min后消失，该期主要反映双肺各部的呼气功能和气道的通畅情况。

六、异常影像

肺通气显像的异常图像主要表现为：

（1）气道狭窄不畅：因流体动力学改变使狭窄部位两侧形成涡流，流经该处的气溶胶雾粒部分沉积下来，影像呈现放射性浓聚的"热点"，而狭窄部远端的气溶胶雾粒分布正常。

（2）气道完全性阻塞：气溶胶雾粒不能通过阻塞部位，因而呈放射性缺损区。

（3）气道和肺泡内如有炎性物或液体充盈，或肺泡萎陷，气流减低，致使气溶胶雾粒难以进入，呈现放射性减低区。

（4）肺叶、肺段或肺段以下由于血栓等所致血供丧失，早期肺泡内无有效通气，放射性分布不受影响或减低不明显。后期由于出现肺梗死，肺泡萎缩，可见放射性分布稀疏缺损改变。

（5）肺局部肿瘤可之肺局部通气丧失，形成放射性分布缺损改变。

第三节　肺通气/灌注显像及 SPECT/CT 融合显像

一、肺通气/灌注显像

为了对疾病的诊断与治疗提供更全面的信息，尤其是在需要对肺通气功能和血流灌注变化的信息进行比较对照和综合分析时，常要求在较短的时间内完成肺通气显像和肺灌注显像，这种显像方式称为肺通气/灌注显像（ventilation/perfusion scintigraphy）。临床可根据需要先后进行肺通气显像与肺灌注显像。在采用两种不同核素，且显像仪器可根据其射线能量的差异而有效区分时，可通过一次显像同时获得肺通气显像和肺灌注显像，否则可采取两种放射性药物同日先后进行。临床常用以下两种肺通气/灌注显像。

1. ^{99m}Tc-DTPA 通气/^{99m}Tc-MAA 灌注显像　一般先行 ^{99m}Tc-DTPA 通气显像 1110MBq（30mCi），患者位置和探头位置保持不变，30～60min 后进行 ^{99m}Tc-MAA 灌注显像 185 MBq（5mCi）。两种显像同一体位的采集计数、矩阵等条件应保持一致。如果先行 ^{99m}Tc-MAA 灌注显像，随后的 ^{99m}Tc-DTPA 通气显像应增加显像剂的剂量（40～80mCi）。先行 ^{99m}Tc-MAA 灌注显像，如未见异常，可不必再进行通气显像，如果出现局部放射性缺损（肺栓塞），也不会因为本底原因而影响随后的通气显像（在灌注显像时缺损而在通气显像时放射性填充），因此，进行肺通气/灌注显像时建议先进行灌注显像然后进行通气显像。

2. ^{133}Xe 肺通气显像/^{99m}Tc-MAA 灌注显像　该方法中一般在灌注显像前进行 ^{133}Xe 肺通气显像，^{133}Xe 肺通气显像后，^{133}Xe 气体大部分很快从肺中排出，不会显著影响 ^{99m}Tc-MAA 灌注显像的影像质量，因而无需增加 ^{99m}Tc-MAA 的注射剂量。

二、SPECT/CT 融合显像

随着医学影像技术及诊断仪器的飞速发展，肺显像从平面影像进入断层影像（SPECT）后，近年来随着 SPECT/CT 一体机的出现，更进一步同时获得 SPECT 与 CT 的图像，两种图像经同机融合可实现优势互补，取长补短，显著提高诊断的准确性。SPECT 灵敏度很高，CT 具有很高的对比度和空间分辨率，且 CT 肺动脉造影（computed tomographic pulmonary angiography，CTPA）的特异性较高。因此，SPECT/CT 一次检查可获得多种信息，SPECT/CT 同机融合图像可同时提供解剖结构信息和功能信息。SPECT 结合低剂量 CT 能明显提高诊断的灵敏度、特异性、准确性等，并且可以更加确的定位病灶。

进行 SPECT/CT 显像时，CT 扫描应该在两次 SPECT 采集之间或之后，在整个扫描期间要求患者的位置保持不变，由于呼吸运动可能影响图像的配准，为提高图像配准准确度，CT 扫描时患者常需轻度屏气或浅呼吸，诊断性 CT 扫描肺部时一般也要求患者屏气。

第四节　临床应用

一、肺动脉血栓栓塞的诊断和评价

1. 肺动脉血栓栓塞的诊断　肺动脉血栓栓塞简称为肺栓塞（pulmonary embolism，PE）。它是由内源性或外源性栓子堵塞肺动脉及其分支后所导致肺循环障碍的一种临床与病理生理综合征。其发病率约为 100/10 万，死亡率居冠心病和脑卒中之后的第三位，肺栓塞发病早期多数无典型临床症状、体征，不易与其他病症相鉴别，常被延误诊断，约 60% 的患者直到死亡前仍未得到及时准确的诊断。肺栓塞绝大多数患者都有诱因，如下肢或盆腔静脉血栓形成、长期卧床或不活动、慢性心肺疾病、手术、创伤、恶性肿瘤、妊娠及口服避孕药等。其中静脉血栓是最主要的病因，约 70%～80% 肺血栓来源于下肢静脉。

肺栓塞早期的病理生理学改变表现为肺动脉的血流动力学改变，而局部的气道通气功能尚未受到明显影响，因此采用肺通气/灌注显像有助于急性肺栓塞的早期诊断，表现为肺通气/灌注显像不匹配的影像特征，即肺灌注显像时病灶部位为缺损区，而该部位的肺通气显像则为正常。

急性肺栓塞未得到及时诊断和治疗，死亡率可达 20%～30%，经抗凝和溶栓等方法及时治疗后死亡率可以降低至 8%。诊断肺栓塞较为可靠的是 X 线肺动脉造影，临床视其为诊断急性 PE 的"金标准"。但该法属创伤性检查，有一定危险性和并发症，对碘过敏、重症肝、心、肾功能不全的患者不宜使用，且费用昂贵，不是可疑肺栓塞患者的首选检查方法。

近几年，临床上选择肺通气/灌注显像和双下肢深静脉显像（deep venous imaging, DVI）作为可疑性肺栓塞的首选检查方法，其诊断准确性在临床应用中得到肯定。早期肺栓塞在肺灌注显像图上表现节段性显像剂分布缺损区，且缺损区多半与肺叶、肺段或亚肺段的解剖定位相一致。而同期肺通气显像（或X线胸片）则显示正常影像（图12-6），此现象称之肺通气/灌注显像（肺通气/灌注）不匹配，这种现象是肺栓塞的主要特征。利用融合技术将肺通气显像与肺灌注显像进行融合，可以更直观的观察病变位置（图12-7、彩图12-7）。由于肺栓塞的血栓通常来自下肢静脉，因而如果同期进行双下肢深静脉显像，可显示静脉血栓的存在或深静脉梗阻及侧支静脉循环形成（图12-8）。临床研究表明肺栓塞患者的血栓70%～80%来源于下肢静脉血栓。尽管PIOPED（prospective investigation of pulmonary embolism diagnosis）是经典的诊断标准，但由于该标准依据传统的平面显像和 ^{133}Xe 通气显像等，其诊断准确性等不如更先进的 SPECT 断层显像。结合最新显像技术，为便于临床应用，欧洲核医学会提出了更为简便的诊断标准（见表12-2）。

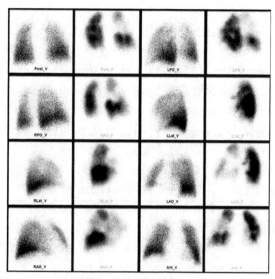

图 12-6　急性肺栓塞 V/Q 显像

肺灌注显像（左2、4排图像）显示双肺多个节段性放射性缺损区。同期通气显像（左1、3排图像）显示正常。

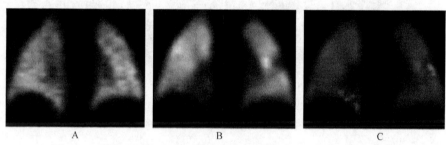

图 12-7　急性肺栓塞肺通气显像与肺灌注显像融合图像（详见彩图）

A. 肺栓塞患者的肺通气显像，基本正常；B. 肺栓塞患者的肺灌注显像见右肺后段及左肺下叶放射性缺损；C. 肺通气与肺灌注融合图像清晰显示肺部栓塞部位

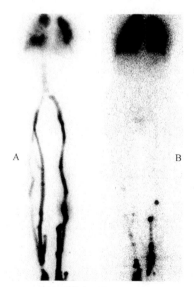

图 12-8　急性肺栓塞同期双下肢深静脉显像

A. 结扎双下肢浅静脉后右下肢深静脉阻塞，侧枝浅静脉显影；B. 松开止血带活动后再次重复下肢静脉显像，可见双下肢小腿静脉内多个血栓形成

表 12-2　欧洲核医学会肺通气/灌注的肺栓塞诊断标准

分类	影像学表现
1. 符合下列条件确诊肺栓塞	至少一个肺段或两个亚肺段且与肺动脉解剖一致的肺通气/灌注不匹配
2. 符合下列条件之一排除肺栓塞	（1）正常肺灌注显像形态符合肺的解剖轮廓
	（2）肺通气/灌注匹配或任何类型、大小和数目的反向肺通气/灌注不匹配而没有肺通气/灌注不匹配
	（3）非亚肺段、肺段、肺叶的肺通气/灌注不匹配
3. 符合下列条件不能确诊或排除肺栓塞（肺诊断性结果）	肺多发肺通气/灌注异常，但又缺乏具体某个疾病的典型表现

肺通气/灌注显像诊断 PE 的灵敏性较高，其优点是适宜于急性 PE 的诊断，不仅能显示大的肺

叶、肺段 PE，而且对一些小的亚肺段 PE 也有较高敏感性。该方法不足之处是不能直接显示血栓的形态（图 12-9、彩图 12-9）。目前，临床常用于诊断 PE 的直接方法除了肺动脉造影（pulmonary artery angiography，PAA），肺通气 / 灌注显像外，还有 CTPA、X 线胸片、D- 二聚体测定、超声心动图、MR 肺动脉造影（magnetic resonance pulmonary angiography，MRPA）等。其中对 PE 诊断价值较高的是 PAA，肺通气 / 灌注平面和 SPECT 显像及 CTPA 等诊断方法的灵敏性、特异性相对较低（见表 12-3）。但是，前述的几种方法单独使用中均存在一定的优缺点。如超声心动图对 PE 引起的肺动脉高压反映灵敏，可以观察到心脏和大肺动脉的血栓，但却难以直接看到肺血管床的血栓。D- 二聚体测定对急性期 PE 的诊断有较高的灵敏性，测定值一般超过

500ng/L 以上，随着 PE 时间延长，其测定灵敏性逐渐下降。另外还受到其他一些疾病如恶性肿瘤、肾病、重症感染、冠心病等客观因素的影响，其缺点特异性较差。MRPA 在诊断 PE 的应用中对肺叶动脉血栓容易检出，在肺段和亚肺段血栓的探测中受到限制，其诊断血栓的影像效果与 CTPA 仍有一定差距。CTPA 对中央型或较大血管的栓塞检出率较高，对亚肺段或周围型的小血管栓塞，因受血管容积效应的影响，其诊断准确性明显降低。肺通气 / 灌注显像对周围型 PE 的诊断明显优于 CTPA，而 CTPA 对中央型 PE 的诊断明显优于肺通气 / 灌注显像，肺通气 / 灌注显像与 CTPA 联合应用可以优势互补，发挥 SPECT 的高灵敏性和 CTPA 高特异性的优点，提高诊断的准确性，避免单一检查方法的不足，有益于可疑 PE 病灶的定位以及与其他因素的鉴别。

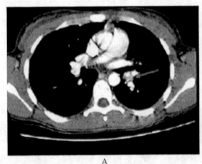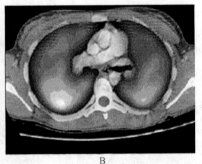

图 12-9　CTPA 与肺灌注 SPECT 图像融合（详见彩图）

A.CTPA 显示左肺下叶动脉血管低密度影，疑充盈缺损（箭头处）；B.肺灌注 SPECT 与 CTPA 同机图像融合显示左肺相应部位肺血流灌注正常，最后证实 CTPA 疑充盈缺损区为血管容积效应所致

表 12-3　诊断 PE 的几种方法比较

方法	灵敏性 (%)	特异性 (%)	准确性 (%)
PAA	98.0	95.0 ～ 98.0	95.0
CTPA	79 ～ 95.5	92.1 ～ 96.0	94.1
平面肺通气 / 灌注显像	84.1 ～ 95.8	75. ～ 88.9	78.8 ～ 93.3
SPECT 肺通气 / 灌注显像	89.0 ～ 100	91.0	94.0
MRPA	50.0 ～ 87	97.0	-
D- 二聚体	79.0 ～ 93.2	50.0 ～ 60.0	57.1 ～ 74.0

长期以来，肺通气 / 灌注多体位平面显像作为诊断肺栓塞的常规筛查方法，但临床实践表明，仍有 20% ～ 50% 的病例被误诊或漏诊，主要是因为肺平面显像受病灶周围射线散射的影响，深部病灶和小病灶被掩盖，使得无法正确判断。而 SPECT 显像从冠状、矢状和水平三个断面显示病灶，避免了周围射线散射对深部病灶和小病灶的影响，增加诊断的准确性。

2. 肺栓塞治疗后的临床评价　急性肺栓塞患者一旦诊断成立，在条件允许的情况下应尽早进行溶栓或抗凝治疗。一般治疗 3 ～ 15 天后，有的患者血栓缩小或消散，症状趋于好转；另有一些患者可能对溶栓或抗凝治疗效果不佳。经溶栓或抗凝治疗的患者，其肺血流灌注的改善先于肺组织形态学的改善，肺灌注显像对血流改变比较敏感，因而当患者肺栓塞部位出现血流改变时即可见放射性分布的改变。肺栓塞患者治疗后短期内病变区组织形态改变缓慢，其临床症状、体征有改善时，而其他检查只有在病变部位发生组织形态学改变后才能发现其变化，不一定能及时检测治疗效果。因此，急性肺栓塞治疗前后采用肺灌注显像，可充分显示肺血流灌注稀疏缺损的变化，可以客观、灵敏地为临床疗效评价提供可靠的参考依据，是随访观察肺栓塞消退最简便的方法，并能很好的根据稀疏缺损的放射性充填情况选择用药及掌握疗程长短，及时调整治疗方案。

肺灌注显像评价治疗效果时，通常以血运改善率和全肺灌注缺损百分数两个指标进行评价。其中，

血运改善率＝（治疗后血运改善的段数／治疗前血运受阻的段数）×100%

当血运改善率≥50%时提示明显改善，而当其<50%时表明部分改善，治疗无效时血运改善率为零。临床研究显示，急性PE经过长时间抗凝治疗的患者中有35.8%受损肺段可恢复正常，23.3%受损肺段改善，治疗后无改善的肺段占40.9%。

为了判断疗效或制订下一步治疗方案，通常需多次肺通气／灌注显像和双下肢深静脉显像观察。对于疗效好的患者，首次肺灌注显像显示的部分缺损区内有显像剂填充或者显像剂分布完全

恢复正常，同时下肢深静脉血栓减少或消失，静脉梗阻得到改善（图12-10）。有的患者可能因病程延误时间太长或合并其他原因，治疗效果不明显，转变成为陈旧性肺栓塞。文献报告，PE患者抗凝治疗1年时间内，有15.9%～19.1%的患者发生新的肺段栓塞。此外，对于溶栓治疗2周前后的患者，由于原来血栓的破碎或碎片向远端移动，还有可能存在血栓的动态形成过程。此时如果再次重复肺灌注显像，有可能出现新的显像剂分布损区。所以有人认为，对陈旧性肺栓塞或经治疗后部分病灶未完全消除的急性肺栓塞患者，应多次进行肺通气／灌注显像和双下肢深静脉显像动态观察。

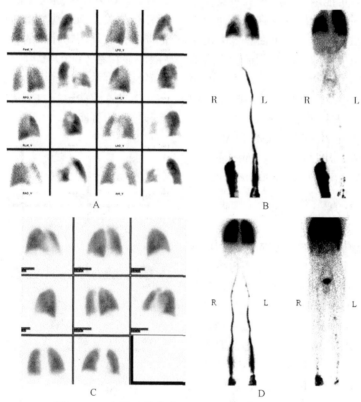

图12-10　急性肺栓塞溶栓治疗前后V/Q显像比较

A. 急性肺栓塞溶栓治疗前V/Q显像显示肺灌注显像（左2、4排图像）显示双肺多个节段性放射性缺损区，通气像正常；B. 急性肺栓塞溶栓治疗前双下肢静脉显像示右下肢深静脉完全阻塞；C.溶栓、抗凝治疗后1个月肺灌注显像恢复正常；D.双下肢静脉显像示右下肢深静脉恢复正常

二、肺切除术前后肺功能的评价与预测

肺肿瘤手术成功的基础是既要最大限度切除肿瘤组织，又要考虑到术后肺的最低气体交换功能。因此，术前准确预测术后残留肺功能非常重要。应用肺灌注显像能够提供较为可靠数据。常规肺功能1秒钟用力呼气容积（FEV₁）检测是判断手术前后肺功能指征的常用方法。然而随着肺手术范围的扩大，仅用常规肺功能检测已不能完全满足临床的需要，

尤其对于手术高危险病例，如老年肺癌患者，或肺癌合并COPD患者及肺功能明显减退者，要求全面和准确地评估术后肺功能的变化情况，以利于提高手术安全和扩大肺切除指征。因此，术前预测术后残留的肺功能和正确评估手术的可行性对判断疗效和预后具有重要意义。

肺通气和灌注显像分别代表了肺各区域的通气容量和毛细血管床的数量，因此能够反映肺总体、分侧以及局部的形态和功能变化。对肺手术患者，术前将两肺的放射性计数通过勾画感兴趣区（ROI）

进行定量分析，可分别了解被切除肺和残留肺占全部肺通气分布的比例（$V\%$）和灌注分布的比例（$Q\%$）。如预测某一肺功能值（F），计算的基本公式为：

预测术后 $F =$ 术前 $F \times$ 术后余肺 $V\%$（或 $Q\%$）；

预测手术丧失 $F =$ 术前 $F \times$ 被切除肺 $V\%$（或 $Q\%$）

首先利用肺功能仪测得手术前第 1 秒用力呼气容积（forced expiratory volume in the first second, FEV_1），再用"ROI"技术从肺显像图上获取拟切除肺的放射性计数占双肺总放射性计数的百分数即肺灌注率（$Q\%$），通过公式法求得预测术后残留肺的呼气容积（$PFEV_1$），即：

$$PFEV_1 = FEV_1 \times (1-Q\%)$$

当 $PFEV_1 > 0.8L$ 以上时，预示患者可以耐受肺叶切除手术。否则患者可能因术后肺功能不良而导致难以预料的后果。对于肺功能的评判有平面肺灌注显像与断层肺灌注显像方法，但平面显像时由于肺叶相互重叠等原因可能导致术前预测值较术后实际预测值偏高。采用肺灌注断层显像克服了叶间相互重叠，且叶间裂显示清楚，使 ROI 的勾画和 Q 值的计算更为合理和准确，弥补了平面显像法的不足。肺灌注断层显像术前 $PFEV_1$ 和术后实测 FEV_1 之间以及术前术后 Q 值的对比明显相关，因而肺灌注断层显像预测方法准确性高，具有很高的临床价值。

三、肺动脉高压

肺动脉高压是指原因不明或由于先天性和后天性心脏及肺部疾病等原因所致的肺动脉压力持久性增高。肺灌注显像有助于肺动脉高压的诊断，其典型的表现是双肺尖部显像剂分布明显高于肺底部，呈倒"八"字形，双肺内显像剂分布严重不均匀。如果肺灌注 / 通气显像联合应用，可以鉴别原发性和继发性肺动脉高压。原发性肺动脉高压在肺通气显像时受损部位呈显像剂分布缺损区，而肺灌注显像则显示相应缺损区内有显像剂填充，称之"逆向不匹配"现象，这种特点有助于肺动脉高压鉴别和治疗方法的选择。因为有些继发性肺动脉高压通过手术治疗解除致病因素，可以使有弹性舒缩能力的肺部小动脉恢复功能。

四、慢性阻塞性肺部疾病的诊断、疗效观察及预测肺减容术病变切除范围

慢性阻塞性肺部疾病（chronic obstructive pulmonary disease，COPD），主要由于支气管长期不完全性阻塞，导致的通气功能障碍，肺气肿和肺

血管改变。COPD 在肺灌注显像图上主要表现为斑片状显像剂分布减低区或缺损区，且不呈节段性分布。肺通气显像常因支气管的损伤程度不同和不完全阻塞，显示放射性颗粒中央气道沉积和周边性气道的沉积，形成多处不规则的放射性"热点"，常与显像剂分布减低区混杂分布。COPD 初期肺通气 / 灌注显示的显像剂分布不均匀，且二者图像大致相匹配。随着病情进展至晚期，肺通气功能受损的范围与血流灌注的影响不完全相同，可出现部分病变部位肺通气 / 灌注显像不一致现象，肺通气显像的减低程度较灌注显像更明显，称为反向不匹配（图 12-11）。肺通气与肺灌注显像融合图像同样可以比较直观地显示 COPD 病变范围（图 12-12、彩图 12-12）。COPD 肺通气显像受损程度与患者的肺功能密切相关，肺灌注显像对肺血管床损害的部位、范围、程度及药物疗效的判断有一定价值。肺通气 / 灌注显像在 COPD 诊治中主要应用包括对 COPD 患者肺减容术的术前评估与术后肺功能的评价，对 COPD 患者肺动脉压力变化的评价和判断，以及排除肺栓塞的可能性。

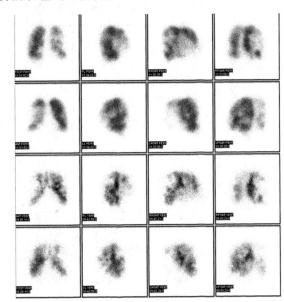

图 12-11　COPD 肺 V/Q 显像

灌注像（上 1、2 排）与通气像（下 1、2 排）放射性分布大致相似

内科药物治疗 COPD 期间用肺通气 / 灌注显像观察其疗效，简便易行。如果内科治疗不甚满意，可对部分有条件的患者采用肺减容术（lung volume reduction surgery，LVRS），LVRS 通过切除过度膨胀的组织可减少换气无效腔，减少气道的阻塞，恢复小气道的弹性，改善通气 / 血流比例，有效改善 COPD 的肺功能。但现有研究认为仅有四分之一的 COPD 患者适宜做 LVRS，因此术前选择适合的手术对象是 LVRS 治疗成败的关键。对拟行肺减容手术

的患者，可通过肺灌注显像评价肺叶的功能，并评估手术对患者潜在肺功能的影响。通过显像分级和分类能准确显示病变的部位、范围和病情程度，此外，通过对比术前和术后显像可以准确评价手术治疗效果。目前，肺部疾病手术决策及术后评估通常采用定量 CT、肺通气/灌注等方法，尽管平面肺通气/灌注显像通过将肺部分成不同的

部分进行评估，但由于平面影像组织的重叠与叠加等因素，误差较大，因此现多用 SPECT/CT 断层图像进行精确分析。肺部疾病患者能否接受手术治疗，应充分考虑术后残留肺功能能否维持足够的气体交换。因此，术前可通过肺灌注和肺通气显像定量分析方法预测术后残肺功能，为切除将病变的范围提供依据。

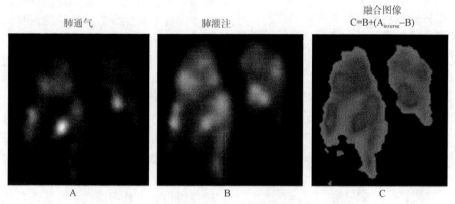

融合图像
C=B+(A_inverse−B)

肺通气　　　　　　肺灌注

A　　　　　　　B　　　　　　　C

图 12-12　COPD 患者肺通气与肺灌注融合图像（详见彩图）

A. COPD 患者的肺通气显像；B. COPD 患者的肺灌注显像；C. COPD 患者的肺通气与肺灌注融合图像

五、先天性心脏病右至左分流的诊断和定量分析

正常肺灌注显像的显像剂不通过左心系统进入体循环。当先天性心脏病存在右向左分流时，放射性标记的蛋白颗粒可随分流的血液分布到肺脏以外血供丰富的脏器，如肾脏，脾脏等。右至左分流量越大肺脏以外脏器显影越明显，其中以肾脏显影最为清晰，通过肾脏显影情况可以初步判断分流量的大小。此外，还可用计算分流率的方法，定量分析右至左分流程度，即：

分流率(%)=（全身放射性计数－双肺总计数/全身放射性计数）×100%

高分流率的正常值＜5%，当分流率＞10%时具有临床意义，但当分流量较大时，可造成脑肾功能一过性严重障碍，应慎用本法。应用此法判断右至左分流时，要求 ^{99m}Tc-MAA 的标记率应在 90% 以上，颗粒大于 10～15μm，注射显像剂后应尽早肺显像测量分流率。否则标记率太低会导致胃黏膜、唾液腺及甲状腺显影而影响计算结果。

六、肺移植前后肺功能检测

肺移植是治疗终末肺部疾病，延长患者寿命的有效方法之一。肺移植前充分了解双肺的血运和通气受损程度具有重要意义。术前通过肺通气/灌注

显像方法能够观察双肺的血流和通气情况，根据定性和定量指标综合评价出肺血流灌注、通气功能较严重的一侧肺脏，为单侧肺移植提供较为可靠的依据（图 12-13）。

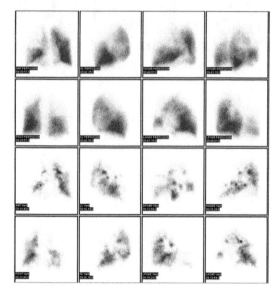

图 12-13　患者杨 XX，肺移植前行 V/Q 显像

右肺灌注、通气功能较差。（上 1、2 排为灌注像，下 1、2 排为通气像）

肺移植术后排异反应是需要注意的问题之一。研究表明，有 50%～60% 的肺移植患者术后容易发生排异反应。其中，移植物功能不全（graft functional defect，GFD）是肺移植患者预后不良的重要原因。肺通气/灌注显像对肺移植后肺血流、通

气的变化有较高的灵敏性，能较早的反映移植肺的成活及功能的变化（图 12-14）。由于肺移植术后的肺通气 / 灌注显像改变缺乏特异性，常表现为一侧肺叶或者不同肺段的通气和灌注功能下降或者丧失。但肺通气的改变和肺血流灌注的改变不尽相同，并不是完全匹配，因而动态进行肺通气 / 灌注显像更有利于移植肺功能的评价。此外，气道吻合口狭窄是肺移植术后患者死亡的潜在原因，肺通气 / 灌注显像对肺移植术后吻合口狭窄检测有效。因此，肺移植术后定期进行肺显像及量化指标分析，可以预测肺移植排异反应的出现，及早采取有效的治疗，对取得手术的成功具有重要意义。

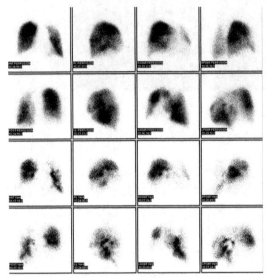

图 12-14　患者杨 XX 单侧右肺移植后 2 个月 V/Q 显像
右侧移植肺灌注、通气功能较好，提示移植肺成活良好。（上 1、2 排为灌注像，下 1、2 排为通气像）

七、探测恶性肿瘤放疗前后对肺功能的影响

肺癌失去手术时机后，放疗将是重要的治疗手段之一。肺癌常因其病理类型、发病时间、肿块大小和位置等因素影响肺功能的改变，且影响的程度不尽一致。放疗前，通过肺通气 / 灌注显像可以观察病灶区肺通气、血流灌注的变化，了解其对肺功能受损程度及放疗后肺功能的恢复情况，以评价肺癌放疗后的疗效。尽管在放射治疗中受照剂量与治疗效果密切相关，照射计量越大，治疗效果越好，但由于正常肺组织对射线很敏感，正常组织在接受不必要的射线治疗后会影响肺功能。肺灌注显像可明确各部分的肺功能状况，因此可以依据肺灌注显像指导或修订放射治疗视野，减少照射剂量。此外，肺通气显像也可指导帮助确定放射治疗视野。因此，对于胸部恶性肿瘤手术前后放疗的患者，可以通过肺显像检查以及所获得的有关信息优化放疗计划的实施，以降低放疗对肺组织的损伤。

思 考 题

1. 简述肺灌注显像与肺通气显像的原理？

2. 试述急性肺动脉血栓栓塞症的肺通气 / 灌注显像表现。

3. COPD 在肺通气 / 灌注显像中的表现有哪几方面？

4. 肺通气 / 灌注显像的临床意义有哪些？

（汪　静　杨卫东）

第十三章　骨骼系统

第一节　骨、关节显像

放射性核素骨显像（radionuclide bone imaging）是影像核医学的优势项目和最常用的检查方法之一。经静脉注射的趋骨性显像剂随血液循环在骨骼沉积后，通过显像获得的骨骼影像反映各个局部骨骼的血液供应和代谢功能状况，根据骨影像的异常对病损骨的性质、部位与范围作出诊断。

局部血流和代谢异常是骨骼病变早期的主要病理生理变化，随后才逐渐发生骨结构与形态的异常改变，因此，骨显像具有很高的敏感性。骨显像一次成像可显示全身骨骼情况，能发现 X 线检查、CT 扫描或 MR 成像范围以外的骨病损，通常较其他影像检查能更早、更多的发现骨病损，对各种骨骼疾病的诊断，特别是早期诊断和疗效评价具有重要的临床价值。鉴于骨显像的特异性较差，对于检查发现的异常，需结合病史及其他影像学检查做出进一步的判断。

一、方法与原理

（一）骨静态显像

1. 原理　骨组织由有机物和无机物组成。有机物包括骨细胞、细胞间质和胶原；无机物为占骨组织干重 2/3 的矿物质，其中主要成分为羟基磷灰石晶体 $[Ca_{10}(PO_4)_6(OH)_{12}]$。成年人骨骼中的晶体总面积可达 $3\times10^6\,m^2$，类似一个巨大的离子交换树脂，能经常与体液中可交换的离子或化合物进行充分的离子交换或化学吸附作用。骨骼病损时，若病损骨骼局部血流增加、成骨细胞活跃、无机盐代谢更新旺盛及新骨形成，病理表现为成骨改变，在病损区的新骨形成处有较多晶体沉积，可比正常骨吸附更多的趋骨性放射性药物，显像时呈放射性浓聚增强的"热"区；反之当局部骨组织血供降低，或病理呈溶骨改变时，骨显像剂浓聚随之减少，在显像图上则表现为放射性稀疏缺损的"冷"区。

2. 显像剂与剂量　临床最常用的骨显像剂是 ^{99m}Tc 标记的膦酸盐类化合物，如亚甲基二膦酸盐（MDP）与亚甲基羟基二膦酸盐（HMDP）等，此类化合物具有体内稳定性高、与血浆蛋白结合低、血液和软组织清除快、骨摄取迅速等优点。静脉注射

后 2～3 h，约 50%～60% 的放射性浓聚于骨，骨/软组织比值较高，显像质量明显优于磷酸类化合物（如 PYP）。虽然 ^{99m}Tc-HMDP 的亲骨性及血液清除率优于 ^{99m}Tc-MDP，但在临床应用中差别不显著，故迄今仍以 ^{99m}Tc-MDP 应用最为广泛。成人 ^{99m}Tc-MDP 骨显像的剂量为 740～925 MBq，儿童按 9.25 MBq/kg 给予。

^{18}F-NaF 为阴离子型正电子显像剂，在骨骼的浓聚机制与 ^{99m}Tc-MDP 类似，浓聚程度与骨骼局部血流量及成骨细胞活性有关。^{18}F 离子的亲骨性好，骨摄取率为注射量的 70% 左右，是 ^{99m}Tc-MDP 的 2 倍；^{18}F 离子与血浆蛋白结合较少，未被摄取的 ^{18}F 离子的血液清除快，骨/软组织放射性比值高，通常注射后 1 h 就能获得很清晰的骨骼影像。^{18}F-NaF PET 探测骨病损的灵敏度优于 ^{99m}Tc-MDP SPECT。成人 ^{18}F-NaF 骨显像的剂量为 185～370 MBq，儿童按 2.22 MBq/kg 给予。然而，由于 ^{18}F-NaF 需加速器生产，且 PET/CT 检查费用高，故限制了其在临床的广泛应用。

3. 显像方法

1) 显像前准备：受检者无须特殊准备。注射显像剂应选择远离疑有病变的部位；注射显像剂后，嘱受检者 2 h 内饮水 1000 ml 以上，检查前排尿，以更好地显示骨盆。对尿潴留者，必要时导尿；对尿失禁患者，应注意防止尿液污染衣裤和皮肤而造成显像的假阳性；对行导尿并带有尿袋者，需尽量排空尿袋中的尿液；显像时嘱受检者取下身上金属饰物，避免产生假的骨放射性"冷"区；检查过程中受检者应保持体位不动，因疼痛不能卧床者，先适当使用镇痛或镇静剂。

2) 全身骨显像：应用配备全身扫描床的大视野 γ 照相机或 SPECT，探头配置低能通用或低能高分辨准直器。受检者在注射显像剂 2～4 h 后仰卧于全身扫描床上，选用全身采集程序，根据胸部（正位）计数设置扫描速度（一般 15～20 cm/min），从头到足或从足到头一次连续显像获得全身显像图。常规全身显像应取前后位和后前位两个体位。

3) 局部骨平面显像：对临床疑有病变的部位或为使全身骨显像呈异常的骨骼局部病损影像更清楚，可进行局部平面显像。显像仪器、时间、显像剂及其剂量同上，探头配置低能高分辨准直器。为了比

较各部位骨骼的放射性活度，采用预置计时显像方式，以胸部预置计数（$5\times10^5\sim7.5\times10^5$）显像所需时间为准。根据病损骨骼部位不同，局部显像可选择前后位、后前位、左右侧位及任意角度斜位等体位。

4）SPECT（SPECT/CT）断层骨显像：主要适用于对存在骨骼结构重叠部位病变的诊断，如颜面部、骨盆、腰椎、大关节。SPECT 显像能有效地分离开病损骨骼与正常组织放射性的重叠，提高靶组织 / 非靶组织比值，增强影像对比度，有助于检出较小和（或）深部的骨病灶；CT 能够准确提供代谢异常骨病灶的解剖结构信息，从而提高对骨病灶诊断的灵敏度与特异性。

SPECT/CT 骨显像通常在骨静态平面显像完成后进行。受检者仰卧，保持体位不动，先启动 CT 针对可疑或感兴趣部位进行透射扫描；利用透射图精确选择确定检查部位，进行常规 CT 扫描，自动重建 CT 图像及衰减校正图像。然后对可疑或感兴趣部位行 SPECT（探头配备低能高分辨率准直器）扫描，探头环行或椭圆轨迹旋转 360°，采集 64 帧投影图像，采集时间 30 s/ 帧；采集结束后，利用 CT 图像进行衰减校正重建 SPECT 断层图像。自动显示 SPECT、CT 及 SPECT/CT 融合的横断层、矢状断层和冠状断层系列图像，可利用 ROI 技术对 SPECT 图像中的骨病损灶进行半定量分析，并计算出 *T/NT* 比值。

5）^{18}F-NaF PET/CT 骨显像：方法同 ^{18}F-FDG PET/CT 显像，请参阅相关章节。

（二）骨动态显像

1. 原理 骨动态显像（dynamic bone imaging）通常又称三时相骨显像，是经静脉"弹丸"式注射骨显像剂后，分别于不同时间对病变或疑有病变的部位进行显像，以获得受检部位血流、血池和延迟显像的信息。血流相反映受检区域较大血管的血液灌注和通畅情况，血池相反映局部软组织的血液分布状态，延迟相则反映骨骼的代谢活性，实为静态显像。在三时相的基础上于 24 h 增加一次静态显像称之为四时相骨显像，认为较三时相显像能更准确地诊断骨髓炎和鉴别骨病变的良恶性。

2. 显像方法 显像剂及剂量同骨静态显像。受检者仰卧于检查床上，探头配备低能通用型准直器，尽量靠近病变或疑病变部位，视野应包括对侧相应部位，以便进行对比分析。经静脉"弹丸"式注射显像剂后，立即以 3 s / 帧的速度连续采集 60 秒，即为血流相；1～2 min 后以 60 秒 / 帧采集 5 帧，为血池相；延迟相在注射显像剂后 2～4 h 及 24 h 进行，同静态骨显像。

（三）关节显像

1. 原理 关节由骨端松质骨、软骨和骨膜三种组织构成。在关节发生炎症、退行性病变及骨性压力异常等病变时，病变部位会出现滑膜增厚或滑膜血管增多、血供增加、毛细血管通透性增强、无机盐代谢旺盛以及软骨和骨破坏引起的反应性骨增生或炎性细胞浸润等改变。这些病理变化均能促进趋骨关节显像剂在病变局部形成异常浓聚，从而使骨关节呈异常影像。关节显像是探测活动性关节疾病的敏感方法，能帮助骨关节病的早期诊断和鉴别诊断，也有助于判断已知类型关节病的范围，还可客观评价治疗效果。

2. 显像剂及剂量 关节显像剂有三类：第一类是反映关节滑膜血循环的显像剂，如 ^{99m}TcO$_4^-$，正常情况下 ^{99m}TcO$_4^-$ 能穿过滑膜表面扩散入滑膜腔内，并与其渗出液中的蛋白质结合；第二类是常用骨显像剂如 ^{99m}Tc-MDP，既能显示局部血循环情况，也能反映受检部位骨代谢的改变；第三类显像剂能选择性浓聚于炎症病灶，包括放射性核素标记的白细胞、非特异人免疫球蛋白（HIgG）和抗人粒细胞单克隆抗体，以及 ^{18}F-FDG 等。目前仍以 ^{99m}Tc-MDP 和 ^{99m}TcO$_4^-$ 最为常用，成年人的使用剂量为 555～740 MBq。

3. 显像方法 受检者无需特殊准备。根据检查部位确定受检者的显像体位：脊柱各关节采用后前位；肩关节、髋关节等采用前后位；双手关节取正平面，手背向上；膝关节取前后位和屈曲 60° 侧位。

SPECT 配备低能高分辨准直器，探头视野包括受检关节的两侧对称部位。经静脉"弹丸"式注射显像剂显像，按骨动态显像方法（见前述）进行采集，血流和血池显像反映关节与滑膜的血供变化情况；使用 ^{99m}TcO$_4^-$ 时的延迟显像一般应在 30 min 内完成；对 ^{99m}Tc-MDP 的延迟（3 h）显像着重观察关节部位的骨代谢改变，必要时可行 SPECT（SPECT/CT）断层骨显像或全身骨显像，以了解关节深部病变或全身骨、关节的情况。显像异常区域可进行 ROI 半定量分析。对四肢小关节和深部结构（如股骨头），也可采用针孔准直器。

二、正常图像

1. 静态平面骨显像 全身骨骼显影清晰，放射性呈均匀性、对称性分布（图 13-1、图 13-2）。由于各部位骨骼的结构、血流情况和代谢活性不同，使得骨显像剂沉积的量也不一，扁平骨、大关节和骨骺端放射性浓聚高于长骨骨干。成人随着年龄增长，骨骼影像的清晰度逐渐降低，部分老年人因退行性变可见颈椎下段影像较浓。儿童由于骨质生长活跃，在骨骺及干骺端有更多放射性的分布是其特征，通常是全身骨骼中影像最强的部位（图13-3）。

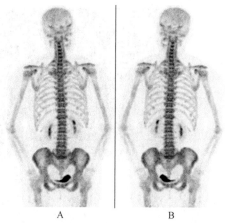

图13-2 成人正常 ^{18}F-NaF PET 三维投影图
A. 前位；B. 后位

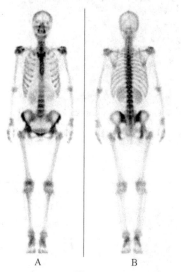

图13-1 成人正常 ^{99m}Tc-MDP 全身骨显像
A. 前位；B. 后位

在前位显像图上，胸骨、胸锁关节、肩、髂嵴和髋部显示清楚，老年人膝部放射性分布较高；后位显像能清楚显示双肩、肋骨、肩胛骨、胸椎、腰椎、骶骨及骶髂关节；骨显像剂经肾脏排泄，全身

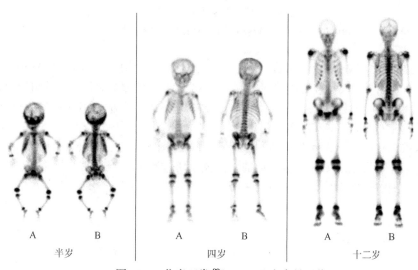

半岁   四岁   十二岁

图13-3 儿童正常 ^{99m}Tc-MDP 全身骨显像
A. 前位；B. 后位

骨显像可见肾脏、膀胱甚至输尿管影像，后位时肾脏显影比前位清楚。由于人体骨骼的分布左右对称，因此骨骼放射性分布的对称性和均匀性是判断骨显像正常与否的重要标准。

2. 断层骨显像 在各部位断层正常图像上，骨骼的放射性分布与静态平面显像所示一致，呈左右对称和上下均匀。重建后得到的横断层、矢状断层和冠状断层三个断层图像的价值取决于骨病损的部位。因此，熟悉各部位骨骼的正常断层解剖对正确识别断层图像具有重要的意义，有助于对结构复杂区域和较小骨病灶的准确定位，例如脊柱断层显像

可清楚地显示椎体、椎间盘及其他结构（图13-4）。

3. 骨动态显像

（1）血流相：注射显像剂后8～12秒可见局部较大血管显影，随之逐渐出现软组织轮廓，骨骼部位放射性分布较少。两侧对应的动脉和各部位显像时间基本相同，放射性分布对称（图13-5）。

（2）血池相：显像剂大部分仍滞留于血循环内，软组织影像更为清楚，放射性分布较均匀，大血管显示清晰，骨区相应部位放射性稍稀疏，两侧基本对称。

（3）延迟相：各骨骼显示同骨静态显像。

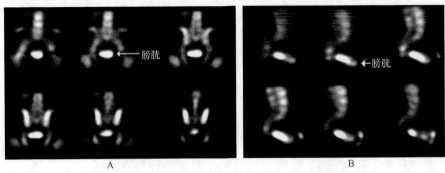

图 13-4 成人正常 ^{99m}Tc-MDP 骨盆断层影像

A.冠状断层；B.矢状断层

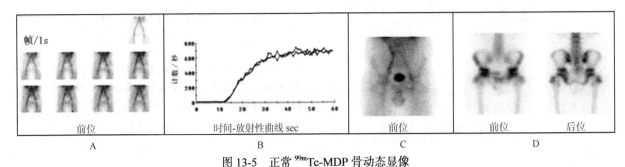

图 13-5 正常 ^{99m}Tc-MDP 骨动态显像

A.骨盆与大腿上段血流相；B.影像及双髋关节 1 min 时间－放射性曲线；C.血池相；D.延迟相

4. 关节显像 正常关节处放射性增高。髋关节、膝关节、肩关节和肘关节等大关节影像清晰，骨端边界光滑，轮廓完整，放射性明显高于附近骨骼，整个关节放射性分布均匀，两侧对称；由于软骨本身几乎没有血供，故不显影，因此关节间隙清楚。儿童生长期可见骨骺板呈规则的两侧对称的条状浓聚带，其关节周围的放射性明显高于成人（图13-1、图 13-3）。

三、异常图像

1. 异常放射性浓聚 是骨显像最常见的异常表现，骨病损处显像剂的浓聚明显高于对侧或周围正常骨骼，呈"热"区，表明局部骨组织血流丰富、代谢活性增强、成骨活跃。放射性增高的程度常与骨病损的病理改变、范围和性质有关，可见于各种良恶性骨病损的早期和伴有破骨、成骨病理变化的过程中。

骨显像异常放射性浓聚最常见的类型是单发或多发的局限性浓聚"热"区，其形状与范围不一（图13-6），如椎体或肋骨转移瘤可能仅为一局限性点状或圆形浓聚灶，而 Paget's 病则可累及整个骨盆或长骨使其呈超强浓聚区。骨显像异常浓聚也可以是全身的，如甲状旁腺功能亢进症或弥漫性骨转移癌所致的"超级骨显像"（super bone imaging），表现为全身骨骼核素浓聚显著增高，软组织本底极低，双肾和膀胱不显影。前者放射性分布多较均匀（图 13-7），后者大多局限于中轴骨和骨盆，并呈多发性放射性浓聚灶（图 13-8）。产生超级骨显像的原因可能与弥漫性的反应性骨形成有密切的关系。

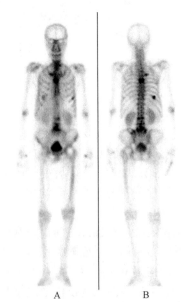

图 13-6 恶性黑色素瘤骨转移 ^{99m}Tc-MDP 显像

A.前位；B.后位

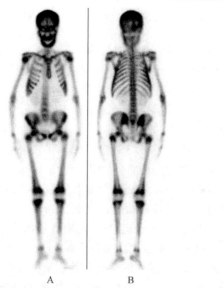

图 13-7　甲状旁腺腺瘤 ^{99m}Tc-MDP 显像呈"超级骨显像"

A. 前位；B. 后位

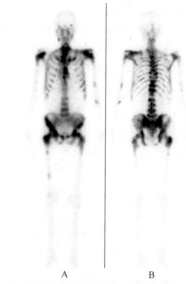

图 13-8　前列腺癌广泛骨转移 ^{99m}Tc-MDP 显像呈"超级骨显像"

A. 前位；B. 后位

2. 异常放射性分布减低　　显像表现为骨病损处放射性低于对侧或周围正常骨骼。在临床上，凡是能够引起骨组织血流减少或产生溶骨性病理改变的情况，在骨显像上均可出现病损骨局部放射性分布明显稀疏或缺损的"冷"区，如骨手术切除后、骨转移瘤伴骨质破坏或骨内血管阻塞、多发性骨髓瘤、骨梗死、早期股骨头缺血坏死、激素治疗或放射治疗后以及骨囊肿等（图 13-9）。

骨显像还可见部分骨病损中心明显放射性"冷区"，其周围表现为代谢活性增高的异常浓聚影，类似于"炸面圈"征（图 13-10）。临床上可见于无菌性坏死愈合期、骨折不愈合、移植骨不成活、急性骨髓炎、滑膜炎、骨巨细胞瘤、多发性骨髓瘤及 Paget's 病等。

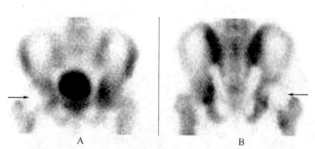

图 13-9　右股骨颈外伤性骨折 ^{99m}Tc-MDP 显像

右股骨颈及股骨头放射性稀缺。A. 前位；B. 后位

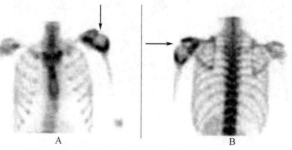

图 13-10　左肱骨头骨巨细胞瘤 ^{99m}Tc-MDP 显像

左肱骨头及左肩关节盂呈"炸面圈"征。A. 前位；B. 后位

3. 骨外组织放射性浓聚 正常时显像剂经泌尿系统排泄,故肾脏和膀胱显影。病理情况下,骨外组织摄取骨显像剂可见于心包钙化或心瓣膜病、急性心肌梗死、畸胎瘤、包囊虫病、乳腺炎症或乳腺癌、原发骨肿瘤肺转移灶、脑膜瘤或子宫肌瘤钙化、瘢痕皮肤及皮肌炎等(图 13-11)。

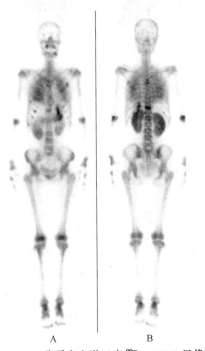

图 13-11 非霍奇金淋巴瘤 ^{99m}Tc-MDP 显像

多处肋骨和胸椎转移伴肺及胃摄取骨显像剂。A. 前位;B. 后位

四、临床应用

1. 早期诊断骨转移瘤 病理资料显示,约 70% 的恶性肿瘤死亡者在尸解时有骨转移,其中乳腺癌、肺癌和前列腺癌的骨转移可达 85% 左右。多发性的远处骨转移癌患者的生存率明显低于单发者,且接受手术与非手术治疗后的平均生存期无明显差别。因此,为了早期检出骨转移癌,全身骨显像应作为恶性肿瘤患者的常规检查,这对恶性肿瘤的临床分期、治疗计划的制定及预后的评估均有重要的价值。对骨转移倾向性高的前列腺癌、肺癌、乳腺癌及儿童成神经细胞瘤,定期骨显像检查尤为重要。

转移性骨肿瘤在初期反应阶段,当成骨反应变化达到 10%～20% 时,转移灶积聚的显像剂足以在显像上呈异常"热"区表现。X 线平片检查呈阳性则需骨转移灶局部钙含量的变化大于 30%～70%,这一变化过程需要经历较长时间。因此,骨显像比 X 线检查能更早期发现恶性肿瘤的骨转移(图 13-12),一般可提前 3～6 个月甚至 18 个月出现异常征象。据报道,骨显像对转移性骨肿瘤的检出率达 94.3%,而 X 线骨片仅为 60%;某些肿瘤骨转移灶 X 线平片检查的假阴性率高达 50%,而骨显像对大多数转移瘤的总的假阴性率仅为 2%～5%。骨显像的高敏感性使其在诊断恶性肿瘤骨转移方面具有独特而重要的价值,是目前临床首选的检查方法,已成为影像核医学的优势项目之一。

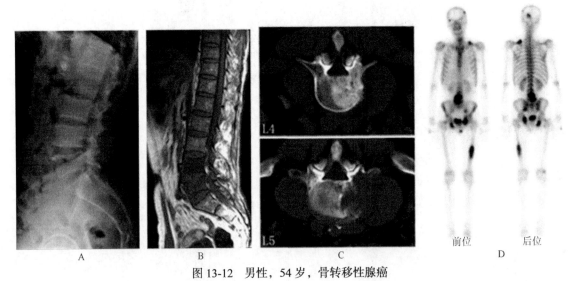

前位　　　后位

图 13-12 男性,54 岁,骨转移性腺癌

A. X 线平片提示腰椎退行性变;B. MRI,腰 4、5 椎体信号改变;C. CT,腰 4 椎体成骨性改变,腰 5 椎体骨质破坏;D. ^{99m}Tc-MDP 骨显像,除腰 4、5 椎体外,颅骨、左肩胛骨、左股骨、骨盆多处局限性异常浓聚

骨转移瘤的显像特征表现为多发的不规则的放射性"热"区(图 13-13),分布以脊椎和肋骨为最常见,其次是骨盆、四肢骨近端、胸骨和颅骨,四肢骨远端转移较少见。此外,少数患者的骨转移瘤为溶骨性改变,表现为放射性"冷"区;同一患者甚至可见到放射性"热"区与"冷"区或"炸面圈"

样征的转移灶同时存在（图13-14）；全身弥漫性骨转移的患者可表现为超级骨显像（图13-8）。

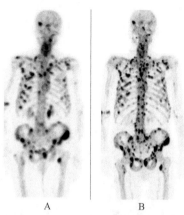

图13-13　前列腺癌广泛骨转移

A.^{99m}Tc-MDP显像；B.^{18}F-NaF显像

6%～8%的骨转移瘤患者为孤立的单个转移灶，骨显像表现为单发的放射性"热"区或"冷"区，其

中位于中轴骨的单发骨显像异常区有68%为转移灶。对于骨显像呈单发"热"区的患者，通过加做SPECT/CT，可明显提高对病灶诊断的准确性（图13-15）；或进行骨显像定期随访，若骨骼"热"区范围扩大，则高度提示骨转移（图13-16）。

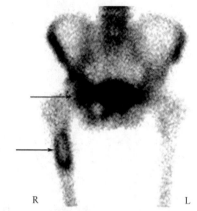

图13-14　肺癌骨转移^{99m}Tc-MDP显像（前位）

右股骨上段呈"炸面圈征"，右髋关节呈放射性"热"区

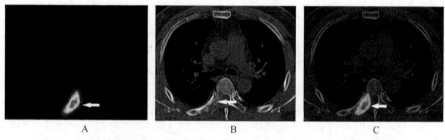

图13-15　肺癌右后肋骨单发骨转移^{99m}Tc-MDP SPECT/CT显像（横断层）

A.SPECT呈局限性异常浓聚；B.CT示局部骨质破坏；C.SPECT/CT融合图像

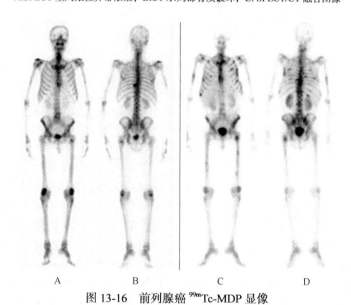

图13-16　前列腺癌^{99m}Tc-MDP显像

术后3个月，左第10肋后支局限性浓聚（A、B）；术后18个月，全身多发性骨异常浓聚（C、D）。A、C.前位；B、D.后位

骨显像能够客观、有效地监测骨转移癌的治疗效果，通常转移灶治疗有效表现为原放射性"热"区影减弱或消失（图13-17），而进展则表现为原放射性"热"区影增强或出现新骨转移灶（图13-18）。少数患者在化疗或放疗后约3个月，临床症状有明显改善，但复查骨显像则可表现为转

移灶局部放射性浓聚更为明显的"闪耀"现象，其原因可能与治疗后局部炎性反应所致的血流增加及局部成骨代谢反应增强有关。

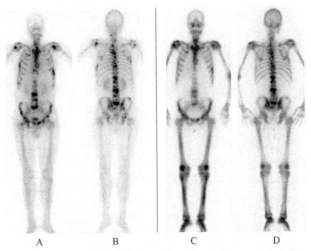

图 13-17　肺癌骨转移 ^{89}SrCl$_2$ 治疗前、后 ^{99m}Tc-MDP 显像

治疗前示全身多处骨转移（A、B）；治疗 2 个疗程（8 个月）后，脊椎、骨盆、肋骨、右肩关节、右股骨上端异常放射性浓聚明显减弱或消失（C、D）。A、C. 前位；B、D. 后位

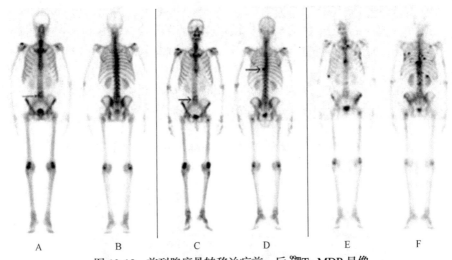

图 13-18　前列腺癌骨转移治疗前、后 ^{99m}Tc-MDP 显像

术后 2 个月，骨显像前位示腰 5 椎体前部局限性浓聚（A、B）；术后 13 个月，左第 10 肋根部、左股骨上端出现新浓聚灶，经 ^{89}SrCl$_2$ 治疗 1 疗程（C、D）；术后 19 个月，脊柱、肋骨新出现多发骨转移灶（E、F）。A、C、E. 前位；B、D、F. 后位

2. 原发性骨肿瘤　静态骨显像诊断原发性骨肿瘤的阳性率为 70%～90%，能够在 X 线或血清学检查出现异常之前显示病灶的存在，但其特异性不及 X 线平片、CT 和 MRI。骨显像可正确判断原发性肿瘤的病变范围，其大小通常较 X 线片所见异常区域大，有助于确定手术范围及合理选取放疗照射野，特别是对 X 线检查判断较困难的部位如骨盆、胸骨等处的肿瘤，骨显像具有更大的价值。骨显像虽然并非诊断原发骨肿瘤的首选方法，但在确定原发性骨肿瘤侵犯的实际范围、指导治疗及评价治疗效果方面明显优于其他影像诊断技术，特别对原发骨肿瘤早期远处转移的诊断（图 13-19）和复发的监测均有重要临床意义。

原发性恶性骨肿瘤中，常见的成骨肉瘤、Ewing肉瘤、软骨肉瘤等恶性程度高、血管丰富、生长迅速，骨显像均可见到病变部位放射性高度浓聚，并由于肿瘤的扩张，病损局部骨骼的轮廓常有变形（图 13-20）。典型的成骨肉瘤骨显像表现为放射性"热"区中可见到斑块状"冷"区，边缘较为清晰；多数 Ewing 肉瘤病灶放射性呈均匀分布，边缘不清晰；软骨肉瘤的特征性表现呈浓密的斑片状放射性浓聚，边缘很清晰，但不易与成骨肉瘤鉴别。多发性骨髓瘤的骨显像表现呈多样性，显像阳性的患者中约 2/3 为单纯"热"区（图 13-21），1/3 表现为"热"区合并"冷"区，病灶以多发为主，其中颅骨和髂骨可呈特征性的"炸面圈"样改变。

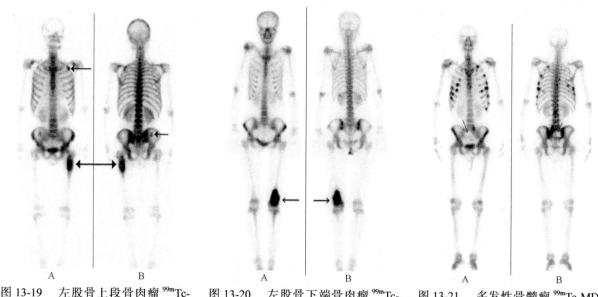

图 13-19　左股骨上段骨肉瘤 ^{99m}Tc-MDP 显像　　图 13-20　左股骨下端骨肉瘤 ^{99m}Tc-MDP 显像　　图 13-21　多发性骨髓瘤 ^{99m}Tc-MDP 显像

伴肋骨及髂骨转移（箭头示）。A. 前位；B. 后位　　A. 前位；B. 后位　　肋骨呈多发"热"区，骶骨"炸面圈"征。A. 前位；B. 后位

对骨良性肿瘤，骨显像也可表现不同程度的异常，是一种有效的辅助检查方法。骨样骨瘤占骨良性肿瘤的 10%～12%，多见于儿童和青少年，约 50% 发生于股骨与胫骨，临床特征是疼痛，手术切除是治愈本病的主要方法。骨显像定位诊断骨样骨瘤有很高的敏感性，特别对位于脊柱、骨盆和股骨颈等处病灶的探测，明显优于放射学检查。骨显像的典型表现为"双密度"征，即病灶结节呈边界清楚的核素异常浓聚区，其周围存在弥散放射性的增加。如果骨显像正常，一般可排除骨样骨瘤的诊断。骨纤维结构不良多见于年轻人，股骨与胫骨为好发部位，骨显像的典型表现为局限于一侧肢体骨骼的明显异常放射性浓聚，一般不累及骨端，异常浓聚区与受累长骨横径一致。此外，对骨软骨瘤、成软骨瘤、非骨化纤维瘤及内生软骨瘤等良性骨肿瘤，骨显像可呈正常、基本正常或显著放射性浓聚等不同表现。

骨动态显像（三时相骨显像）有助于原发良、恶性骨肿瘤的鉴别。原发恶性骨肿瘤（如骨肉瘤）血管极为丰富、生长迅速，三时相骨显像的典型表现为：病变局部动脉血流灌注明显增强，可见血管延伸影；由于血供增加，血池相呈不规则的突破密质骨界限的强浓聚区；延迟相病变为高度浓聚灶，范围与血池相一致（图 13-22）。原发良性骨肿瘤的血流相和血池相通常无明显放射性异常浓聚，且延迟相浓聚骨显像剂的程度往往明显低于恶性骨肿瘤（图 13-23）。三时相骨显像对两者鉴别诊断的准确性约为 80%。结合 SPECT/CT 显像有助于提高对原发骨良、恶性肿瘤诊断的准确性。

3. 骨折　大多数骨折的诊断无需使用骨显像，但骨显像对 X 线片检查难以早期发现异常的骨折如隐匿性骨折（occult fracture）、应力性骨折（stress fracture）及机能不全性骨折（insufficiency fracture）等的早期诊断很有帮助（图 13-24），而 SPECT/CT 能够准确定位其骨病损部位（图 13-25）。隐匿性骨折多见于腕骨、胸骨、肩胛骨、跗骨、趾骨、指骨和股骨近端等部位，骨折发生后的 1 天内骨显像即可显示局限性放射性"热"区，即使是伴有骨质疏松的老年患者，通常在 72 h 内也可在骨折部位呈现异常，而 X 线片检查在 7～10 天仍未出现异常。

应力性骨折多由于军事训练、运动或劳动过程中因反复超负荷活动所致，最常见于胫骨中 1/3 与下 1/3 交界处，骨显像呈纵向梭形放射性明显增高。机能不全性骨折是骨质疏松症、骨软化、Paget's 病、纤维结构不良和外照射治疗后等的常见并发症，骨显像对于确诊骶骨机能不全性骨折特别有价值，表现为骶骨翼区双侧条状异常放射性浓聚。此外，定期骨显像随访检查有助于鉴别骨折愈合迟缓与不愈合，后者骨折远端呈缺血放射性"冷"区。

4. 代谢性骨病　代谢性骨病是一组以骨代谢异常为主要表现的疾病，通常由与骨代谢有关的内分泌和营养代谢功能失衡引起。骨显像通常呈现整个骨骼系统对显像剂的摄取普遍增加，骨骼与软组织的放射性比值明显增高，骨骼影像极为清晰。代谢性骨病的典型骨显像表现为：①广泛的中轴骨放射

性增加；②弥漫性长骨放射性增强；③干骺端和关节周围的放射性增高；④颅骨和下颌骨放射性异常浓聚；⑤肋软骨连接处放射性增高呈"串珠征"；⑥胸骨"领带征"；⑦肾脏不显影或显影差（图13-7）。这些影像特征有助于将骨质软化症、肾性骨营养不良、原发性甲状旁腺功能亢进症及甲状腺毒症与非代谢性骨病进行区别。此外，骨质软化症常常可因假性骨折而表现为放射性摄取明显增加；肾性营养不良综合征和原发性甲状旁腺功能亢进症可以在肺和胃部见到放射性异常浓聚。

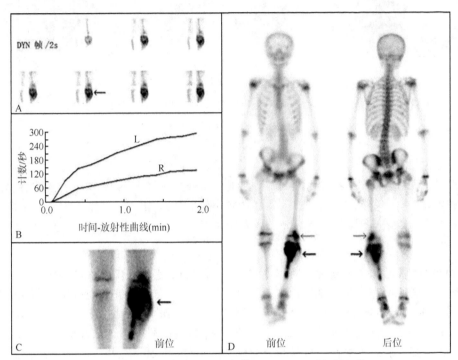

图 13-22　左胫骨上段骨肉瘤 ^{99m}Tc-MDP 三时相骨显像

A. 血流相；B.1 分钟的 ROI 时间 - 放射性曲线，左胫骨上段病变区明显高于对侧；C. 血池相；D. 延迟相，病变累及左股骨下端

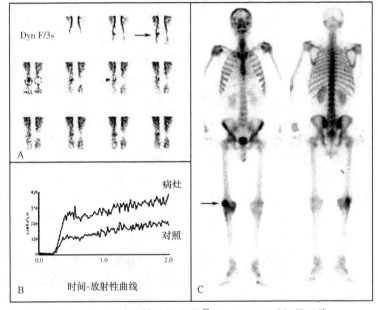

图 13-23　右膝腱鞘巨细胞瘤 ^{99m}Tc-MDP 三时相骨显像

A. 血流相，病变部位血供稍强；B. 病灶 ROI 时间 - 放射性曲线稍高于对侧；C. 延迟相，前后位示右膝部病变呈边界清楚的圆形局限性放射性浓聚

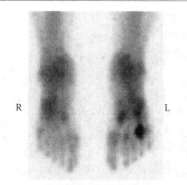

图 13-24　左第四趾骨隐匿性骨折 ^{99m}Tc-MDP 显像（前位）

骨质疏松症（osteoporosis）是最常见的代谢性骨病，随着年龄的增加发病率上升，早期无症状，临床上常在发生骨折之后才被发现。骨显像对骨质疏松本身的诊断并无明显价值，但因一次检查能得到反映全身骨骼代谢功能的影像，故在随访探测骨质疏松最主要并发症——骨折，特别是无症状骨折方面是一种敏感、简便和有效的方法。

骨质疏松引起的骨折常发生于脊柱、骶骨、股骨颈、腕骨、肋骨和耻骨等部位，X 线平片检查往往无明显异常。椎体压缩性骨折最为常见，显像示

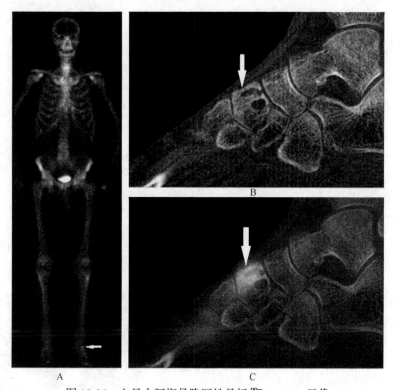

图 13-25　左足中间楔骨隐匿性骨折 ^{99m}Tc-MDP 显像

A. 全身骨显像示左足点状放射性异常浓聚；B. 左足 CT 无明显异常；C. 左足 SPECT/CT 融合图像示核素异常浓聚位于中间楔骨

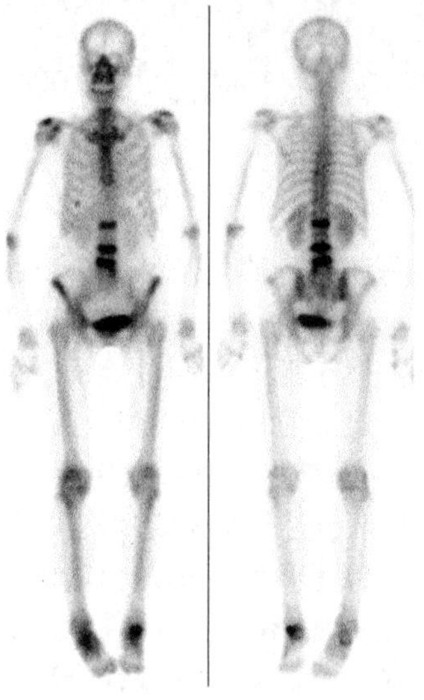

图 13-26　骨质疏松 ^{99m}Tc-MDP 显像

腰 2、4、5 椎体压缩性骨折。A. 前位；B. 后位

骨折部位呈长条形或线形局限性放射性"热"区（图13-26），约 6 ～ 18 个月后"热"区放射性逐渐减弱，因此有助于判断骨折发生的时间；骶骨骨折也比较常见，显像大多表现为"H"形放射性浓聚。此外，骨显像还能辅助诊断区域性、移动性骨质疏松，其典型表现为受累关节周围放射性增高，随访显像可发现受累关节的游走性特征。

Paget's 病即畸形性骨炎，是由于病毒感染引起的一种慢性进行性的局灶性骨代谢异常疾病。Paget's 病早期的病理改变为骨质吸收增加，无明显临床症状；随着成骨代谢性的增强以及成骨细胞代偿性增加，因受累骨组织充血或骨膜扩展、骨骼变形并增粗及病理性骨折等而引起疼痛。Paget's 病中 80% 为多发性，有 70% ～ 80% 发生于骨盆，其次为胸腰椎、股骨、颅骨、肩胛骨、胫骨和肱骨。骨显像的特征性表现为受累骨摄取放射性显著增强，

可比正常骨骼高 6 ～ 15 倍，浓聚区常包括整个骨或骨的大部分，并且放射性分布均匀，正常与病变骨的界限清楚（图 13-27）。骨显像对 Paget's 病溶骨期病损的检出比 X 线平片敏感，但对硬化期病灶常呈阴性，而 X 线检查却能显示异常，故两种检查相配合能有效提高检出率。

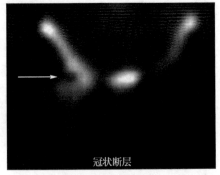

图 13-28　右股骨头缺血性坏死 ^{99m}Tc-MDP 显像

股骨头呈放射性"冷"区

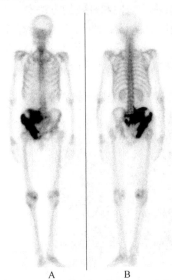

图 13-27　骨盆 Paget's 病 ^{99m}Tc-MDP 显像

A. 前位；B. 后位

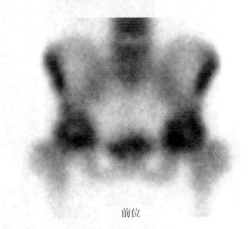

前位

图 13-29　双侧右股骨头缺血性坏死 ^{99m}Tc-MDP 显像

股骨头呈"炸面圈"征

5. 股骨头缺血性坏死（ischemic necrosis of the femoral head）　股骨头缺血性坏死又称无菌性坏死，是成年人最常见的一种骨坏死，多因股骨颈骨折或长期错位引起，主要临床表现为髋部疼痛、跛行及骨折错位所致的畸形。三时相骨显像的表现与本病的病程分期密切相关：早期股骨头局部血流灌注影低于健侧，但若并发滑膜炎时，髋臼处可见血供增加影像，延迟相呈放射性"冷"区（图 13-28）；随着血管再生、重建以及骨病损修复过程的开始，血池相显示出患侧股骨头毛细血管 - 血窦过度充盈的放射性浓聚，延迟相在股骨头的"冷"区边缘出现放射性浓聚增高的"炸面圈"样改变（图 13-29），继之整个股骨头表现为明显放射性异常浓聚（图 13-30）。放射性"冷"区病灶是骨显像诊断股骨头缺血性坏死的主要标准，但由于该"冷"区持续的时间变异很大，且髋臼部位并发的退行性变能刺激股骨头摄取放射性，给骨显像的诊断带来了困难。因此，对临床疑有股骨头缺血性坏死的患者，应尽早行骨显像检查。

骨显像早期诊断股骨头缺血性坏死明显优于 X 线骨片。ROI 半定量分析和三时相骨显像能够有效地提高平面显像对股骨头坏死的检出率。SPECT 显像能更好地显示股骨头放射性增高区内的放射性减低区，有助于提高诊断的灵敏度。

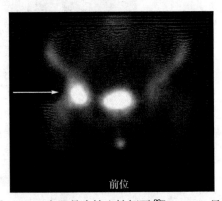

前位

图 13-30　右股骨头缺血性坏死 ^{99m}Tc-MDP 显像

股骨头呈明显异常浓聚

6. 急性骨髓炎的诊断及其与蜂窝织炎的鉴别诊断　血源性骨髓炎约 90% 由葡萄球菌引起，最常侵犯生长骨，好发于股骨和胫骨等长骨的干骺端，多发生于儿童，且儿童的临床症状往往不典型。骨显像通常在急性骨髓炎出现临床症状后 12 ～ 48 h 即可显示病变部位异常，而 X 线片检查异常则需 1 ～ 2 周，因此骨显像是骨髓炎早期而敏感的诊断方法，能够为临床在出现骨质破坏前进行及时治疗提供依据，目前已成为骨髓炎的常规检查项目。急性骨髓炎在血流相、血池相和延迟相均可见病变部位明显放射性异常浓聚，延迟相骨病灶"热区"边界清晰，其骨 / 软组织比值高，延长到 24 h 的骨 / 软组织放射性比值进一步增加。三时相骨显像诊断骨髓炎的敏感性与特异性均为 76% ～ 91%，四时相骨显像可增加诊断骨髓炎的特异性，但并不改变其敏感性。

部分骨髓炎早期患者，由于炎症细胞侵犯到骨髓腔造成血管栓塞，或髓腔内脓液压迫血管，均可导致局部血供中断，延迟骨显像表现为放射性减少的"冷"区。接受过激素或抗生素治疗的骨髓炎患者，延迟骨显像可仅呈轻度放射性浓聚。对于临床高度怀疑骨髓炎但三时相骨显像及 X 线片检查均无异常或不能确定的患者，应用 ^{67}Ga- 枸橼酸或 ^{111}In-WBC 显像可以显示异常。常规 ^{99m}Tc-MDP 骨显像正常或局部仅轻度摄取而 ^{67}Ga- 枸橼酸呈明显异常浓聚，常提示有感染存在。资料显示，^{111}In-WBC 显像诊断骨髓炎的灵敏度与特异性均为 80% ～ 90%。

临床上蜂窝组织炎与骨髓炎的区别比较困难，两者鉴别对治疗有指导意义。蜂窝组织炎的主要病理改变为弥漫性血管扩张和充血，三时相骨显像的典型表现为：血流相浓聚显像剂的程度高于骨髓炎；血池相两者的摄取增加无明显差别；延迟相病变部位仅有轻度弥漫性增加，骨 / 软组织比值随着时间延长逐渐减低；各时相放射性分布均呈非局限性。

7. 移植骨存活的判断 骨显像是判断移植骨血管通畅与否及存活情况的敏感而特异的影像诊断技术，在监测不同种类移植骨的修复过程和术后可能出现的排异反应、感染、骨萎缩等并发症方面有重要意义。骨显像在骨移植中的应用具有独特的优点：能比 X 线检查早 3 ～ 6 周准确判断出移植骨组织存活与否，预测移植骨存活的准确性可达 100%；对移植骨血管再生重建的探测比 X 线片、CT 和 MRI 等影像检查更为敏感；能有效地鉴别较小的带肌蒂骨

移植术后出现的移植骨坏死与软组织感染；是一种安全、有效、简便与非创伤性的检查方法。

移植骨的显像表现可因不同移植方式及术后不同时期而有所差别。带血管骨移植或带蒂骨移植术后早期，如果血流相和血池相呈放射性增加，延迟相移植骨摄取 ^{99m}Tc-MDP 接近或高于正常骨组织，表明移植骨血运良好，植骨已经存活；反之，若移植骨持续在三时相骨显像上均呈放射性减低区或透明区，则提示移植骨未存活；其中血流与血池显像更能敏感、特异地反映移植骨的血供和存活情况。不带血管的同种异体移植骨与宿主骨交界处若放射性增加，并在随访过程中逐渐向内充填，是移植骨存活的征象；当移植骨不摄取显像剂或摄取延迟，提示其可能存在排异反应或不存活。SPECT 显像可明显改善图像质量，尤其是应用 ROI 半定量分析，能进一步提高对判断颌面、髋臼等结构较为复杂部位移植骨存活的敏感性。

8. 类风湿性关节炎 类风湿性关节炎 (rheumatoid arthritis，RA) 在出现关节骨和软骨破坏之前，血流灌注显像即可显示两侧关节局部放射性对称性增加，延迟相手、膝、足和颈椎的关节摄取骨显像剂明显增多，其中手部的异常浓聚主要见于掌指关节和指间关节 (图 13-31)。因此，骨显像能够先于 X 线检查发现异常征象，特别当整个腕部有弥漫性骨显像剂浓聚，并伴指间和掌指关节放射性增强时，应考虑 RA 的诊断。当 RA 发展到晚期或转入慢性时显像表现与骨关节炎相类似，骨显像可一次显示全身罹患 RA 的部位和范围，但需结合临床表现进行分析。^{99m}Tc-HIgG 是一种反映 RA 活动的显像剂，炎症活动期病变关节浓聚放射性明显增加，炎症活动消失则显像恢复正常。因此，^{99m}Tc-HIgG 显像同样早于 X 线检查发现异常，且早期诊断 RA 优于 ^{99m}Tc-MDP。

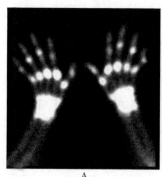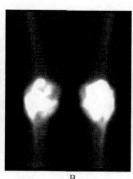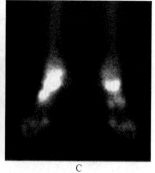

图 13-31 类风湿性关节炎 ^{99m}Tc-MDP 骨显像

A. 整个腕部弥漫性放射性浓聚，伴掌指和指间关节影像增大、放射性增强；B. 前位双膝关节，及 C. 双踝关节；放射性浓聚明显增加

9. 骨关节炎 骨关节炎 (osteoarthritis) 又称退行性关节病 (degenerative joint disease)，65 岁以上

人群的发病率为 80% 左右，好发部位为手、足、膝、骶髂、肩关节以及颈腰椎等。由于关节软骨破

坏、局部充血、局部成骨代谢增强以及滑膜毛细血管通透性增加，骨关节炎各个时期的骨显像均为阳性。第一腕掌关节放射性明显增加是骨关节炎的典型征象，远端指（趾）间关节也可出现异常聚集，同时可显示更多受累的关节。骨关节炎在延迟骨显像上常呈中等程度的局限性放射性浓聚，故在应用骨显像诊断转移性骨肿瘤及外伤时需注意与本病鉴别。据报道，应用 ROI 半定量分析测定骶髂关节与骶骨的放射性比值，对诊断早期骶髂关节炎的敏感性高于 X 线片分级。正常人骶髂关节/骶骨的比值为 1.11～1.32，早期骶髂关节炎该比值明显升高，为 1.52～2.09；晚期 X 线片见骨质融合，该比值恢复正常。

10. 人工关节　假体松动及感染是人工关节（prosthesis）置换术后最常见的并发症，也是再次手术最常见的原因。关节显像随访有助于假体松动及感染的早期诊断和鉴别诊断。股骨头假体关节植入后 6～9 个月内，局部摄取骨显像剂可增加，此后的随访若假体关节处仍呈异常放射性浓聚，说明人工关节有松动或感染。X 线摄片难以鉴别人工髋关节松动是否伴有感染，而三时相骨显像对此则有一定的帮助，前者血流相和血池相基本正常，延迟相的特征性表现为假体尖端周围或小转子核素浓聚增加（图 13-32）；后者三时相骨显像均表现为明显放射性异常浓聚（图 13-33）。骨显像正常基本可排除松动与感染。^{111}In 与 ^{99m}Tc 标记的白细胞显像仅在感

染部位出现放射性聚集，对诊断人工髋关节置换术后并发的感染具有高度的敏感性和特异性，但需与蜂窝组织炎相区别，结合 ^{99m}Tc-MDP 显像可进行判断。^{111}In 与 ^{99m}Tc 标记的 HIgG 显像对亚急性感染的探测效率高于白细胞显像，但需排除非感染性炎症、异位骨形成或局部出血等。

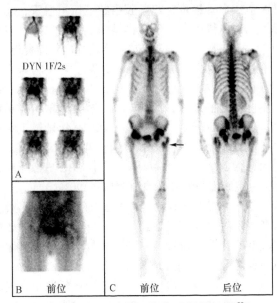

图 13-32　左侧人工髋关节置换术后假体松动 ^{99m}Tc-MDP 三时相骨显像

A. 血流灌注相与 B. 血池相，假体周围未见明显放射性浓聚；C. 延迟相，仅前位见小转子处轻度显像剂浓聚（箭头示）

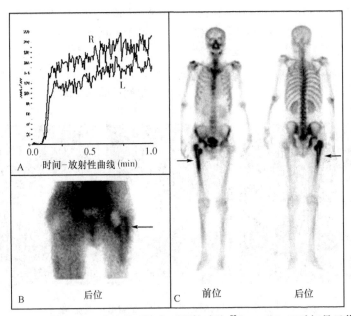

图 13-33　右侧人工髋关节置换术后假体感染 ^{99m}Tc-MDP 三时相骨显像

A. 右髋关节 1 min 时间-放射性曲线明显高于左侧；B. 血池相与 C. 延迟相；示右髋关节和假体下部周围异常放射性浓聚

11. 反射性交感营养不良综合征 (reflex sympathetic dystrophy syndr-ome，RSDS) RSDS 与外伤、远端肢体血管损伤、骨折、感染、肿瘤等因素有关，好发于手和足，临床特征为患肢局部疼痛、敏感、肿胀、及营养萎缩性皮肤改变，患者的临床表现、X 线和组织学检查均类似关节炎，但关节滑膜并无异常改变。三时相骨显像的典型表现为病变部位血流灌注影早于、并明显高于正常侧，血池相与延迟相放射性浓聚更

为显著。对临床 I 期 RSDS 患者，骨显像的敏感性为 96%、特异性为 97%、准确性为 97%，明显优于 X 线摄片。因此，骨显像有助于早期发现 RSDS 和客观评价治疗反应。

12. 其他关节疾患 如痛风、强直性脊柱炎、肥大性肺性骨关节病、类肉瘤、钙化性滑囊炎等，在骨显像上均可见到受累关节部位出现放射性异常浓聚，且显示病变异常均早于 X 线检查（图 13-34，图 13-35）。

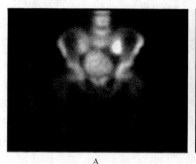
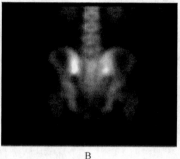
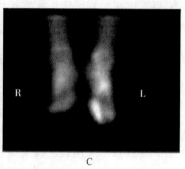

图 13-34 急性痛风性关节炎 ^{99m}Tc-MDP 显像

左骶髂关节、左母趾局限性放射性浓聚显著增加。A. 前位；B. 后位；C. 双足（前位）

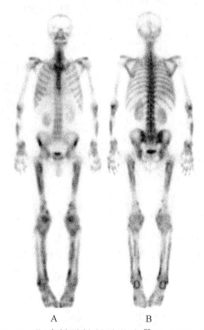

图 13-35 肥大性肺性骨关节病 ^{99m}Tc-MDP 显像

A. 前位；B. 后位

（李前伟）

第二节 骨矿物质含量测定

骨组织由骨细胞、无机物和有机质组成，骨骼中的无机物又称为骨矿物质，主要化学成分为羟基磷灰石结晶的钙盐。临床上所指的骨量是骨有机质和骨矿物质的总和。人类骨量随年龄的增长而不同，从出生后骨量逐渐增加，到 30 ～ 40 岁，骨量达到

峰值，之后骨量渐丢失，尤其女性绝经后 1 ～ 10 年骨量年丢失率达 1.5% ～ 2.5%。除年龄变化外，许多全身和局部病变也会导致骨量的改变，准确测量骨量的变化对疾病的早期诊断、确定治疗方案、监测疗效、判断预后和随访均有重要意义。但真正意义上骨量的测定有一定的困难，临床上一般以骨矿物质含量，即骨密度（bone mineral density，BMD）

的测量来代替骨量的测定。

骨密度（BMD）测定是一类精确性高、准确性好及非创伤性的检测各局部骨骼的骨矿物质含量（BMC）的方法，已广泛应用于临床，并在生理学、解剖学、人类学、航天医学及运动学等领域的研究中发挥了重要的作用。目前，临床常用的骨密度测定方法有单光子吸收法、双光子吸收法、双能X线吸收法等，近年还发展了定量CT法、定量磁共振测定法与定量超声测定法，使骨密度测定的精确性和准确性均达到了相当高的程度。

一、原理及方法

1. 单光子吸收法（single photon absorptiometry，SPA） 是利用低能（< 70keV）放射性核素（^{125}I，^{241}Am）作为辐射源，发射出的单能 γ 光子经过准直后，通过骨组织的衰减程度与骨密度有关，测量射入和射出的光子通量密度，经计算即可得到骨矿含量。常规扫描部位为前臂远端尺、桡骨，但主要测量桡骨远端 1/3 的 BMD，结果用每厘米长桡骨的骨矿含量（g/cm）和骨面密度（g/cm^2）表示，其反映骨皮质和骨小梁的总和，但不能反映代谢较快的小梁骨的变化，因此对骨代谢改变的早期监测尚有局限性，同时放射源衰变也影响结果的准确性。

2. 双光子吸收法（dual photon absorptiometry，DPA） 基本原理与 SPA 相似，放射性核素 ^{153}Gd 能同时发射 100 keV 和 44 keV 两种能量光子，低能量射线在骨骼的衰减比软组织的衰减程度更大，因此可以区分骨骼和软组织。高能量射线在骨骼与软组织的衰减是相等的，所以 DPA 克服了 SPA 测定时因软组织吸收而产生的测量误差。DPA 法的检测部位为第 2～4 腰椎椎体及髋骨，扫描范围包括两个以上椎体，每个椎体扫描 4～6 行，测得的骨密度以感兴趣（ROI）区内单位面积的骨矿含量（g/cm^2）表示，反映骨皮质和骨小梁的总和。

3. 双能 X 线吸收法（dual energy X-ray absorptiometry，DEXA） 检测原理与 DPA 法相同，DEXA 的辐射源是由球管产生的两种不同能量的 X 线，可测量全身骨矿物质含量。DEXA 法测定部位包括腰椎、股骨近端及全身骨骼，也可用于测量四肢骨骼。最常选用 BMC 相对恒定的小梁骨与密质骨的部位，如股骨颈、桡骨末端和桡骨远端 1/3 处。DEXA 是平面投影技术，测量的是面积骨密度，测量结果受到被测部位骨质增生、骨折、骨外组织钙化和位置旋转等影响，尤其是老年人群。与 DPA 比较，DEXA 的检测时间短、图像更清晰、辐射剂量小，空间分辨率、敏感性及精确度均优于 DPA，目前 DEXA 已基本取代了 DPA。

4. 定量 CT 法（quantitative CT，QCT） 是利用普通全身 CT 扫描机，对第 1～4 腰椎，或第 12 胸椎至第 3 腰椎及已知密度的参照体进行横断面薄层扫描，在相应软件的支持下计算出椎体内 BMD（g/cm^3 或 g/ml）。QCT 的特点是能定量小梁骨的 BMD（mg/cm^3），是唯一分别测量脊椎皮质骨和松质骨骨矿含量的方法，QCT 测定椎体小梁骨的 BMD 是鉴别正常骨与骨质疏松最敏感的方法。然而，QCT 因效价比较低和其检测方法的缺陷，国内现阶段尚未普及推广。

5. 定量超声技术（QUS） 基本原理是利用超声波在骨内的传导速度（SOS）和衰减系数（BUA）的变化来间接反映骨密度的情况，同时还可反映骨转换、骨的结构、骨的强度及骨折的危险性，弥补了其他骨密度测量方法的不足。QUS 还具有廉价、便携、无放射性辐射、精密度高等优势。定量超声技术测量跟骨、髌骨、胫骨、指骨等部位，只能测量皮质骨，不能测量松质骨，而松质骨丢失是骨质疏松症早期临床表现，故 QUS 在临床应用上受到很大限制。

6. 定量磁共振技术 在 MRI 检查中，由于小梁骨与骨髓磁性不同，可使磁力线歪曲，造成组织局部磁场不均一，从而导致骨组织驰豫特性的改变，即梯度回波像上 T2 值的改变。利用这一特性，MRI 技术可以测量小梁骨网状结构密度的空间几何形态的变化，其所得结果与周围骨定量 CT 所测的 BMD 值呈高度相关。T2 值是目前所知的反映小梁骨结构随年龄变化的最灵敏指标。但因其昂贵的检查费用和较低的效价比，在一定程度上限制了该方法的推广应用。

二、适 应 证

符合以下任何一条，建议行骨密度测量。

(1) 65 岁以上的女性和 70 岁以上男性；

(2) 65 岁以下的女性和 70 岁以下男性，有骨质疏松危险因素；

(3) 成年人，有脆性骨折史或 / 和有脆性骨折家族史；

(4) 各种原因引起性激素水平低下的成年人；

(5) X 摄片已有骨质疏松改变者；

(6) 接受骨质疏松治疗，进行疗效监测者；

(7) 有影响骨代谢疾病或使用有影响骨代谢药物史者；

(8) OSTA 指数 [（体重 - 年龄）×0.2] ≤ -1 者。

三、影响骨矿含量的因素和诊断标准

（一）影响骨矿含量的因素

1. 性别 无论何种民族，女性骨密度始终低于同年龄段相似体重的男性，尤其女性绝经期后骨密度可急剧下降。

2.年龄　骨矿物质含量与年龄密切相关，出生后到成人，BMC 逐渐增加，在 25～30 岁时松质骨密度达到高峰，密质骨的高峰则出现 35～40 岁间。此后随着年龄的增加 BMC 逐年减少，50 岁以后男性的 BMC 每年下降 0.25%～1%，女性则减低 2%～3%。

3.体重　通过对亚洲 8 个国家和地区绝经后妇女的研究，发现能最好体现骨质疏松的两个危险因素是年龄和体重，体重越大，骨矿含量越高。

4.运动　进行对抗重力运动可增加 BMC，运动较少者，BMC 亦较低。

5.不同检查方法和不同厂家的仪器　检查方法不同其原理也就不一样，反应的内容也有差异，对结果的表述也不同，因此对所测得的结果不能直接进行比较。即使检查方法相同，因不同厂家仪器性能、参数设置不同，其结果也不完全一致。

6.其他因素　种族、饮食、营养、哺乳等差异均可影响 BMD 值。

（二）诊断标准

BMD 测量之后通常会得到一个 T 值和 Z 值。

$T(SD)=$（被检查者 BMD－骨峰值）/正常成人骨密度标准差

$Z(SD)=$（被检查者 BMD－同龄人骨密度均值）/同龄人骨密度标准差

骨峰值为同性别 30～35 岁人群 BMD 的平均值，BMD 低于同性别 30～35 岁的 BMD 平均值一个 SD 的患者其 T 值是 -1。在腰椎，一个 SD 约为 10%，因此一个 T 值是 -1 的人，其 BMD 大约低于同性别 30～35 岁的 BMD 平均值的 10%。Z 值将患者的 BMD 与同年龄、性别、种族的平均 BMD 相比，并将其差异用 SD 表示。因此一个 70 岁的女性，如其 Z 值是 -1，即在 70 岁女性的 BMD 平均值以下一个 SD，如她的 T 值是 -3 则说明她的 BMD 量在 30～35 岁女性的 BMD 平均值的 3 个 SD 以下。国

际临床骨密度学会（ISCD）明确指出绝经前妇女和小于 50 岁男性建议使用 Z 值，Z 值小于等于 -2.0 表示骨密度低于同龄人。ISCD 进一步明确了儿童的诊断标准不用 T 值，而应使用 Z 值。由于儿童还没有达到骨峰值量，T 值毫无意义。WHO 规定 T 值在 -1 和 -2.5 之间表明骨量减少；T 值在 -2.5 以下表明骨质疏松。在采用 WHO 规定的诊断标准时要考虑年龄和种族的影响。对 80 岁以上的老人，采用 WHO 的诊断标准，假阳性和假阴性可达 20%。

四、临床应用及评价

1.骨质疏松症的诊断　骨质疏松症（osteoporosis，OP）是以骨量减少，骨微结构损坏，导致骨脆性增加，易发生骨折为特征的全身性疾病。临床主要表现为腰背、四肢疼痛，严重者可出现脊柱畸形或骨折。骨质疏松分为两大类：原发性和继发性骨质疏松症。原发性骨质疏松又分为三型，其中 I 型为绝经后骨质疏松，发生在绝经后 5～10 年内，患者椎体 BMD 的减少可达 30%～37%；II 型为老年骨质疏松症，通常发生于 70 岁以上老年人；III 型为特发骨质疏松症，原因不明，多见于青年人，常伴有家族史。继发性骨质疏松症指由任何影响骨代谢的疾病或/和药物导致的骨质疏松。

临床诊断骨质疏松症常用指标为发生了脆性骨折和/或骨密度降低。目前尚无直接测定骨强度的方法，因此骨密度和骨矿含量的测定是诊断骨质疏松症的客观量化指标，其中 DEXA 测量骨密度是诊断骨质疏松症的金标准。世界卫生组织（WHO）推荐的诊断标准为：骨密度低于同性别、同种族正常成人的骨峰值 1 个标准差为正常；低于 1～2.5 个标准差为骨量减少；低于 2.5 个标准差为骨质疏松；骨密度低于 2.5 个标准差，同时伴有一处或多处骨折时为严重骨质疏松。由于黄种人峰值骨量低于白种人等原因，国内也推荐使用低于峰值骨量 2 个标准差，或者骨量下降 25% 作为诊断标准（表 13-1）。

表 13-1　国内、外用骨密度诊断骨质疏松的标准及分级

诊断标准分级	WHO	OCCGS 标准差诊断法	OCCGS 百分率 (%) 诊断法
正常	≥ -1.0 SD	±1 SD 之内	±12% 之内（含 12%）
骨量减少	-1.0～-2.5 SD	-1.0～2.0 SD	-13%～24%（含 12%）
骨质疏松	≤ -2.5 SD	≤ -2.0 SD	骨量丢失 ≥ 25%
严重骨质疏松	≤ -2.5 SD 并发生一或多处骨折	≤ -2.0 SD 并发生一处或多处骨折	≥ 25% 并发生一处或多处骨折；没有骨折但骨量丢失 ≥ 37%

源自：WHO：GUIDEL INE FOR PRECLINICAL EVAL UATION AND CLINICAL TRIALS IN OSTEOPOROSIS，19988，GENEVA；WHO：WHO SCIENTIFIC GROUP ON THE ASSESSMENT OF OSTEOPOROSIS AT PRIMARY HEALTH CARE LEVEL，MMARY MEERING REPORT，Brussels，Belgium，5-7 MAY 2004.

OCCGS：中国老年学学会骨质疏松委员会

2. 预测骨质疏松性骨折　　骨折是骨质疏松的常见并发病。骨折除骨密度下降外，20%～40%的因素是由于骨结构和骨力学性质的改变引起。骨密度约反应骨强度的70%。DEXA测量的BMD及BMC值与骨折发生率密切相关，凡所测骨骼点的T值低于2个标准差者，其骨折发生率明显上升。BMD每多减少1个标准差，发生骨折的相对危险性将增加1.5～3倍；若低骨量者伴有一处骨折，该患者再次发生骨折的相对危险性将增加25倍。任意部位的骨密度测定值对其他特定部位的骨折预测率仅为20%～30%，所以某具体部位的骨密度值仅对该部位骨折预测较好，如髋部骨密度能最有效地预测髋部骨折风险，椎骨骨密度值能最有效预测椎骨骨折风险。

骨超声定量检测除能反应骨密度外，尚能对骨结构、骨质量进行分析，可预测骨折危险性，特别对绝经后妇女预测骨折风险具有显著意义。我国已有大样本研究显示QUS作为绝经后妇女及男性的骨折风险预测有显著意义，其预测非椎骨性骨折、临床椎骨性骨折、多发性骨折的合适截断值，在绝经后女性中的T值分别为：-1.25、-1.55、-1.80、在男性中为：-1.30、-1.90、-2.00；并且每下降1个SD，风险系数随之上升。

3. 测定内分泌及代谢性疾病的骨量　　包括内分泌和代谢性疾病在内的许多全身或局部疾病可通过干扰骨代谢过程的不同环节，影响钙的代谢或骨基质的形成，造成骨代谢处于负平衡，使骨量减少，进而导致继发性骨质疏松症。发生于中青年和儿童的内分泌及代谢性疾病所引起的骨量减少通常是可逆的，骨密度测定则是客观评价疾病治疗效果的可靠指标。鉴于内分泌和代谢性疾病通常可引起骨量减少，因此有必要对这类患者进行多部位的骨密度测定随访，有助于指导临床早期开展预防性治疗。此外，对已证实存在有骨质疏松症的患者，根据骨密度测定结果来制定和调整治疗计划明显优于其他临床观察指标。

4. 指导治疗及监测治疗效果　　虽然在绝经期出现后开始接受雌激素补充治疗能延缓正常妇女的骨老化过程，并使骨折发性率降低约50%，但长期使用雌激素也有不良反应。目前认为最恰当的使用者应为骨量已经减少者，或具有较高的骨折危险性者。因此，骨密度测定可用于筛选和确定接受雌激素治疗者，同时也是监测其治疗效果和指导临床医师调整治疗最佳剂量的理想方法，以达到既可最大限度防止骨量丢失，又不至于产生严重不良反应的目的。此外，骨密度测定在监测诸如皮质醇激素等对骨代谢有明显影响的药物使用中也有重要的临床意义。一般建议复查间隔时间为一年，病情发生变化或为调整治疗方案可半年复查一次。

骨质疏松症的危险因素包括性别，年龄，营养，遗传，内分泌，生活方式（不运动或少运动、吸烟、喝酒等），物理因素，免疫，疾病状态（库欣综合征、甲亢/甲减、糖尿病、肾功能不全等），药物治疗（肾上腺皮质激素、抗癫痫药物、甲状腺素、肝素）等。骨质疏松性骨折相关的危险因素包括65岁以上女性、跟骨和髋骨BMD低、母亲有骨折史（尤其是发生在80岁以前）、自身非外伤性骨折史、身高及体重指数的影响、绝经、缺钙饮食、烟酒嗜好、不动、少动、长期喝大量浓咖啡等。具有上述骨质疏松症的危险因素或骨折危险因素的人，均应定期做BMD测量。

5. 评估小儿的生长和营养状况　　随着早产儿中极低出生体重儿的存活率不断提高，为了尽可能使这些婴儿出生后的BMC迅速增长，医学家们正致力研制和开发营养丰富及高磷钙的商品奶。通过测定BMC，可客观评价母乳及不同商品奶配方喂养的早产儿BMC的增长率，从而获得小儿生长和营养状况的资料，以评价某些商品奶配方的营养价值。同时儿科许多疾病和某些治疗措施可影响小儿的正常骨化过程，例如肾脏疾病、某些激素缺乏、长期应用某些药物均可使小儿的BMC/BMD降低，及时对这些患儿进行骨密度测量可有助于疾病的诊断和疗效评价。

思 考 题

1. 骨显像的主要特点有哪些？

2. 简述骨显像的原理。

3. 什么是骨动态显像（三时相骨显像），主要有什么临床价值？

4. 骨显像的主要临床应用有哪些方面？

5. 骨密度测定的主要临床适应证有哪些？

（谭庆玲　李前伟）

第十四章　造血与淋巴显像

第一节　骨髓显像

一、显像原理与显像剂

骨髓由有造血功能的红骨髓和无造血功能的黄骨髓组成。红骨髓由各系造血细胞和单核吞噬细胞组成，它们在骨髓腔内的分布一致。1 岁前骨髓均为红骨髓，随着年龄增长红骨髓逐渐向中心收缩，黄骨髓含量则增加，12 岁左右接近成人分布。成人红骨髓主要分布于颅骨、脊柱、肋骨、胸骨、骨盆，以及肱骨和股骨近心端 1/3 处（图 14-1）。

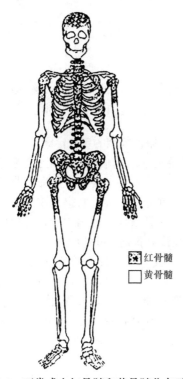

　　　　　　　　　　▨ 红骨髓
　　　　　　　　　　□ 黄骨髓

图 14-1　正常成人红骨髓和黄骨髓分布示意图

骨髓显像（bone marrow imaging）可从不同的生理功能角度通过探测显示骨髓中一种细胞的分布状态，从而间接评价另一种功能细胞的分布情况，以了解全身造血骨髓活性、分布及功能变化，协助多种疾病诊断。本方法主要显示有造血功能的红骨髓，即包括显示造血组织细胞和单核吞噬细胞的两大类显像（表 14-1）。

1.造血组织显像　显像剂有显示红细胞系和粒细胞系两类。放射性铁离子 ^{52}Fe-枸橼酸（^{52}Fe-citrate）参与红细胞血红蛋白的合成，直接反映红细胞生成细胞的功能与分布。^{111}In（^{99m}Tc）-白细胞显示粒细胞系分布，间接反映红细胞系的功能。放射免疫显像剂 ^{99m}Tc-NSAb（anti-NCA-95 specific antibodies），静脉注射后与骨髓粒细胞生成细胞表面非特异性交叉反应抗原 95（nonspecific cross-reacting antigen-95，NCA-95）结合，也反映粒细胞系分布。

2.单核吞噬细胞显像　显像剂有 ^{99m}Tc-硫胶体（^{99m}Tc-sulphide colloid，^{99m}Tc-SC）、^{99m}Tc-植酸钠（^{99m}Tc-phytate），被骨髓中的单核吞噬细胞吞噬使骨髓显影，可间接评价红骨髓的分布状态和功能，是目前临床上应用较广泛的骨髓显像剂。

二、方　法

受检者无需特殊准备。显像前排空膀胱。

静脉注射 ^{99m}Tc-SC 或 ^{99m}Tc-植酸钠 185～555MBq（5～15 mCi），0.5～2 h 后行全身和局部显像。显像时可用铅屏蔽肝、脾显像剂分布。其他显像剂注射剂量和显像时间见表 14-1。

^{52}Fe-枸橼酸具有较理想的生理特性，可直接反映红细胞的生成和分布，^{52}Fe 系加速器生产，难以推广应用。^{99m}Tc-SC、^{99m}Tc-植酸钠骨髓显像时肝脾内有大量显像剂，影响胸椎下段和腰椎上段骨髓的显示。^{111}In-WBC 或 ^{99m}Tc-WBC 是较好的骨髓显像剂，肝脾显像剂分布明显低于胶体显像剂。^{99m}Tc-NSAb 骨髓显像时肝脾显像剂分布极低，能获得更好的骨髓影像。

表 14-1　常用骨髓显像剂的特点

显像剂	用途	成人用量	显像时间	肝脾显像剂分布
^{52}Fe-枸橼酸	显示红细胞系	3.7～7.4 MBq（0.1～0.2 mCi）	4～24h	—
^{111}In-WBC	显示粒细胞系	18.5 MBq（0.5 mCi）	18～24h	++
^{99m}Tc-WBC	显示粒细胞系	18.5 MBq（0.5mCi）	18～24h	++
^{99m}Tc-SC	显示单核细胞系	185～555 MBq（5～15mCi）	0.5～2h	++++
^{99m}Tc-植酸钠	显示单核细胞系	185～555 MBq（5～15mCi）	0.5～2h	++++
^{99m}Tc-NSAb	显示粒细胞系	296 MBq（8mCi）	3～4h	+

三、适 应 证

(1) 再生障碍性贫血（再障）的诊断和鉴别诊断。

(2) 检测白血病患者全身骨髓的分布和活性，观察化疗后骨髓缓解过程和外周骨髓有无残余病灶。

(3) 急、慢性溶血性贫血的鉴别诊断和疗效观察。

(4 真性红细胞增多症的辅助诊断和疗效观察。

(5) 提示骨髓穿刺和活检的有效部位。

(6) 骨髓梗死、多发性骨髓瘤和骨髓肿瘤转移灶的定位诊断。

(7) 其他造血功能障碍疾病。

四、图 像 分 析

1. 正常影像 正常成年人放射性胶体骨髓显像见中心骨髓（脊柱、肋骨、胸骨、骨盆和颅骨）显影，外周骨髓（肱骨和股骨近心端 1/3）显影。儿童四肢骨髓均可显影。肝脾显影明显，使下段胸椎和上段腰椎骨髓不能清晰显示。

放射性标记白细胞骨髓显像时肝脾放射性低于骨髓胶体显像。

放射性铁和 ^{99m}Tc-NSAb 骨髓显像时红骨髓清晰显影，肝脾显影浅淡。

骨髓显像分级标准、影像表现与骨髓活性关系见表 14-2。

表 14-2　骨髓显像分级与骨髓活性关系

分级	骨髓显像情况	骨髓活性
0 级	骨髓未显影，与本底相似	严重抑制
1 级	骨髓隐约显影，略高于与本底，轮廓不清	轻到中度抑制
2 级	骨髓明显显影，轮廓基本清楚	正常
3 级	骨髓清晰显影，轮廓清楚	高于正常
4 级	骨髓显影十分清晰，髓腔结构清晰可见	明显增高

2. 异常影像

(1) 中心骨髓和外周骨髓显影不良或不显影，提示全身骨髓量普遍减低或全身骨髓功能严重受抑制（图 14-2）。

(2) 中心骨髓显影不良伴肱骨和股骨远心端骨髓显影，提示中心骨髓受抑制，外周骨髓代偿性增生。

(3) 骨髓显影不良伴骨髓以外的部位显像剂分布增加（如肝脾显著增大），提示有髓外代偿性造血。

(4) 骨髓局部显像剂分布增高或减低，提示局部骨髓功能增加或减低。

五、临床应用评价

1. 选择最佳的骨髓穿刺部位 骨髓穿刺是诊断

多种血液疾病的主要方法，能做出确切病理诊断。临床上常见骨髓穿刺病理结果与临床不符，是因为穿刺取材部位不当。骨髓显像可显示全身活性骨髓的分布部位，指导穿刺定位，提高穿刺的成功率，提高血液病诊断的准确性。

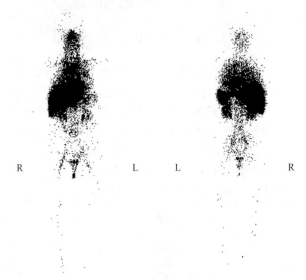

图 14-2　女，64 岁。急性白血病全血细胞减少，骨髓显像示中心骨髓及外周骨髓均受抑制

2. 骨髓局限性疾病的定位诊断

(1) 骨髓栓塞：骨髓栓塞多见于镰状细胞贫血，临床表现为局部骨关节疼痛、肿胀。骨髓显像表现为局部显像剂分布缺损，缺损周围有显像剂分布增高，偶伴外周骨髓代偿性增生影像。放射性标记白细胞骨髓显像可鉴别诊断镰状细胞贫血与骨髓炎。

(2) 多发性骨髓瘤：多发性骨髓瘤是浆细胞异常增生的恶性肿瘤，骨髓显像表现为中心骨髓多处显像剂分布缺损区，可伴外周骨髓扩张影像，与转移性骨肿瘤单纯缺损影像不同，诊断灵敏度高于骨显像。

3. 血液疾病

(1) 再生障碍性贫血的诊断和疗效判断：再生障碍性贫血（简称再障）是由多种原因引起的骨髓造血功能衰竭，全血细胞减少。骨髓显像见全身骨髓广泛抑制，全身骨髓活性减低伴不均匀及灶状显影是再障较特异的影像表现。全身骨髓显影不良，显影骨髓总量减少，有助于临床不典型再障的诊断。随病情严重程度不同，骨髓显像表现为 0～1 级。

中心骨髓活性增强及分布扩张是骨髓异常综合征与再障相鉴别的重要依据。中心骨髓显影基本正常，活性水平 2 级，为再障预后良好的影像表现。

(2) 白血病：白血病是造血细胞的恶性肿瘤，骨髓显像多表现为中心骨髓明显受抑制，而外周骨髓分布扩张。中心骨髓显像剂分布减低，四肢对称性显像剂浓聚，膝关节显像剂摄取明显增强。慢性白血病常伴肝脾影肿大且显像剂摄取增多（图14-3）。中心骨髓活性受抑制程度与病情相平行。外周骨髓扩张显影是外周黄骨髓重新活化并转化为白血病性骨髓的结果。外周扩张的病变骨髓对化疗敏感性低于中心骨髓，容易残留白血病病灶，易复发、预后差。

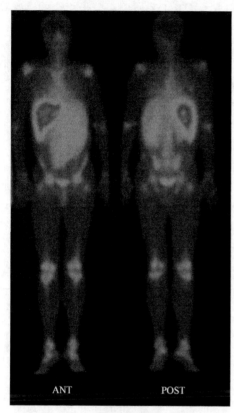

图 14-3 慢性粒细胞性白血病
99mTc-SC 骨髓显像中心骨髓显像剂摄取减低，四肢外周骨髓对称性显像剂浓聚，肝脾肿大

骨髓显像是目前发现外周骨髓残留白血病病灶的唯一有效方法。

4. 恶性肿瘤骨髓转移 骨髓是肿瘤骨转移的初始部位，90%骨转移发生在造血骨髓。成人乳腺癌、肺癌、前列腺癌和儿童神经细胞瘤、尤文肉瘤主要发生骨髓转移。国外文献报道在多种肿瘤的转移诊断中99mTc-NSAb骨髓显像优于骨显像，乳腺癌、肺癌、膀胱癌、肾癌骨髓显像比骨显像发现更多转移病灶，且更早发现病灶。骨髓显像见肿瘤转移灶多呈显像剂分布缺损。99mTc-NSAb 骨髓显像因为肝脾显像剂重叠干扰小，比 99mTc- 硫胶体骨髓显像发现更多转移灶。

骨髓结构复杂，多系统疾病可累及骨髓，骨髓穿刺细胞学检查是特异性病因诊断方法，但该法有创、穿刺范围局限易漏诊。骨髓显像能显示全身骨髓的分布和骨髓造血功能的变化，可克服细胞学检查取材的局限性，是研究骨髓功能、诊断造血系统疾病的辅助手段。早期的骨髓显像剂器官特异性差和／或骨髓辐射剂量大，20世纪80年代以前骨髓显像未能在临床普及应用，随着 99mTc-NSAb 等较理想的特异性骨髓显像剂的应用，国外特别在欧洲骨髓显像已大量应用于临床。MRI 能显示骨髓脂肪变、纤维化、细胞增生等病变，全身骨髓 MRI 检查费用昂贵，限制了其在全身骨髓功能检查方面的应用，因此骨髓显像在观察全身骨髓方面仍具有优势，是目前唯一能提供全身骨髓分布和功能变化的检查方法。

（陈 跃）

第二节 淋巴显像

淋巴系统主要由淋巴管道、淋巴组织和淋巴器官组成。在淋巴管和淋巴结的淋巴窦内含有淋巴液，简称淋巴。血液流经毛细血管动脉端时，血液内的一些成分经毛细血管壁进入组织间隙，形成组织液。组织液与细胞进行物质交换后，大部分经毛细血管静脉端吸收入静脉，小部分水分及大分子物质进入毛细淋巴管，形成淋巴液。淋巴液沿淋巴管道和淋巴结的淋巴窦向心流动，最后在静脉角流入静脉。

淋巴显像（lymphoscintigraphy）是研究淋巴系统走向和评价淋巴结状况的一种核素显像方法，具有安全、简单、无创伤、可重复检查的特点。淋巴显像不但可以显示淋巴结和淋巴管的形态变化，更重要的是还可以反映淋巴液回流动力学的改变，属功能性显像。本方法一方面可了解某一区域或组织器官正常淋巴回流的生理分布，以此协助良性淋巴疾病的诊断，如乳糜漏、淋巴水肿等；另一方面可观察恶性肿瘤是否有淋巴转移、周边淋巴回流情况、淋巴组织受侵犯等。为临床特别是恶性肿瘤患者制订治疗方案和疗效评估提供重要的参考依据。

一、原 理

淋巴系统具有吞噬、转运大分子物质的功能。毛细淋巴管以膨大的盲端起始，相互吻合成毛细淋巴管网。毛细淋巴管由很薄的内皮细胞构成，基底膜不完整，细胞间隙较大，内皮细胞外面有纤维细丝牵拉，使得毛细淋巴管处于扩张状态，其通透性较大，不能穿透毛细血管基底膜的大分子物质可以经过淋巴系统的引流和（或）内皮细胞吞噬进入淋巴系统。在皮下或某一特定区域的组织间隙内，注射放射性核素标记大小适宜的胶体或大分子物质（分子量＞3700或直径在4～100 nm之间），可经毛细淋巴管吸收后，随淋巴液向心性回流到各级淋巴结区，一部分被淋巴窦内单核巨噬细胞吞噬滞留在淋巴结，而另一部分随淋巴液进入各级淋巴，最后汇入体循环，被肝脾内的单核巨噬细胞吞噬清除。此时，利用 SPECT/CT 或 γ 照相机可以探测到各级淋巴链和淋巴结区的分布、形态及引流功能状态的显像剂分布影像。

当淋巴结受累时，可导致其结构破坏，淋巴结内的单核巨噬细胞功能受到抑制，摄取显像剂的能力下降甚至消失；或因淋巴管阻塞或流通不畅，淋巴液回流受阻，淋巴显像表现为淋巴结内显像剂分布减低或缺损，阻塞近端显像剂滞留，显像剂分布增加，而远端淋巴链显影中断。

二、显像剂及显像方法

1. 显像剂　理想的淋巴显像剂应具有分子量或直径大小适当（分子量＞ 3700 或直径在 4 ～ 100 nm 之间）、不能穿透毛细血管基底膜、稳定性高、颗粒分散度小、注射局部滞留时间短、淋巴结摄取率高、在淋巴系统中滞留时间较长等特点。最合适的淋巴显像剂粒径大小为 20 ～ 50 nm，粒径过大注射部位滞留较多，过小则可直接被毛细血管吸收或很快流过淋巴结、淋巴管、淋巴干而入血液循环，影响淋巴显像质量。临床上最常用的淋巴显像剂为 ^{99m}Tc-硫化锑胶体和 ^{99m}Tc-DX。^{99m}Tc-硫化锑胶体的颗粒大小适宜、在体内比较稳定、较其他显像剂更容易被淋巴摄取。^{99m}Tc-DX 属于高分子聚合物，颗粒小、通过淋巴系统速度比较快、均相热力学稳定，适合动态显像。

目前，临床常用的淋巴显像剂大致分为胶体、蛋白和高分子聚合物三类。①胶体类有 ^{99m}Tc-硫化锑（^{99m}Tc-antimonny sulphide colloid）、^{99m}Tc-微胶体（^{99m}Tc-nanocolloid）、^{99m}Tc-植酸钠（^{99m}Tc-sodium phytate）；②蛋白类有 ^{99m}Tc-人血白蛋白（^{99m}Tc-human serum albumin，^{99m}Tc-HSA）、^{131}I-单克隆抗体（^{131}I-McAb）；③高分子聚合物类有 ^{99m}Tc-脂质体（^{99m}Tc-liposome）、^{99m}Tc-右旋糖酐（^{99m}Tc-dextran，^{99m}Tc-DX）。三类淋巴显像剂常用剂量及性质特点见表 14-3。

表 14-3　常用淋巴显像剂及特点

分类	显像剂	推荐用量	颗粒大小	特点及射性种类
胶体类	^{99m}Tc-硫化锑	37 ～ 74 MBq（1 ～ 2mCi）	5 ～ 15nm	局部清除慢，分子大小适宜
	^{99m}Tc-微胶体	37 ～ 74 MBq（1 ～ 2mCi）	10 nm	纯 γ 射线
	^{99m}Tc-植酸钠	37 ～ 74 MBq（1 ～ 2mCi）	4 ～ 12nm	纯 γ 射线
蛋白类	^{99m}Tc-HSA	74 ～ 222 MBq（2 ～ 6mCi）	6 万 mw	γ 射线 移行快
	^{131}I-McAb	18.5 ～ 37 MBq（0.5 ～ 1mCi）		γ 射线 /β⁻ 射线
高分子聚合物类	^{99m}Tc-脂质体	37 ～ 74 MBq（1 ～ 2mCi）	20 nm	γ 射线，不被肝摄取
	^{99m}Tc-DX	74 ～ 222 MBq（2 ～ 6mCi）	6 ～ 7nm	移行快，适合动态

注：nm（纳米，nanometer），mw（分子量，molecular weight）

2. 显像方法　根据全身淋巴循环的解剖生理规律，选择各部位淋巴回流起点的皮下、组织间隙或黏膜下注射。常用的淋巴显像区域及相应注射部位见表 14-4。

淋巴显像剂注射前应回抽空针，无回血再注射，防止显像剂进入血循环。要显示双侧对称分布的淋巴，两侧应相同剂量、相同体积、相同时间注射，以利两侧对比分析。

淋巴显像可用动态、延迟或全身显像方式。按所用显像剂不同，一般在注药后开始做全身或局部平面显像。观察淋巴回流需动态显像，一般采集方法为注射后开始 1 ～ 3 min/ 帧，共采集 20 ～ 30 帧。所需延迟显像部位在动态显像后进行，一般仰卧前位显像。为提高淋巴显像检出率可多体位显像、三维采集显示，前位观察腋淋巴显像时手臂保持

90°，侧位显像时手臂保持 135°～ 180°。保持患者暖和，按摩注射部位，以促进淋巴回流，避免检查部位显像剂污染。

淋巴显像具有较高特异性，除淋巴系统外，肝脾、膀胱可轻度显影，其他组织一般不显影。

表 14-4　常用淋巴显像注射部位

显影区域	注射部位	注射深度
颈淋巴	双耳后乳突	0.5 ～ 1cm
腋淋巴	双手 I、II 指蹼	0.5 ～ 1cm
胸骨旁淋巴	剑突下 1 ～ 2cm 中线旁 3 ～ 4cm 腹直肌后鞘	2 ～ 4cm
腹股沟髂淋巴	双足 I、II 趾蹼	0.5 ～ 1cm
盆内淋巴	肛周 3，9 点 / 肛—尾骨线中点	2 ～ 4cm
病灶引流区淋巴	病灶周围	0.5 ～ 1cm

三、适 应 证

（1）了解局部引流淋巴结的解剖分布及生理功能；

（2）了解恶性淋巴瘤的累及范围；

（3）了解其他恶性肿瘤经淋巴系统转移的途径及程度；

（4）恶性肿瘤手术、放疗和化疗前后对比；

（5）淋巴结清除根治术后效果判断；

（6）经淋巴系统转移的恶性肿瘤的临床分期、治疗方案选择和预后判断；

（7）良性淋巴疾病的辅助诊断，包括：肢体淋巴水肿、乳糜漏和蛋白丢失性肠病。

四、图 像 分 析

（一）正常影像

正常人淋巴系统的淋巴结数量、形态、大小、分布等方面变异较大，在分析图像时，应密切结合显像部位的淋巴系统解剖学特点进行两侧对比分析，观察其走势、连贯性、显像剂分布情况等分析。正常淋巴显像通常具有以下特点：①淋巴链影像清晰，左右两侧大致对称；②淋巴链影像连贯，无断裂影像；③淋巴结呈圆形或卵圆形，显像剂分布均匀，淋巴管显影细淡。

1. 颈部淋巴结　前位见注射点下方的耳后淋巴结，下接内侧颈浅和颈深两组淋巴链，每组 2～7 个淋巴结，两侧基本对称；侧位见耳后淋巴结下两条"人"字形淋巴链，前支为颈深淋巴链，后支为颈浅淋巴链。

2. 腋窝及锁骨下淋巴结　前位见两侧淋巴结群对称性从腋下向上延伸到颈根部，呈"八"字形分布；侧位见腋窝淋巴结呈棱形分布。

3. 胸廓内淋巴结　胸骨两侧 1～3 cm 处可见淋巴结上下排列成串，每侧约 3～7 个，约 20% 正常人两侧淋巴结间有交通支存在。注射技术正确者可见 1～2 个膈淋巴结。部分人可见位于胸骨中线的剑突淋巴结显影。注射点至肋弓水平可见膈淋巴结，此为注射是否成功的重要标志。

4. 腹股沟及腹膜后淋巴结　前位见自下而上依次排列着腹股沟浅深淋巴结、髂外、髂总及腹主动脉旁淋巴结，两侧向中线交汇，呈倒"Y"字形。两侧淋巴结基本对称连贯，正常人乳糜池及胸内淋巴基本不显影。部分人左右腰干间有交通支。肝脾、肾、膀胱可轻度显影（图 14-4）。

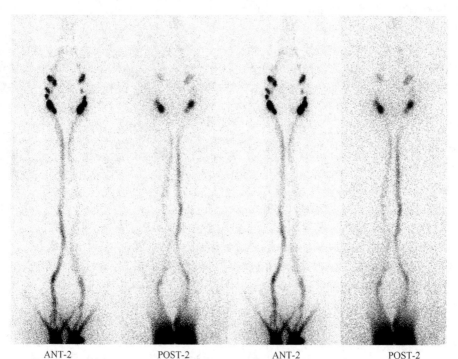

ANT-2　　　POST-2　　　ANT-2　　　POST-2

图 14-4　^{99m}Tc-DX 正常腹股沟髂淋巴显像（前位）

5. 盆腔淋巴结　前位可见骶前、髂内外淋巴结显影，后位可见 1～2 个闭孔淋巴结或直肠旁淋巴结显影。但因盆内毛细淋巴管少，显像剂吸收差，故显影淋巴结数目较少，清晰度较差。

6. 其他局部淋巴结　依据局部淋巴结的解剖学对影像进行解释。

（二）异常影像

1. 两侧淋巴显影明显不对称 一侧淋巴管扩张、淋巴结增大或缺损。

2. 淋巴链明显中断 显像剂停留在局部或有明显的侧支淋巴结通路，淋巴管扩张、迂曲，提示淋巴结严重梗阻。

3. 淋巴结明显增大 一处或多处淋巴结肿大、显像剂分布降低。

4. 淋巴结显像缺失或减少 可见单处或多处淋巴结影像缺失或影像剂分布明显减少。

5. 淋巴结显影明显延迟 2～4h后仍不见明显的淋巴结或淋巴管显影，见于淋巴回流不通畅或阻断。

五、临床应用评价

1. 恶性肿瘤淋巴系统转移的诊断 恶性肿瘤常通过淋巴系统发生远处转移，皮肤、口腔、呼吸道、消化道、生殖系和腺体发生的上皮癌多由或首先经由淋巴转移。肿瘤淋巴状态对肿瘤早期诊断、准确分期、治疗方案确定和预后估计都有重要价值。

肿瘤侵犯淋巴结的早期表现无特异性，淋巴结可以表现为肿大、显像剂分布增高或缺损。肿瘤转移后期淋巴结破坏、正常结构被取代，表现为淋巴结缺失，如淋巴链中断、显像剂分布缺损，最后可发展为淋巴阻塞、出现侧支反流影像。

淋巴显像能判断肿瘤的淋巴引流途径、局部及远处淋巴结受累情况。在乳腺癌、宫颈癌等肿瘤病例中，淋巴显像可准确地显示肿瘤淋巴结转移位置、范围，有助于分期和制定治疗计划。乳腺癌淋巴显像异常者的复发率明显高于淋巴显像正常者。

2. 恶性淋巴瘤的诊断 淋巴瘤常以实体瘤的形式生长于淋巴结、扁桃体等淋巴组织丰富器官，组织病理学分为霍奇金病和非霍奇金淋巴瘤两大类。恶性淋巴瘤临床表现为无痛性淋巴结肿大。淋巴显像见一处或多处淋巴结明显增大，显像剂分布增加或减少；中晚期则多呈明显显像剂分布减低甚至缺损。淋巴显像可明确淋巴瘤的分布范围，补充体检遗漏的病变，提高病检的准确性。

3. 良性淋巴疾病的诊断

（1）淋巴水肿：肢体淋巴水肿是最常见的良性淋巴疾病。原发性为先天性淋巴畸形或发育不良，淋巴显像表现为水肿肢体淋巴管不显影。继发性可为丝虫病、感染、手术或创伤、肿瘤、放射等引起。淋巴显像表现为淋巴水肿肢体局部淋巴结引流缓慢或停止，淋巴管显影中断并多有扩张，可出现侧支淋巴管显影，如果深部淋巴管同时受阻，可出现皮肤淋巴反流或水肿肢体淋巴侧支形成。不同淋巴异常影像对指导淋巴显微外科有帮助（图14-5）。

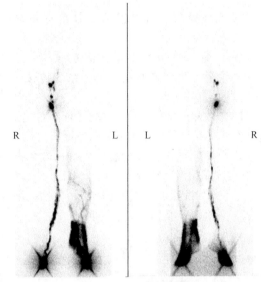

图 14-5 ^{99m}Tc-DX 淋巴显像左下肢淋巴水肿

（2）乳糜瘘：乳糜瘘是乳糜出现在不应有乳糜的区域，常为创伤、肿瘤、丝虫病、原发性淋巴系统发育不良等的并发症，临床常见的有乳糜胸、乳糜腹、乳糜尿等。淋巴显像可见显像剂漏出部位，胸腔、腹腔或输尿管膀胱见大量显像剂浓聚；或见淋巴结构异常影像（图14-6）。

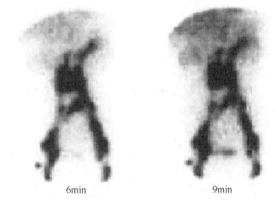

图 14-6   男性，60岁，年轻时曾患丝虫病，发现淘米水样尿一年多。^{99m}Tc-DX 淋巴显像，注药后6 min、9 min见左侧输尿管显影，手术结扎左侧肾底扩大淋巴管后，乳糜尿消失

乳糜尿阳性时可行淋巴显像检查有无乳糜瘘，乳糜尿阴性时可嘱患者食用高脂肪食物，发生乳糜尿时再检查；必须采用动态显像。动态显像见输尿管或肾盂显影比膀胱显像早或同时显影为乳糜阳性影像特征。判断乳糜瘘，必须在显像剂进入静脉前的早期行动态显像明确诊断。淋巴动态显像可提供有无乳糜尿症及乳糜尿来自于何侧肾脏，为淋巴手术方案提供可靠的影像依据。

淋巴显像对乳糜胸、乳糜腹、乳糜尿的定性和定位诊断有重要价值，能为病因诊断提供线索，是检测乳糜瘘疗效最可靠的方法。

（3）淋巴管炎：淋巴管炎行淋巴显像可见炎症淋巴管扩张，显像剂浓聚增多，淋巴回流加快，淋巴结肿大，与肿瘤、外伤等引起的淋巴管阻塞明显不同。

在临床上用于淋巴系统疾病诊断的方法主要是X线淋巴造影、CT、MRI、超声和淋巴显像。X线淋巴造影是评估淋巴系统形态学变化的最好方法之一，但该法有创、不宜重复、非生理性、有并发症、不能了解淋巴功能及淋巴回流的动力学改变；CT、MRI、超声是结构检查，可检测淋巴结肿大，但不能显示其淋巴回流及淋巴功能。与X线淋巴造影、CT、超声、MRI相比，淋巴显像是一种淋巴功能及淋巴回流动力学改变的显像，简单、安全、无创、可重复检查，能显示病变淋巴结分布、流向、淋巴管功能及淋巴回流的通畅性等情况，在临床上了解淋巴功能及淋巴回流的动力学改变的重要方法，目前尚无其他方法可以取代。

第三节　前哨淋巴结探测

前哨淋巴结（sentinel lymph node，SLN）是指某一组织或器官淋巴的第一级淋巴结，也是原发恶性肿瘤发生淋巴转移最先到达的第一个或第一站淋巴结。最早由 Cabanas 在 1977 年研究阴茎癌时提出，其在未出现临床淋巴结转移征象的阴茎癌患者身上发现了一组最早发生转移的淋巴结，用淋巴造影通过阴茎背部的淋巴管发现了引流阴茎癌的第一个淋巴结，称为前哨淋巴结。该淋巴结往往是引流区域中唯一阳性的淋巴结。恶性肿瘤的淋巴结转移并非随机无序发生，是由淋巴通道首先引流至第一站，前哨淋巴结最先有可能转移。如前哨淋巴结无转移，区域中其他淋巴结的转移可能性非常小（＜1%）；如前哨淋巴结出现转移，则区域中其他淋巴结的转移可能性大大增加。近年来，临床应用蓝色染料或放射性核素示踪探测技术对前哨淋巴结探测及病理活检取得很大成功，能准确地反映区域淋巴结的情况。前哨淋巴结活检目的，是使外科手术选择性地切除那些最有可能发生肿瘤转移的淋巴结，并根据前哨淋巴结的病理检查结果决定进一步的治疗方案，使得前哨淋巴结阴性的患者免遭淋巴结清扫所带来的伤害。

前哨淋巴结探测技术已经成为多种肿瘤（乳腺癌、胃癌、直肠癌、宫颈癌、外阴癌、口腔癌等）寻找是否有淋巴转移的重要手段之一，能够为临床

提供恶性肿瘤是否有淋巴转移、转移程度、肿瘤临床分期、治疗方案选择和预后判断等方面的重要参考信息。目前，临床主要用于前哨淋巴结探测的技术有：①生物染色法；②放射性核素探测法；③生物染色法＋放射性核素探测法；④荧光示踪法；⑤纳米碳示踪法；⑥间接淋巴结造影 CT 扫描。以上探测方法各自具有优缺点，本节重点介绍前哨淋巴结放射性核素探测法。

前哨淋巴结放射性核素探测，其示踪剂主要是 ^{99m}Tc 标记的硫胶体。显像剂一般术前 1 天至数小时内注射，可迅速通过淋巴管进入淋巴结进行显影。临床常用显像剂有非特异性显像剂和特异性显像剂两类：①非特异性显像剂如 ^{99m}Tc-硫化锑、^{99m}Tc-硫胶体、^{99m}Tc-白蛋白等，主要通过淋巴结主动摄取汇集至 SLN；②特异性显像剂有 ^{99m}Tc-美罗华（^{99m}Tc-mabthera），其与淋巴结内高表达 CD20 的 B 淋巴细胞选择性结合而显像。

前哨淋巴结放射性核素示踪检测包括手术前淋巴显像定位和手术中 γ 射线探测仪探测，若 γ 计数探测仪显示某一探测点放射性计数值高出组织本底 3 倍以上，该热点为 SLN 位置，其检出率高达99.4%，具有很高的特异性和准确性。

一、乳腺癌前哨淋巴结的探测

随着乳腺癌发病率的上升，对淋巴结体检阴性的乳腺癌患者前哨淋巴结的研究更加重视。尽管腋窝淋巴结清扫术可防止肿瘤进一步扩散，但可导致上肢疼痛、麻木、水肿等一系列术后严重并发症的发生，直接影响乳腺癌患者术后的生活质量。为了控制局部复发，提高整体生存率，腋窝淋巴结清扫曾作为判断腋窝淋巴结状况的唯一可靠方法而被广泛采用。但是，它所带来的损伤和并发症，至今仍是临床上的一大难题。随着 SLN 检测技术的不断进步，近年来，有学者对早期乳腺癌腋窝淋巴结清扫的必要性提出了质疑。前哨淋巴结活检不仅可用于乳腺癌准确分期，而且可避免腋窝淋巴结的盲目清扫，这使乳腺癌的手术治疗技术向前迈进了一步。前哨淋巴结活检适用于 T_1 期（肿瘤最大直径≤2.0 cm）和 T_2 期（直径＞2.0 cm 但≤5.0 cm）肿瘤，并且临床腋窝淋巴结触诊阴性的患者。

1. 术前淋巴显像体表定位　术前在肿瘤部位注射放射性核素示踪剂，行核素淋巴结显像，并用皮肤墨水在相应的皮肤上做出标记，进行示踪定位，便于术中寻找前哨淋巴结，称为放射性核素前哨淋巴结显像。一般在手术前 1 天下午 3～4 点钟注射 ^{99m}Tc-美罗华，注射剂量为 1 mCi（37 MBq，0.5ml），

注射部位为原发肿瘤周围及皮下组织（一般选择 3～4 个注射点），药物注射 16～18h 后采集图像，图像采集前设置体表放射性标记（胸骨柄、剑突、肋下缘等），使用数码照相机拍摄正位及侧位大体图并作图像大致融合。也可使用 SPECT/CT 采集正位及侧位图像，能峰 140 Kev，窗宽 20%，放大倍数 1.0，矩阵 128×128，采集计数至视野内淋巴结清晰显影（约 2～3 min），核素断层与 CT 融合图像定位。目前以研究乳腺癌的 SLN 为多，其中又以腋窝淋巴结为主。

2. 术中放射性核素定位法　放射性核素示踪术中放射性 γ 探头引导定位活检 SLN。放射性核素定位法是将放射性核素标记的胶体示踪剂于术前 1～6 h 注射在肿瘤周围，或注射在乳晕下，或注射在肿块表面皮下。术中应用专用 γ 探头按放射性计数探测淋巴结，在淋巴引流区域放射性计数最高处切开皮肤并分离解剖，在放射性 γ 探头引导下找到高放射性活性的 SLN 进行活检。文献报道 SLN 的检出率为 90%～98.6%，假阴性率为 2.2%～10.0%。具有定位准确，术中操作简单、省时等优点。

临床实践中可将前哨淋巴显像法术前体表定位或放射性 γ 探头术中探测定位分别单独应用，但两者联合应用效果较好，即术前在肿瘤周围注入核素显像剂，行乳腺和腋窝 γ 显像，在显像所见 SLN 处体表皮肤做标记。术中应用手持放射性 γ 探头定位并行 SLN 切除。前哨淋巴结活检是自开展保乳手术以来乳腺手术的又一里程碑，研究证实前哨淋巴活检对早期肿瘤（T_1 期）是高度敏感和正确的，当然这与 T_1 期肿瘤本来发生腋下转移的概率就很低有关。目前这已不是一项实验技术，国外许多外科医生已对 T_1N_0 期前哨淋巴结阴性的患者不再进行常规腋窝淋巴结清扫。也有许多学者想证明这项技术在 T_2 期甚至更大的肿瘤上的应用价值。有报道在 T_2 期肿瘤的研究中，达到了 99% 的检出率和 3% 的假阴性率，但还需要多中心前瞻性随机对照临床试验来证明。

二、消化道肿瘤前哨淋巴结探测

前哨淋巴结的概念亦适用于食管癌及胃癌，前哨淋巴结定位及活检技术也开始用于胃肠道肿瘤的治疗和研究中。早期胃癌前哨淋巴结引导下的外科手术是一项很有前途的技术。应用放射线核素标记的胶体在胃肿瘤周围注射，胶体通过淋巴管引流到前哨淋巴结并浓聚，再用放射性 γ 探头探测显示前哨淋巴结的位置。前哨淋巴结定位及活检技术已经在胃癌的治疗中应用并取得成绩，成功地施行了早期胃癌的前哨淋巴结精确定位及切除术，并对胃癌的分期、微转移和跳跃转移等有了进一步的认识。

放射性核素显像是口腔癌前哨淋巴结的主要定位方法，国外文献报道采用术前核素显像和术中放射性 γ 探头定位方法对舌癌患者进行前哨淋巴结定位，SLN 检出率达 100%，活检结果与常规颈部淋巴结清扫病理结果一致。使用放射性示踪剂与生物染料结合的方法有助于提高 SLN 的检出率。也有学者认为前哨淋巴结活检技术本身并不能完全准确评价口腔癌患者的颈淋巴或其他组织器官的转移情况。有文献报告在口腔癌的转移过程中，肿瘤细胞不通过首站淋巴结的引流途径而直接转移至其他淋巴结，可能存在跳跃转移，这为目前的检测方法所检出的前哨淋巴结能否代表肿瘤转移的首站淋巴结带来疑问。另外，口腔癌在没有颈部淋巴结转移证据的情况下有出现颈部软组织游离转移的可能，也难以通过前哨淋巴结活检来预测。为进一步判断前哨淋巴结活检的临床价值，大规模的临床试验及随访是必要的。

三、妇科肿瘤前哨淋巴结探测

妇科恶性肿瘤如外阴癌、宫颈癌、子宫内膜癌、卵巢癌等前哨淋巴结检测技术在欧美等国家已开展了大量的临床研究。在妇科肿瘤中最先应用于外阴癌，与外阴癌位置表浅、局部操作方便及病理特性有关。Decesare 等尝试利用核素方法进行术中前哨淋巴结定位活检。Terada 等联合应用放射性胶体与亚甲蓝染色的方法对 5 例早期外阴癌患者进行了前哨淋巴结活检，并尝试以前哨淋巴结活检术取代常规的腹股沟淋巴结清扫术。5 例患者中仅 1 例因前哨淋巴结病理结果阳性而接受了腹股沟淋巴结清扫术，其余 4 例前哨淋巴结阴性患者均未行进一步治疗，从而避免了广泛性手术及术后的并发症。

治疗早期宫颈癌的标准术式是广泛性子宫切除及盆腔淋巴结清扫术，但有相当一部分早期宫颈癌患者并不伴有盆腔淋巴结转移，因此，在早期宫颈癌处理中采用前哨淋巴结检测来评价整个盆腔淋巴结情况具有重要的价值。研究结果证明，放射性胶体和亚甲蓝染料联合应用的方法能够成功地进行早期宫颈癌前哨淋巴结定位检测及活检，但其临床价值还有待于进一步的研究。在探测前哨淋巴结方面，放射性胶体在淋巴结内滞留时间长，便于手术操作掌握，明显优于活性染料探测。

对于子宫内膜癌患者，术前显像和术中探测均为很有应用前景的探测前哨淋巴结的方法，术中对于盆腔淋巴转移情况的判断，可以为治疗提供非常重要的帮助。Niikura 等对 28 例欲行扩大手术的患者进行放射性胶体法定位 SLN，其灵敏度和特异性均为 100%。证实了前哨淋巴结检测在子宫内膜癌应用的可行性。因此，前哨淋巴结探测在未来的临床实践中具有非常重要的价值。

思 考 题

1. 骨髓显像的临床应用有哪些?
2. 淋巴显像的原理是什么? 常用显像剂有哪些?
3. 淋巴结显像正常影像和异常影像图像的显著特点有哪些?
4. 淋巴显像的临床应用有哪些?
5. 什么是前哨淋巴结?
6. 前哨淋巴结探测的主要方法及临床价值?

（王　攀）

第十五章 泌尿系统

泌尿系统（urinary system）由肾脏、输尿管、膀胱和尿道组成，具有排泄体内代谢产物、维持水、电解质和酸碱平衡的作用，可通过泌尿系统非显像和显像方法来检测其功能。本章重点讲述核医学在泌尿系统中的示踪原理、方法和主要的临床应用价值。

第一节　肾动态显像

肾动态显像是检测泌尿系统疾患的常规核素检查方法，包括肾血流灌注显像（renal perfusion imaging）和肾功能动态显像（dynamic renal function imaging），可以为临床无创性地提供双肾位置、大小、形态、血流、功能及尿路通畅情况等多方面信息，是临床核肾脏病学的重要组成部分。

一、原　　理

静脉注射经肾小球滤过或肾小管上皮细胞摄取、排泌而不被重吸收的放射性显像剂，用 SPECT 或 γ 照相机快速连续动态采集包括双肾和膀胱区域的放射性动态分布影像，可依序观察到显像剂灌注腹主动脉、肾动脉后迅速聚集在肾实质内，随后由肾实质逐渐流向肾盏、肾盂，经输尿管到达膀胱的全过程。

应用计算机感兴趣区（region of interest，ROI）技术，依据双肾系列影像而获得的双肾时间 - 放射性曲线，称为肾图（renogram），并对该曲线进行定量分析，以反映肾脏的功能状态和尿路排 泄的通畅情况。本法也可利用双肾早期聚集显像剂程度，通过特定的计算机软件来获得总的和分侧肾的有效肾血浆流量（effective renal plasma flow，ERPF）和肾小球滤过率（glomerular filtration rate，GFR）。本法比较灵敏，当血尿素氮（blood urea nitrogen，BUN）> 100mg/dl 和血肌酐（serum creatinine，Scr）> 10mg/dl 时仍可使双肾显影。

二、方　　法

1. 显像剂　肾动态显像的显像剂根据聚集与排泄机制不同，分为肾小球滤过型和肾小管分泌型两类：

（1）肾小球滤过型显像剂：^{99m}Tc- 二乙三胺五乙酸（^{99m}Tc-diethylenetriaminepentaacetic acid，^{99m}Tc-DTPA），成人剂量为 185～740 MBq，儿童剂量为 7.4 MBq/kg。

（2）肾小管分泌型显像剂：^{99m}Tc- 巯基乙酰基三甘氨酸（^{99m}Tc-mercaptoacetyltriglycine，^{99m}Tc-MAG$_3$）和 ^{99m}Tc- 双半胱氨酸（^{99m}Tc-ethulenedicysteine，^{99m}Tc-EC）成人剂量为 296～370 MBq，儿童剂量为 3.7 MBq/kg。

^{131}I- 邻碘马尿酸钠（^{131}I-Orthoiodohippurate，^{131}I-OIH）和 ^{123}I-OIH 仅用于肾功能动态显像。成人剂量分别为 11.1 MBq 和 37 MBq。

（3）其他显像剂：^{99m}Tc- 葡庚糖酸盐（^{99m}Tc-glucoheptonate，^{99m}Tc-GH）既可作为肾血流灌注和功能显像常用药物，也可作为肾皮质显像药物。成人剂量为 370～740 MBq，儿童剂量为 7.4 MBq/kg。

高锝酸钠（^{99m}TcO$_4^-$）仅用于肾血流灌注显像。成人剂量为 370～740 MBq，儿童剂量为 7.4 MBq/kg（见表 15-1）。

表 15-1　肾血流灌注和肾动态功能显像剂

显像剂类型	肾动态显像剂		剂量（MBq）	
	英文缩写	中、英文全称	成人	儿童
肾小球滤过型	^{99m}Tc-DTPA	^{99m}Tc- 二乙三胺五乙酸　^{99m}Tc-diethylenetriamine pentaacetic acid	185～740	74～370 或 7.4MBq/kg
肾小管滤过型	^{99m}Tc-MAG3	^{99m}Tc- 巯基乙酰基三甘氨酸　^{99m}Tc-mercaptoacetyl triglycine	296～370	37～185 或 3.7MBq/kg
	^{99m}Tc-EC	^{99m}Tc- 双半胱氨酸　^{99m}Tc-ethulenedicysteine	296～370	37～185 或 3.7MBq/kg
	^{131}I-OIH	^{131}I- 邻碘马尿酸钠　^{131}I-Orthoiodohippurate	11.1	
	^{123}I-OIH	^{123}I- 邻碘马尿酸钠　^{123}I-Orthoiodohippurate	37	
其他	^{99m}Tc-GH	^{99m}Tc- 葡庚糖酸盐　^{99m}Tc-glucoheptonate	370～740	74～370 或 7.4MBq/kg
	^{99m}TcO$_4^-$	高锝酸钠	370～740	74～370 或 7.4MBq/kg

2. 显像方法

（1）准备：检查前 30 ～ 60 min 常规饮水 300 ～ 500 ml 或 8 ml/kg，显像前排空膀胱。^{99m}Tc 和 ^{123}I 标记物为显像剂时，无特殊准备；^{131}I 标记物为显像剂时，检查前一天，口服复方碘液（Lugol 液）10 滴，检查后再服二天。

（2）体位和视野：常规肾血流灌注显像和功能显像取坐位或仰卧位，后位采集，视野内包括双肾、输尿管和膀胱。移植肾的监测取仰卧位，前位采集，探头置于盆腔部，视野包括移植肾和膀胱。

（3）操作程序：肘静脉"弹丸"式注射显像剂，同时启动采集开关，行连续双肾动态采集。肾血流灌注显像：1 ～ 2 s/ 帧，共 60 s。肾功能动态显像：30 ～ 60 s/ 帧，共 20 ～ 40 min。

（4）采集条件：使用 ^{99m}Tc 或 ^{123}I 标记物为显像剂时，探头配置低能通用型准直器，能峰分别为

140 keV 或 159 keV；使用 ^{131}I 标记物为显像剂时，探头配置高能准直器，能峰为 360 keV，窗宽 20%，矩阵 64×64 或 128×128，30 ～ 60 s/ 帧，放大倍数（Zoom）1 ～ 1.5。

（5）图像处理：应用感兴趣区（ROI）技术分别勾画出双肾区及腹主动脉区或心影区，获取双肾血流灌注和功能曲线及相关定量参数。

三、图像分析

1. 正常图像

（1）肾血流灌注显像：腹主动脉上段显影后 2 ～ 4 s，两侧肾动脉几乎同时显影，随后出现完好"肾影"，并逐渐变得清晰。此为肾内小动脉和毛细血管床，即肾小球和二次毛细血管的血流灌注影像，两侧基本对称，其影像出现的时间差和峰时差均小于 1 ～ 2 s，峰值差小于 25%（见图 15-1）。

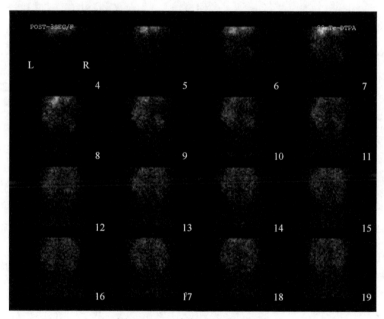

图 15-1　正常肾动脉灌注显像

（2）肾功能动态显像：肾脏血流灌注显影后，肾影逐渐增浓，在 2 ～ 4 min 时肾影最浓，双肾形态完整，放射性分布均匀，呈蚕豆形，显像剂尚未随尿液经肾盏、肾盂排入膀胱，此时肾影为肾实质影像。此后肾皮质内的放射性逐渐消退、减低，肾盏、肾盂处显像剂逐渐增浓，输尿管可隐约显影或不显影，膀胱于注射显像剂后 3 min 开始逐渐显影、增浓、增大。在 20 ～ 40 min 显影结束时，肾影基本消退，大部分显像剂集聚于膀胱内。双肾的相对肾功能各占 50%，正常范围为 45% ～ 55%（见图 15-2）。

2. 异常图像　肾血流灌注显像表现为单侧或双

侧肾影出现延迟、显像剂分布稀疏或未显影，分别表示患侧肾脏的血流灌注减少、中断或患肾功能的减低和（或）丧失。肾功能异常可由肾脏疾病和上尿路病变引起，常表现为肾皮质对显像剂的摄取或集聚减少，摄取高峰减低、延后或消失，显像剂分布稀疏、缺损或不均匀，显像剂排泄延缓或呈梗阻性表现，双肾功能参数不一致等。若水负荷不足或禁食时间过长会导致显像剂在双肾内滞留，排出缓慢或呈双肾梗阻性改变，可能造成双肾功能受损或双尿路梗阻等假阳性结果。

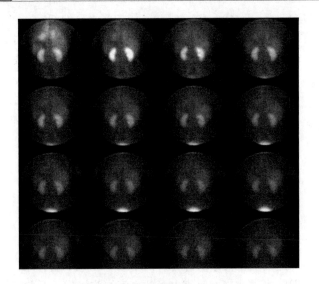

图 15-2　正常肾功能动态显像

四、肾图及肾功能定量分析

（一）肾图（Renogram）

1. 原理　静脉注射由肾小球滤过或肾小管上皮细胞摄取、分泌而不被重吸收的放射性示踪剂，在体外连续记录其滤过或摄取、分泌和排泄的全过程。所记录的双肾时间 - 放射性曲线称为肾图，反映肾脏的功能状态和上尿路排泄的通畅情况。通常根据肾动态显像的影像系列获得。在无核医学显像仪器的单位和床前行移植肾监测时，仍应用非显像核素肾图仪检测。

2. 方法

（1）示踪剂：^{131}I-OIH，描记法用量 0.185 ～ 0.37 MBq；显像法用量 11.1 MBq。^{99m}Tc-MAG$_3$、^{99m}Tc-DTPA 和 ^{99m}Tc-EC 用量为 37 ～ 74 MBq。

（2）显像方法

1）肾图仪描记法

A. 准备：检查当日前常规饮水 200 ～ 300 ml。

B. 体位：常规肾图取坐位或仰卧位，后位测定。移植肾的监测取仰卧位，前位测定。

C. 仪器条件：调整仪器的探测条件，使探头的探测效率处于同一水平。

D. 采集和处理：静脉"弹丸"式注射显像剂，同时启动测定开关，记录双肾区曲线，然后通过计算机处理曲线，计算有关定量参数。

该法以应用 ^{131}I-OIH 测定双侧肾图最为经典，由于 ^{131}I 的物理性能较差，且来源不便，目前多使用 ^{99m}Tc 标记药物。

2）显像法：同肾动态显像。

（3）正常肾图和分析指标

1）正常肾图曲线：正常肾图由陡然上升的放射性出现段（a 段）、示踪剂聚集段（b 段）和排泄段（c 段）组成（见图 15-3）。

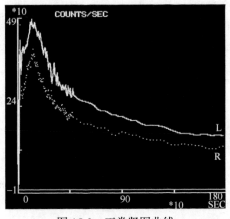

图 15-3　正常肾图曲线

a 段：静脉注射示踪剂后 10 s 左右，肾图曲线出现急剧上升段。此段为血管段，时间短，约 30 s，其高度在一定程度上反映肾动脉的血流灌注。

b 段：a 段之后的斜行上升段，3 ～ 5 min 达高峰，其上升斜率和高度与肾血流量、肾小球滤过功能和肾小管上皮细胞摄取、分泌功能有关。直接反映肾皮质功能，即肾小球和肾小管功能。

c 段：b 段之后的下降段，开始下降斜率与 b 段上升斜率相近，随后下降平稳，下降至峰值一半的时间小于 8 min，为示踪剂经肾集合系统排入膀胱的过程，主要与上尿路通畅和尿流量多少有关。

2）肾图定量分析指标：为客观地判断和分析肾图，需对肾图进行定量分析。常用参数的分析方法和正常值见图 15-4 和表 15-2。

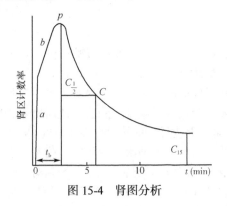

图 15-4　肾图分析

表 15-2　肾图定量分析指标及正常参考值

指标	计算方法	正常值	目的
高峰时间 (t_b)	从注射药物到肾内放射性计数最高	< 5 min（平均 $2 \sim 4$min）	尿路通畅时肾功能观察
半排时间 ($C_{1/2}$)	从高峰下降到峰值一半的时间	< 8 min（平均4min）	尿路通畅时肾功能观察
15分钟残留率	$(C_{15}/b) \times 100\%$	$< 50\%$（平均30%）	尿路通畅时肾功能观察
肾脏指数 (RI)	$[(b-a)^2+(b-c_{15})^2]/b^2 \times 100\%$	$> 45\%$（平均60%）	尿路通畅时肾功能观察
分浓缩率	$(b-a)/(a \times t_b) \times 100\%$	$> 6\%$（平均18%）	尿路不畅时评价肾功能
峰时差	$\lvert t_{b左} - t_{b右} \rvert$	< 1 min	观察两侧肾功能之差
峰值差	$\lvert b_左 - b_右 \rvert / b \times 100\%$	$< 30\%$	观察两侧肾功能之差
肾脏指数差	$\lvert RI_左 - RI_右 \rvert / RI \times 100\%$	$< 25\%$	观察两侧肾功能之差

C_{15} 为注射药物后 15 min 时的肾内计数率，b 为高峰时的计数率，a 为肾血流灌注峰的计数率，RI 为肾脏指数

（4）异常肾图和临床意义

1）持续上升型：a 段基本正常，b 段持续上升，未见 c 段出现。单侧出现时，多见于急性上尿路梗阻；双侧同时出现，多见于急性肾性肾衰竭。也可见于急性肾小管坏死、皮质坏死、上尿路扩张、脱水、梗阻、排异反应、肾动脉狭窄，偶可见于回肠膀胱术后、神经性膀胱功能障碍、水中毒及近期内做过肾盂造影或肾血管造影的患者。

2）高水平延长型：a 段基本正常，b 段斜率降低，上升较慢，此后基本维持在同一水平，未见明显下降的 c 段。多见于上尿路梗阻伴明显肾盂积水，也可见于慢性肾疾病、囊肿、脱水、血容量不足、肾盂肾炎、排异反应、肾动脉狭窄、肿瘤，偶可见于肾发育不全和近期内肾血管造影的患者。

3）抛物线型：a 段正常或稍低，b 段上升缓慢，峰时后延，c 段下降缓慢，峰型圆钝。主要见于脱水、肾缺血、肾功能受损和上尿路引流不畅伴轻、中度肾盂积水。

4）低水平延长型：a 段低，b 段上升不明显，基本维持在同一水平。常见于肾功能严重受损和急性肾前性肾衰竭，也可见于慢性上尿路严重梗阻。偶见于急性上尿路梗阻，当梗阻原因解除，肾图可很快恢复正常。

5）低水平递降型：a 段低，无 b 段，放射性计数递减，且较健侧同一时间的计数低。见于肾脏无功能、肾功能极差、肾缺如或肾切除。

6）阶梯状下降型：a、b 段基本正常，c 段呈规则的或不规则的阶梯状下降。见于尿返流和因疼痛、精神紧张、尿路感染、少尿或卧位等所致上尿路不稳定性痉挛。

7）单侧小肾图型：较对侧正常肾图明显缩小，但其形态正常，a、b、c 段都存在，可见于单侧肾动脉狭窄、先天性小肾脏和游走肾坐位采集肾图。

（5）注意事项

1）采用肾图仪描记法测定时探头需准确对位于双肾的部位，最好借助于 B 超定位。

2）检查过程中，患者须保持体位不动。

3）弹丸注射需高质量。

4）对近期内曾做静脉肾盂造影患者，应适当推迟检查时间。

（二）肾小球滤过率（glomerular filtration rate，GFR）测定

GFR 是指单位时间内从肾小球滤过的血浆容量（ml/min），它是反映肾脏滤过功能的直接指标。

肾功能受损时，GFR 的改变要早于外周血肌酐和尿素氮的变化。人的 GFR 不能直接测定，只能通过血浆中某种标记物的清除率而间接估算。经典的菊粉清除率测定方法一直被认为是"金标准"，但其操作繁琐，难以在临床上开展。利用仅从肾小球滤过而不被肾小管摄取或分泌的放射性显像剂，进行体外计数分析或双肾显像获得 GFR，体外血样品分析仅可获得双肾总 GFR，其值准确、可靠。双肾显像可通过"ROI"技术处理获得分肾和总肾 GFR 值，但其可靠性较差。

1. 血浆标本法　血浆标本法测定 GFR：主要有多标本法、双标本法（双血浆法）及单标本法。其中多标本法与菊粉清除率相关性最好，平均偏差 3.5 ml/min，但需要多次抽血，患者不易接受。单标本法的准确性较差，而双血浆法则与多标本法具有良好的相关性，平均偏差为 2.8 ml/min。因此，被推荐作为测定 GFR 的标准。

双血浆法：通常于注射 ^{99m}Tc-DTPA 后 2 小时和 4 小时分别从药物注射的对侧前臂肘静脉取血 4 ml，肝素抗凝，离心分离血浆，计数仪测量血浆放射性计数。根据公式计算出双血浆法 GFR，然后用体表面积（BSA）进行标准化处理。计算公式如下：

$$GRF=[D \ln(P_1/P_2)/(T_2-T_1) \times \exp\{[(T_1 \ln P_2)-(T_2$$

$\ln P_1)]/(T_2 - T_1)\}$

D 为注射放射性药物剂量 (cps)

P_1 为时间 T_1 时的血浆浓度计数 (counts/min/ml)

P_2 为时间 T_2 时的血浆浓度计数 (counts/min/ml)

2. γ照相机肾动态显像法 目前，在测定 GFR 的诸多方法中，γ照相机肾动态显像法应用最为广泛和普及。双肾显像可通过"ROI"技术处理获得分肾和总肾 GFR 值，其具有方便、简易、安全等优势，一般可满足临床的需求，但其也有许多不尽如人意之处。此法测得的 GFR 值不够稳定，受外界因素影响较大。当受检者肾功能正常时，其值重复性好；

而肾功能出现异常时，该法测得 GFR 的重复性较差，肾功能受到损害越严重，可重复性越差，此时，临床常常需要血标本法来评价患者的肾功能。

（1）方法：显像剂使用 ^{99m}Tc-DTPA，剂量小于 111 MBq。其他参见肾动态显像方法学部分。

（2）GFR 测定：放射性核素标记化合物清除率测定方法与菊粉清除率测定方法具有较好的相关性、且易于临床操作。根据 Gates 法技术，测定总肾及分肾肾小球滤过功能。使用 γ照相机，在注射显像剂后 1 ~ 3 min 分别计算双肾内显像剂占注射总量的百分比。依据 Gates 公式计算 GFR：

$$\text{分肾摄取率}(\%) = \frac{(\text{肾脏指数} - \text{本底}/e^{-uy}) \times 100\%}{\text{注射剂量}}$$

$$\text{双肾摄取率}(\%) = \frac{(\text{右肾计数} - \text{本底})/e^{-uy_R} + (\text{左肾计数} - \text{本底})/e^{-uy_l}}{\text{注射剂量}} \times 100\%$$

$$\text{总肾 GFR (ml/min)} = \text{双肾摄取率} \times 9.813 - 6.825$$

$$\text{分肾 GFR (ml/min)} = \text{总肾 GFR} \times \frac{\text{分肾摄取率}}{\text{双肾摄取率}}$$

式中 $u = 0.153$，为 ^{99m}Tc 在体内的衰减校正系数。$y =$ 肾脏深度，$y_L =$ 左肾脏深度，$y_R =$ 右肾脏深度；按 $T\Phi$nnesen 公式计算。

$y_L = 13.2 \text{(weight/height)} + 0.7$

$y_R = 13.3 \text{(weight/height)} + 0.7$

Weight 为体重（kg），Height 为身高（cm）

3. 正常参考值 不同地域和医院的正常参考值不同。GFR 随年龄的增长而有所下降，大约每年平均下降 1%。推荐正常参考值为：男性 105 ± 19 ml/min，女性 100 ± 15 ml/min。

4. 注意事项

1）药物标记率必须大于 96% 以上。

2）弹丸注射需高质量。

3）皮下软组织不能有药物残留。

（三）肾有效血浆流量（effective renal plasma，ERPF）测定

1. 原理 肾有效血浆流量是评价肾脏功能的重要参数。如果血浆中的某一物质如酚红或马尿酸类衍生物，在流经肾脏时，可从肾小球滤过或由肾小管摄取、分泌，经过肾循环一周后可被完全清除掉，而不被重吸收，则该物质每分钟的尿中排出量应等于每分钟通过肾脏的血浆中所含的量，故该物质的血浆清除率即为每分钟通过肾脏的血浆量。肾脏的血供量包括肾脏泌尿部分和非泌尿部分（如肾被膜、

肾盂等）两部分，肾脏泌尿部分占总肾供血量的 92% ~ 95%，故称为肾有效血浆流量。

2. 方法 显像剂使用 ^{131}I-OIH、^{123}I-OIH，剂量为 11.1 MBq 和 37 MBq 或 ^{99m}Tc-MAG$_3$、^{99m}Tc-EC，剂量为 296 ~ 370 MBq 和 296 ~ 370 MBq。其他参见肾动态显像方法学部分。

3. ERPF 测定 根据 Schlegel 的计算公式，在注射 ^{131}I-OIH 后 1 ~ 2 分钟分别计算双肾内药物占注射显像剂后 1min 总计数的百分比：

分肾摄取率（%）

$$= \frac{(\text{肾脏指数} - \text{本底}) \times y^2}{\text{注射显像剂后 1min 总计数}} \times 100\%$$

双肾摄取率（%）

$$= \frac{(\text{左肾计数} - \text{本底}) \times yL^2 + (\text{右肾计数} - \text{本底}) \times yR^2}{\text{注射显像剂后 1min 总计数}} \times 100\%$$

$\times 100\%$

总肾 ERPF (ml/min) = 5.029 ×

$(0.37 \times$ 双肾摄取率 $- 2.315 \times 10^{-4} \times$ 双肾摄取率$^2)$

$$\text{分肾 ERPF (ml/min)} = \text{总肾 ERPF} \times \frac{\text{分肾摄取率}}{\text{双肾摄取率}}$$

4. 正常参考值 不同医院及仪器的正常参考值可能有差异。ERPF 也随年龄的增长而有所下降。推荐正常参考值为：总肾 537.86 ± 109.08 ml/min，右肾 254.51 ± 65.48 ml/min，左肾 281.51 ± 54.82 ml/min。

如果使用 ^{99m}Tc-MAG$_3$ 和 ^{99m}Tc-EC 测定 ERPF，应对 Schlegel 公式进行修正并建立相关的正常参考值范围。

5. 注意事项

（1）^{131}I-OIH 和 ^{123}I-OIH 标记率必须大于 98% 以上，^{99m}Tc-MAG$_3$ 和 ^{99m}Tc-EC 标记率必须大于 96% 以上。

（2）弹丸注射需高质量。

（3）皮下软组织不能有药物残留。

五、肾脏介入试验

介入肾动态显像是充分利用药物或其他负荷方式，改变肾脏的正常或病理生理过程，获得更多的肾功能信息，达到提高诊断效率的目的。最常开展的有利尿剂介入试验（diuresis test）和巯甲丙脯酸介入试验（captopril test）。

（一）利尿肾动态显像

1. 原理 机械性尿路梗阻和动力性尿路梗阻（即非梗阻性尿路扩张）在肾动态显像和肾图中均表现为梗阻征象。非梗阻性肾盂扩张病变因其张力变小、容积增大导致放射性潴留。注射利尿剂后，尿流量迅速增加，可迅速将扩张的非梗阻性集合系统中潴留的显像剂洗出。而在机械性梗阻病变中亦可有肾盂扩张，但因尿路不畅，注射利尿剂后梗阻部位近端潴留的显像剂洗出缓慢或无法洗出。因此，利尿试验可对机械性尿路梗阻和动力性尿路梗阻进行鉴别诊断。但该试验要求患侧肾脏必须有足够的能力（肾功能）对利尿剂作用做出充足的反应以便显著地增加尿流量。反应程度取决于利尿剂注射的时间，所给利尿剂的种类、剂量，给药途径以及患者显像时的水负荷状态等。

2. 方法 利尿试验可采用单次显像或双次显像。单次显像基本同肾动态显像，只是选择在显像过程的不同时间点注射利尿剂。双次显像是在完成常规肾动态显像后，发现有肾盂积液时再行第二次利尿肾动态显像。而第一次进行的常规肾动态显像被称作基础肾显像。

（1）显像剂：显像剂同肾动态显像。

（2）利尿剂：速尿为目前所用利尿剂，成人常规缓慢（1～2min）静脉注射 40mg；儿童 1mg/kg，最大 40mg。

静脉注射速尿时间有三种：①注射显像剂后 15～20min（F+20 方法）；②注射显像剂前 15min（F-15 方法）；③与显像剂同时注射（F+0 方法）。

须注意的是，因给利尿药物的方案有差异，发报告时应当注明注射利尿剂的时间，这样有利于避免临床医生随访时混淆不同结果可能带来的差异。

（3）显像方法：F+20（单次显像）：在基础显像至 15～20min 时，静脉注射速尿并至少继续采集 15～20min，显像总时间为 35～60min。应用 F+20 方法时，注射利尿剂后务必记录注射时间，并在图像后处理时标记在相应的图像上。

F-15 和 F+0：除了需要给以利尿剂外，利尿显像方法类同基础显像。它们通常作为 F+20 结果可疑梗阻的后续补充手段，其次可结合基础图像应用（双次显像），也有单独应用的（单次显像）。

（4）图像处理：肾血流灌注和功能图像的显示方式与基础显像相同。应用感兴趣区（ROI）技术分别勾画出双肾区、C 形的半月型本底区、膀胱和腹主动脉或心影区，获取双肾功能曲线（肾图）及相关定量参数。做肾功能测定时，双肾皮质感兴趣区应尽量将肾盂部排除在外，有时因梗阻严重和梗阻时间较长，肾脏明显增大变形，会严重干扰对双肾兴趣区的勾画，此时应格外谨慎。而在勾画有肾盂积液的集合系统感兴趣区时，应将整个积液区包括在内，如肾盂、肾盏和扩张的输尿管，这样有利于治疗前后结果的对比分析，可以最大限度地避免诊断误差。

3. 图像分析

（1）肾功能的评价：以 F-15 方式注射速尿后，患侧肾皮质增加了对显像剂的浓聚。因此，肾脏 2 min 显像剂摄取增加，高峰时间有时会较前略有缩短，肾皮质清除加快，而相对肾功能并无明显变化。

（2）肾图分析

1）尿路梗阻（urinary tract obstruction）：表现为给予速尿前肾盂内放射性示踪剂持续聚集，注射速尿后依肾脏梗阻的程度表现为肾盂放射性示踪剂仅少量下降、不变、甚至增加，显示速尿无法引发明显的尿量排出（图 15-5）。

2）非尿路梗阻（no urinary tract obstruction）：当肾盂扩张侧肾功能正常时，TAC 的起始部分与正常肾功能的相似。随后显像剂在肾盂内持续集聚，注射药物后的 20～30 min 肾图为高坪线。注射速尿后，放射性活性迅速减少，显示速尿作用后引发大量的尿液排出。对速尿的急剧反应，说明肾盂肾盏处积液为非梗阻性肾盂扩张所致（图 15-6）。

3）可疑尿路梗阻或不确定型（equivocal or indeterminate）：速尿注射前，肾动态显像显示集合系统内尿液淤滞，肾图呈梗阻型表现；速尿静脉注射后，集合系统内的尿液淤积未能迅速改善，肾图曲线较前改善但不够明显。该种现象的出现，有多种可能：①肾功能的利尿反应正常，但上尿路不全梗阻；②肾功能的利尿反应差，而无梗阻存在；③集合系统过度扩张，因其容积量过大，示踪剂洗出速率不够快。

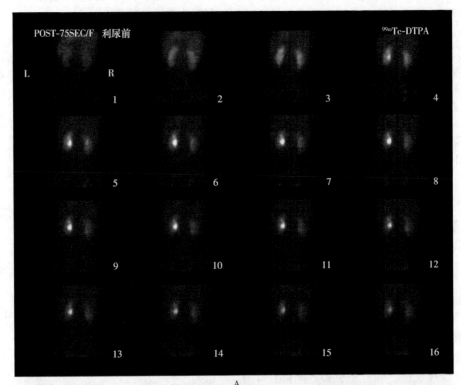

A

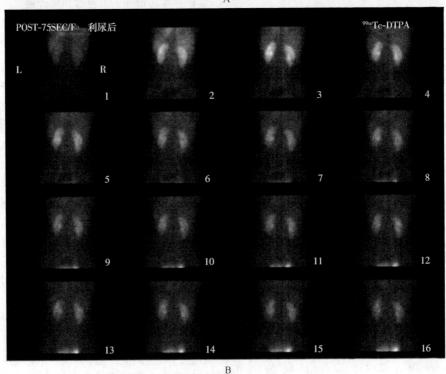

B

图 15-5 非梗阻型尿路扩张的利尿肾图（利尿前后对比）

A. 为利尿前，B. 为利尿后

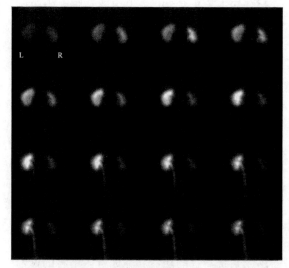

图 15-6 左输尿管结石、左肾盂积液、左输尿管中上段扩张（后位）

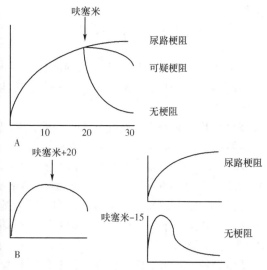

图 15-7 F+20 和 F-15 利尿肾图变化

4. 定量分析

（1）半排时间（time to half peak，$t_{1/2}$）：即放射性药物从体内排出一半所需的时间。

在 F+20 方法中，注射速尿后无梗阻肾的半排时间一般为 < 10 min，临床上通常以 < 15min 界定为无梗阻存在（具体界定值各医院根据自己的技术条件、经验会略有差异）；若半排时间 > 20min，可判定为上尿路梗阻；若在 15 ～ 20min 之间，为可疑反应或不确定型，即无法明确诊断也不能排除梗阻的存在（图 15-7）。

F+0 方法和 F-15 方法均可使半排时间缩短。目前，F-15 和 F+0 两种方法的判别标准同 F+20 方法。

（2）肾脏输出效率（rate of output efficiency，ROE）：肾脏输出效率是指肾脏在单位时间内清除的示踪剂所占肾内总放射性的百分比。儿童与成人相同，ROE 的正常值均 > 80%。主要用于伴有严重肾功能损害的梗阻性病变的鉴别诊断，但不适用于过度扩张的非梗阻性集合系统疾病。

（二）巯甲丙脯酸介入显像

1. 原理 肾血管性高血压（renovascular hypertension，RVH）是由于肾动脉主干或大分支狭窄，导致其远端肾脏血液动力学和体内激素水平的明显变化而引起的。肾动脉狭窄严重时（狭窄 ≥ 50%），其远端的肾动脉压和血流量将会暂时性降低，刺激患侧肾脏的近球小体分泌肾素。肾素（renin）作用于肝脏合成的血管紧张素原，使其转换为血管紧张素 I（AI），AI 在血管紧张素转换酶（angiotensin converting enzyme，ACE）作用下又转换为血管紧张素 Ⅱ（AII）。患侧肾动脉血流灌注压降低，刺激 AII 生成，对肾小球出球小动脉产生收缩效应，使肾小球血流灌注压和滤过压增高，维持正常的 GFR 值。巯甲丙脯酸是一种良好的 ACE 抑制剂（inhibitor），可抑制肾素 - 血管紧张素 - 醛固酮系统活性，阻断 AII 的生成，舒张肾小球出球小动脉，球内滤过压降低，超滤液形成明显减少，GFR 减少，放射性显像剂潴留（见图 15-8）。该变化可通过巯甲丙脯酸肾显像表现出来：口服巯甲丙脯酸前，基础肾显像显示患侧肾脏功能正常或轻度异常；巯甲丙脯酸介入后，巯甲丙脯酸肾显像显示患侧肾功能出现异常或原有异常明显加剧。这种双侧肾脏功能的不对称性，可明显提高检出肾血管性高血压的灵敏度和特异性。在检测双侧肾动脉狭窄（renal artery stenosis，RAS）时，巯甲丙脯酸肾显像的不对称性可明确诊断较重侧病变，但不能可靠的确定另一侧是否存在病变。

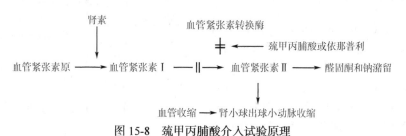

图 15-8 巯甲丙脯酸介入试验原理

2. 方法

(1) 显像剂：显像剂同肾动态显像。

(2) 显像方法

A. 患者准备：停服血管紧张素转换酶抑制剂 1 周，β 受体阻滞剂和利尿剂 3 天以上。体位及其他同肾动态显像。

B. 操作程序：在巯甲丙脯酸介入试验前，常规行肾动态显像或肾图检查，作为基础对照。隔日口服巯甲丙脯酸 25～50 mg，每隔 15 min 监测一次血压，至 1 h 时，饮水 300～500 ml 或 8 ml/kg，30 min 后进行第二次肾动态显像或肾图检查，即巯甲丙脯酸介入试验。其采集条件、图像处理和其他同肾动态显像。

3. 图像分析　将巯甲丙脯酸介入试验的肾影像和肾图与首次肾动态显像结果比较。若常规肾动态显像或肾图正常或大致正常，而巯甲丙脯酸介入后患肾影像出现和消退延缓，肾影小，肾图曲线峰值降低，峰时和排泄明显延缓，左右肾相对功能差异明显增大，表明该试验为阳性，支持肾血管性高血压病的诊断。

六、临床应用

（一）肾皮质功能的评价

双肾功能包括肾小球功能和肾小管功能。临床应用不同的显像剂，可用于判断不同的肾脏功能、分肾功能以及 GFR 和 ERPF 值的变化。通常肾小球功能损害先于肾小管，而肾功能的损害往往表现为球管平衡现象，即肾小球和肾小管功能的损害基本一致。肾显像在评价肾功能方面明显优于静脉肾盂造影（IVP），尤其对于严重肾盂积水或其他原因所致的残余肾功能方面。B 超、CT 和 MRI 在判定双肾形态、结构、大小及液性组织方面具有很大的优势，而在功能测定方面，主要依据双肾组织的密度变化。核医学显像方法通过肾小球滤过或肾小管上皮细胞摄取、分泌显像剂来判定肾脏的小球和小管功能，是一种功能显像，因此，在肾功能的评价方面具有得天独厚的优势。

（二）尿路梗阻性疾病

梗阻性肾病（obstructive uropathy）是一组由各种因素所致的泌尿系统梗阻性病变，可发生于肾盂、肾盏、输尿管及尿道的任何部位，引起肾盂、肾盏、输尿管积水以及膀胱潴留和肾功能损害等。该种疾患比较常见，可根据尿路梗阻的部位分为上尿路梗阻（即膀胱以上梗阻）和下尿路梗阻（即膀胱以下包括尿道发生梗阻）。上尿路梗阻多为单侧，也可双侧，对肾功能的影响发生较快，所致原因很多，包括机械性梗阻和动力性梗阻两大类；下尿路梗阻时，由于膀胱的代偿及缓冲作用，对肾功能影响发生较慢，但均为双侧性。

自 20 世纪 60 年代后期 Rado 提出利尿剂核素肾显像应用以来已有将近 50 年历史。70 年代后期 O'Reilly 完成了上尿路梗阻应用的系统性研究后，利尿剂核素肾显像被临床所接受。由于它可同时对可疑上尿路梗阻和肾功能两方面加以评价，而成为诊断上尿路梗阻的主要方法之一。核素肾显像的生物学基础不同于 B 超、CT 等检查方法，与 IVP 也有一定的差别。B 超主要用于形态学的检查，但对泌尿系统器官的功能和输尿管内结石的诊断尚有欠缺。IVP 虽对泌尿系统检查有形态与功能两方面的应用，但它与磁共振尿路成像（magnetic resonance urography，MRU）一样，受干扰的因素较多，致使诊断阳性率相对较低。IVP 的压腹使受检者甚感不适，老弱患者都难以接受。CT 检查常用于寻找泌尿系统结石，但目前 CT 输尿管造影（CT urography，CTU）技术还不能像核医学检查那样较为精确地动态评估肾功能。尽管核素肾动态显像类似于 IVP，但它不能进行非常细致的形态学观察和一些占位性病变的定性诊断。然而，核素肾动态显像是一种安全、简便、无痛苦、无损伤、无须特殊准备的检查方法，对一些年老、体弱、泛影葡胺过敏者也可实施。肾动态显像不仅能从形态和功能上观察肾脏，而且能够提供较为准确的反映总肾及分肾功能的 GFR 和 ERPF 值。肾动态显像在反映肾功能方面其灵敏性、准确性大大优于 IVP。

肾动态显像可显示双侧上尿路通畅情况。上尿路通畅时，结果同正常影像。上尿路梗阻时，因梗阻程度、部位不同，影像结果不同。其典型影像特点为：肾盏和（或）肾盂显影，并明显扩张，显像剂浓聚，消退延缓，有时可见梗阻上方输尿管显影、扩张。因尿路梗阻程度和时间不同，患侧肾功能状况也有很大差别。部分梗阻、时间较短时，同侧肾功能受损程度小；完全梗阻、时间长，可致该侧肾功能完全丧失。在患侧肾功能正常时，IVP 灵敏度明显低于肾功能显像。当水负荷不足，膀胱内尿液充盈，休克、弥漫性肾小管腔淤塞或压力明显增高、肾功能严重受损时，肾内影像持续不退，可出现假阳性结果。利尿试验主要用于梗阻性肾盂积液和单纯肾盂扩张的鉴别诊断。

（三）肾血管性高血压

肾血管性高血压是由肾动脉的主干或主要分支

狭窄所引起的，但也有部分肾动脉狭窄患者的血压为正常，因此肾血管性高血压病与肾动脉狭窄和其他高血压病的鉴别诊断就显得相对重要。目前，筛选和鉴别诊断肾血管性高血压病的方法很多，其中ACE抑制剂介入肾动态显像（如巯甲丙脯酸试验）可明显提高探测单侧肾血管性高血压的诊断灵敏度和特异性，而对双侧肾血管狭窄的诊断作用还存有较大争议。

肾血管性高血压病在常规肾动态显像中的影像学特点为患侧肾血流灌注减低，影像延迟，肾实质影像小，多伴肾功能受损，肾图曲线呈小肾图型，而GFR降低。在行巯甲丙脯酸试验后，GFR值明显减少，能提高单侧肾血管性高血压病的诊断率。而严重者肾脏可不显影，肾图为无功能图形，提示患肾无血流灌注或肾脏几乎无功能，巯甲丙脯酸试验为假阴性。

（四）肾衰竭

肾衰竭(renal failure)是指各种原因导致的肾脏功能衰竭而引发的临床综合征，包括急性肾衰竭(acute renal failure，ARF)和慢性肾衰竭(chronic renal failure，CRF)，均表现为血尿素氮和血肌酐异常增高，GFR明显降低。当血肌酐超过500 mmol/L或GFR小于5～10 ml/min时，该患者就需进行血液透析治疗。

急性肾衰竭由许多种原因引起，在此之前没有明显的肾脏疾病，经过去除病因和积极治疗后，肾功能可以恢复正常。肾显像显示双肾大小、形态正常，显像剂长时间滞留于双肾皮质内，清除明显减慢，膀胱内出现显像剂的时间明显延后和数量减少，GFR显著降低。肾图呈现双侧对称性上升曲线，与严重梗阻性曲线相似（图15-9）。

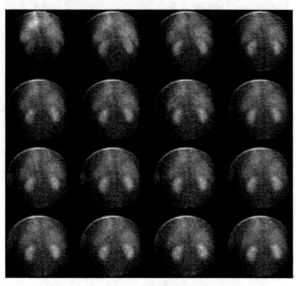

图15-9 急性双肾衰竭

慢性肾衰竭通常是长期肾脏疾病发展的自然结果，治疗对肾功能的恢复没有大的帮助，仅能预防病情的进一步发展和恶化。在肾功能损害的不同时期，肾显像结果有明显差别。慢性肾衰竭表现为双肾对称性显著缩小、无显像剂摄取高峰，清除明显延缓，膀胱内显像剂出现较晚且量很少，周围本底明显增高，GFR很低。

（五）移植肾的监测

移植肾(renal transplantation)通常被手术置于右髂窝，术中和术后伴有许多合并症，根据解剖结构可分为肾前性(prerenal)、肾性(renal)和肾后性(postrenal)。肾前性包括：血管阻塞，肾动脉狭窄，动脉撕裂等；肾性包括：急性肾小管坏死(acute tubular necrosis，ATN)，急慢性环孢素A中毒性肾病，排异反应，梗死，出血，移植肾破裂和动静脉瘘等；肾后性包括：腔内梗死，输尿管狭窄，血凝块，腔外梗阻，肾周液体储集，尿漏，脓肿和膀胱输尿管返流等。

急性肾小管坏死，现称为血管运动性肾病(vasomotor nephropathy)，几乎全部出现在尸体移植肾中，活体移植肾罕见。该并发症时常出现于术后24小时内，于1～3周消失，表现为肾功能恢复，排尿量正常，是由肾-血管紧张素系统局部活性引起的肾内反射性缺血性反应。核素肾显像表现为血流灌注好，肾功能差，尿液排出量减少。

排异反应分成四种：超急性排异反应(hyperacute rejection)，加速排异反应(accelerated acute rejection)，急性排异反应(acute rejection)和慢性排异反应(chronic rejection)。出现超急性排异反应的受者体内事先已存有抗供者组织抗原的抗体，包括抗供者HLA抗体和血小板抗体。在肾移植时，此反应可以预防，关键在于二者血型要相同。其唯一补救措施为再移植。通常于术后即刻出现，术中移植肾色泽若变黑、肿胀便可诊断。可通过放射性核素肾显像获得诊断，表现为移植肾无血流灌注和功能丧失，显像剂分布缺损，需与血管梗死相鉴别。

加速排异反应见于曾有输血和器官移植病史患者，此类患者对移植肾过度敏感，时常发生于术后第一周。急性排异反应多见，典型反应发生于术后的5～7天内，主要由T细胞的免疫反应所致。临床主要表现为发热，移植肾肿大，局部胀痛。移植肾活检是诊断排异反应的金标准。放射性核素肾显像显示移植肾血流灌注减低，功能差，应与ATN鉴别。慢性排异反应为一种延后排异反应，可发生于移植术后半月到半年。该过程发展隐匿、缓慢，移植肾功能逐渐减退，免疫损伤主要是血管慢性排异以及非免疫损伤机制所致组织器官退行性变。放射性核素肾显像示移植肾血流灌注减低，肾皮质聚集显像剂减少、延缓，尿液形成减少。

肾盂输尿管或膀胱输尿管处术后早期，可能出现尿漏。核素肾显像示上尿路外出现异常放射性浓聚，形状不规则，外缘边界不清。

（六）肾外伤（renal trauma）

肾脏遭受外伤后，肾内血管、组织损伤，其血运可能降低；肾外包膜或输尿管破裂，尿液将出现于泌尿系统之外，形成尿漏。核素肾显像示肾包膜内出血处显像剂分布缺损，较周围本底放射性计数低；肾外包膜或输尿管破裂后，泌尿系统外可见不规则的显像剂浓聚影。

第二节　肾静态显像

一、原　　理

通过静脉注射被肾小管上皮细胞特定摄取而清除缓慢的放射性显像药物，使肾脏清晰显影，可以获得相关的肾脏信息，如肾脏的大小、形态、位置、分肾功能及占位性病变等。

二、方　　法

1. 显像药物

（1）^{99m}Tc- 二巯基丁二酸（^{99m}Tc-dimercaptosuccinic acid，^{99m}Tc-DMSA）：目前最好的肾皮质显像剂。大约注射剂量的40% ～ 60%与肾近球小管细胞紧密结合，其余通过尿液缓慢排出。因其不通过肝胆系统排泄，免受肝胆消化道等因素影响，肾实质影像更为清晰。成人剂量74 ～ 185 MBq，儿童剂量为1.85 MBq/kg（最小为22.2 MBq）。

（2）^{99m}Tc- 葡庚糖（^{99m}Tc-glucoheptonate，^{99m}Tc-GH）：见肾动态显像。成人剂量为370 ～ 740 MBq，儿童剂量为7.4 MBq/kg。

2. 显像方法

（1）患者准备：一般无特殊准备。不合作者（如儿童、意识障碍者）给予适量的镇静剂，以确保显像过程中保持体位不变。显像前排空膀胱。

（2）体位：常规取仰卧位，有时平面像也取坐位。平面显像：后位、前位、左后斜位、右后斜位，必要时行左侧位和右侧位显像。

（3）操作程序：静脉注射显像剂后2 ～ 3 h，分别行双肾平面和断层显像。

（4）采集条件：探头配置低能通用型准直器，平面采集3×10^5 ～ 5×10^5计数或配置针孔准直

器，平面采集1×10^5计数；断层时，探头配置低能高分辨准直器，能峰为140 keV，窗宽20%，矩阵64×64或128×128，360° 椭圆旋转，3° ～6° / 帧，20 ～ 40 s/ 帧，Zoom：1 ～ 1.5。

（5）图像处理：平面影像无需特殊处理；断层影像需进行图像重建，选用适当的滤波函数，进行衰减校正，获得横断面、冠状面和矢状面图像。

三、图 像 分 析

1. 正常图像　双肾呈蚕豆状，影像清晰，轮廓完整，肾门平第1 ～ 2腰椎，双肾纵轴呈"八"字形，右肾多较左肾略低和宽，左肾较右肾略长。大小约为11 cm ×6 cm，两肾纵径差＜ 1.5cm，横径差＜ 1.0cm。肾影周边显像剂分布增高，肾门和中心处稍低，两侧基本对称（见图15-10，图15-11）。

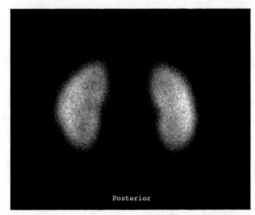

图 15-10　正常肾静态显像（^{99m}Tc-DMSA）

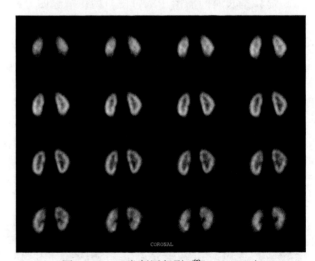

图 15-11　正常断层肾影（^{99m}Tc-DMSA）

2. 异常图像

（1）肾脏位置、形态和数目异常：如异位肾、单肾、先天性畸形等。

（2）肾内占位性病变：如肿瘤、囊肿等，表现为局限性显像剂分布稀疏或缺损。

（3）急性肾盂肾炎：单个或多个肾皮质显像剂分布稀疏、缺损区，形态各异。偶可见全肾显像剂分布减低。6个月内，急性肾盂肾炎可完全治愈，显像结果也可恢复正常。

（4）肾皮质瘢痕：陈旧瘢痕收缩，引起相邻肾皮质体积的缩小，如皮质变薄，肾外形变宽或肾皮质楔形缺损。尤其随周围正常皮质组织生长发育，陈旧瘢痕变得更为明显。

四、临床应用

（一）了解肾脏大小、位置和数目状况

1. 肾位置异常 肾动、静态显像均可直接显示肾实质全影，且影像清晰。肾下垂多见于一侧肾脏，若肾影中心下降＞3cm即属肾下垂。游走肾于卧位时肾影大小、位置基本与对侧正常肾脏相同，而坐位时则明显下降，且小于卧位影；异位肾时，常可见正常肾区仅有一侧肾脏，而在腹、盆腔有另一发育欠佳的异位肾（图15-12、彩图15-12）。肾显像为形态和功能双重检测方法，对异位肾和单侧肾缺如（见图15-13）的诊断要优于B超和CT等影像学方法，并常用于明确腹、盆腔肿物与肾脏间的关系。

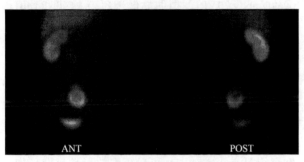

ANT　　　　POST

图 15-12　左肾盆腔异位（详见彩图）

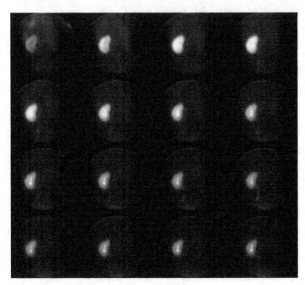

图 15-13　右肾缺如

2. 肾形态异常 可明确显示先天性肾畸形，如马蹄肾、孤立肾、双肾一侧融合、重复肾等，并可了解其功能状况。马蹄肾是最常见的肾融合畸形，肾影可见病肾下极相连，形似马蹄状，前位明显。多囊肾表现为囊区显像剂分布缺损或明显稀疏，残留肾组织显影。肾显像在形态学显像方面要逊于B超、CT等影像学方法，但其优势在于了解畸形肾的功能。

3. 一侧肾不显影 见于先天性肾缺如、肾功能丧失或肾切除术后，该侧肾区无显像剂集聚，健侧肾脏常常代偿性增大。

4. 双肾影显示不良 提示双侧肾功能严重受损，残留肾功能组织明显减少。

（二）肾脏炎症性病变

肾静态显像对肾盂肾炎、肾脏瘢痕的诊断阳性率明显高于B超、CT、IVP等影像学检查。急性肾盂肾炎表现为单侧或双侧肾脏的单发或多发放射性缺损区，也可见弥散性放射性减低。慢性肾盂肾炎显示肾影变小，形成瘢痕的部位放射性摄取减低，分布稀疏不均。

急性肾盂肾炎的典型临床表现为发热，患侧腰痛和肋脊角触痛，白细胞计数增高，脓尿等。在许多病案中（尤其儿童），其临床症状不甚明显。上尿路感染患者时常仅有下尿路感染的症状和体征，仅根据临床表现和实验室检查结果诊断急性肾盂肾炎是不可靠的。单侧输尿管导管冲洗或膀胱冲洗试验可以准确定位上尿路或下尿路感染，但上述两种方法均为有创性检查，且无法鉴别肾盂炎症是否侵及肾实质。

下列几种显像技术也可用于急性肾盂肾炎和下尿路感染的鉴别诊断。静脉尿路造影（intravenous urogram，IVU）诊断急性肾盂肾炎的灵敏度很低。CT是一种灵敏有效的解剖形态学诊断技术，可判别肾实质密度变化和范围大小，尤其适用于肾周组织的评价。但常规作为鉴别诊断肾盂肾炎和随访检查方法是不现实的。MRI在诊断急性肾盂肾炎方面的作用目前尚不明确。当前，核素肾皮质显像技术是诊断急性肾盂肾炎最可靠最实用的显像方法，可常规用于尿路感染的功能评价和随访检查。同时，肾脏超声检查可作为其有利补充，尤其在探测与尿路感染有关的尿路梗阻性肾病方面。

急性肾盂肾炎通常导致一个或多个肾皮质不同程度的放射性分布稀疏缺损区，肾脏轮廓无畸形，体积大小正常，偶见肾皮质显像剂分布稀疏部位体积增大（图15-14）。病变多发生于肾脏上、下极，中段也非少见。有时可见受累肾脏体积增大，显像

剂分布弥漫性减低。该病可在数月内完全治愈，随访复查显像结果也可恢复正常，或转化为肾脏局部永久性损害，形成瘢痕。瘢痕收缩将使受累皮质体积缩小，瘢痕的大小形态与病灶部位，炎症程度和患者年龄有密切关系。

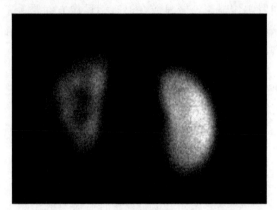

图 15-14　左肾急性肾盂肾炎（后位）

（三）肾占位性病变

肾内占位性病变（space-occupying lesions in kidney）大多伴有肾脏结构和功能的异常，可分为良（benign）、恶性（malignant）病变或实性（solid）、囊性病变（cystic lesions）。常规影像学方法如 CT、MRI、超声等是探测肾内占位性病变和鉴别诊断实性和囊性病变或良性和恶性病变的首选方法。CT 和 MRI 虽可提供清晰的局部解剖学关系，却无法了解肾内占位性病变和残留肾功能的状况，而肾动态和肾静态核素显像正好可以满足这方面的需求，为术前手术方案的选择和术后残留肾功能的评价提供信息。

恶性肾内占位性病变以肾细胞癌为多见，约占成人肾恶性肿瘤的 85%～95%，占成人所有恶性肿瘤的 3% 左右，而良性病变则以肾内囊性病变为主。无论良性肾内占位性病变还是恶性肾内占位性病变都很少集聚放射性显像药物，在肾动态和肾静态影像中均呈现为局部放射性缺损。肾动态显像药物分为肾小球滤过型和肾小管分泌型两种，可分别经肾小球滤过和肾小管分泌，使肾脏显影。在实性肾内占位性病变中，通过肾动态血流灌注和功能显像可分别了解占位部位的血流分布和功能状况，以此来进行良恶性病变的鉴别诊断。肾细胞癌通常具有高血流量供应，却无正常肾功能，但偶尔也能发现肾细胞癌摄取放射性显像药物。另外，部分良性病变如肾内动静脉畸形、血管平滑肌脂肪瘤、大嗜酸细胞瘤等也表现为高血流量，而 10% 的肾细胞癌却处于低血流量供应状态。这些都为肾动态显像在肾内占位性病变的良恶性鉴别诊断方面增加了变数，使其临床应用受到了较大的限制（图 15-15）。

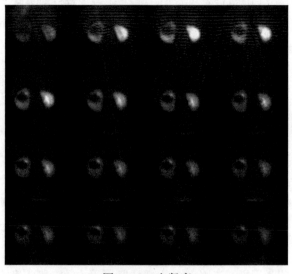

图 15-15　左肾癌

在探测肾内占位性病变的大小方面，肾静态显像较肾动态显像具有明显的优势。肾静态显像就是通过有功能的肾小管细胞对特定药物的摄取，使肾脏清晰显影，以此了解和观察肾脏的功能和形态。^{99m}Tc-DMSA SPECT 显像可探测到最小为 2 cm 的肾内占位性病变，其分辨率优于静脉肾盂造影（intravenous pyelography，IVP），但明显低于超声、CT 和 MRI。超声探测到的最小肾内占位性病变为 0.3 cm，而 CT 和 MRI 除能探测到肾内原发占位病变外，还可了解其与邻近组织器官的关系及淋巴结转移状况。

虽然肾动态显像和肾静态显像在肾内占位性病变中的应用受到很大限制，但其对被 IVP 和超声探测到的肾内较小实性组织，如增生肥大的肾柱和肾内结构形态变异等有很好的鉴别诊断优势。这些实性组织具有正常功能，可以摄取放射性显像药物。同时，肾动态显像和肾静态显像也是术前评价肾功能和术后随访残留肾功能的最佳方法。

（李思进）

第三节　膀胱输尿管返流测定

一、概　述

膀胱输尿管返流（vesicouretal reflux，VUR）是指尿液由膀胱返流入输尿管、肾盂。正常输尿管膀胱连接部存在瓣膜机制功能，可防止尿液的返流，由于先天异常、病理改变或输尿管膀胱结合部发育不全等原因导致小儿膀胱输尿管瓣膜的功能性无力可使尿液发生返流。

膀胱输尿管返流与尿路感染和畸形有关，研究发现约 22%～52% 的泌尿道感染患儿存在膀胱输尿管返流。肾内返流伴有细菌感染时，细菌可随尿液进入肾实质，可导致返流性肾病、肾瘢痕形成。严重者可发展为肾萎缩、肾衰竭。有肾瘢痕的泌尿道感染患儿，膀胱输尿管返流的阳性率明显高于无肾瘢痕者。因此，早期诊断膀胱输尿管返流对防治小儿泌尿道感染至关重要。本节主要介绍如何应用放射性核素显像来判断有无膀胱输尿管返流。

二、原理和显像剂

放射性核素膀胱显像（radionuclide cystography，RC）是将放射性核素显像剂引入膀胱，待膀胱充盈后，用显像仪器动态采集膀胱区加压或患者用力排尿的过程，临床上通过观察肾脏、输尿管、膀胱内显像剂的变化来判断有无膀胱输尿管返流及其程度、部位。与排泄性膀胱尿路 X 线摄影（voiding cystourethrogr- aphy，VCUG）相比，其检查方法简便、

安全，探测膀胱输尿管返流的灵敏度高，但其分辨率较低。常用放射性药物为 $^{99m}TcO_4^-$、^{99m}Tc-硫胶体或 ^{99m}Tc-DTPA。剂量：直接法 37 MBq（1.0 mCi）；间接法：参照肾动态显像。

三、适应证

（1）判断反复泌尿系感染患者是否有膀胱输尿管返流及其返流程度；

（2）判断下尿路梗阻和神经源性膀胱患者是否有尿返流及其返流程度；

（3）评价膀胱尿返流的治疗效果。

四、检查方法

根据放射性药物引入途径的不同，膀胱输尿管返流测定可分为直接显像法与间接显像法（图15-16）。

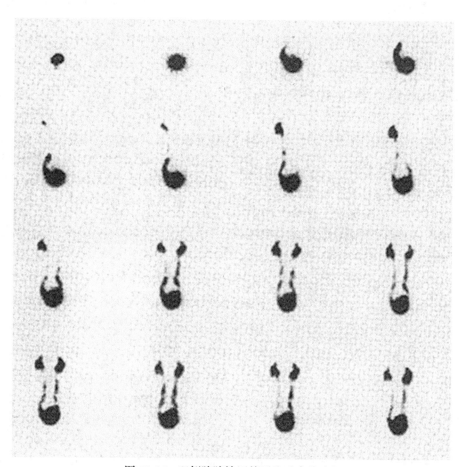

图 15-16　双侧膀胱输尿管返流（直接法）

（一）直接显像法

经导尿管将显像剂注入膀胱，然后缓慢注入生理盐水，在膀胱不断充盈继而排尿的过程中观察输尿管和／或肾内有无异常放射性出现，有则提示膀胱输尿管返流存在。

（1）患者准备：按无菌操作行尿道插管，导管

末端接输液管和尿管，排空膀胱后夹闭尿管。

（2）患者取仰卧位，探头视野包括膀胱、双侧输尿管和双肾。前、后位采集。探头配置低能通用型准直器，能峰 140 keV，窗宽 20%，矩阵 128×128。① 膀胱充盈期：向输尿管内先后注入显像剂和 10 ml 生理盐水，随后充 60 滴/分滴入相当于膀胱容量（膀胱容量 =[年龄 +2] ×30ml）体积的生理盐水，同时开始 5 s/ 帧动态采集，观察膀胱充盈情况。② 排尿期：排尿前先采集一帧 30 s 静态图像。松开夹闭的导尿管以 5 s/ 帧的速度开始连续动态采集，第 7～8 帧嘱患者用力排尿，同时腹部适当持续加压采集至排尿结束。排尿后再采集一帧 30 s 静态图像。③ 所采集排尿前、排尿后的 30 s 图像用以计算残余膀胱容量。

本法优点：① 较 X 线膀胱造影灵敏且辐射剂量小（仅为 X 线造影的 1%）；② 结果不受肾功能影响。缺点是：① 需要经尿道插管，存在尿路感染的风险；② 对膀胱细微结构分辨率较低。

（二）间接显像法

静脉注入 ^{99m}Tc-DTPA 后常规行肾动态显像，待膀胱明显显影而肾脏和输尿管显像基本消退后，嘱受检者用力憋尿，随后腹部适当加压用力排尿，通过显像仪器连续动态观察该过程中输尿管和肾内有无异常放射性增高。

（1）患者准备：显像前 30 min 内饮水 300 ml，不排尿。

（2）检查前半部分同常规肾动态显像。待大部分显像剂排至膀胱而肾脏及输尿管影基本消退，受检者憋尿至无法耐受时以 5 s/ 帧的速度开始连续动态采集，嘱受检者用力排尿，同时腹部适当持续加压采集至排尿结束。

$$膀胱残余尿量（ml）= \frac{排尿量（ml）× 排尿后膀胱计数}{排尿前膀胱计数 - 排尿后膀胱计数}$$

$$尿返流率（\%）= \frac{尿返流输尿管处计数率}{同一时间的膀胱计数率} × 100\%$$

六、临床价值

（1）不同性别患儿膀胱输尿管返流的检查 一般认为，对于泌尿道感染的女性患儿初次评价是否存在 VUR，宜及时做放射性核素膀胱显像明确有无膀胱输尿管返流，以采取相应措施，对已确诊膀胱输尿管返流并经外科及抗感染治疗后的患儿应定期进行复查。

男性患儿一般首选放射科 VCUG 检查，因为核医学方法无法排除下尿路先天发育异常，如后尿道

间接法的优点是不用插导尿管，更符合生理情况，并同时提供肾动态影像。缺点是需要长时间憋尿，儿童和尿失禁的患者难以接受，检查结果受肾功能的影响。

五、图像分析

1. 正常影像 各期影像中仅见膀胱显影，双侧输尿管和肾脏区域不显影。

2. 异常影像 在各期影像中，除膀胱显影外，还可见双侧输尿管和 / 或肾脏区域出现异常的显像剂分布或显像剂分布明显增高，提示存在膀胱输尿管返流，可根据异常放射性出现的部位将输尿管返流的程度分为轻、中、重度（见表 15-3）。

表 15-3 VUR 分级标准

VUR 分级	显像所见
轻度	仅见输尿管显影，无扩张，未能到达肾脏
中度	少量经输尿管返流到肾盂，有放射性浓聚，无扩张
重度	大量返流到扩大的肾盂和肾盏系统，伴输尿管及肾盂扩张、迂曲

3. 时间 - 放射性曲线分析

（1）用 ROI 技术勾画双肾、双侧输尿管（全段或某段）和膀胱轮廓，获得各自的时间 - 放射性曲线，观察曲线是否出现上升段。如果曲线有上升段则提示存在膀胱输尿管返流，可根据放射性增高的程度和部位了解输尿管返流的程度。

（2）膀胱残留尿量的计算：利用 ROI 技术测量排尿前、排尿后膀胱区影像放射性，记录排尿量，可计算出膀胱残留尿量和尿返流量。计算方法如下：

瓣膜可导致膀胱排尿不畅，引起泌尿道感染。但已明确无尿路解剖异常的男性患儿首次也可用 RC。

（2）小儿膀胱输尿管返流与肾瘢痕之间的关系：小儿膀胱输尿管返流可引起返流性肾病，并可诱发急性肾盂肾炎（APN），而 APN 可造成肾瘢痕，若不能及时治疗并痊愈，可长期存在，并引起永久性肾损害甚至肾衰竭，必须引起足够重视。

（3）其他：对于以下情况，可考虑进行放射性核素膀胱显像以明确有无膀胱输尿管返流。① VUR

的兄弟姐妹筛查是否存在 VUR；② VUR 进行药物治疗后或手术治疗后随访；③膀胱功能失调（如神经源性膀胱）VUR 的系统评价。

第四节 阴囊与睾丸显像

对于阴囊疼痛的患者，首先要考虑是否有睾丸扭转。当临床高度怀疑睾丸扭转时，应立即手术。如果不能明确诊断，可进行阴囊核素显像，来检测睾丸的存活以便考虑是否立即手术。

一、原理及方法

阴囊为一皮肤囊袋，阴囊中隔将阴囊分为左右两部分，分别容纳两侧的睾丸和附睾。睾丸动脉供应睾丸、附睾和鞘膜血运，而阴囊壁血供来自于阴部动脉。当睾丸出现扭转、外伤或附睾炎症等病变时，阴囊内容物的血供状态将会改变，局部阴囊显像表现为放射性分布缺损或增高。

显像前按 5 mg/kg 标准口服高氯酸钾封闭甲状腺，以有效减少甲状腺组织的锝摄取量。患者取仰卧位，将阴茎向上折叠固定于下腹部，与阴囊分开，双腿外展。显像剂用 $^{99m}TcO_4^-$，成人用量为 7.4 MBq/kg，总量为 370～740 MBq，儿童用量为 9.25 MBq/kg，最小剂量为 74 MBq。通常行放射性核素血流灌注动态显像和静态显像，能峰 140 keV，窗宽 20%。

血流灌注动态显像：肘静脉"弹丸"式注射显像剂同时启动采集开关，1～2 s/帧，共 60 s。

静态显像：动态显像后随即行阴囊静态显像。连续采集 5 帧静态平面血池像，500 k/帧。为了在影像上正确识别左右半阴囊，可将一铅条用胶布固定在阴囊缝上，再拍 300 k 影像 1 帧。

二、正常与异常图像

1. 正常图像 血流灌注相可见双侧髂动脉、股动脉显像清晰。睾丸动脉未见显影。

静态血池相可见阴囊内容物显影不清，放射性分布较两侧大腿软组织轻度增高，双侧对称。

2. 异常图像 阴囊局部如果出现放射性分布缺损或增高为异常。

三、临床应用

1. 急性睾丸扭转 睾丸扭转：由于剧烈运动或暴力损伤阴囊时螺旋状附着于精索上的提睾肌强烈收缩，导致扭转并引起睾丸的急性血液循环障碍。临床并不罕见，往往发生于先天性睾丸系膜过长、

睾丸引带发育不良、隐睾、睾丸下降不全、附睾与睾丸连接不完全、附睾与部分精索过度活动、精索过长等情况。分鞘膜内型和鞘膜外型两种。睾丸扭转方向多由外向内。睾丸急性扭转导致睾丸血供障碍，若不及时进行手术治疗，睾丸存活概率很小。因此尽早明确诊断和手术复位至关重要。

睾丸扭转放射性核素阴囊显像主要有以下三种异常表现：① 放射性缺损：最常见，因精索扭转，睾丸缺血，睾丸无放射性分布而呈放射性缺损；② 放射性稀疏：常见于扭转早期或不全扭转者。表现为患侧阴囊放射性比正常侧阴囊放射性下降，呈放射性稀疏表现；③晕圈征：常见于睾丸扭转时间较长者。睾丸扭转后精索动脉闭塞，而由阴部动脉供血的阴囊由于炎症反应，血流增加，在静态像上可形成晕圈征（halo-like sign）表现。另外，睾丸脓肿、特发性水肿、腹股沟斜疝、睾丸外伤（血肿）等也可导致阴囊放射性缺损或下降，在诊断时需加以鉴别（图 15-17）。

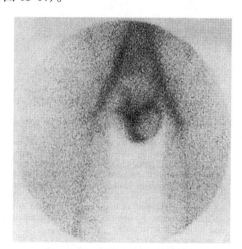

图 15-17 急性左侧睾丸蒂扭转

2. 急性附睾炎或急性睾丸炎 睾丸附睾炎是累及阴囊及其内容物的常见疾病，临床上难与睾丸扭转相鉴别。阴囊灌注显像可见患侧血流灌注明显增加；静态血池相可见患侧睾丸放射性分布较正常侧弥漫性增高。慢性期放射性分布可正常，若有脓肿形成血池相示放射性分布缺损，提示患侧阴囊内有坏死灶。

3. 阴囊外伤 其影像学表现主要依赖于阴囊损伤的范围和程度。轻度外伤时，病变部位呈现放射性分布弥漫性轻度增高。睾丸或阴囊内血肿时，该部位放射性分布缺损，周边可伴有或无放射性分布增高。

4. 阴囊内占位性病变 阴囊内囊肿和附睾内结核性干酪样坏死表现为放射性分布缺损。睾丸肿瘤多为无痛性肿胀，血流灌注增高；有坏死时，病灶

中央可见放射性分布缺损。

5. 精索静脉曲张　精索静脉曲张是引起男性不育的原因之一。多见于青壮年，常左侧发病。轻者可无症状，有时可引起阴囊发胀、不适，若站立较久或行走过多、重体力劳动时可出现阴囊下坠、胀痛，休息平卧后症状消失。

放射性核素阴囊显像由于精索的蔓状静脉丛伸长、扩张、弯曲而使血流灌注增加；在静态显像中可见患侧放射性浓聚，可以斑片状、条索状或不连续的放射性浓聚区，是该病的特征性表现。

思 考 题

1. 泌尿系统核医学的主要内容有哪些？它们各有何特点？

2. 肾动态显像的示踪原理是什么？可为临床提供哪些有价值的信息？

3. 介入肾动态显像的原理是什么？有哪些临床应用价值？

4. 肾静态显像原理与肾动态显像有何不同？其临床意义是什么？

（武　军）

第十六章 肿瘤显像

恶性肿瘤已成为人类健康的主要威胁之一，肿瘤学的基础与临床研究是现代医学备受关注的焦点。核医学显像技术由于其示踪策略系针对肿瘤组织细胞的血流、代谢、增殖、分化、及受体等生物学环节，在肿瘤学的研究和临床应用中可谓独树一帜。肿瘤诊治也构成了临床核医学的主要工作内容。尤其是20世纪80年代PET（正电子发射计算机断层）应用于临床和本世纪PET/CT显像技术应用于临床，对于肿瘤学的基础研究和临床诊断与治疗产生了巨大的推动作用。目前世界上PET或PET/CT检查的病例中，与肿瘤有关的检查占85%以上。我国已拥有二百多台PET和PET/CT设备，且其数量还在快速增长。PET或PET/CT显像已有成为肿瘤临床常规检查的趋势。近年来，随着各种亲肿瘤单光子核素放射性药物的开发（如亲肿瘤化合物、多肽、抗体等），SPECT肿瘤显像也在不断发展，为肿瘤早期诊断和导向治疗提供了新途径。

核医学肿瘤显像的方法按照成像原理或示踪剂可分为以下几类：

1. 非特异性亲肿瘤显像 如 ^{67}Ga、^{201}Tl、^{99m}Tc-MIBI 和 ^{99m}Tc-DMSA 等，肿瘤对这些放射性药物往往呈高摄取。

2. 肿瘤放射免疫显像 利用放射性核素标记肿瘤相关抗原的特异性抗体（如单克隆抗体、抗体片段等）与肿瘤细胞膜上的相应抗原相结合，使肿瘤病灶呈现为高放射性聚集的"热区"。

3. 肿瘤受体显像 利用放射性核素标记肿瘤细胞高表达受体的配体与肿瘤细胞上相应受体相结合的原理使肿瘤呈放射性浓聚灶，如生长抑素受体显像，^{123}I（或 ^{131}I）-MIBG 显像、雌激素受体显像等。

4. 肿瘤代谢显像 利用放射性核素标记肿瘤细胞呈高代谢水平的物质或其类似物即可进行肿瘤代谢显像。

5. 抗肿瘤药物显像 抗肿瘤药物（如博来霉素、平阳霉素等）以放射性核素加以标记也可用于亲肿瘤显像。

6. 基因显像 基因显像有反义显像（antisense imaging）、报告基因显像（reporter gene imaging）和基因表达产物显像等方式。反义显像即以放射性核素标记反义寡核苷酸片段，进入体内后通过核酸分子片段的互补结合机制而与相应的靶基因结合，通过成像显示相应癌基因过度表达的癌组织。

7. 凋亡显像 诱导肿瘤细胞凋亡为成目前抗肿瘤治疗的研究方向。用放射性核素标记的磷脂结合蛋白V（又称膜联蛋白，annexin V）可与细胞凋亡后暴露在细胞膜表面的磷脂酰丝氨酸特异性结合，可检测早期细胞凋亡。这种体内凋亡显像方法在监测抗肿瘤治疗的疗效、评估患者的预后、指导肿瘤治疗方法的选择等方面有应用前景。

8. 乏氧显像 乏氧是实体肿瘤普遍存在的现象。利用与乏氧细胞亲和的放射性药物即可进行肿瘤的SPECT或PET乏氧显像，揭示肿瘤乏氧的特性，这也是当前肿瘤学和分子影像学研究的热点之一。

第一节 PET/CT 肿瘤显像

PET/CT 全称为 positron emission tomography/computed tomography，即正电子发射计算机断层 / 计算机断层成像。PET/CT 是将 PET 和 CT 组合成一体机的新型影像技术和设备，显像时可得到 PET 和 CT 各自的图像，还能获得 PET 和 CT 的同机融合图像，从而结合了 PET 显示功能代谢和 CT 显示精细解剖形态以及病灶形态特征两方面的优势，成为目前医学研究和临床的有力工具。PET/CT 是本世纪才投入临床应用。目前临床应用以 ^{18}F-FDG PET/CT 为主，本节内容亦以此为主。

一、PET 肿瘤显像的原理

肿瘤细胞的基本生物学特征之一是肿瘤细胞快速增殖伴随着高代谢（如葡萄糖、蛋白质、核酸等），利用放射性核素标记这些代谢物质或其类似物即可使肿瘤组织聚集放射性形成"热区"，从而定性和定量显示病灶的代谢活性，进而对于病灶性质和分布情况作出判断。此类示踪剂大多为正电子标记的放射性药物，如 ^{18}F-氟脱氧葡萄糖（^{18}F-FDG，糖代谢）、^{11}C-胆碱（^{11}C-choline，磷脂代谢）、^{11}C-蛋氨酸（^{11}C–MET，氨基酸代谢）、^{18}F-氟胸腺嘧啶（^{18}F-FLT，核酸代谢）等。许多新的放射性药物还在被不断的开发研究之中。不过，^{18}F-FDG 是迄今为止唯一在国内外获得药政管理机构批准在临床常规应用的放射性药物，也是最成熟的肿瘤代谢显像剂，它被誉为"世纪分子"。以下以 ^{18}F-FDG 为例介绍 PET 肿瘤代谢显像的原理。

^{18}F-氟脱氧葡萄糖（^{18}F-2-fluro-D-deoxy-glucose，^{18}F-FDG，）为葡萄糖代谢示踪剂。^{18}F-FDG 和葡萄糖的分子结构比较见图 16-1，由于两者的分子结构

相似，^{18}F-FDG 在体内的生物学行为与葡萄糖相似。在注入体内后，^{18}F-FDG 通过与葡萄糖相同的摄取转运机制进入细胞内。^{18}F-FDG 进入细胞后与葡萄糖同样在己糖激酶（hexokinase）的作用下被磷酸化形成 6- 磷酸 -^{18}FDG（6-P-^{18}FDG），但不能被进一步代谢，而滞留在细胞内，如图 16-2 所示。细胞对 ^{18}F-FDG 的摄取量与其葡萄糖代谢率成正比，故体内葡萄糖代谢率越高的器官组织，摄取聚集 ^{18}F-FDG 越多。

恶性肿瘤细胞的代谢特点之一是高葡萄糖代谢，故能聚集 ^{18}F-FDG，可能机制与下述有关：肿瘤细胞膜上葡萄糖转运蛋白（glucose transporter, Glut）如 Glut-1、Glut-2、Glut-3 等表达增加，肿瘤细胞内己糖激酶活性增高；葡萄糖 -6- 磷酸酶活性低（该酶可使 6-P-^{18}FDG 去磷酸化而释出细胞外）等。肿瘤细胞缺氧可以增加 ^{18}F-FDG 的摄取，这可能是由于糖酵解代谢途径激活所致。由于葡萄糖与 ^{18}F-FDG 竞争细胞膜上的转运体，故当血糖升高时可使肿瘤细胞对 ^{18}F-FDG 摄取减少。因此，在进行显像前应让受检者禁食。

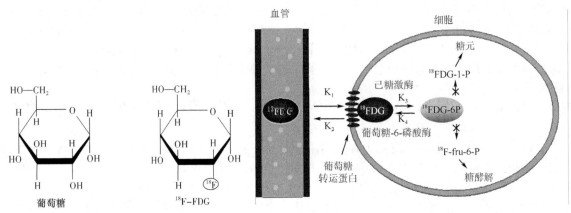

图 16-1　葡萄糖和 ^{18}F-FDG 的分子结构比较　　　图 16-2　^{18}F-FDG 的细胞摄取机制示意图

二、^{18}F-FDG PET/CT 肿瘤显像方法

一般采用全身断层显像，简述如下：

1. 患者准备　检查前禁食 4～6 h，检查前检测血糖。非糖尿病患者要求在正常水平（6.1 mmol/L）以下，糖尿病患者则应低于 8.3 mmol/L。

2. 注射显像剂　安静状态下注射 ^{18}F-FDG，按 3.7～7.4 MBq/kg（0.1～0.2 mCi/kg），注药后至检查前患者仍需保持安静状态。显像前排空尿液。

3. 图像采集　40～60 min 后进行全身 CT 透射扫描（扫描条件：120kV，80～200 mA），然后进行发射扫描。必要时增加局部诊断 CT 扫描和注射对比剂作增强扫描。

4. 断层图像重建　PET 发射采集数据经衰减校正后重建横断面、冠状面和矢状面断层图像，同时重建 CT 断层图像和进行图像融合。

5. 图像分析

（1）视觉阅片：结合 PET 图像和 CT 图像进行判读。PET 图像上明显高于周围正常组织的放射性浓聚视为异常摄取，表示局部葡萄糖代谢增高。

（2）半定量分析：较常用的半定量指标为标准摄取值（standardized uptake value, SUV）。SUV 的含义是病灶处的放射性比活度与全身平均比活度之比，反映了病灶摄取放射性药物的水平。SUV 常被用于辅助病灶良恶性鉴别、肿瘤分级与预后判断、肿瘤疗效的动态监测等方面。实际应用时，应当注意 SUV 的影响因素，如体型、血糖水平、采集时间、感兴趣区的勾画、图像重建算法等。SUV 计算公式如下：

$$SUV = \frac{病灶的放射性浓度(kBq / ml)}{注射剂量[MBq / 体重（kg）]}$$

三、^{18}F-FDG PET 的正常影像

正常禁食情况下，脑明显显影。肝脏均匀显影，脾脏亦常显影。心肌摄取示踪剂因人而异，可呈不显影、较淡而不均匀显影或呈明显的左室心肌显影。在泌尿系统中，根据饮水和排尿状况，可以看到不同程度的放射性分布，膀胱呈高放射性。肌肉和肠道可有程度不等的放射性分布（图 16-3、彩图 16-3、图 16-4、彩图 16-4）。

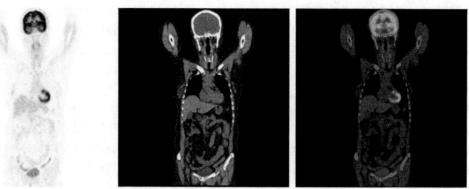

图 16-3　^{18}F-FDG PET/CT 的正常冠状面断层图像（详见彩图）

自左至右依次为 PET、CT 和 PET/CT 融合图像

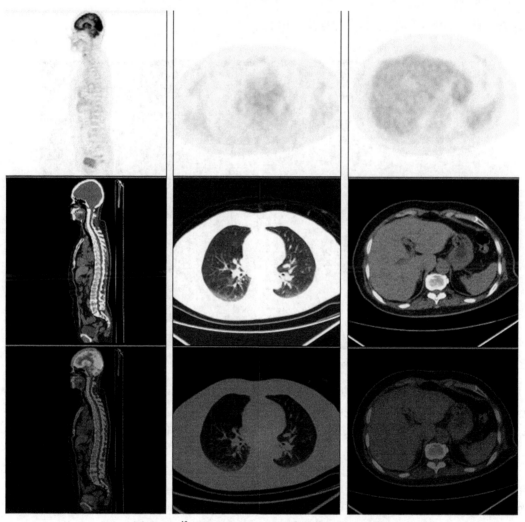

图 16-4　^{18}F-FDG PET/CT 的正常图像（详见彩图）

左图为矢状断层，中、右图为横断层

四、临床应用

（一）PET/CT 在肿瘤临床的应用范围

PET/CT 在肿瘤临床的应用范围很广，概括起来

有以下方面：

（1）其他影像检出病灶，进一步鉴别其病变性质。

（2）已发现肿瘤转移病灶而需要寻找原发灶。

（3）确立恶性肿瘤诊断后进行临床分期。

（4）肿瘤疗效评价和再分期。

(5) 肿瘤治疗过程中的早期疗效监测评价。

(6) 肿瘤患者随访过程中监测肿瘤复发及转移,尤其是随访中出现血清标志物升高。

(7) 肿瘤治疗后残余与治疗后纤维化或坏死的鉴别。

(8) 辅助制订肿瘤放疗计划。

(9) 临床疑诊肿瘤需进行筛查,如不明原因发热、副癌综合征、肿瘤标志物异常升高、不明原因淋巴结肿大,不明原因浆膜腔积液等。

(10) 指导临床选择有肿瘤活性的活检部位或介入治疗定位。

(11) 预后判断。

以下列举一些常见的恶性肿瘤分别描述。

(二)肺癌

在最新发布的《中国原发性肺癌诊疗规范(2015年版)》中明确推荐:PET/CT 检查是肺癌诊断、分期与再分期、疗效评价和预后评估的最佳方法。

1. 原发性肺癌的 PET/CT 表现   原发性肺癌在 PET/CT 上多表现为病灶部分或全部高放射性浓聚,SUV 一般高于 2.5,并可见转移淋巴结呈单发结节状或融合成团块高放射性浓聚。当中心型肺癌伴阻塞性肺不张或肺炎时可见"彗星征",即明显放射性浓聚的肿块伴阻塞性肺炎有放射性摄取但程度远低于肿瘤(图 16-5、彩图 16-5)。肺内良性肿瘤表现为病灶部位无放射性浓聚或聚集程度较低,SUV 一般小于 2.5。多中心研究结果,^{18}F-FDG PET 对肺癌诊断的灵敏度 96%,特异性 90%,准确率 92%。

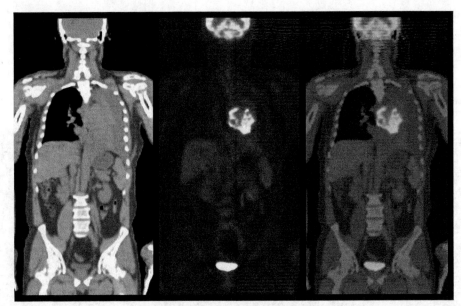

图 16-5   左肺中心型鳞癌并肺不张、胸腔积液(详见彩图)

2. 肺部孤立结节的鉴别诊断   肺部孤立结节 (solitary pulmonary nodule, SPN) 是指放射学表现为孤立的、小于或等于 3 cm 的球形病灶。临床上常见而且其良恶性鉴别常感困难。^{18}F-FDG PET 对 SPN 的鉴别价值已被认可,其灵敏度 96%,特异性 75% ~ 96% 不等。有 85% ~ 90% 的 SPN 可经 ^{18}F-FDG PET 做出正确诊断,可以避免有 20% ~ 40% 不必要的开胸手术(图 16-6、彩图 16-6)。当然,特异性不理想仍是 ^{18}F-FDG PET 面临的问题。假阳性常见于结核和肉芽肿类病变。通过结合薄层 CT 可提高鉴别效能。国内一组关于 ^{18}F-FDG PET/CT 结合薄层 CT 诊断 SPN 的研究显示其特异性提高到 91.7%。

3. 转移灶探查和肿瘤分期   肺癌患者尤其是非小细胞肺癌 (non-small cell lung cancer, NSCLC) 患者,及时准确的判断纵隔淋巴结或胸外远处转移情况,做出 TNM 分期,对于决策治疗方案非常重要。例如,当 NSCLC 患者有对侧纵隔淋巴结转移 (N_3 期)时,一般不主张手术治疗。CT 诊断 NSCLC 纵隔淋巴结转移一般以淋巴结肿大来判定,有一定局限性,其灵敏度 58% ~ 67%,特异性 70% ~ 80%。PET 则结合淋巴结的代谢活性进行判断,敏感性为 83% ~ 92%,特异性 94% ~ 100%,弥补了对于小于 1cm 淋巴结的漏诊和大于 1cm 淋巴结的误诊。PET/CT 全身显像还能同时探测胸外、远处组织和骨骼的肺癌转移灶,其准确性达 96%。PET 的应用,可使 20% ~ 30% 病例的临床分期得到更正,30% 以上的患者因 PET/CT 检查结果改变了治疗策略。

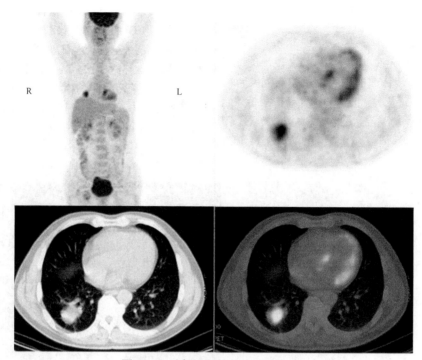

图 16-6　肺部孤立结节（详见彩图）

男，55 岁，体检发现右肺结节，PET 显示高代谢。病理：肺腺癌

4. 疗效监测　^{18}F-FDG 摄取变化比 CT 显示的形态学变化能更早、更敏感地反映肿瘤病灶的治疗响应。病灶摄取 ^{18}F-FDG 动态减少表示治疗有效，摄取不变或升高说明无效或恶化，其变化在治疗后 3～14 天便可表现出来，对临床早期及时判断疗效反应，及时调整治疗方案有参考价值。

5、鉴别复发　^{18}F-FDG PET/CT 可有效地对于肺癌在手术或放疗后局部残余病灶、肿瘤复发或纤维瘢痕进行鉴别，准确性高。在这方面 CT 和 MRI 则常较困难。组织学活检时由于采样误差，即便是阴性的活检结果亦不能完全排除残余或复发灶。

6. 辅助确定放射治疗靶区　CT 是目前肿瘤放疗定位的主要方法，但在许多临床情况下依据 CT 图像常常难以准确勾画肿瘤大体靶区（gross target volume，GTV），例如肺癌合并肺不张、肿瘤手术后或放疗后复发等。PET 图像不仅有助于清晰显示肿瘤边界和淋巴结转移情况，还可显示病灶内不同活性分布状态，与 CT 结合使靶区确定更为客观，并可辅助调强放疗计划的制订。较之单纯 CT 定位，PET/CT 使得 30%～40% 的肺癌患者的放疗方案发生改变，从而避免了不必要的正常组织损伤和提高对肿瘤的治疗效果。新型的 PET/CT 特殊设计了 70 cm 的扫描孔径和单支点悬臂式检查床，以便容纳标准放疗支架，PET/CT 图像可直接传输到放疗计划系统辅助放疗计划制订，将成为三维适形放射治疗的理想工具（图 16-7、彩图 16-7）。近年提出生物靶区（biological target volume，BTV）的概念，即指一系列肿瘤生物因素决定的治疗靶区内放射敏感性不同的区域，如乏氧、血供、增殖/细胞周期、癌/抑癌基因、浸润及转移特性等。根据 BTV 制订放疗计划，将进一步实现放疗的精准和个体化，而应用针对不同靶标的 PET 分子影像探针进行成像，无疑将成为 BTV 研究和应用的主要手段。

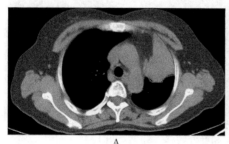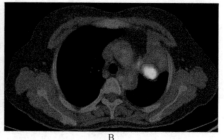

图 16-7　左肺鳞癌合并肺不张（详见彩图）

A. 根据 CT 图像勾画的肿瘤靶区（GTV）；B．根据 PET/CT 图像勾画的肿瘤靶区范围明显缩小

（三）结肠、直肠癌

对于结肠、直肠癌的原发病灶探查，^{18}F-FDG PET 的敏感性高而特异性不佳。^{18}F-FDG PET 的优势在于对肝脏及肝外转移灶的探测以及肿瘤复发与瘢痕的鉴别。对比研究显示，^{18}F-FDG PET 探测结肠癌肝转移的准确率为 92%，而常规 CT 为 78%，CT 门脉造影术为 80%。肝外转移 PET 检出率为 92%，CT

为 71%。一项对 378 例结肠、直肠癌患者的研究显示，有 27% 的患者被 ^{18}F-FDG PET 查出了原来其他检查未发现的转移灶，37% 患者的治疗方案因 PET 的结果而改变（图 16-8、彩图 16-8）。^{18}F-FDG PET 对局部复发的诊断灵敏度为 90.3% ～ 100%，特异性为 90% ～ 100%。临床上，对于血清 CEA 升高而常规影像学检查结果阴性的患者，有必要进行 PET/CT 检查（图 16-9、彩图 16-9）。

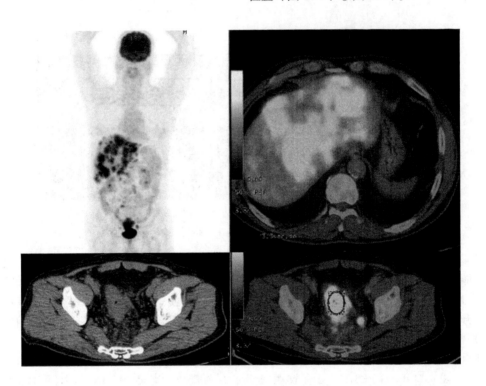

图 16-8　结肠癌并肝脏多发转移（详见彩图）

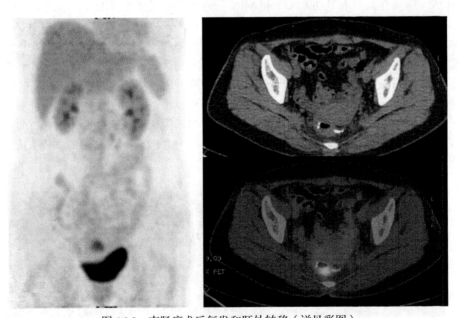

图 16-9　直肠癌术后复发和肝外转移（详见彩图）

患者，女性，68 岁，直肠癌根治术后 1 年，发现血清 CEA 水平升高，腹部 CT 扫描阴性。PET/CT 检查提示原位复发，后经病理证实

（四）淋巴瘤

^{18}F-FDG PET/CT 已经被公认为常见类型淋巴瘤最佳的分期和疗效评价检查。

1. 初诊 大部分淋巴瘤表现为高摄取 FDG。对于疑诊淋巴瘤的患者，PET/CT 扫描可灵敏地检出病变淋巴结，尤其对于深部淋巴结不易漏诊。^{18}F-FDG PET/CT 常常可以根据病变淋巴结形态分布提出淋巴瘤的可能诊断，但定性诊断有赖于淋巴结活检的病理结果，PET/CT 有助于指导淋巴结活检部位。研究还提示 FDG 摄取水平还与淋巴瘤的侵袭性有关，高侵袭性淋巴瘤摄取 FDG 水平较高。

2. 分期 PET/CT 的优势在于可通过全身断层图像全面显示病灶分布情况，更加有利于准确分期（图 16-10）。较之常规影像学，^{18}F-FDG PET/CT 使得 20% 以上的淋巴瘤患者分期改变因而改变了治疗方案。

3. 结外病变探查 对于淋巴瘤侵犯骨髓、肝、脾、肺等脏器以及脑内淋巴瘤 FDG PET/CT 均有很高的灵敏性。Meta 分析表明，^{18}F-FDG PET/CT 扫描对于淋巴瘤骨髓侵犯的阳性预测值和阴性预测值均高于骨髓活检。

4. 疗效评价与再分期 单纯 CT 对于治疗后的响应较慢，尤其对于有活性病灶、复发病灶或残余瘢痕难以鉴别。而 PET/CT 现已成为评价淋巴瘤疗效非常有力的手段。通过与治疗前基线扫描病灶 FDG 摄取水平比较，^{18}F-FDG PET/CT 可在化疗和放疗结束后早期及时反映病灶的代谢缓解状态，探查病灶残留，准确进行疗效评价与再分期，这对于制订后续的治疗计划至关重要。研究显示治疗后 ^{18}F-FDG PET/CT 扫描阴性结果患者比阳性结果患者的 2 年无进展生存率（progression free survival, PFS）高、复发率低。治疗后随访过程中，PET/CT 也是监测复发的最佳检查方法（图 16-11、图 16-12、彩图 16-12）。

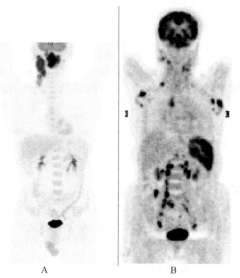

图 16-10　非霍杰金淋巴瘤 A：Ⅱ期 B：Ⅳ期

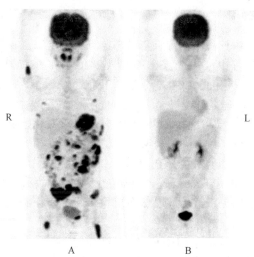

图 16-11　淋巴瘤患者（NHL）化疗后完全缓解
A. 化疗前 B. 化疗后

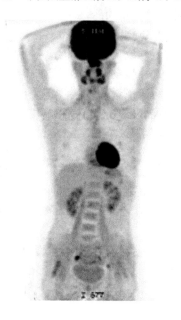

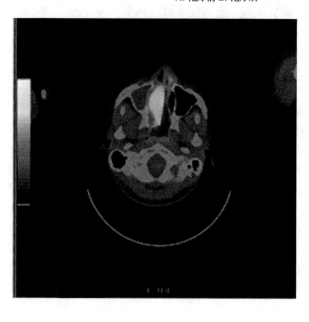

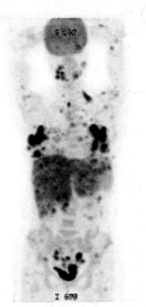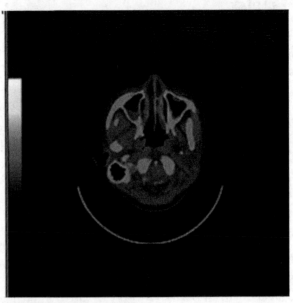

图 16-12　淋巴瘤复发病例（详见彩图）

女，32 岁，NHL（NK/T）。上图为治疗前，示右鼻腔淋巴瘤病灶。3 月后，下图为放疗 +3 疗程化疗后复查，显示原右鼻腔淋巴瘤病灶消失，但可见全身广泛分布的淋巴瘤病灶

5. 疗程中治疗响应动态监测　近年来，在淋巴瘤疗程中应用 ^{18}F-FDG PET/CT（interim PET/CT）进行响应评价以辅助方案选择和调整（response-adapted therapy）受到重视。第 2 到 4 个化疗疗程后，PET/CT 扫描即可通过病灶代谢活性的变化对化疗反应做出评价，疗程中的代谢缓解状态与预后相关，在各种淋巴瘤有关的国内外临床指南中，应用 ^{18}F-FDG PET/CT 疗程中复查进行评价已被推荐为弥漫大 B 淋巴瘤和霍奇金淋巴瘤在疗程中评价治疗响应和调整治疗方案的主要参考依据之一。

6. 自体干细胞移植治疗的预后评价　自体造血干细胞移植（autologous hematopoieticstem cell transplantation，ASCT）已成为难治性淋巴瘤的主要治疗方法。研究发现，在 ASCT 前进行大剂量化疗后 ^{18}F-FDG PET/CT 结果仍为阳性的患者，预后显著不如阴性患者的预后好。

（五）乳腺癌

1. 乳腺癌原发病灶的探测　乳腺癌若得到早期诊断和及时治疗常可治愈。对于乳腺肿块的检查，X 线钼靶乳腺摄片灵敏度高，但特异性尚不满意，尤其对于致密乳腺组织和乳腺结构异常者易致漏诊或误诊。MRI 亦是灵敏度高，特异性不佳。针吸活检特异性高，但敏感性不佳。[18]F-FDG PET/CT 探测原发乳腺病变是一种非常灵敏的方法。在有关乳腺肿块 ^{18}F-FDG PET/CT 鉴别诊断中的几项研究显示，其灵敏度可达 82% ～ 100%，特异性为 68% ～ 100%。恶性病灶往往表现为显像剂病灶的浓聚高于正常组织，且不受致密乳腺或结构异常的干扰。值得注意的是，不少影响因素可造成 ^{18}F FDG-PET/CT 假阳性。如感染或炎性病灶可出现 FDG 摄取增加，组织学活检后、放射性治疗等，亦可出现 FDG 浓聚造成假阳性。另一方面，1 cm 以下的肿瘤且位置隐蔽者，或者是原发肿瘤生长缓慢，FDG 摄取低或由于容积效应，可造成假阴性而灵敏度下降。因此，PET/CT 结果仍需要结合临床情况和其他影像资料分析。虽然 PET/CT 对乳腺癌原发灶诊断的灵敏度和特异性均相当高，对临床检查或常规影像学检查难以进行或无明确结论的患者，PET/CT 应作为其定性诊断的选择。此外，PET/CT 还可以较其他常规方法相对准确地判定乳腺内是否存在多发病灶，并对判断乳腺癌的生物学行为提供有用的信息。

2. 腋窝淋巴结的评价　腋窝淋巴结转移情况是乳腺癌患者最重要的预后因素，对治疗方法的选择也有重要意义。以前对腋窝淋巴结的评价只能通过对腋窝清扫组织的筛选和病理检查而获得。因此，除镜下浸润癌和微小浸润癌外，几乎所有的乳腺癌患者采取腋窝淋巴结清扫术。但是，术后病理证实有腋窝淋巴结转移的患者仅占 25% ～ 30%，可见在这些病例中有 2/3 的患者无需进行腋窝淋巴结清扫术。而且，如果能在术前对腋窝淋巴结作出较准确的评价，就可使无淋巴结转移的患者免受不必要的手术创伤。

PET/CT 显像可对乳腺癌腋窝淋巴结是否转移提供较准确的诊断。研究表明，PET/CT 对转移性腋窝淋巴结检出结果与病理学结果高度相关，其检出的

灵敏度为 96%，特异性 96%。因此，术前 PET/CT 评价腋窝淋巴结情况，对于施行乳腺癌腋窝淋巴结清扫术有重要的指导意义，PET/CT 显示无淋巴结转移的患者可不行腋窝淋巴结清扫术（图 16-13、彩图 16-13）。但 PET/CT 不能检出淋巴结中微小转移灶，故当腋窝淋巴结有微小转移灶者，应注意假阴性的

发生。临床实践中结合前哨淋巴结探测技术更能做出准确判断。

另外，转移性腋窝淋巴结的 FDG 摄取率与原发肿瘤的大小和 S 期比率相关；因此，腋窝淋巴结转移者，FDG 摄取率还具有预后意义。

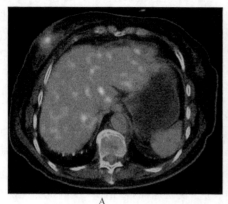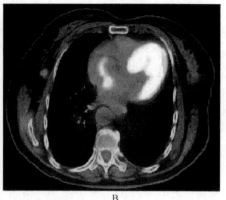

图 16-13　乳腺癌 ^{18}F-FDG PET/CT 显像（详见彩图）

A. 右侧乳腺癌（病理：单纯癌）；B. 右乳同侧腋窝淋巴结转移

3. 乳腺癌复发及远处转移灶的评价　乳腺癌最常见的转移部位是淋巴结、骨、肝和肺（图 16-14、彩图 16-14）。一次 PET/CT 显像可以同时显示腋窝淋巴结转移情况和其他软组织或骨转移，对乳腺癌

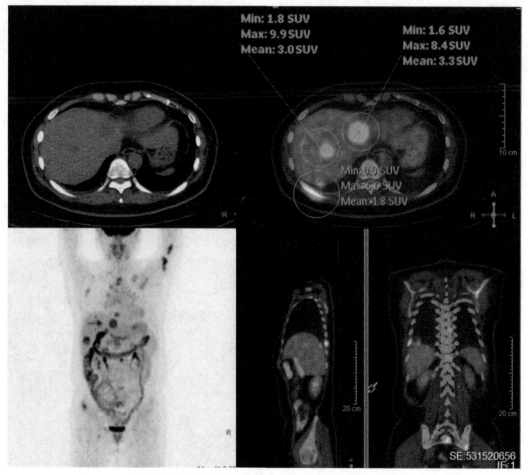

图 16-14　乳腺癌多处转移 PET/CT 显像（详见彩图）

的临床分期具有重要价值。PET/CT 对转移病灶或复发灶探测的灵敏度达 93%～100%，特异性达 97%。在乳腺癌骨转移方面，对成骨性骨转移病变，PET/CT 显像明显优于 99mTc-MDP 全身骨显像；而对于溶骨性病变，则 99mTc-MDP 优于 PET/CT 显像。对于术后局部复发，由于局部组织结构的术后改变往往造成 CT 和 MRI 的评价困难，而 PET/CT 则因可通过复发灶具有高代谢特性而具有诊断优势。

4. 乳腺癌治疗效果的评价 有效的化疗是以肿瘤的缩小为标准，但乳腺癌化疗时，有时 1 个周期结束时甚至整个疗程结束也无明显的肿瘤缩小，因此，早期了解肿瘤组织经化疗的变化，对及时调整治疗方案，减少不良反应非常必要。由于治疗过程中肿瘤代谢变化明显早于形态变化，因此，PET/CT 对早期判断乳腺癌的治疗效果具有优势。一组对 11 例接受手术前新辅助化疗的患者进行了化疗前和化疗中 PET/CT 动态评价的研究结果显示，化疗后部分缓解和完全缓解的 8 例患者在化疗开始后仅 8 天就出现 FDG 摄取值的下降，而化疗无效的 3 例患者在化疗开始后的第 63 天仍无 FDG 摄取值的降低。由于几乎所有化疗有效的患者都于化疗的早期在 PET/CT 上表现出来，因此，可以认为 PET/CT 是早期预测乳腺癌化疗疗效的灵敏方法。在化疗一个疗程结束后，PET/CT 显示 FDG 摄取降低者，提示该化疗方案有效，而 FDG 摄取没有下降者，应及时调整或修改治疗方案。

雌激素受体（estrogen receptor，ER）状态是乳腺癌治疗选择（如采用抗雌激素治疗）的重要生物学指标。乳腺癌 ER 阳性患者 55%～60% 对内分泌治疗有效，而 ER 阴性者只有 5%～10% 有效。PET/CT 还可以应用于乳腺癌 ER 表达水平的评价。例如，采用特异性亲和 ER 受体的氟代雌二醇（16a-[18F]fluoroestradiol，18F-FES）作为显像剂进行成像，即可对乳腺癌病灶的 ER 表达水平作出判断，其灵敏度可达 93%。18F-FES PET/CT 显像不仅便于反映不同患者原发瘤与转移瘤的 ER 活性的同步性，而且通过动态观察还有助于评价预后。

5. 乳腺癌放射治疗和化疗后残余病灶的鉴别 在肿瘤临床工作中经常会遇到这样的问题，放射治疗和化疗进行到一定程度，残余肿块缩小很慢或不再缩小，是继续增加放射剂量或化疗药物，还是停止治疗，这就必须判断残留肿块是否具有活性肿瘤组织。一般而言，具有活性肿瘤残留表现为 FDG 高摄取，而肿瘤坏死或纤维组织则表现为低摄取，故 PET/CT 可较为准确地对于乳腺癌放射治疗和化疗后残余病灶进行判断，对指导临床治疗选择有重要意义。

（六）食管癌

18F-FDG PET/CT 显像对原发食管癌诊断的灵敏度 77.8%～91%、特异性 92.9%、准确率 84.4%。对于食管癌而言，PET/CT 的优势是探测远处转移灶，发现转移淋巴结，进行 TNM 分期，为确定手术方案提供依据。特别是对颈部、上纵隔、腹部淋巴结诊断的准确性较高。约 22% 患者的治疗方案得以改变。对于根治性放疗或术前新辅助治疗患者，在食管癌制订放射治疗计划过程中，18F-FDG PET/CT 显示出比常规影像能更为精确地显示病灶范围，对于肿瘤靶区的确定非常有帮助。在评价放化疗的疗效、鉴别放化疗后局部肿瘤复发与纤维化方面 PET/CT 也有重要作用。

（七）胰腺癌

18F-FDG PET/CT 较之传统的影像学手段对于胰腺癌的诊断更为准确，而且能够对于胰腺癌和慢性胰腺炎进行鉴别。对比研究显示，18F-FDG PET/CT 鉴别诊断胰腺肿瘤良、恶性的灵敏度 94%、特异性 90%；CT 则分别为 82% 和 75%。对于胰腺癌远处转移灶的检测、手术后复发的监测、化疗疗效的评价 PET/CT 也具有优势（图 16-15、彩图 16-15）。

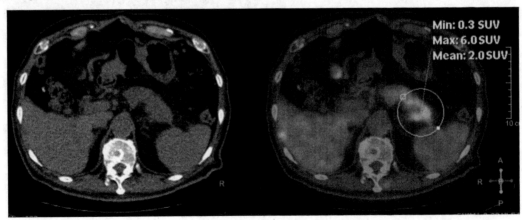

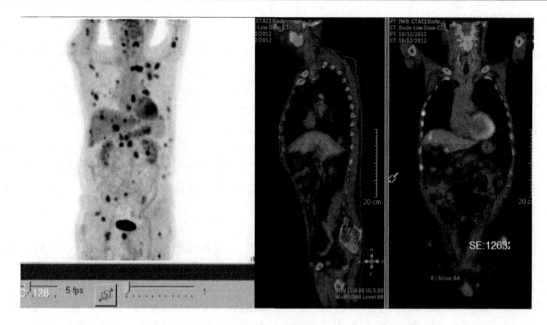

图 16-15 胰腺癌广泛转移 ^{18}F-FDG PET/CT 显像（详见彩图）

（八）鼻咽癌

PET/CT 在鼻咽癌的应用优势在于准确分期、辅助确定靶区以指导精确立体放疗、鉴别放疗后瘢痕与复发。PET/CT 融合图像既能清楚显示病灶侵犯的范围，尤其是颅底侵犯的范围和边界，还可同时对于颈淋巴结转移情况做出准确、完整的判断。如果通过结合应用其他特异性更好的肿瘤示踪剂（如 ^{18}F-FLT）可避免临近脑组织高摄取的干扰，而更加清楚地显示肿瘤边界（图 16-16、彩图 16-16）。

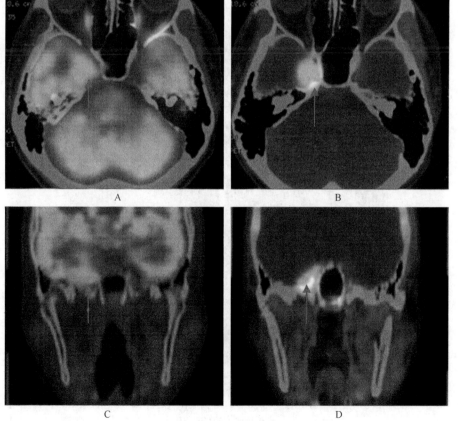

图 16-16 鼻咽癌 ^{18}F-FDG PET 显像及 ^{18}F-FLT PET 显像（详见彩图）

男性 45 岁，鼻咽癌颅内侵犯，图 A、C 为 ^{18}F-FDG 显像，病灶与颞叶分界不清；图 B、D 为 ^{18}F-FLT 显像，病灶与颞叶分界清晰

（九）肝癌

低分化的肝细胞癌和胆管细胞癌在 ^{18}F-FDG PET/CT 显像上表现为高摄取。但分化较好的肝细胞癌细胞内葡萄糖 -6- 磷酸酶活性较高，可以对 6-磷酸 -^{18}F-FDG 产生去磷酸化作用从而迅速清除摄入的 ^{18}F-FDG，出现假阴性结果。故单纯 ^{18}F-FDG PET 对原发性肝细胞癌的灵敏性不高（70%），阳性病灶多属低分化和中分化。^{18}F-FDG PET/CT 结合局部增强 CT 扫描可提高敏感性。肝海绵状血管瘤、肝囊肿、肝硬化、肝腺瘤、肝脂肪浸润等良性病变一般不会出现高摄取，故 ^{18}F-FDG PET/CT 对原发性肝细胞癌诊断的特异性较高。近年报告联合应用 ^{11}C- 乙酸盐（^{11}C-acetate）和 ^{18}F-FDG PET/CT 可显著提高原发性肝癌的诊断能力，分化好的肝癌往往摄取 ^{11}C- 乙酸盐，分化差的肝癌则往往摄取 ^{18}F-FDG，联合两种示踪剂 PET/CT 可发现近 100% 的肝癌。

尽管 ^{18}F-FDG PET/CT 对于原发性肝癌诊断的灵敏性不佳，但对于肝癌转移（对于转移灶灵敏度大于 90%）、术后复发、局部介入治疗后的残存与复发、门静脉癌栓等显示出很好的诊断价值。

（十）卵巢癌

卵巢上皮性癌手术及化疗后复发率高，而且，复发灶多出现在腹腔内脏器的表面，故早期无症状。尽管出现血清肿瘤标志物（如 CA125）异常升高，复发灶不达到一定的体积时一般临床检查不易发现，常造成治疗延误。PET/CT 根据复发病灶呈高代谢的特点能够可靠地检出复发灶和局部或远处转移灶，灵敏度和特异性分别为 92% 和 86%。有报告 ^{18}F-FDG PET 可在常规诊断方法检出或出现临床复发症状之前 6 个月发现复发灶。

（十一）脑肿瘤

1. 脑肿瘤恶性程度判断 脑胶质瘤大多分为 4 级，Ⅰ级为良性，Ⅱ～Ⅳ级为恶性，其治疗方案和预后与其肿瘤恶性程度分级密切相关。^{18}F-FDG 在胶质瘤病灶的聚集量与其恶性程度分级正相关，PET 定性和定量分析（如 SUV、局部葡萄糖代谢率等）结果，判断胶质瘤恶性程度的准确率为 75%～96%。分析脑瘤 FDG 摄取水平可以脑白质和皮质区摄取值作参照，白质区摄取值仅为皮质的 $\frac{1}{4}$～$\frac{1}{2}$，低级别胶质瘤 ^{18}F-FDG 摄取值与白质近似，高级别胶质瘤摄取值可为白质的 2 倍，甚至高于皮质（图 16-17、彩图 16-17）。

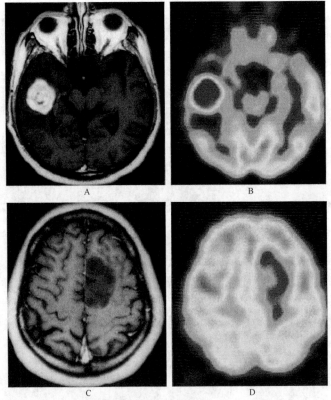

图 16-17 脑胶质瘤 ^{18}F-FDG PET 显像（详见彩图）

A. 右颞叶脑胶质瘤 Ⅲ 级 MRI T1 加权图像；B. PET 图像显示病灶呈 FDG 高摄取；C. 左侧脑胶质瘤 Ⅱ 级 MRI T1 加权图像；D. PET 图像显示病灶 FDG 摄取低于皮质

2. 确定肿瘤侵犯范围　高级别胶质瘤常浸润邻近脑组织，但不一定产生明显的形态改变；分化好的低级别胶质瘤亦可能在使用对比剂时无增强表现，从而 CT 和 MRI 可能低估肿瘤侵犯范围。PET/CT 融合图像能更客观地描述肿瘤侵犯的范围，还可描述病灶内部的局部活力状态从而对手术治疗方案、放疗方案，尤其是立体定向放射治疗，适形调强放射治疗提供重要参考依据。

3. 鉴别肿瘤复发与纤维瘢痕　在鉴别肿瘤的辐射坏死 (radionecrosis) 和肿瘤复发，或鉴别术后早期组织反应与肿瘤残余灶，鉴别纤维瘢痕和肿瘤复发等方面，PET 优于 CT 和 MRI。复发灶呈 ^{18}F-FDG 高摄取，而瘢痕坏死组织则呈低摄取（图 16-18、彩图 16-18）。

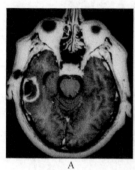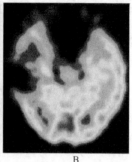

图 16-18　脑肿瘤放射坏死（详见彩图）

A. MRI T1 加权图像，病灶边缘呈增强征象；B. PET 图像显示病灶无 FDG 摄取

4. 疗效评价　对于非手术治疗的脑肿瘤患者，应用 PET 可及早地对病灶区示踪剂摄取水平进行动态比较，对治疗反应进行评价，从而帮助临床及时了解疗效反应，调整治疗方案。

由于脑皮质高摄取 FDG 而造成肿瘤周围非靶区域呈高放射性分布，加之低度恶性胶质瘤摄取 FDG 增加不显著，故 ^{18}F-FDG PET/CT 在脑肿瘤尤其是胶质瘤的应用价值有一定局限性。近年来，应用其他显像剂如氨基酸类（如蛋氨酸）或胆碱等进行脑肿瘤的 PET/CT 成像临床研究，显示出更好的结果。

第二节　肿瘤其他显像

一、肿瘤受体显像

受体显像 (receptor imaging) 是分子核医学的新领域，其基本概念已在前面有关章节中描述。肿瘤受体显像即应用放射性核素标记受体的配体 (ligand) 或配体类似物 (ligand analogue) 形成放射性配体 (radioligand)，与肿瘤细胞高表达的受体结合，使肿瘤组织浓聚放射性核素，以 γ 照相机、SPECT 或 PET 进行显像，既能对肿瘤进行临床诊断，又可对肿瘤的生物学特性进行研究。肿瘤受体显像同时还为受体介导靶向治疗肿瘤寻找靶向载体奠定基础。

（一）生长抑素受体显像

1. 原理　生长抑素 (somatostatin, SST) 是由下丘脑、垂体、脑干、胃肠道和胰腺等器官组织分泌的一种肽类激素，其生理功能可抑制许多激素的释放，如生长激素 (growth hormone)、促甲状腺激素、胰岛素、胰高血糖素 (glucagon)、胃泌素 (gastrin)、血管活性肠肽 (VIP)、5- 羟色胺 (serotonin) 和降钙素 (calcitonin) 等。SST 还对许多肿瘤细胞的增殖产生抑制作用。

已经证明 SST 受体 (SSTR) 除了分布于生理性靶器官组织以外，尚存在于许多肿瘤细胞。这些肿瘤包括三类：①神经内分泌肿瘤或 APUD (amine precursor uptake and decarboxylation，胺前体摄取和脱羧) 细胞肿瘤：如垂体腺瘤；具有内分泌功能的胃肠道肿瘤如类癌 (carcinoid)、胃泌素癌、胰岛素瘤、胰高血糖素瘤、血管活性肠肽瘤等。②脑肿瘤：如星形细胞瘤 (astrocytoma)、脑膜瘤 (meningioma)、神经母细胞瘤 (neuroblastoma) 等。③其他肿瘤：如淋巴瘤、乳腺癌、肾癌、黑色素瘤等。

SST 的结构为一环状多肽。临床上用作肿瘤显像剂的是人工合成的 8 肽类似物，称为 Octreotide（奥曲肽）。标记放射性核素采用 ^{111}In 和 ^{123}I，近年有用 ^{99m}Tc，还有用 ^{90}Y 或 ^{177}Lu 标记用于肿瘤治疗。

2. 临床应用　根据文献报告，^{111}In-Otreotide 对各种神经内分泌肿瘤诊断的显像准确性举例如下：类癌 80%（190/237），胰岛素瘤 73%（8/11），胃泌素瘤 95%（40/42），胰高血糖素瘤 73%（8/11），小细胞肺癌 100%（2/2），嗜铬细胞瘤 100%（9/9），副神经节瘤 (paraganglioma) 86%（6/7），甲状腺髓样癌 54%（12/22），血管活性肠肽瘤 86%（6/7），垂体腺瘤 80%（24/30）。Octreotide 已被认为是一种新型的肿瘤广谱显像剂，常能比常规影像检查更准确地确定病灶范围，并可检出更多的病灶，对胃泌素瘤、胰岛素瘤、胰高血糖素瘤等神经内分泌肿瘤是首选的术前定位检查。

（二）整合素受体显像

整合素 (integrin) αvβ3 受体在多种恶性肿瘤细胞表面有高水平的表达，尤其在恶性肿瘤组织新生血管内皮细胞膜，而在正常细胞呈低表达或缺乏。αvβ3 主要通过和细胞外基质 (ECM) 中的一些含

RGD（精氨酸 - 甘氨酸 - 天冬氨酸）的三肽序列配体结合发挥作用。故含有 RGD 序列的小分子多肽标记放射性核素近年被作为肿瘤受体显像示踪剂和肿瘤内照射治疗的载体进行研究。近年已经研发出 ^{99m}Tc 或 ^{18}F 标记的整合素受体放射性药物进入临床试验，有望进入临床应用（图 16-19）。

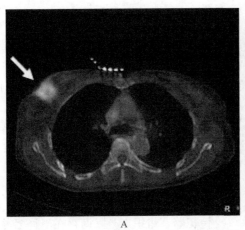 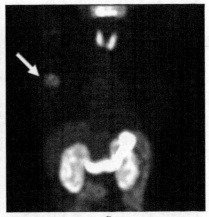

图 16-19 ^{99m}Tc-RGD 整合素受体乳腺癌显像

A. SPECT/CT 融合断层图像　B. 正位平面图像

（三）其他肿瘤受体显像

血管活性肠肽（vasoactive intestinal peptide, VIP）受体显像 VIP 受体分布广泛，在胃肠道肿瘤、胰腺肿瘤、嗜铬细胞瘤、垂体瘤、神经母细胞瘤等各种神经内分泌肿瘤以及乳腺癌、卵巢癌、子宫内膜癌、前列腺癌、膀胱癌、食管癌、肺癌、脑瘤、淋巴瘤等肿瘤细胞中高度表达，肿瘤细胞上 VIP 受体与配体的亲和力可高于正常组织数十倍。已有用 ^{123}I-VIP 显像进行临床研究，与 ^{111}In-Octrotide 显像可互相弥补单一显像剂不能识别所有受体亚型的不足。

其他已有研究报告的肿瘤受体显像方法还有：^{99m}Tc- 新半乳糖蛋白（galactosyl-neoglycoalbumin, NGA）肝受体显像、缩胆囊素 B（CCK-B）受体显像、类固醇受体显像（如乳腺癌雌激素受体显像）以及 ^{123}I 或 ^{131}I- 间位碘代苄胍（^{131}I -MIBG）显像，后者在第八章第二节中有详细描述。

二、放射免疫显像

1. 原理　放射免疫显像（radioimmunoimaging, RII）是以放射性核素标记针对肿瘤抗原的特异性抗体作为示踪剂用来诊断肿瘤的一种核素显像方法。

肿瘤细胞表面存在许多抗原，其中有些抗原为肿瘤细胞高度表达。针对这些肿瘤相关抗原人工制备特异性抗体，应用放射性核素标记，即形成了以肿瘤抗体为载体，以放射性核素为"弹头"的各种放射免疫靶向诊断示踪剂。它们被引入机体后，即与肿瘤细胞表面相应的抗原发生免疫结合反应而定位于肿瘤细胞，在肿瘤病灶部位形成放射性浓聚区，通过体外 γ 照相机或 SPECT 进行探测成像，即可对肿瘤病变进行定位、定性诊断，同时可探测转移灶的存在及分布。有些抗原在肿瘤细胞和同源正常组织呈相似表达，这类抗原的相应抗体则仅用于探测转移病灶或手术切除后的肿瘤复发。

人工制备抗体技术经历了三个阶段：多克隆抗体、单克隆抗体及近年来发展的基因工程抗体。基因工程抗体系采用 DNA 重组技术生产，包括嵌合抗体（chimeric antibody）、改形抗体（reshaped antibody）、单链抗体（single chain antibody）、单区抗体（single domain antibody）等。这些基因工程抗体的特点是免疫原性低、人源性高、分子量较小、血液廓清快、组织穿透力强，成为当前研究的方向。

2. 临床应用　放射免疫显像的应用近年来已有了很大的进展，许多用于 RII 的放射性药物已进入临床应用阶段。例如美国食品药物管理局（FDA），已批准有关用于结肠癌、卵巢癌、前列腺癌和肺癌的多种放射性核素单克隆抗体用于显像诊断，如 ^{111}In Onco Scint 和抗体片段药物（CEA 抗体的 Fab 片段）^{99m}Tc CEA-SCAN 等。国内已有自主开发的 ^{131}I 标记的单克隆抗体被批准投入临床应用于治疗原发性肝癌。RII 的研究方兴未艾，目前仍是核医学和肿瘤学研究的热点。

RII 的临床应用价值主要在以下几个方面：①探查其他检查未发现的亚临床病灶；②确定肿瘤侵犯范围和探测淋巴结转移，为准确分期和制订治疗方案提供帮助；③对血清肿瘤标志物升高患者进行肿瘤瘤灶探查；④鉴别手术或放疗后肿瘤复发与否；⑤为应用相应抗体进行放射免疫治疗提供参考信息。⑥放射免疫导向手术（radioimmunoguided surgery, RIGS）即将标记抗体术前注入体内，术中以手持式γ探测器贴近组织探查肿瘤浸润或转移范围，引导手术切除肿瘤浸润组织或淋巴结。⑦放射免疫治疗。

三、凋亡与乏氧显像

（一）凋亡显像

细胞凋亡又称为程序性细胞死亡，是一种由多种基因调控的主动性细胞死亡过程，是生物体一种基本生理机制，也是许多疾病发生发展的病理基础。随着研究的深入，凋亡机制日趋清楚，已成为近年来生物学研究最重要的进展之一。传统的凋亡检测是通过对手术切除的肿瘤或活检组织，在体外检测细胞凋亡的发生程度，其技术有创，滞后，因此应用受到限制。近十年来，人们致力于体内凋亡的显像研究，主要集中于核素与光学显像。在肿瘤的治疗，疗效观察，新药评价等方面将具有广泛的前景。

凋亡显像的显像剂大致包括以下几类：

1. 蛋白类显像剂　在凋亡早期，正常分布于细胞膜脂质双层下的磷脂酰丝氨酸暴露于细胞膜外表面，蛋白类显像剂可与磷脂酰丝氨酸结合而成为显像剂。目前对其研究较多，较成熟的如：^{99m}Tc-annexin V（磷脂结合蛋白 V）可与凋亡细胞特异性结合，且无免疫原性，无毒性，已进入 II 期临床试验。

2. 肽类及小分子显像剂　肽类及小分子显像剂具有血液廓清快，组织穿透力强，靶/非靶比值高等优势。有学者用荧光标记的肽光学显像剂显示喜树碱治疗后 H460 荷瘤小鼠肿瘤细胞的凋亡。小分子显像剂 ApoSense 化合物家族包含一个 F 原子，除荧光标记外，还可被 ^{18}F 标记成为 PET 显像剂，在凋亡早期与被 Caspase 激活的线粒体膜结合，快速检测死亡细胞。

3. Caspase 活性检测　上述 2 种显像剂均通过与凋亡细胞膜、线粒体膜的磷脂酰丝氨酸结合发挥显像作用，间接反映凋亡的发生。Caspase 全称为含半胱氨酸的天冬氨酸蛋白水解酶（cysteinyl aspartate specific proteinase）。Caspase 是一组存在于细胞质中具有类似结构的蛋白酶，与真核细胞凋亡密切相关，并参与细胞的生长、分化与凋亡调节。凋亡过程启动会导致细胞内一系列 Caspase 级联活化，最终致细胞死亡。检测 Caspase 活性可直接显示凋亡的发生。Caspase 活性检测方法包括：Caspase 直接显像、可激活探针显像、Caspase 活性报告基因显像以及线粒

体膜显像。

（二）乏氧显像

乏氧是指组织的氧浓度介于正常与无氧之间，且功能维持，尚无明显形态学变化。乏氧是许多重大疾病的主要特征之一。它广泛存在于实体肿瘤、脑和心肌等相关疾病中。肿瘤乏氧会使肿瘤组织对放疗和化疗不敏感，从而提高其对放疗和化疗的抵抗性；同时，乏氧使肿瘤内血管内皮生长因子过度表达而使肿瘤自身的侵袭性增加。因此，确定组织乏氧程度对肿瘤的早期诊断、治疗方案的确定及疗效评价有重要意义。目前有多种检测乏氧的方法，放射性核素显像是其中之一。利用放射性核素标记的乏氧组织显像剂进行 SPECT、PET 或 PET/CT 显像，能在活体水平上整体、无创性评价肿瘤的乏氧程度。

常用的乏氧显像剂有两类：硝基咪唑类和非硝基咪唑类。

1. 硝基咪唑类显像剂　硝基咪唑类化合物在乏氧组织中显像的原理是：硝基咪唑具有亲脂性，很容易从血液扩散到组织中。进入细胞后在细胞内酶（主要是黄嘌呤氧化酶）的作用下，硝基咪唑类化合物中的硝基被还原，产生阴离子自由基。在正常氧水平细胞中，阴离子自由基被氧化成化合物，从而扩散到细胞外；而在乏氧细胞中，阴离子自由基不能发生氧化，此时它与细胞内组分结合并滞留在细胞中。硝基咪唑类乏氧组织显像剂研究较多的是 ^{18}F- 氟硝基咪唑（^{18}F-nuoromisonidazole, ^{18}F-FMISO）。

2. 非硝基咪唑显像剂　目前包括 AO 类化合物，如：^{99m}Tc-HL91，或 Cu-BTS 衍生物（Cu-bisthiosemicarbazone），如：^{62}Cu 或 ^{64}Cu 标记的 Cu-ATSM。

乏氧显像为在活体揭示组织器官和病灶的乏氧状态提供了分子影像检测手段，其对于肿瘤学的发病和临床的意义尚处于不断探索之中，成为当前研究的热点之一。如在肿瘤的生物调强放疗研究中，有提出对于肿瘤乏氧区域施予更高的照射剂量。随着人们对乏氧在疾病过程中病理生理作用的认识不断加深和乏氧显像技术的不断发展，乏氧分子显像肿瘤临床的意义将被更为深入地发掘。

四、非特异性阳性显像

非特异性肿瘤阳性显像一般指显像剂被肿瘤组织高摄取而产生放射性浓聚，但显像结果并不能反映肿瘤的组织学、代谢特点等生物学特征。以下简介几种常用的非特异性肿瘤阳性显像剂及其应用。

（一）^{67}Ga 肿瘤显像

1. 原理与方法 放射性核素 ^{67}Ga 是回旋加速器轰击 ^{68}Zn 而产生，其衰变形式是电子俘获，物理半衰期 78.1 h，γ 射线的主要能峰为 93、185、300 和 394 keV。^{67}Ga 的生物特性类似 3 价 Fe，用作显像剂的化学形式为枸橼酸镓（^{67}Ga-citrate）。肿瘤组织浓聚 ^{67}Ga 可能与以下因素或机制有关：病灶血供增加；血管通透性增高；局部 pH 降低引起枸橼酸镓分解；^{67}Ga 与转铁蛋白（transferrin）或乳铁蛋白（lactoferrin）结合，通过肿瘤细胞上相应受体介导进入细胞内。^{67}Ga 仅被生长活跃的存活肿瘤细胞摄取，坏死或纤维化的细胞则不能摄取。细胞对其摄取量与肿瘤代谢水平相关。

方法：静脉注射 ^{67}Ga-枸橼酸液 $111 \sim 370$ MBq（$3 \sim 10$ mCi），一般于注射后 $48 \sim 72$ h 进行平面或 SPECT 显像。

2. 临床应用

（1）肿瘤探查：^{67}Ga 显像在不同组织学类型的肿瘤其灵敏性不同，如在霍奇金病（Hodgkin's disease，HD）> 90%，非霍奇金淋巴瘤（Non-Hodgkin's lymphoma，NHL）85%，原发性肝癌 90%，软组织肉瘤 93%，黑色素瘤 82%，肺癌 85%，头颈部肿瘤 75%，腹部和盆腔肿瘤 55%。

（2）淋巴瘤：淋巴瘤包括 HD 和 NHL，二者的治疗反应和预后与其临床分期和组织学类型关系密切。^{67}Ga 显像可用于淋巴瘤患者的分期、复发或残留病变探查、放疗或化疗疗效反应的监测等。

淋巴瘤分期一般以 CT 扫描为主要方法。^{67}Ga 显像的优点为可提供全身图像，对 HD 灵敏度可达 93%，NHL 89%，且特异性高，故可作为分期的有效辅助方法。由于 ^{67}Ga 显像可反映肿瘤的活力，故病灶部位摄取 ^{67}Ga 的动态变化对评价放化疗的疗效反应，及时修订主要方案具有重要价值。对于治疗后残余病灶的鉴别，^{67}Ga 显像具有较高的灵敏性和特异性。

（二）^{201}Tl 肿瘤显像

1. 原理与方法 ^{201}Tl 为正一价阳离子，其进入肿瘤细胞与 K^+ 进入细胞内的机制类似，系通过细胞膜上的 Na-K-ATP 酶系统转运。肿瘤细胞对 ^{201}Tl 的摄取，还与以下因素有关，如局部血流量、肿瘤细胞活力、肿瘤类型、其他同向转运系统（cotransport system）和钙离子通道系统等。^{201}Tl 蓄积于有活力的肿瘤组织，在细胞内主要以游离形式存在于细胞质内。坏死组织不摄取 ^{201}Tl。

方法：静脉注射 ^{201}Tl $111 \sim 185$ MBq（$3 \sim 5$ mCi），可分别于注射后 $10 \sim 20$ min 采集早期相和 $2 \sim 3$h 行延迟显像。

2. 临床应用

（1）脑肿瘤：脑胶质瘤摄取 ^{201}Tl 的量与其肿瘤的恶性程度相关，分级越高的肿瘤摄取量越高。由于 ^{201}Tl 被存活肿瘤细胞摄取，故也可用于监测疗效。

（2）乳腺癌：X 线乳腺照相鉴别乳腺肿块良恶性特异性欠佳。^{201}Tl 显像鉴别乳腺肿块良恶性的灵敏度为 67% ～ 96%，特异性为 91% ～ 93%，可显著改善特异性。但对探测腋窝淋巴结转移的灵敏度仅为 50% ～ 60%。

（3）骨与软组织肿瘤：^{201}Tl 对于骨与软组织肿瘤良恶性鉴别及疗效评价的效果优于 ^{99m}Tc-MDP 和 ^{67}Ga。^{201}Tl 摄取与化疗反应呈现很高的相关性，无 ^{201}Tl 摄取提示肿瘤组织坏死。

（4）其他肿瘤：对于血清甲状腺球蛋白水平升高而 ^{131}I 全身显像阴性的甲状腺癌患者，^{201}Tl 全身扫描有助于发现肿瘤病灶。对于肺癌、淋巴瘤、其他头颈部肿瘤亦有应用的报告。

（三）^{99m}Tc-MIBI 肿瘤显像

1. 原理与方法 ^{99m}Tc-MIBI（^{99m}Tc-sestamibi）是脂溶性阳离子化合物。肿瘤细胞的摄取机制与其脂溶性和电荷有关。MIBI 可能通过被动弥散进入细胞内，然后由于其脂溶性并具正电荷，在线粒体膜内负电位吸引作用下进入线粒体。约 90% 的 ^{99m}Tc-MIBI 浓集于线粒体内。肿瘤组织的血流灌注，肿瘤细胞的活力以及肿瘤组织类型等均是影响肿瘤细胞聚集 ^{99m}Tc-MIBI 的因素。

近年的研究还发现 MIBI 是细胞膜 P 糖蛋白（P-glycoprotein，Pgp）的作用底物。Pgp 具有将离子型脂溶性物质泵出细胞外的功能，其过度表达被认为是肿瘤细胞发生多药耐药性（multidrug resistance，MDR）的重要机制之一。如 Pgp 水平高则 MIBI 被更多地转运出肿瘤细胞外，故 ^{99m}Tc-MIBI 显像可能反映 Pgp 的水平，预测 MDR 的发生和化疗疗效。

方法：静脉注射 ^{99m}Tc-MIBI $740 \sim 1110$ MBq（$20 \sim 30$ mCi），可分别于注射后 $10 \sim 20$ min 采集早期相和 $2 \sim 3$ h 行延迟显像。乳腺显像时需使用专用装置让患者取俯卧位，乳腺自然下垂，采集左、右侧位图像，再取仰卧位采集前位包括乳腺和腋窝图像。

2. 临床应用

（1）乳腺癌：多中心研究结果表明 ^{99m}Tc-MIBI 鉴别乳腺病变良恶性（可触及肿块或 X 线乳腺照相发现的病变）总的灵敏度 85%，特异性 81%。对可触及肿块，灵敏度则为95%，特异性74%。对于未触及病变的灵敏度72%，特异性86%。对于直径＜1cm的病变敏感性较低。最常见的假阳性病变为乳腺纤维腺瘤（fibroadenoma）。^{99m}Tc-MIBI显像还可同时发现腋窝淋巴结有无转移，其阳性预测值约为83%，阴性预测值为82%（图16-20）。

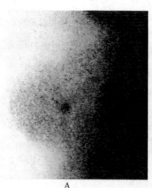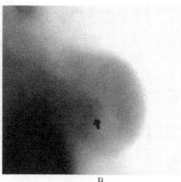

图16-20　^{99m}Tc-MIBI乳腺癌阳性显像

A. 患者女，42岁，X线乳腺照相发现左侧乳腺有一结节，性质待定。99mTc-MIBI显像示左侧乳腺和左侧腋窝区各有一局限性放射性浓聚灶（箭头所示）。病理结果为左乳浸润性导管癌，伴左侧腋窝淋巴结转移。B. 患者女，37岁，右侧乳腺可触及明显包块。^{99m}Tc-MIBI显像示病变处放射性摄取增高不显著，呈弥漫性放射性分布不均改变。病理结果为右侧乳腺纤维腺瘤

（2）肺癌：^{99m}Tc-MIBI显像被用于肺部结节病变的良恶性鉴别和肺癌纵隔淋巴结转移。探测肺癌的灵敏度约为78%～96%，特异性70%～90.9%。对发现纵隔淋巴结转移的灵敏度85.7%～87.5%，特异性83.3%～88.2%，在同组病例的对比研究中，CT发现纵隔淋巴结转移灶的敏感性仅为50%。^{99m}Tc-MIBI显像还被用于小细胞肺癌化疗效果预测和疗效反应评价。

（3）甲状腺癌：^{99m}Tc-MIBI对甲状腺"冷结节"鉴别诊断甲状腺癌的灵敏度为83%～100%，特异性72%，阳性预测值43%。对于无摄取功能的甲状腺癌复发和转移灶的探查，^{99m}Tc-MIBI显像可弥补^{131}I扫描的局限性。

（4）甲状旁腺瘤或甲状旁腺增生：临床常用且临床价值好，详见有关章节。

（四）^{99m}Tc（V）-DMSA肿瘤显像

1. 原理与方法　二巯基丁二酸（Dimercaptosuccinic acid，DMSA）是一种肾显像剂。80年代初报道发现^{99m}Tc(V)-DMSA可在某些肿瘤中浓聚，其作为亲肿瘤显像剂的应用陆续被报告。该显像剂的亲肿瘤机制尚不明了。

方法：静脉注射^{99m}Tc(V)-DMSA 740～925 MBq（20～25 mCi），5～10 min和2 h进行平面静态显像，必要时加侧位和断层采集。

2. 临床应用

（1）甲状腺髓样癌：甲状腺髓样癌组织来源为甲状腺旁滤泡细胞（parafollicular cell或C-细胞）。由于缺乏摄碘功能，^{131}I显像对该肿瘤的复发与转移作用不大。^{99m}Tc(V)-DMSA显像诊断甲状腺髓样癌的灵敏度大于80%，特异性可达100%。另据报道，探测淋巴结转移灶、肺部转移灶和骨转移灶灵敏度100%，其他软组织转移灶敏感性50%，对局部复发的敏感性66%。^{99m}Tc(V)-DMSA亦可用于分化型甲状腺癌转移灶的寻找。

（2）软组织肿瘤：^{99m}Tc(V)-DMSA显像对原发性软组织肉瘤具有较好的诊断价值，其灵敏度90%～100%，特异性71%～78%。本方法亦有助于骨显像所发现病变的性质鉴别以及软组织恶性肿瘤局部和远处转移灶的探测。

思　考　题

1. PET肿瘤显像的原理是什么？以^{18}F-FDG为例详细阐述。

2. 在肿瘤临床如何合理地选用^{18}F-FDG PET/CT检查？

3. 试述^{18}F-FDG PET/CT在淋巴瘤的应用。

4. 试述^{18}F-FDG PET/CT在肺癌的应用。

5. 简述^{99m}Tc-MIBI显像在肿瘤临床的应用。

（吴　华　庞　华）

第十七章 炎 症 显 像

炎症可能隐匿发病，不易探测或者不能确定感染灶。放射性核素炎症全身显像，具有简便、安全、灵敏的特点，核医学影像可提供多种方法确诊炎症灶。

第一节 常用的炎症显像剂

一、^{18}F-FDG

（一）原理

炎性物质渗出是炎症的重要过程，也是急性炎症的重要标志。大多数炎性渗出物中含有大量的中性粒细胞、单核细胞，成纤维细胞增生则伴随炎症的修复过程。慢性炎性病灶中主要是巨噬细胞、淋巴细胞和浆细胞，以及增生的成纤维细胞。活化的炎性细胞、增生的成纤维细胞等对能量的需求增加，其葡萄糖代谢活性增加。感染与炎症的 ^{18}F-FDG PET/CT 显像是基于粒细胞和单核细胞在受到刺激时利用葡萄糖作为能源，成纤维细胞在其增殖时也利用葡萄糖。中性粒细胞、巨噬细胞等炎性细胞被激活时，细胞膜和细胞质的葡萄糖转运体表达均明显增加；有研究也证实多种细胞激酶和生长因子增加炎性细胞葡萄糖转运体与脱氧葡萄糖的亲和力，从而促进葡萄糖转运至细胞内。

（二）显像方法

1. 准备 检查前患者空腹 4 h 以上，测定血糖水平在正常范围，如糖尿病患者出现高血糖，可予以口服降糖药或注射胰岛素。

2. 放射性药物 按照 0.15 ~ 0.20 mCi/kg 静脉注射 ^{18}F-FDG 显像剂，注药后患者平卧平静避光休息 40 ~ 60 min，排尿后进行数据采集。必要时可进行延迟显像。

3. 采集条件 先行 CT 定位扫描，扫描范围从颅底至股骨上段，扫描参数：电压 120 kV，层厚 0.5 mm；PET 数据采用 3D 采集模式，一般扫描 6 ~ 7 个床位，每个床位采集 3 min，层厚 5 mm，机器自动利用 CT 数据对 PET 图像进行衰减校正，并进行图像重建和融合。

（三）正常影像与图像分析

^{18}F-FDG 为葡萄糖的类似物，其在体内的分布与葡萄糖在体内的分布基本一致。葡萄糖为脑部的主要能量来源，脑部摄取较高，左心室摄取高；软腭、咽后壁及扁桃体、唾液腺、垂体腺可出现形态规整的对称性的生理性浓聚；双肺放射性分布低而均匀；纵隔血池影较浓；肝脾可见放射性分布；^{18}F-FDG 主要通过泌尿系统排出体外，双肾、输尿管及膀胱内可出现明显的放射性浓聚；胃肠道蠕动可出现生理性浓聚；全身其他部位轮廓及层次较清楚。

炎性病灶在 PET/CT 上多表现为不同程度的局灶性 ^{18}F-FDG 浓聚增加。浓聚的程度与感染及炎症的病因、病程、炎性反应的剧烈程度、临床干预情况等有关。通常急性、化脓性炎症的 ^{18}F-FDG 浓聚程度高于慢性、反应性炎症，因此，^{18}F-FDG PET/CT 显像可协助临床判断炎症的活动情况。炎性病灶摄取 ^{18}F-FDG 呈多样化表现，可不摄取或低摄取，表现为 SUV_{max} 在正常范围；也可摄取增高，SUV_{max} 值高达 5-7。一些特殊类型的炎性病变如结核感染、炎性肉芽肿，SUV_{max} 甚至可超过 15，高于很多恶性肿瘤的 SUV_{max} 值。炎性病灶的 ^{18}F-FDG 浓聚形态因感染部位不同也呈现多态性，可以是片状、云絮状、条带状、环状、不规则形等等，也可表现为比较规则的圆形、类圆形等。

二、^{67}Ga 枸橼酸盐

（一）原理

^{67}Ga 经静脉注射后，90% 即与转铁蛋白、铁蛋白及乳铁蛋白等结合被运送到炎症部位，其后在炎症病灶的聚集定位则与多因素有关。病灶的血流灌注即为首要因素，局部血流灌注增加和毛细血管通透性增加的因素使 ^{67}Ga- 转铁蛋白复合物进入炎症组织。其他被认为有关的因素尚有：炎症部位细菌摄取 ^{67}Ga；嗜中性粒细胞在炎症部位释出大量乳铁蛋白（lactoferrin），^{67}Ga 与乳铁蛋白结合而滞留于炎症灶；^{67}Ga 被炎症部位的微生物摄取，生成铁蛋白 -^{67}Ga 复合物而滞留于局部，使病灶部位形成异常的放射性浓聚。

（二）显像方法

1. 准备 一般无特殊准备。病变位于腹部时，为减少肠道内放射性干扰，宜先清洁肠道，或者每日给予缓泻剂，直至显像结束。近期未作过钡剂肠道 X 线检查。

2. 放射性药物 静脉注射 ^{67}Ga- 枸橼酸 185 MBq（5

mCi)，体积小于 10 ml，给药后 6 ～ 8 h 及 24 h 进行显像；对于疑诊部位必要时加做 48 h 乃至更长时间延迟显像。

3. 采集条件 中能或高能准直器。能峰：93、184 和 296 keV 三个 γ 射线峰位，窗宽 20%。常规采集前位、后位全身显像和病灶部位的平面显像，对于胸部、腹部病变必要时加做断层显像，提高诊断灵敏度。

（三）正常影像与图像分析

^{67}Ga 注入体内后，正常人 ^{67}Ga 体内分布主要在肝、脾和骨髓等器官组织。肝脏放射性分布最浓，中轴骨髓系统轮廓清晰可见，包括颅骨、脊柱、肋骨、胸骨、肩胛骨、骨盆和长骨骨骺部位等。其他软组织如鼻咽部、泪腺、唾液腺、乳腺、外生殖器等均可有不同程度显影。肾脏膀胱在 24 h 内的显像图上显影可较明显，但如无肾功能不全，则肾影在 48 ～ 72 h 图像上应很淡；另外，约有 10% 的显像剂经肠道排泄而聚集在结肠内，并随时间的推移和肠道蠕动向前移动，最终排出体外，需注意和肠道病变相鉴别。拟行腹部显像前应作肠道准备，以最大限度地降低对影像质量的干扰。手术后 2 ～ 3 周内切口部位可出现 ^{67}Ga 摄取，头颈局部放疗患者可能出现唾液腺显影增强。

三、放射性核素标记白细胞

（一）原理

放射性核素标记白细胞炎症显像是目前最符合生理学基础的炎症显像方法。白细胞是人体内重要的防卫系统，当机体存在炎症病灶时，核素标记的白细胞进入体内循环后即向炎症病灶迁移聚集。如同体内白细胞趋化机制，由于炎症局部黏附分子表达增高，标记白细胞黏附于血管内皮；随后，通过细胞渗出过程（diapedesis）透过内皮细胞和基底膜，在化学趋向（chemotaxis）机制作用下迁移至炎症病灶。通过体外探测放射性分布即可显示标记白细胞在体内的分布和位置。因此，核素标记白细胞是特异性的炎症示踪剂，但其显像仅反映局部病灶白细胞浸润聚集病理学变化，而不一定表示病灶为感染性。

（二）显像剂及显像方法

1. 分离白细胞 由于血浆及各种血细胞均可被核素无选择性地标记，为提高核素标记率，必须分离白细胞，采受检者血液 30 ～ 50 ml，使用重力沉降法在严格无菌操作条件下分离白细胞，分离所得的白细胞系粒细胞、淋巴细胞、单核细胞及少量的红细胞混合细胞群，适用于做炎症及感染病灶的诊断与定位。

2. 放射性核素标记 标记制备 ^{111}In-oxine- 白细胞或 ^{99m}Tc-HMPAO- 白细胞，前者制备后应 2 ～ 4 h 内注射，后者制备后保存时间不宜超过 60 min，应尽快注射。

3. 注射显像剂 患者无需特殊准备，静脉注射 ^{111}In-Oxine- 白细胞悬液 18.5 ～ 37 MBq（0.5 ～ 1 mCi）后，分别于 4 h、24 h 显像，以 24 h 影像最为清晰，必要时行 48 h 显像，以排除非疾病引起的非特异性浓聚。另外，由于 4 ～ 6 h 显像阳性率低，该时相影像阴性必要时进一步做 24 h 及 48 h 显像。

若采用 ^{99m}Tc-HMPAO- 白细胞显像，静脉注射 ^{99m}Tc-HMPAO- 白细胞 370 MBq（10 mCi）后，于 1 h、4 h、24 h 显像，对于腹部病灶或肠道炎性病变等，早期显像更为重要。

4. 图像采集 ^{111}In-oxine- 白细胞显像：常规采用中能平行孔准直器，能峰置于 173 keV 和 247 keV，窗宽 20%。采集全身各部位前、后位图像。每部位采集最少计数 200 K 或采集 20 min。

^{99m}Tc-HMPAO- 白细胞显像：采用低能通用平行孔准直器或低能通用高分辨率准直器，能峰 140 keV，窗宽 20%。常规采集前位、后位全身影像，可疑病变部位加做局部平面或断层显像。

（三）正常影像与图像分析

静脉注射 ^{111}In-oxine- 白细胞或 ^{99m}Tc-HMPAO- 白细胞后，两种显像剂的正常分布相似，放射性主要分布于肝、脾、骨髓，早期影像上可见肺部放射性摄取，注射后 18 h 显像肺部已无放射性。^{111}In-oxine- 白细胞在胃肠道和肾内无明显放射性浓聚。^{99m}Tc-HMPAO- 白细胞由于进入体内后部分 ^{99m}Tc-HMPAO 同白细胞解离形成水溶性化合物，经由肝胆系统和肾脏排泄。肾脏和膀胱可早至 1 h 显影，1 h 显像有 4% 患者胆囊显影，24 h 显像约有 10% 患者胆囊显影，与急性胆囊炎影像不同之处在于放射性浓聚在胆囊内，而后者主要浓聚在胆囊壁。^{99m}Tc-HMPAO 的水溶液化合物会浓聚于肠道，但肠道内放射性通常在 3 ～ 4 h 出现并随时间增强，如能早期显像可减少其干扰。

第二节 临床应用

一、^{18}F-FDG PET/CT 炎症显像

^{18}F-FDG PET/CT 显像在临床已广泛用于多种肿瘤的诊断、分期、预后与疗效检测，然而 ^{18}F-FDG PET/CT 显像并非只对肿瘤有用，在一些良性病变如

感染与炎症方面的应用价值也日益受到重视。在临床应用中，在大多数情况下，^{18}F-FDG PET/CT 显像可以准确鉴别炎性病变与肿瘤，尽管学术界普遍认为，由于 ^{18}F-FDG PET/CT 检查费用昂贵，不宜作为炎症检查的常规技术，但认识和了解炎症的 PET/CT 表现有极为重要的临床意义。一方面，炎症造成的示踪剂浓聚，会干扰图像的判读，影响肿瘤诊断的特异性；另一方面 ^{18}F-FDG PET/CT 显像可以发现临床难以确诊的隐蔽感染，并协助疗效判断。卫生经济学分析表示，^{18}F-FDG PET/CT 可准确区分肿瘤良性病变和判断临床治疗的有效性，避免不必要的手术、及时修改治疗方案，使群体医学治疗费用下降，有利于卫生资源的节约和合理应用。

1. 头颈部炎症　颈面部组织炎症比较常见，大多数人 ^{18}F-FDG PET/CT 检查时可见鼻部、舌根部、口咽部有程度较高的 ^{18}F-FDG 浓聚，两侧对称。一些患有感冒、咽炎、扁桃体炎的患者，在上述部位可见较高的浓聚。一般情况下，基于浓聚灶的形态、示踪剂分布特点，这种非肿瘤性病变容易识别；延迟显像 SUV_{max} 下降，对鉴别诊断有一定帮助。颈部淋巴结通常不摄取 ^{18}F-FDG，但在伴有上呼吸道感染、口面部炎症时，炎性反应强烈的淋巴结常显示较高的浓聚，延迟显像有助于与肿瘤淋巴结转移相鉴别。

2. 胸肺部炎症　通过 ^{18}F-FDG PET/CT 显像可以显示局部病灶的形态、^{18}F-FDG 摄取程度、分布以及 SUV_{max} 变化情况等相关表现，大多数情况下，可以准确鉴别肺内病变的良恶性。但需注意，一些特殊感染、炎症，如结核、肉芽肿、结节病、炎性假瘤等，有时在 PET/CT 显像上表现为 ^{18}F-FDG 高摄取，会给图像判读造成困难。在这种情况下，需要结合 PET 影像表现特点、CT 及相关影像学资料、肿瘤标志物等化验检测结果以及相关疾病的临床和病理生理特点综合分析。纵隔、肺门淋巴结浓聚显影相当常见，应该综合临床表现、影像学表现鉴别炎症、结节病、肿瘤淋巴结转移、淋巴瘤等。60 岁以上老年人群中，常发现"老年性肺门淋巴结炎症改变"，常累及双侧肺门，SUV_{max} 一般在 2～3 之间，这种淋巴结显影原因尚不清楚，可能是亚临床感染或炎症诱发等淋巴结反应性改变。

3. 腹盆部炎症　肠炎的 ^{18}F-FDG PET/CT 表现为节段性甚至大段肠道的浓聚。Crohn 病和溃疡性结肠炎是较特殊的炎性肠病，在活动期，^{18}F-FDG PET/CT 检查发现受累肠道表现为中至重度 ^{18}F-FDG 浓聚。急性、活动期腹腔、盆腔脓肿表现为中、高度 ^{18}F-FDG 浓聚，根据病灶的部位、临床病史与表现，多数不难诊断。腹膜炎可见腹腔大片高度 ^{18}F-FDG 浓聚，结合 CT 表现可与呈腹膜增厚或结节状的腹膜转移癌鉴别。

4. 骨关节炎症　基于炎症细胞激活时可高浓度摄取 ^{18}F-FDG 的原理，PET/CT 检查可用于骨髓炎、骨关节炎、椎间盘感染等常见疾病的诊断，对病变范围的确定、活动度测定与治疗效果检测有重要作用。关节炎症临床常见，特别是 50 岁左右的人群好发肩周炎，^{18}F-FDG PET/CT 检查常表现为围绕肱骨头的轻中度环状浓聚。骨骼退行性疾病在疾病进展期，^{18}F-FDG PET/CT 检查的异常发现常与患者的症状、体征相吻合，而 X 线、CT、MRI 等常规影像学检查常无异常发现。人工关节置换术后，假体松动、周围组织感染是造成疼痛等症状的主要原因。^{18}F-FDG PET/CT 检查可准确显示假体周围组织感染；另外，由于炎症细胞只在激活时才高浓度摄取 ^{18}F-FDG，PET/CT 检查可用于骨关节感染、炎症活动性与非活动性病灶的判断。

5. 不明原因发热　不明原因发热（fever of unknown origin，UFO）是内科常见的疑难病症。引起不明原因发热的病种繁多，国内主要以感染性、肿瘤性、风湿性疾病为主要原因。在感染性疾病中，以细菌引起的感染性不明原因发热居多，病毒性次之，真菌、原虫类等均可引起感染性不明原因发热。^{18}F-FDG PET/CT 为全身检查，常常可以发现隐蔽性感染性病变，是探索不明原因发热病因的一种理想检查方法。

二、^{67}Ga 枸橼酸盐显像

多年以来 ^{67}Ga 显像是核医学最主要的炎症显像手段。尽管近年来放射性核素标记白细胞炎症显像方法的进展，但 ^{67}Ga 显像仍因其许多独特之处而仍具有其临床价值。如 ^{67}Ga 不仅对于病灶边界明确的急性脓肿可准确定位，而且对于炎症或化脓边界尚未分明的病变如蜂窝织炎、腹膜炎以及其他炎性和肉芽肿性病变等均能准确探测。由于白细胞的局部浸润并非 ^{67}Ga 显示病灶所必须，所以对于白细胞减少患者 ^{67}Ga 显像有其优点。对于探测肺间质性病变和肉芽肿性病变，^{67}Ga 显像也很有价值。临床应用于以下情况：如发热待查患者探查隐匿性感染病灶；手术后或外伤后发热患者探测深部感染病灶；骨髓炎的诊断与鉴别诊断；人工关节的感染与松动的鉴别诊断；炎症性肠道疾病如溃疡性结肠炎、Crohns 病的诊断；结节病（sarcoidosis）的诊断与活动性评价；免疫抑制剂治疗的患者或获得性免疫缺陷综合征（AIDS）患者等感染病灶的探测等。

1. 发热待查　对于发热待查患者，尤其是局部症状不明显时，^{67}Ga 显像可揭示急性、慢性和隐匿

性感染病灶以及肉芽肿性病灶，乃至肿瘤病灶。病灶部位表现持续存在的放射性异常浓聚表现。对于手术后发热患者，以核素标记的白细胞显像更为适宜，因其往往是急性感染，而且核素标记白细胞不经肠道清除，可避免此时 ^{67}Ga 显像可能遇到腹部伪影造成阅片诊断困难的问题。

2. 肺部感染和炎性病变 ^{67}Ga 在许多肺部感染性病变、炎性病变、间质性病变和肉芽肿性病变均有聚集，可协助临床诊断。如结节样浓聚灶可见于结核、真菌感染、淋巴瘤、结节病等；局灶性浓聚可见于细菌性肺炎；弥漫性摄取增加可见于巨细胞病毒感染、真菌感染、间质性肺炎、卡氏肺囊虫病等。

3. 泌尿系感染 由于 10% ～ 25% 注入量的 ^{67}Ga 在 24 h 内由肾脏排泄，故对于肾脏炎性病变的判断需作 48 ～ 72 h 的延迟显像。肾盂肾炎、弥漫性或局灶性间质性肾炎、肾周感染等均有相应的 ^{67}Ga 异常浓聚表现。

4. 骨髓炎 骨髓炎部位显示 ^{67}Ga 摄取增加。由于正常骨质可摄取 ^{67}Ga，故当出现骨质修复或重塑过程时，亦可出现 ^{67}Ga 摄取异常增加表现。与常规的骨显像结果结合分析有助于提高诊断特异性。病变处 ^{67}Ga 摄取高于骨显像上的放射性摄取或分布形态不一致则提示骨髓炎，^{67}Ga 无摄取或与骨显像上放射性摄取一致则不支持骨髓炎。

5. 腹部与盆腔感染 B超和CT检查更为常用。^{67}Ga 显像有助于探查深部脓肿、鉴别腹水性质、诊断肝脓肿等，但对于腹腔感染，核素标记白细胞显像更为优越。

三、放射性核素标记白细胞显像

1. 探测炎性病灶 系列研究显示，核素标记白细胞对于感染性炎性病灶可作准确诊断，敏感性超过 95%，对于急性或慢性感染灶同样敏感。对于结核病灶或真菌感染，敏感性较低，^{67}Ga 显像则可能更敏感。由于核素标记白细胞显示出卓越的诊断效能，该方法被认为是感染和炎性病灶影像检查的"金标准"方法。

目前对于大多数适应证，^{99m}Tc-HMPAO- 白细胞因其较 ^{111}In-oxine- 白细胞核素易得价廉、辐射剂量低、显像过程短、图像质量好而取代 ^{111}In-oxine- 白细胞，但对于肾脏、膀胱、胆囊等器官的感染灶探测，仍以后者较好。

核素标记白细胞显像的不足之处是，从采集患者自体血液至分离白细胞和标记白细胞等过程费时、复杂、技术性强，且存在污染或交叉感染的可能性。显像过程亦费时。上述不足使其广泛应用于临床受

到局限。因此，有待开发诊断性能与标记白细胞相当而制备和操作简便的炎症显像剂。

2. 骨髓炎 骨髓炎在 X 线平片上的典型表现常要待发病 10 ～ 14 天出现。MRI 具有良好的诊断价值，敏感性 95%，特异性 88%。但任何引起骨髓被取代或组织含水量增加的病变均可造成鉴别诊断困难，如骨折修复、肿瘤、Charcot 关节等。如为人工植入关节则更是无法用 MRI 进行诊断。核素标记白细胞则对于这些常规影像学鉴别困难的情况具有优势。据报告，在伴有其他基础骨质病变、人工植入物或其他易干扰骨髓炎诊断情况病例中，核素标记白细胞显像确定或排除骨髓炎准确性大于 90%。对于含骨髓骨骼部位（如髋部和膝部）疑诊骨髓炎，核素标记白细胞显像与胶体骨髓显像联合检查可提高诊断准确性，受累骨髓在骨髓显像上表现为放射性缺损区，而在核素标记白细胞显像上则呈放射性浓聚区，二者联合诊断的准确性可达 95%。

3. 腹部感染 因腹部感染具有高发病率和高死亡率，快速诊断甚为重要。^{67}Ga 因肠道清除和显像时间延迟因而不是最佳选择。^{111}In-oxine- 白细胞不经肠道清除，故具有优势。几项大宗病例研究显示其诊断腹部感染总敏感性为 90%。

^{99m}Tc-HMPAO- 白细胞早时被认为因有肠道清除而不作为最佳选择。但事实上，如果在肠道排泄放射性之前早期显像，可获良好的诊断准确率，而缩短诊断时间也是其优点所在。据报告在 30 min 显像和 2 h 显像探测腹部感染和炎性病变的敏感性分别为 80% 和 95%。

4. 炎症性肠道病变 主要包括溃疡性结肠炎和克罗恩病（Crohn disease）（又称：节段性肠炎 segmental enteritis；曾称：克隆病）。常规检查有 X 线钡剂灌肠和结肠内窥镜，但对于严重病例常为禁忌。

核素标记白细胞显像结果与钡剂放射学和结肠内窥镜结果有很好的一致性。核素显像不仅用于检测上述疾病急性加重阶段，可以探查内窥镜难以查及的部位，还可以用来监测评价疗效。活动性肠炎表现为肠型分布的异常浓聚灶。非活动性的结肠炎核素显像呈阴性结果。

利用核素标记白细胞显像显示炎性病变的分布特点还可以对克罗恩病和溃疡性结肠炎二者进行鉴别。如直肠无病变、小肠受累，病变呈非连续性提示克罗恩病；而结肠至直肠连续性病变且不伴小肠受累则提示溃疡性结肠炎。

核素标记白细胞显像在下述肠道病变时也可见到腹部异常放射性摄取征象，如缺血性结肠炎、假膜性结肠炎和肠梗死等。

5. 肾脏病变　^{111}In-oxine-白细胞可探测和定位泌尿系感染，异常放射性聚集于急性肾盂肾炎、局灶性肾炎以及肾脓肿或肾周脓肿等病变的相应部位。但对于移植肾价值有限，因所有的移植器官无论有无伴随有临床意义的病变或排斥反应，均会显示放射性摄取增加。

6. 心血管疾病　核素标记白细胞对亚急性感染性心内膜炎的诊断帮助不大，瓣膜的赘生物中白细胞数量相对较少，但对于动脉修补移植物的感染诊断很有帮助。大动脉修补移植物的感染常见且死亡率高，及时诊断非常重要，但往往因为此类感染隐匿且位于深部而被延误诊断。B超、CT和MRI对于移植物感染和移植物周围的非感染积液难以鉴别。

7. 肺部感染　核素标记白细胞显像的肺部表现应谨慎解释。轻度弥漫性摄取增加可因许多非感染性疾病引起，如肺不张、充血性心衰、成人呼吸窘迫综合征等。局灶性浓聚则多为感染征象。对于多数肺部病变而言，^{67}Ga显像较佳。

思 考 题

1. 常用的炎症显像剂有哪些？

2. ^{18}F-FDG炎症显像的原理是什么？临床应用有哪些？

3. ^{67}Ga枸橼酸盐炎症显像的原理是什么？临床应用有哪些？

4. ^{111}In/^{99m}Tc标记白细胞炎症显像的原理是什么？临床应用有哪些？

（陈　跃）

第十八章 放射性核素治疗概论及进展

核素治疗是指利用放射性药物对病变组织或器官进行靶向性内放射治疗，也包括封闭性放射源对病灶的近距离放射治疗。核素治疗是核医学最重要的组成部分，也是临床治疗学有效方法之一，对某些疾病的治疗有独特作用，取得很好的治疗效果。

第一节 放射性核素治疗的生物学基础

一、放射性核素治疗的原理

放射性核素治疗的基本原理是电离辐射的生物学效应。当核素进入靶器官或病灶部位，与病变细胞紧密结合时，辐射剂量主要集中于病灶内，发生能量传递，产生一系列物理、化学和生物学变化，使病变组织的分子生物学、细胞功能和代谢发生改变，从而达到治疗作用。

射线作用于机体产生电离辐射生物效应是一种能量传递过程，其电离方式表现为直接作用和间接作用。直接作用于生物大分子，如核酸和蛋白质类物质，可使其化学键断裂，造成分子结构和功能的改变，达到抑制或杀伤病变细胞的作用。其中DNA对射线最敏感，DNA的断裂和合成障碍可造成细胞周期阻滞或细胞凋亡。间接作用是射线可引起水分子的电离和激发，形成各种自由基，如氢氧自由基（OH）和水化电子（e_{aq}^-）等，前者是强氧化性物质而后者是强还原性物质，可间接引起生物分子的辐射化学变化，这是内照射治疗的机制之一。由于电离辐射的直接和间接作用引起病灶局部的神经体液失调、生物膜和血管壁通透性改变、代谢异常、结构损伤、细胞凋亡或基因突变等而达到治疗目的。这些物理、化学和生物学综合反应的过程复杂，其作用机制至今仍在进一步研讨中。

二、放射性药物靶向定位的机制与方式

在核素的内照射治疗中，放射性药物被病变组织的摄取有多种机制，不同的药物其机制也不同，其共同点是利用病变的组织或细胞具有选择性浓聚某些放射性核素或标记化合物的作用，或利用载体将治疗用放射性核素引入病变组织，获得较高的靶/非靶比值，达到提高疗效、降低毒副作用的目的。

1. 利用器官组织的生理功能主动摄取 例如 ^{131}I 治疗甲状腺疾病、^{32}P 治疗真性红细胞增多症、淋巴瘤等，主要依赖靶组织代谢旺盛，选择性浓聚放射性核素的生理功能增强，从而达到高靶/非靶比值。

2. 利用病变细胞或组织的某些病理性摄取 骨转移肿瘤组织骨质代谢很活跃，因此能聚集于骨的放射性药物 ^{89}Sr、$^{153}Sm-EDTMP$、^{223}Ra 等可用于治疗转移性骨肿瘤及其骨痛。

3. 介入法 核医学介入治疗是人为干预的方法，如穿刺、植入或插管经过血管、体腔、囊腔、组织介质以及淋巴液集中区，用载体将放射性药物引入病灶区，直接对病灶进行内照射治疗。如动脉栓塞介入、腔内（胸、腹腔及关节腔）和组织间质介入、放射性粒子植入等。

影响放射性药物摄取的组织因素。无论利用何种机制，放射性药物在病灶中的浓聚，特别是在肿瘤组织中的浓聚还取决于其他因素：如血流灌注、血管外间隙的大小、静水压和毛细血管通透性改变。

恶性肿瘤的血供来自组织血管。由于肿瘤的快速增长，使作用于血管的压力增加，进而造成血供减少。随着肿瘤的增大，血流供应呈指数下降。血管被压迫形成血栓阻塞血管，使肿瘤细胞的氧和营养供给下降，导致肿瘤细胞的死亡，局部坏死，这些变化可发生于直径仅几毫米的肿瘤。血流减低可从三方面影响放射性核素的治疗作用：降低病变细胞放射性药物的摄取；肿瘤细胞功能受损，对代谢底物的需要量下降；乏氧细胞对射线的敏感性下降。

三、放射性药物的摄取和滞留

病灶摄取放射性药物的能力和滞留时间的长短是决定内放射治疗效果的重要因素。器官或组织摄取放射性药物的能力与局部血供、组织代谢状况、内环境等有关。核素内照射治疗时，病灶的累积辐射剂量决定于摄取放射性药物的多少和放射性药物在病灶滞留的时间，放射性核素的物理半衰期是后者主要的影响因素之一。可能的情况下，应让放射性核素的物理半衰期与放射性药物在体内的生物半衰期相匹配。物理半衰期过短不能达到预期疗效，过长造成不必要的照射。物理半衰期还影响剂量率，高剂量率可增加辐射生物效应。

因血供的不均匀性，所以病灶对放射性药物的浓聚也是不均匀的。如使用的放射性药物穿透力弱时，这种不均匀性更加明显，对局部的辐射剂量有一定影响。多数放射性药物都可被体内的多种组织摄取，从而降低病灶的摄取。

利用某些药物介入可提高摄取率，这主要是通过改变放射性药物在病灶内的药代动力学而实现的。因部分肿瘤组织内血管缺乏肾上腺素能神经分布，可使用药物降低正常组织的血供（如肝脏等），达到使肿瘤组织局部血流灌注增加的目的。如使用钙离子通道阻滞剂，可延长 MIBG 在恶性嗜铬细胞瘤内的停留时间。药物介入的另一种形式是先给予化疗，抑制正常细胞的 DNA 合成，而又未抑制肿瘤细胞 DNA 的合成，这样保持了肿瘤细胞对射线的敏感性，又保护了正常细胞。

四、影响放射性核素治疗效果的主要指标

1. 传能线密度（linear energy transfer，LET）是最常用和最重要的指标。是指射线粒子在其运动径迹上单位长度消耗的平均能量，常用单位为 $keV \cdot \mu m^{-1}$。高 LET 射线的电离能力强，能有效杀伤病变细胞；低 LET 射线的电离能力弱，不能有效杀伤病变细胞。α 粒子和俄歇电子都是高 LET 射线，β 粒子是低 LET 射线。

2. 相对生物效应（relative biological effectiveness，RBE）　常用低 LET X 射线或 γ 射线外照射为参照，测定放射性核素的生物效应，使不同核素或射线之间有可比性。RBE 主要决定于 LET、肿瘤细胞生长状态和病灶大小等。

3. 物理半衰期　放射性药物在体内的有效半衰期必须足够长，使病灶能浓聚足够的放射性药物，也使尽可能多的放射性核素在特定靶部位衰变。核素的物理半衰期直接影响放射性药物的有效半衰期，故物理半衰期过短的核素不适用于内照射治疗。

4. 作用容积（volume of interaction）　核素衰变可向 4π 空间的任一角度发送射线，射线粒子所携带的能量是释放在以最大射程为半径的球形空间内（作用容积）。因而，可以应用作用容积为指标对射线的作用进行评价，或进行几种射线间的比较。作用容积越小，射线杀伤细胞的效率越高。

5. 肿瘤大小与核素的选择　目前临床上用于治疗的主要是发射 β 射线的放射性核素，对 22 种发射 β 射线的核素进行研究发现，由于 β 粒子的能量和射程不同，要获最佳疗效，应根据肿瘤的大小选择不同的核素。例如小于 1 mm 的病灶可选 ^{199}Au 或 ^{33}P 等，数厘米的病灶可选 ^{90}Y 或 ^{188}Re 等。

五、治疗常用的放射性核素

根据核衰变的不同，可将治疗用放射性核素分为 3 类。

第一类是发射 β 射线的核素，根据射线在生物组织内的射程可分为：短射程（< 200 μm），中射程（200 μm ～ 1 mm），长射程（> 1 mm）。目前临床应用最广泛的核素有 ^{131}I、^{32}P、^{89}Sr、^{90}Y 等。

第二类是 α 粒子发射体，α 粒子在生物组织内的射程 50 ～ 90 μm，约为 10 个细胞直径的距离。α 粒子在短距离内释放出巨大能量，LET 100 ～ 200 $keV \cdot \mu m^{-1}$，约为 β 粒子的 400 倍。当 α 粒子穿过细胞核时释放能量为 1.0 MeV，足以在多处打断 DNA。如 ^{223}Ra（镭），商品名 Xofigo，已被 FDA 批准用于治疗骨转移并取得很好的治疗效果。

第三类核素是通过电子俘获或内转换发射俄歇电子或内转换电子，射程多为 10 nm，只有当放射性核素的衰变位置靠近 DNA 时，才产生治疗作用。如 ^{125}I 衰变位置在 DNA 附近比在细胞膜上杀死细胞的效率要高 300 倍。^{125}I 已被证明可用于治疗甲状腺毒症。^{123}I 发射俄歇电子和一个能量为 125 ～ 155 keV 的内转换电子，在约一个细胞直径范围内可产生与 ^{131}I 相似的辐射剂量。

六、辐射剂量

核素治疗的不良反应和量 - 效关系是核素治疗的关注点。对全身给药进行放射性核素剂量学的评价较困难，常用剂量学评价的方法有：

1. 剂量限制器官　核素治疗使用的剂量决定于正常组织能耐受的最大剂量。不同的放射性药物和不同的给药途径具有不同的剂量限制器官。全身给药，骨髓常是剂量限制器官，局部用药要注意靶器官的耐受量及剂量限制。如鞘内给药，脊髓是剂量限制器官；由于膀胱易受尿中射线损伤，患者应常排空尿液，减少辐射剂量；如肝摄取高，可能导致放射性肝炎及肝功能损害。详细的体内器官辐射剂量评估和毒性研究对每一种新的放射性药物是非常必要的。

2. 剂量计算　核素治疗中追求精准的体内辐射剂量很重要，但影响因素较多，难度较大，适宜的个体剂量化仍是核素治疗学研究的热点问题。目前，常用治疗过程中取得的数据进行回顾性计算，并非前瞻性研究。但随着显像技术、计算技术和分子生物学的进步，体内吸收剂量评价的应用应该进一步提高和完善。

国际医学内辐射剂量委员会（MIRD）方案是美国核医学学会推荐的计算体内吸收剂量的常用方法。首先是要分清所有的源器官和靶器官。肿瘤治疗中最好肿瘤病灶就是源器官，其他的器官和组织也可能成为源器官。靶器官为肿瘤与剂量限制器官（具体计算方法可参考相关书籍）。临床中不同的治疗项目对辐射剂量有不同的要求和相对具体的计算方法，其目的是剂量合理而又疗效最佳。如放射性碘治疗 Graves 甲亢时，可以选择固定剂量法和个体剂量计算法。

3. 另外可供选择的剂量评估法

（1）放射自显影法（autoradiography）：放射自显影能分辨核素亚细胞水平的分布，评价肿瘤的吸收剂量特别有用。缺点是仅展示了时间 - 放射性曲线上一点的信息，仅是肿瘤一薄层组织的二维分布（除非获得多个层面），有很大的局限性。自显影的信息仅被用于理论上微剂量的计算。

（2）热光剂量仪（thermoluminescent dosimetry, TLD）：用于肿瘤模型吸收剂量的测定，确定了肿瘤边缘正常组织的吸收剂量决定于肿瘤瘤内的特异性结合、β 射线的射程和肿瘤的大小。局部吸收剂量可通过从组织中取出的微型 TLD 获得。

（3）理论剂量研究：剂量分布可用放射性核素分布的剂量点进行积分推导出来。放射性核素微观分布的理论研究使细胞内和亚细胞水平的剂量研究成为可能。微剂量仪在估计短射程核素不均匀分布的剂量方面特别有用。

第二节　放射性核素治疗的进展

一、放射免疫治疗

放射免疫治疗（radio immunotherapy, RIT）也称为免疫核素靶向治疗或标记抗体导向治疗，是基于免疫学在免疫治疗的基础上建立和发展起来的，随着理论和技术的不断成熟，有可能成为肿瘤靶向治疗的重要方法。

（一）原理

用放射性核素标记肿瘤相关抗原的特异性抗体，以抗体作为核素载体，与肿瘤相应抗原结合，使肿瘤组织内浓聚大量的放射性核素，并滞留较长时间。放射性核素衰变过程中发射射线的辐射作用破坏或干扰肿瘤细胞的结构或功能，起到抑制、杀伤或杀死肿瘤细胞的治疗作用。

（二）RIT 常使用的放射性核素

用于 RIT 的放射性核素必须满足以下条件：适合于局部放射的物理性能，如合适的物理半衰期、较高的传能线密度（LET）和在生物组织内射程较短。同时具有合适的化学性质，便于标记抗体而不影响它的免疫活性。

常用的放射性核素有 α 射线发射体，如 ^{211}At、^{212}Bi 等；β 射线发射体，如 ^{131}I、^{153}Sm、^{186}Re、^{90}Y 等；发射俄歇电子和内转换电子的核素，如 ^{125}I、^{123}I 等。

（三）RIT 的适应证

RIT 主要适用于非实体肿瘤（如白血病）、术后残留的较小病灶、复发或转移形成的亚临床微小病灶、全身较广泛转移的患者。实验证明，较大体积的肿瘤（bulky tumour）摄取 McAb 很低，与注射非特异性的免疫球蛋白的摄取率无显著差异；当肿瘤直径为几个 mm，摄取率稍微升高；当肿瘤直径小于 1mm，摄取率明显升高。微小病灶的摄取率比较大病灶高出几个数量级，这是因为同一种肿瘤，病灶的大小不同，其生物学特性有较明显的差异。较小肿瘤的细胞同源性、倍增速度、放射敏感性和抗原表达的一致性都明显优于体积较大的肿瘤。另一方面，血供的均匀与丰富有利于微小病灶摄取 McAb，较大病灶中心部分的缺血与缺氧，不但使摄取 McAb 降低和 McAb 在瘤内分布不均匀，而且乏氧瘤细胞对射线的敏感性下降。

（四）治疗方法

1. 患者的准备　常规体检，肝、肾功能评价；先用示踪剂量的标记抗体进行 RIS，确定肿瘤病灶有放射性浓聚；如使用放射性碘标记的 McAb，注意封闭甲状腺；用"冷"抗体作皮试，阴性者方可治疗；监测是否有人抗鼠抗体（HAMA）产生。

2. 给药途径和方法　非实体肿瘤、多发性肿瘤或全身广泛分布的转移性肿瘤通过静脉给药方便易行。肝癌、肺癌等实体肿瘤可采用高选择动脉插管。膀胱癌及腹腔内的肿瘤，可考虑腔内灌注的给药方法。局部给药能明显提高肿瘤病灶的摄取率，达到提高疗效和降低毒副作用的目的。

一次性使用计划治疗剂量，让病灶在较短的时间内接受足够的辐射剂量，取得最佳疗效，这是目前常采用的方案。根据治疗效果、患者身体状况和病情的进展，再考虑重复治疗的时间和剂量。小剂量多次给药的方法，主要是考虑病灶内肿瘤细胞处于不同的细胞周期，对射线的敏感性有较大差异，一次大剂量很难完全杀死肿瘤细胞；RIT 引起肿瘤细胞的可修复性损伤也需要及时的多次治疗才能致死肿瘤细胞；小剂量 RIT 产生的低剂量辐射可能对机体起免疫调节的作用；小剂量多次给药 RIT 毒性小，治疗作用可能优于一次大剂量法。如何选择治疗方案，还需进一步实验研究和临床总结。

（五）疗效及毒副作用

1. 血液系统恶性肿瘤的 RIT

（1）非霍奇金淋巴瘤（non-Hodgkin lymphoma, NHL）

CD20 是表达于正常或恶性 B 淋巴细胞膜上的抗原，美国 FDA 已批准两种放射性核素标记的抗 CD20 鼠源性单克隆抗体用于治疗 NHL。

1) ^{131}I-tositumomab（Bexxar）治疗 NHL

^{131}I-tositumomab（Bexxar）是一种鼠源性抗 CD20 抗体，用于 B 细胞淋巴瘤、霍奇金淋巴瘤、弥漫大 B 细胞淋巴瘤及多发性骨髓瘤患者。对 NHL 患者的临床试验数据显示，治疗的总缓解率达到 65%，监测其中药物应答患者，其无进展生存期达 24.5 月。对滤泡性淋巴瘤初治患者的药物临床研究的试验数据显示，Bexxar 治疗组疗效优于最后一线化学疗法治疗疗效。美国食品和药物管理局批准 Bexxar 上市，应用于对利妥昔单抗治疗无效、低级别的滤泡性 NHL 患者，也可用于尚未接受利妥昔单抗治疗的 NHL 患者。

应用 Bexxar 治疗 NHL，主要的毒副作用为一过性中性白细胞和血小板降低、贫血，用药后 4 ～ 6 周最为明显，8 ～ 9 周可逐渐恢复。中性白细胞下降、血小板下降、贫血达到 IV 级的患者分别为 17%、3%、2%。使用 Bexxar 治疗的 NHL 患者中，12% 需要输血小板，10% 需要输白细胞，12% 接受集落刺激生长因子和促红细胞生长素治疗。曾经接受过化疗的患者，HAMA 反应发生率为 9%，未接受化疗的患者 HAMA 反应发生率为 65%。

2) ^{90}Y-ibritumomab tiuxetan（Zevalin）治疗 NHL

用 Zevalin 和利妥昔单抗治疗 143 例复发或对化疗耐受的 NHL 患者的前瞻性随机对照临床试验结果显示，反应率分别为 80% 和 56%，CR 分别为 30% 和 16%。另一研究纳入 211 例接受 Zevalin 治疗的 NHL 患者，反应率 83.7%，CR 37%，PR（partial response）46.7%，平均无进展期（time to progression）9.4 月，HAMA 反应为 1.4%。对接受 Zevalin 治疗的 770 例 NHL 患者进行分析，在确诊 NHL 后 1.5 ～ 14 年，治疗后 4 ～ 34 个月，骨髓增生异常综合征（myelodysplastic syndrome, MDS）和急性粒细胞性白血病（AML）共发生 10 例（1.3%），MDS 和 AML 的年发病率，从确定 NHL 诊断开始计算为 0.21%/年，从 Zevalin 治疗开始计算为 0.62%/年，这与已报道的未经 RIT 的 NHL 患者的发病率相似。Zevalin 的主要毒副作用是对血液的影响，一般治疗

后 7 ～ 9 周血细胞达到最低值。中性粒细胞和血小板减少达到 IV 级约 8.5%，7.6% 的患者因感染住院，18% 的患者接受集落刺激生长因子治疗，22% 患者输血小板，恶心、寒战、发热、乏力、腹痛多为暂时性的，易于控制。

（2）关于霍奇金病、慢性淋巴细胞性白血病、急性白血病和 T 淋巴细胞瘤的 RIT 报道：使用 McAb 或多克隆抗铁蛋白抗体，标记用放射性核素为 ^{131}I 或 ^{90}Y，总有效率为 55.46%，当单次剂量大于 5.92 GBq 时，发现有明显骨髓抑制。

2. 实体肿瘤

RIT 在实体瘤的应用疗效不理想。据报道，不能手术切除的肝癌患者，使用的 McAb 为抗 AFP 抗体和多克隆抗铁蛋白抗体，使用的放射性核素为 ^{131}I 和 ^{90}Y，剂量为 370 MBq ～ 5.14 GBq，肝动脉插管给药或静脉给药。通过肝动脉插管给药的总有效率为 64% ～ 73%；通过静脉全身给药的患者，总有效率为 27% ～ 33%。

3. 腔内给药（intracavitary approach）

用 ^{131}I 标记的抗体通过腹腔注射给药治疗术后残留、复发或转移的肿瘤患者，肿瘤大于 2 cm 的 26 例患者中无一例有效；30 例肿瘤小于 2 cm 的患者中 5 例有效；15 例微小病灶患者 7 例获得显著疗效，放射剂量 555 MBq ～ 5.55 GBq，主要毒副作用是一过性骨髓抑制。另外膀胱腔内灌注治疗较表浅和弥散的膀胱肿瘤，也被证明是 RIT 的一种较好给药途径。

（六）RIT 存在的问题及可能的解决措施

RIT 还不能被广泛应用于临床，存在许多问题有待解决：①肿瘤病灶浓聚 McAb 量低（多数实验数据显示低于 0.1%ID/g）；②肿瘤 / 非肿瘤（T/NT）比值低，正常组织摄取的放射性高，毒副作用大，限制给药剂量；③ HAMA 的产生将影响 McAb 在体内的分布和代谢。

McAb 分子量较大，在组织内的穿透能力较弱，免疫原性较强。选用 McAb 的 Fab 片段是既保留了抗体与抗原的结合能力，又明显降低了免疫原性，由于分子量变小，在组织内的穿透能力也明显增加。合成 McAb 与抗原结合的活性部分氨基酸序列一样的多肽片段，又被称为分子识别单位，具有 McAb 的功能，又具有小分子多肽的一切优点。利用生物素-亲和素系统的预定位技术，可明显提高肿瘤病灶摄取 McAb 率，降低正常组织放射性，提高 T/NT 比值。生物素（biotin, B）是一种小分子物质，与 McAb 结合不影响其生物活性，易于被放射性核素标记。亲和素（avidin, Av）是一种糖蛋白，与 B 的亲和力非常高（Kd=10^{-15}mol），约为抗原抗体亲和力的 10000 倍。Av 在体内清除很快，也可加快 McAb-B 从血中

清除，提高 T/NT 比值。

二、受体介导放射性核素治疗

利用放射性核素标记的特异配体，通过配体与受体之间的特异结合，使大量放射性核素浓聚于病灶，达到内照射治疗的目的。目前研究较多的有生长抑素受体、血管活性肠肽受体、叶酸受体、肿瘤坏死因子受体等介导的放射性核素治疗。

1. 生长抑素受体　许多肿瘤细胞富含生长抑素（SMS）受体，如垂体肿瘤、脑膜瘤、乳腺癌、星形细胞瘤和少突神经胶质瘤、成神经细胞瘤、嗜铬细胞瘤、小细胞肺癌以及产生激素的胃肠道肿瘤，如胰岛瘤、胰高血糖素瘤、舒血管肠肽瘤、胃泌素瘤和类癌等。SMS 及其类似物对肿瘤有明显的抑制作用，SMS 及其类似物经放射性核素标记后能进行肿瘤受体显像和放射性核素靶向治疗。

对 SMS 进行结构改造，合成了一种 8 肽衍生物 Octreotide，它和 SMS 具有一致的生物学特性。将 Octreotide 分子上的苯丙酸用酪氨酸取代，得到 [Tyr^3]-Octreotide，用放射性碘进行标记，可进行 SMS 受体阳性肿瘤显像和靶向治疗研究。进一步合成 [DTPA-Phe]-Octreotide，能用 ^{188}Re、^{153}Sm 或 ^{186}Re 等核素标记，具有受体介导结合特性，能被 SMS 受体阳性肿瘤所摄取，实现 SMS 受体介导的放射性核素靶向治疗。目前研究的 SMS 受体的配体还有 RC-160、P587、P829 等。

2. 血管活性肠肽受体　血管活性肠肽（vasoactive intestinal peptide，VIP）是具有广泛生物活性的含 78 个氨基酸残基的多肽。VIP 广泛分布于中枢和外周神经系统及内分泌细胞，与受体结合后，可调节腺体分泌、扩张血管、调节细胞的增殖分化等。

VIP 受体（VIP-R）是一种跨膜糖蛋白，有两种亚型。VIP-R1 在大脑皮层、海马、小脑和嗅球、肝、肠等部位表达，VIP-R2 则广泛分布于神经系统、心血管系统、消化系统和呼吸系统。VIP-R 在结肠癌、肺癌、乳腺癌、胰腺癌等不同系统组织的多种肿瘤有较高的表达。

VIP 肽链中的第 10 和 22 位含有两个酪氨酸残基，所以易于用放射性碘标记。在显像诊断中，胰腺癌肝转移、直结肠癌原发灶或肺转移或淋巴转移、胃癌原发灶等均可以获得较高的阳性率。如用 ^{131}I 标记 VIP，可用于上述肿瘤的受体介导放射性核素靶向治疗。在 VIP 的羧基端接上利于与金属元素螯合的功能基因，就可用 ^{188}Re、^{186}Re、^{153}Sm、^{90}Y 等发射 β 射线的核素标记，用于 VIP 受体介导的核素靶向治疗。

三、基因介导的核素治疗

基因治疗是将特定的遗传物质转入靶细胞，达到预防或治疗疾病的方法。将基因治疗与放射性核素内照射治疗相结合，基因介导的放射性核素治疗可通过"交叉火力"，克服单纯基因治疗存在的问题，明显提高疗效。基因介导的核素治疗主要包括放射性反义治疗和基因转染介导的核素治疗。

（一）放射性反义治疗

1. 放射性反义治疗的机理　反义机理主要分为两部分：一是反义寡聚核苷酸（ASON）在转录水平与 DNA 序列结合，阻断基因的转录；一是 ASON 在翻译水平与 mRNA 结合，阻断翻译。

（1）转录抑制（transcriptional inhibition）：在转录水平常用的方法是进入细胞核的单链 DNA 与特异靶基因序列形成三螺旋结构，抑制 pre-mRNA 合成。目前在转录水平的反义显像和治疗效果不理想，主要有如下原因：① ASON 不仅要进入细胞膜，还要跨越核膜才能到达靶 DNA，所以真正能进入细胞核与靶序列结合的 ASON 很少，这是在转录水平反义显像和反义治疗的最主要障碍；②三螺旋形成机理还未阐明，要选择较理想的能与 DNA 序列形成三螺旋结构的 ASON 很困难；③担心 ASON 有遗传毒性；④如进行反义治疗，转录水平抑制优于翻译水平抑制，因转录水平抑制单个或少数基因，而在翻译水平则许多 mRNA 拷贝需要抑制。如进行反义显像，多拷贝 mRNA 提供了 ASON 更多的结合位点，有利于获得更高的显像质量。

（2）翻译抑制（translational inhibition）：单链反义 DNA 在细胞质内与靶 mRNA 结合阻止翻译。过去认为翻译水平的抑制发生在核蛋白体内（核糖体）。但现在认为 DNA/mRNA 杂交双链的形成并不是总能阻止 mRNA 的翻译，翻译水平的抑制作用依赖于核糖核酸酶 H（Rnase H）。Rnase H 能识别 DNA/mRNA 双螺旋结构，并降解 mRNA。这样反义 DNA 作为一种催化剂，从双螺旋释放出来后又开始新一轮循环，通过这一机制抑制翻译。

（3）放射性反义治疗：利用放射性核素标记与肿瘤细胞 DNA 或 mRNA 中某些序列互补的 ASON，通过 ASON 与靶序列形成特异结合抑制癌基因的过度表达，又利用核素衰变发射的射线产生电离辐射生物效应杀伤癌细胞，发挥反义治疗和内照射治疗的双重作用。

（4）放射性反义治疗需要的基本条件：应注意满足以下条件：①靶基因必须是肿瘤细胞过度表达的基因；②靶序列应在能被 ASON 接近并能形成双

螺旋的部位；③ DNA/mRNA 形成的双螺旋结构融解温度要足够高，防止在 37℃发生碱基对的解离，含 G-C 越多的双螺旋结构越稳定，因 G-C 之间为 3 个氢键连接，A-T 之间为 2 个氢键连接；④放射性核素标记不应影响或尽量小的影响 ASON 与靶序列的结合。

2. 放射性反义治疗存在的问题

（1）细胞膜转运（cell membrane transport）：反义治疗需要 ASON 跨越细胞膜进入细胞，ASON 进入细胞后必须由内吞小体或溶酶体中释放出才能与靶 mRNA 结合。ASON 与细胞膜表面蛋白的非特异结合后的内化作用，可能是主动转运的机理之一。细胞摄取 ASON 随温度降低而降低，这是支持主动转运的证据之一。

为改善细胞膜转运 ASON 的能力，如下几种方法正在进行研究：①在给予 ASON 的同时联合给予游离的或共价偶合的多聚阳离子，如多聚赖氨酸，以减少多聚阴离子 DNA 的负电荷。②用脂质体为载体，延长 ASON 在血循环中保留的时间。脂质体是双层脂质膜环绕一个含水中心，亲水物质如 ASON 与脂质体中的水形成稳定的结合。双层脂质体与细胞膜的接触、融合可增强 DNA 的转染效率。在体外，脂质体介导的转染成功率优于磷酸钙共沉淀法和电穿孔法；在体内优于质粒 DNA 转染法。可通过改变脂质体的大小、电荷和脂质组成对其生物学特性和药代动力学特性进行调节。③基因转染中常用的腺病毒或逆转录病毒载体，也极有可能成为反义显像和放射性反义治疗中 ASON 的载体。④将 ASON 与某些配体偶联，利用受体与配体的特异结合，通过受体介导将 ASON 转运进入细胞。

（2）ASON 的体内稳定性：ASON 在血浆和胞浆内必须有足够长的生物半衰期，以便能与靶位点结合。磷酸二酯 DNA 可被体内的核酸酶降解，特别是单链 DNA 极易被内切酶或外切酶降解。对 DNA 磷酸骨架的任何化学修饰都可改善 ASON 体内的稳定性，增加其对核酸酶的抵抗力。如磷酸硫酯 DNA 和甲基磷酸化（methylphosphonate）修饰的 DNA 稳定性明显提高。

（3）结合亲和力：单链 DNA 与其互补链的亲和力常用融解温度（melting temperature）T_m 表示，T_m 是当 50% 的双螺旋解离为单链时的温度。T_m 决定于序列的结构组成和长度及其化学形式。15 ～ 17 碱基的长度较为理想。单链的长度增加可提高亲和力，但将明显降低细胞膜的转运和降低特异性结合，成本费用增加。

（4）蛋白质结合：在化学修饰的反义 DNA 中，唯有磷酸硫酯 DNA 与血浆中的白蛋白形成非特异结合，这可能与在其骨架上的硫原子使其亲脂性增加有关。这种结合是可饱和的，大鼠静脉给予 200 mg/kg 磷酸硫酯 DNA 就可饱和血清蛋白的结合容量。在进行临床实验中，为增加进入细胞的 ASON，就要用大剂量的磷酸硫酯 DNA 饱和非特异结合位点。进行反义治疗时，磷酸硫酯 DNA 与蛋白质的非特异结合，在血液中形成药物池，不断释放出磷酸硫酯 DNA，可能是其潜在的优点之一。

（5）药物动力学：反义显像与放射性反义治疗对反义制剂的药物动力学特性有完全不同的要求。因受细胞膜转运能力的限制，而 mRNA 又是连续不断地产生，所以放射性反义治疗希望延长 ASON 在血中的有效半衰期。相反，反义显像则需要快速的血浆和组织清除，尽快获得 T/NT 高比值，以获得高质量的显像图像。

（6）毒性：动物实验发现 ASON 的主要毒性是引起低血压和心动过缓，可能与补体激活有关；凝血时间延长，可能与凝血酶的失活有关；高剂量的磷酸硫酯 DNA 可导致肾脏形态学的改变。动物实验中在用量大于 2 ～ 20 mg/kg 时观察到发生了毒性反应。患者静脉给予 ASON 达 2 mg/kg，未见明显毒副作用发生。任何 ASON 除与靶 mRNA 结合以外，还可能以较低亲和力与非靶 mRNA 结合，这种结合可能干扰正常基因的表达，影响细胞的正常功能。

^{125}I、^{123}I、^{111}In 等放射性核素标记的 ASON 用于反义显像，这些核素除发射 γ 射线外，还发射出俄歇电子和内转换电子，这些高 LET 的电子可能对衰变点附近较小空间内的生物分子造成损害。当放射性标记的 ASON 进入细胞核，可能对染色体产生辐射损害，特别是导致不可修复的双链 DNA 断裂的损害。发射俄歇电子的 ^{125}I 或 ^{77}Br 掺入 DNA，其杀伤细胞的效率与 α 射线相似。^{111}In 不用掺入 DNA 就可造成 DNA 的断裂。辐射损害与辐射剂量、剂量率和细胞对辐射的敏感性有关。^{99m}Tc 标记 ASON 用于显像，将明显降低辐射造成的损害，因 ^{99m}Tc 衰变过程中发射较少的俄歇电子和内转换电子。而在放射性反义治疗中，辐射作用对靶细胞的细胞毒性正是所追求的治疗效果。

（7）放射性核素标记：发射 β 射线的核素如 ^{32}P、^{35}S 等和发射 γ 射线的核素标记单链或双链 DNA 的方法已被应用多年，是较为成熟的标记方法。目前核医学用于显像或治疗的放射性核素多为金属元素，用金属核素标记 DNA 的常用方法是先在 DNA 末端胺基上接一个连接子（linker），胺基能与各种双功能螯合剂偶联，如 DTPA、SHNH 和 MAG$_3$ 等，通过双功能螯合剂实现 DNA 与金属核素的螯合。这一方法已被成功地应用于 ^{67}Ga、^{111}In、^{153}Sm 标记单链

DNA。另外 ^{125}I、^{131}I、^{186}Re 等放射性核素也常标记 ASON 用于放射性反义治疗研究。

3. 放射性反义治疗的实验研究　目前放射性反义治疗仍处于实验研究阶段，主要对反义寡核苷酸的筛选、标记，及放射性核素标记反义寡核苷酸的组织学分布、药代动力学、靶向结合特性及体内或体外的细胞毒性等进行研究。实验结果显示：用脂质体包裹 ^{125}I 标记反义寡核苷酸导入培养的肿瘤细胞，能明显抑制肿瘤细胞的生长；用 ^{90}Y 标记的反义寡核苷酸链仍保持与正义链杂交的活性，在有人血清的培养基中孵育 72 h 仍保持稳定，说明 ^{90}Y 标记的反义寡核苷酸链可能用于放射性反义治疗。对 ^{35}S、^{32}P 和 ^{33}P 标记的反义寡核苷酸的药代动力学和肿瘤吸收剂量进行对比研究，结果显示：在肾脏吸收剂量相同的前提下，较大的肿瘤对 ^{33}P 的吸收剂量大。如肿瘤小于 1 g，^{35}S 或 ^{32}P 的吸收剂量均比 ^{33}P 大。所以在治疗较小的肿瘤时，用 ^{32}P 或 ^{35}S 标记反义寡聚核苷酸优于 ^{33}P。

（二）基因转染介导核素治疗

通过基因转染，使靶细胞增强或获得表达某种蛋白质的功能，利用其表达产物介导放射性核素治疗。基因转染可使肿瘤细胞过度表达某种抗原、受体或酶，利用放射性核素标记的相应单克隆抗体、配体或底物，可进行放射性核素的靶向治疗。如以腺病毒为载体，将 CEA 基因转染恶性胶质瘤细胞，使其摄取抗 CEA 单克隆抗体的能力提高 5～8 倍。将生长抑素受体基因转染卵巢癌细胞，使其过度表达生长抑素受体，可用放射性核素标记的相应配体进行受体介导的放射性核素靶向治疗。以下仅简介钠/碘共转运子（N$^+$/I$^-$ symporter，NIS）基因转染介导 ^{131}I 治疗。

1. NIS 基因转染介导 ^{131}I 治疗　^{131}I 治疗分化型甲状腺癌（DTC）已被广泛应用于临床，疗效显著，是核素靶向内照射治疗肿瘤最成功的典范。因 DTC 细胞表达 NIS，NIS 可逆浓度主动摄取血浆中的 ^{131}I，使 DTC 病灶浓聚大量 ^{131}I，^{131}I 发射的 β 射线发挥治疗作用。如将 NIS 基因转染不同的肿瘤细胞使其表达 NIS 并浓聚 ^{131}I，这样 ^{131}I 治疗 DTC 的模式

和方法，就可被用于治疗各种恶性肿瘤。Dai 等首先成功克隆了大鼠和人甲状腺细胞的 NIS 基因，使上述设想的实现具有了可能性。以后许多学者在乳腺癌、黑色素瘤、结肠癌、卵巢腺癌、宫颈癌等肿瘤细胞基因转染试验中取得了很好结果，证明动物体内 NIS 基因转染可以成功。理论分析和实验结果都说明，NIS 基因转染肿瘤细胞介导的 ^{131}I 靶向内放疗可能成为高效低毒治疗各种非甲状腺恶性肿瘤的新方法。这一领域的研究也为核素靶向治疗开辟了全新的思路和建立了全新的模式，有望可能获突破性进展。

2. 存在的问题　虽然体内和体外的实验结果都显示，转染 NIS 基因的肿瘤细胞或病灶，能迅速大量摄取 ^{131}I，但 ^{131}I 在细胞内或在病灶内的停留时间很短。核素内放疗病灶接受的辐射剂量主要决定于病灶浓聚放射性核素量的大小和核素在病灶内停留时间的长短。研究认为，^{131}I 在肿瘤病灶内的有效 $T_{1/2}$ 大于 78.7 h，才可获得理想的疗效；如有效 $T_{1/2}$ 低于 45.8 h，则不可能获得理想疗效。所以，延长 ^{131}I 在转染 NIS 基因肿瘤细胞内的停留时间，成为这一研究亟待解决的关键问题。

3. 发展方向　用 NIS 基因转染各种肿瘤细胞使其表达 NIS 并摄取 ^{131}I 已获成功，但这些肿瘤细胞内没有甲状腺过氧化物酶（TPO）基因，不能表达 TPO，不能有机化 ^{131}I，所以 ^{131}I 从细胞内迅速排出。如用 NIS 基因和 TPO 基因同时转染肿瘤细胞，使其能表达 NIS 和 TPO，这样肿瘤细胞既能摄取 ^{131}I，又能有机化 ^{131}I，使 ^{131}I 在肿瘤病灶高度浓聚的同时又有足够长的 $T_{1/2}$，获得最佳疗效，成为 ^{131}I 治疗非甲状腺肿瘤的新方法。

思　考　题

1. 放射性核素治疗的原理是什么？

2. 放射性药物浓聚的生物学基础是什么？

3. 影响放射性核素治疗效果的主要指标有哪些？

（蒋宁一）

第十九章 甲状腺功能亢进症的 ^{131}I 治疗

第一节 甲状腺功能亢进症简介

一、甲状腺毒症、甲状腺功能亢进症的定义

甲状腺毒症 (thyrotoxicosis) 是指血液循环中甲状腺激素过多引起以神经、循环、消化等系统兴奋性增高和代谢亢进为主要表现的一组临床综合征。根据甲状腺的功能状态，甲状腺毒症可分为两种类型，即甲状腺功能亢进症和非甲状腺功能亢进类型。

甲状腺功能亢进症 (hyperthyroidism, 简称甲亢)，是指甲状腺腺体本身合成和分泌甲状腺激素过多而引起的甲状腺毒症。非甲状腺功能亢进类型包括破坏性甲状腺毒症 (destructive thyrotoxicosis) 和外源性甲状腺毒症。前者是由于甲状腺滤泡细胞被炎症 (例如亚急性甲状腺炎、无痛性甲状腺炎、桥本甲状腺炎、产后甲状腺炎等) 破坏，滤泡内储存的甲状腺激素过量进入血液循环引起的甲状腺毒症；后者是服用外源性甲状腺激素过多所引起。破坏性及外源性甲状腺毒症患者甲状腺功能并不亢进，反而降低。

二、甲亢的病因与发病机制

引起甲亢的疾病有 Graves 病 (Graves' disease, GD)、毒性多结节性甲状腺肿 (toxic multinodular goiter, TMNG)、毒性甲状腺腺瘤 (toxic adenoma, TA)、碘甲亢、垂体性甲亢、绒毛膜促性腺激素 (hCG) 相关性甲亢。

GD 是甲亢最常见的病因，它与自身免疫性甲状腺炎同属于自身免疫性甲状腺疾病。目前发现 GD 与多种基因相关，特别是与 TSHR (TSH 受体) 基因相关，是一个复杂的多基因疾病。GD 的主要特征是血清中存在针对甲状腺细胞表面 TSH 受体的特异性自身抗体，称 TSH 受体抗体 (TSH receptor antibodies, TRAb)。TRAb 有两种类型，即 TSH 受体刺激性抗体 (TSHR stimulation antibody, TSAb) 和 TSH 受体刺激阻断性抗体 (TSHR stimulation-blocking antibody, TSBAb)。TSAb 与 TSH 受体结合，激活腺苷酸环化酶信号系统，导致甲状腺细胞增生、甲状腺激素合成和分泌增加。50% ～ 90%GD 患者也存在针对甲状腺的其他抗体，如甲状腺过氧化物酶抗体 (thyroperoxidase antibodies, TPOAb)、甲状腺球蛋白抗体 (thyroglobulin antibodies, TgAb)。

三、甲亢的临床表现

1. 症状 易激动、烦躁、失眠、心悸、食欲亢进、大便次数增多或腹泻、消瘦、乏力、怕热、多汗，女性月经稀少。可伴发周期性瘫痪 (亚洲、青壮年男性多见) 和近端肌肉进行性无力、萎缩，以肩胛带和骨盆带肌群受累为主 (甲亢性肌病)。少数老年患者高代谢症状不明显，可表现为厌食、抑郁、嗜睡、表情淡漠等，称为"淡漠型甲亢" (apathetic hyperthyroidism)。伴发眼病时可有眼内异物感、畏光、流泪、复视、视力下降等，称为甲状腺相关性眼病 (thyroid associated ophthalmopathy, TAO)，也称格雷夫斯眼病 (Graves' ophthalmopathy, Go)。

2. 体征 皮肤潮红、温暖湿润，少数患者可见黏液性水肿 (常见于胫前、少数见于足背、趾背、前臂伸侧等)；甲状腺肿大、质软无压痛，TMNG 和 TA 者可触及结节，甲状腺上、下极可触及震颤、闻及血管杂音。可出现心脏扩大、心率增快、心音亢进、心律失常、脉压增大；双手细震颤。

GO 主要有两类：一类是单纯性突眼，另一类是浸润性突眼。单纯性突眼表现为眼球轻度突出、眼裂增宽、瞬目减少。浸润性突眼表现为眼内异物感、畏光、流泪、复视、视力下降甚至失明。眼球明显突出 (超过眼球突度参考值上限的 3mm 以上)；上眼睑肿胀、结膜充血水肿；眼球活动受限，严重者眼球固定、眼睑闭合不全，形成角膜溃疡。

四、甲亢的诊断与鉴别诊断

（一）甲亢的诊断

1. 相关的实验室和影像学检查

(1) 血清甲状腺激素 (TT_4、FT_4、TT_3、FT_3) 升高和 TSH 降低。TSH 是敏感性和特异性最高的指标。

(2) TSH 受体抗体 (TRAb)、甲状腺过氧化物酶抗体 (TPOAb) 和甲状腺球蛋白抗体 (TgAb)：不同病因的甲亢可表现为甲状腺自身抗体的相应变化。

(3) 甲状腺摄 ^{131}I 率 (radioactive iodine uptake, RAIU) 测定：RAIU 主要用于甲状腺毒症病因的鉴

别诊断。甲亢时 RAIU 增高，摄取高峰可前移；破坏性甲状腺毒症时 RAIU 降低。常用于 ^{131}I 治疗甲亢时计算 ^{131}I 的剂量。

（4）甲状腺核素显像：主要用于评价甲状腺或结节的功能及计算甲状腺的质量，是 TMNG 特别是 TA 的重要诊断手段。

（5）超声检查：　主要用于评价甲状腺结节、甲状腺疾病的鉴别诊断以及计算甲状腺的质量。

2. 诊断

（1）诊断流程

1）甲状腺毒症的诊断：测定血清 TSH、TT_4、FT_4、TT_3、FT_3 水平。

2）确定甲状腺毒症是否来源于甲亢。

3）确定甲亢的病因。

（2）甲亢的诊断标准

1）神经、循环、消化等系统兴奋性增高和代谢亢进的症状和体征；

2）甲状腺肿大；

3）血清 TT_4、FT_4、TT_3、FT_3 升高，TSH 降低；具备以上三条即成立。

（3）甲亢的病因诊断

1）具备甲亢的诊断标准；

2）甲状腺弥漫性肿大（少数可以无甲状腺肿大）；

3）眼球突出和其他甲状腺相关性眼病的眼征；

4）胫前黏液性水肿；

5）TRAb、TSAb、TPOAb 阳性；

GD 的诊断标准：1）、2）为必备条件，3）、4）、5）为辅助条件。

TA 或 TMNG 诊断标准：具备 1），触诊或超声发现甲状腺有单结节或多结节。核素显像可见结节为"热"结节，周围和对侧甲状腺组织影像减淡或者不显影。

（二）鉴别诊断

1. 甲亢与其他甲状腺毒症的鉴别　主要是甲亢与破坏性甲状腺毒症（如亚急性甲状腺炎）的鉴别。两者均有高代谢症状、甲状腺肿大、血清甲状腺激素水平升高，但后者病程短、高代谢症状轻、起病前 1～3 周有上呼吸道感染史、甲状腺区可有疼痛感、体格检查甲状腺触痛明显、血清 TRAb 不高。其特征性的表现是出现"分离现象"，即血清 T_4、T_3 升高，TSH 降低，但 RAIU 降低和甲状腺核素显像摄取功能降低。

2. 甲亢病因的鉴别　引起甲亢的主要疾病中，GD 最常见，其次是 TMNG、TA。典型的眼征、TRAb 增高、皮肤黏液性水肿等均支持 GD。三者鉴别的主要手段是甲状腺核素显像、超声。GD 的甲状腺核素显像见核素分布均匀性增强；TA 或 TMNG

核素显像可见单个或多个"热"结节，周围和对侧甲状腺组织影像减淡或者不显影。

（三）甲亢的一些特殊表现

临床上，对典型的甲亢患者，诊断并不困难，而一些少见、特殊的患者容易漏诊，注意鉴别诊断。

淡漠型甲亢（apathetic hyperthyroidism）：多见于老年患者。甲亢的临床表现不典型，表现为厌食、抑郁、嗜睡、表情淡漠，也伴有心悸、乏力、消瘦。实验室检查发现甲状腺激素水平升高、TSH 降低可做出诊断。

T_3 型甲亢：特点是 TT_3、FT_3 升高，TT_4、FT_4 不高。

T_4 型甲亢：特点是 TT_4、FT_4 升高，TT_3、FT_3 不高。

五、甲亢常见的并发症或合并症

1. 格雷夫斯眼病（GO）　GO 与甲状腺自身免疫异常有密切关系，可以出现在甲亢之前、甲亢病程中的任何阶段、甲亢治愈后、甚至甲减阶段，也见于无甲亢的患者。所以，它既是甲亢的并发症，也可以独立出现，严重者表现为浸润性突眼。

2. 甲亢性心脏病　甲状腺功能亢进症可引起心脏的异常，称为甲状腺功能亢进性心脏病（甲亢性心脏病）。表现为心脏扩大、心律失常、心力衰竭和随着甲亢治愈而消失的心绞痛，其中以心律失常多见。心律失常又以心房颤动多见，可以是阵发性心律失常，也可以是持续性心律失常。甲亢患者，如果患有其他病因所致的心脏病（如冠心病、风心病等），更容易加重心脏负担、损害心脏，并可以同时存在。此时，临床很难辨别甲亢性心脏病或者其他类型心脏病。

3. 甲亢性肌病（hyperthyroid myopathy）　表现为肌无力、肌萎缩、周期性肌麻痹。严重的肌无力表现为重症肌无力（大约 1% 的甲亢患者出现，以眼外肌无力、上眼睑下垂常见）；肌萎缩主要表现为近端肌肉、肩胛肌群和骨盆带肌群的肌肉萎缩，也称慢性甲亢性肌病；周期性肌麻痹以男性多见，通常在卧床或坐位时间长的情况下，出现下肢麻痹、软瘫，表现为晨间不能起床或下床后无力站起，有些甲亢患者以周期性瘫痪为首发症状，补充钾制剂有效。

4. 甲亢性肝功能损害　可能与甲状腺激素作用于肝细胞或与自身免疫反应有关，表现为皮肤黄染、肝脏肿大、黄疸指数升高、转氨酶升高、血白蛋白降低。要鉴别抗甲状腺药物（antithyroid drugs, ATD）副作用或肝炎引起的肝功能损害。ATD 副作用多在服药后 3 周左右发生，肝炎患者相关抗体阳性。所以，甲亢治疗前应常规检查肝功能作为基础值，如果使用 ATD 治疗，必须定期检查肝功能，以便及时发现 ATD 对肝脏的损害。

5. 甲亢性造血功能异常　包括白细胞减少或粒细胞减少、缺乏，血小板减少，贫血。需要与 ATD 或其他基础疾病引起造血功能异常鉴别。所以，甲亢治疗前应常规检查血常规作为基础值，如果使用 ATD 治疗，必须定期检查血常规，以便及时发现 ATD 对造血系统的损害。

6. 甲亢性血糖异常　甲状腺素具有促使血糖增高的作用，部分甲亢患者血糖升高，甚至糖耐量异常，随着甲亢治愈而恢复正常。有少数甲亢患者合并糖尿病。

7. 甲亢性精神异常　约 20%～40% 的甲亢患者有甲亢性精神异常，注意力不集中和近记忆减退是其常见症状。甲亢会加重原有的精神障碍或病态的人格，经治疗后，精神异常的症状将逐渐好转。

六、甲亢的治疗方法

（一）治疗方法的优缺点

^{131}I 治疗、抗甲状腺药物治疗和外科手术治疗都是治疗甲亢的一线方法，都可用于甲亢的初始治疗。这三种治疗方法各有特点：

1. ^{131}I 治疗　^{131}I 治疗甲亢疗效肯定、简便安全、治愈率高、复发率低、副作用少，既无 ATD 的副作用和疗程长的缺点，又避免了手术的潜在风险。其缺点是具有放射性，妊娠和哺乳期患者不能接受治疗，部分患者会发生甲减。

2. ATD 治疗　ATD 被广泛应用于甲亢初期的治疗。常用的 ATD 有甲巯咪唑（methimazole，MMI）和丙基硫氧嘧啶（propylthiouracil，PTU），二者都是抑制甲状腺素合成，PTU 还可抑制外周 T_4 转换为 T_3。一个疗程通常需 12-18 个月，停药后复发率高。ATD 的副作用包括白细胞减少、皮疹和肝功能损害等，严重者可致粒细胞缺乏症。如果 GD 患者的病情较轻、甲状腺轻度肿大、TRAb 阴性或滴度较低，使用抗甲状腺药物治疗取得缓解的可能性较大。

3. 外科手术治疗　手术治疗治愈率高、复发率低，有 85% 以上的甲亢患者可达到永久性治愈，其主要缺点是可能发生喉返神经或甲状旁腺损伤，术后瘢痕影响美观。对 ATD 疗效差的妊娠甲亢患者、ATD 导致明显毒副作用并拒绝 ^{131}I 治疗的甲亢患者、怀疑合并甲状腺恶性肿瘤的甲亢患者、甲状腺肿大伴有压迫症状的患者可选择外科手术治疗。

（二）治疗方法的选择

治疗方法的选择应考虑患者的年龄、甲状腺大小、病情轻重、病程长短、有无并发症、是否妊娠或哺乳、生育计划、治疗费用、对 ATD 的依从性以及个人意愿。GD 可选择上述 3 种方法中的任何一种。TMNG 和 TA 应选择手术或 ^{131}I 治疗。医师应给患者如实说明各种治疗方法的优缺点，也可以根据患者的情况提出适当的建议，由患者选择治疗方法并签署知情同意书。

（韦智晓　田蓉）

第二节　^{131}I 治疗甲状腺功能亢进症

一、原　　理

碘是合成甲状腺激素的原料之一，甲状腺滤泡细胞通过钠 / 碘共转运子（Na$^+$/I$^-$ symporter，NIS）特异性摄取碘。GD 患者的甲状腺滤泡细胞、TA 和 TMNG 患者的高功能结节的 NIS 高表达，摄取 ^{131}I 量增高且明显高于正常甲状腺组织。

^{131}I 在甲状腺内停留的有效半衰期约为 3.5～4.5 天；^{131}I 衰变时发出 β 射线，其在甲状腺内的平均射程约 1mm，β 射线的能量几乎全部释放到甲状腺内，对周围组织和器官的损伤较小。β 射线在组织中可形成"交叉火力"（cross fire）效应，使甲状腺中心部位接受辐射剂量高于腺体边缘部位。β 射线产生的辐射生物效应破坏功能亢进的甲状腺组织，使得甲状腺缩小、甲状腺激素的合成和分泌减少。

^{131}I 治疗后 2～4 周，可见甲状腺组织水肿、变性、上皮肿胀并有空泡形成和滤泡破坏等病理改变，腺体中心部分的损害更加明显。2～3 个月，甲状腺内有淋巴细胞浸润、滤泡上皮脱落、纤维组织增生等改变。一般在 ^{131}I 治疗后 2 周左右开始出现疗效，2～3 个月明显好转，治疗作用可持续 6 个月，甚至更长时间。一般在治疗 3～6 月后才能对疗效进行评价。

二、^{131}I 治疗甲亢的目标、适应证和禁忌证

1. 治疗目标　通过 ^{131}I 治疗使甲亢患者的甲状腺大小、甲状腺功能恢复到正常水平；或经治疗后发生甲减，通过补充甲状腺激素，机体能够达到甲状腺功能正常的状态。达到这两种状态之一均为达到治疗目标。

2. 适应证　确诊为 GD、TMNG、TA 的患者。

3. 禁忌证　妊娠和哺乳期妇女；计划在 4～6 个月内妊娠者。

三、^{131}I 治疗前的准备

（1）明确诊断，对育龄期妇女要通过询问停经史，于 ^{131}I 治疗前 48 小时内行妊娠试验以排除妊娠。询问是否哺乳。

（2）停止服用影响甲状腺摄取 ^{131}I 的药物和食物，低碘饮食 1～2 周。进行体格检查、血常规、肝肾功能和心电图检查等。

（3）检测血清甲状腺激素和 TSH，必要时查 TRAb、TgAb、TPOAb。测定 RAIU 及 ^{131}I 在甲状腺内的有效半衰期。根据甲状腺核素显像、超声检查、触诊 3 种方法或这 3 种方法相结合确定甲状腺的重量。

（4）^{131}I 治疗 TA 前，如甲状腺显像结节外甲状腺组织未被完全抑制，可用外源性甲状腺激素制剂抑制其摄取 ^{131}I：T_3 25μg 每日 3 次，共 7 天；或 L-T_4 50μg 每日 3 次，共 14 天。再次显像了解结节外甲状腺组织是否被完全抑制。服 ^{131}I 后，继续服用甲状腺激素制剂。

（5）对于精神紧张或心率过快的患者，宜给予镇静剂或 β 受体阻滞剂；如患者症状明显，病情严重，或 FT_4 高于正常参考值上限 2～3 倍，可先用 ATD 治疗，待病情减轻后再进行 ^{131}I 治疗。

（6）为离使 ^{131}I 能够充分吸收，一般要求服 ^{131}I 后 2 小时再进食、治疗后应定期随访。

（7）由于该治疗方法的特殊性，治疗前必须由患者或其有效监护人签署"知情同意书"。

四、^{131}I 治疗的方法

1. ^{131}I 治疗剂量的确定 确定 ^{131}I 治疗剂量的方法可分为固定剂量法和计算剂量法两大类。

（1）固定剂量法：该方法简便易行，可缩短达到治愈的时间，并获得较高的治愈率。一般推荐的治疗 GD 的 ^{131}I 剂量为 185～555MBq（5～15mCi），治疗 TMNG 可在治疗 GD 剂量基础上适当增加，治疗 TA 的 ^{131}I 剂量一般为 555～1110MBq（15～30mCi）。

（2）计算剂量法：是目前国内治疗 GD 和 TMNG 的常用方法。可按甲状腺吸收剂量计算，或按每克甲状腺组织实际吸收的放射性活度计算。以下是目前临床常用的计算公式：

$$^{131}\text{I剂量（MBq或μCi）} = \frac{\text{计划量（MBq或μCi/g）×甲状腺重量（g）}}{\text{甲状腺最高（或24h）摄} ^{131}\text{I率（\%）}} \times 100\% \qquad (19\text{-}1)$$

我国治疗 GD 常用 ^{131}I 剂量为每克甲状腺组织 2.59～4.44MBq（70～120μCi）。美国核医学与分子影像学会 2012 年的指南推荐治疗 GD 的 ^{131}I 剂量为每克甲状腺组织 3～8MBq（80～220μCi）。如以非甲状腺功能亢进状态为治疗目标，则使用的 ^{131}I 剂量应偏高，可明显提高一次治疗成功率，降低复发率；如以恢复正常甲状腺功能为目标，则使用的 ^{131}I 剂量应偏低，可导致一次治疗的成功率低，复发率高，这样，降低了早发甲状腺功能减退症（甲减）的发生率，但不能预测患者是否发生甲减。治疗 TMNG 的剂量应高于相同甲状腺重量的 GD 的剂量。这一公式是以有效半衰期为 5 天设计的。如有效半衰期差异较大，应适当调整计算得出的 ^{131}I 剂量。

^{131}I 治疗 TA 的计算方法，是根据结节重量、^{131}I 摄取率和有效半衰期进行计算，使每克结节组织的吸收剂量应达 200～300Gy。计算公式如下：

$$^{131}\text{I剂量（kBq）} = \frac{\text{cGy/g×结节重量（g）×247}}{\text{Teff（天）×甲状腺摄} ^{131}\text{I率（\%）}} \qquad (19\text{-}2)$$

结节重量（g）= $4/3\pi \cdot X \cdot Y^2$

X(cm) = 1/2 结节长径

Y(cm) = 1/2 结节短径

2. ^{131}I 剂量的修正 很多因素都可能影响 ^{131}I 的疗效，所以应根据患者的具体情况对计算的 ^{131}I 剂量进行调整。

（1）甲状腺较大、质地较硬、有结节，应适当增加 ^{131}I 剂量；甲状腺较小、质地较软，应适当减少 ^{131}I 剂量。

（2）有效半衰期较短可适当增加 ^{131}I 剂量；有效半衰期较长可适当减少 ^{131}I 剂量。

（3）年老、病程较长、病情严重、长期用 ATD 治疗的患者可适当增加 ^{131}I 剂量；病程短、病情轻、未经 ATD 治疗、ATD 治疗后已明显好转但未痊愈、术后复发可适当减少 ^{131}I 剂量。

3. 给药方法 为保证充分吸收，应空腹口服 ^{131}I，通常采用一次性口服。服 ^{131}I 后，一般要求 2h 后再进食，部分患者因为消化、代谢旺盛，不适宜长时间饥饿，为了安全起见，可适当提前进食少量流质或半流质。

4. 注意事项 ①认真核对患者信息和准确分装 ^{131}I 剂量；②嘱患者注意休息，避免感染、劳累和精神刺激；③不要揉压甲状腺，治疗后 2 周内减少含碘食物的摄入；④服 ^{131}I 后 2 周内尽量避免与婴幼儿及孕妇密切接触；⑤治疗半年内，育龄患者采取避

孕措施；⑥告知患者一般在 ^{131}I 治疗后 2 周左右开始出现疗效，2～3 个月明显好转，治疗作用可持续 6 个月，甚至更长时间；⑦特别是病情严重者，治疗后继续短期对症、支持治疗；⑧一般在 ^{131}I 治疗后 1～3 个月复查，如病情需要可在 ^{131}I 治疗后 1 年内每 1～2 个月随访一次，若出现甲减的相关症状或临床表现变化较大时，应该及时就诊。

5. 关于综合治疗的措施 ^{131}I 治疗是以 ^{131}I 为主的综合治疗，应根据患者的具体情况采取相应的辅助手段，以减轻症状和降低并发症的风险。病情较重的甲亢患者，可先用 ATD 进行准备，待病情减轻后再行 ^{131}I 治疗，也可于口服 ^{131}I 的 2～3 天后继续使用 ATD 治疗，直到 ^{131}I 发生明显疗效为止。^{131}I 治疗前后都可用 β 受体阻滞剂缓解症状和体征。在 ^{131}I 治疗前就有活动性突眼的患者，可同时应用糖皮质激素类药物等综合治疗，以防突眼加重，加强随访，当患者血甲状腺激素降到正常水平，应密切观察，如出现亚临床甲减或临床甲减，应及时使用甲状腺激素替代，并给予合理的医学解释和治疗。

五、^{131}I 治疗后常见反应及处理

（一）早期反应

少数患者在服 ^{131}I 后几天内出现头晕、乏力、皮肤瘙痒、食欲下降、恶心、呕吐以及甲状腺局部肿胀、肿痛、牵拉、异物感等不适的症状。一般比较轻微，不用处理，个别症状稍重者可给予对症处理。^{131}I 治疗一般不影响血常规，个别患者白细胞一过性降低，是暂时性的，必要时可给予升白细胞的药物。

^{131}I 治疗后发生甲亢危象（thyroid storm）极罕见，如发生则多见于 ^{131}I 治疗后 1～2 周，一旦发生，死亡率高达 20%～30%。可能的危险因素：患者原来甲亢病情严重，为准备 ^{131}I 治疗停用 ATD 时间太长，导致病情加重；患者体内组织中儿茶酚胺的受体数目增多，心脏和神经系统对血中儿茶酚胺过度敏感；甲状腺滤泡破坏导致血液中甲状腺激素水平增高；甲亢病情进展中，患者已有机体重要器官的功能障碍，如心功能不全，肝功能损害等；往往是存在以上危险因素的基础上，^{131}I 治疗后，由于患者合并感染、腹泻、较强烈的精神刺激或过度劳累等应激状态，儿茶酚胺释放增多而诱发。过去认为 ^{131}I 治疗后，射线破坏甲状腺滤泡使血液中甲状腺激素水平增高是导致甲亢危象的原因，但长期临床观察发现，^{131}I 治疗后血中甲状腺激素水平不升高，或仅轻度升高，不足以导致甲亢危象的出现，至少不是导致甲亢危象的主要原因。

甲亢危象应以预防为主，可采取以下措施：病情严重的甲亢患者，应该使用 ATD 进行准备，并在 ^{131}I 治疗后用 ATD 控制症状，使患者度过危险期；病情严重的患者，应加强支持疗法，注意休息，防止感染、劳累和精神刺激。如有危象先兆，则应及时处理，密切观察。

甲亢危象主要表现为高热、心动过速、烦躁和大量出汗等，以及神经、循环和消化系统的功能障碍。一旦发生，可按以下原则治疗：使用大剂量的硫脲类药物和无机碘，抑制甲状腺激素的合成和分泌；β 受体阻滞剂和抗交感神经药物（如利血平、胍乙啶等），降低体内儿茶酚胺的数量并阻断其作用；糖皮质激素的使用；可采用降低代谢的疗法、换血疗法及透析疗法等。物理降温，给氧，纠正电解质及调节酸碱平衡，控制感染（详细内容请参考内科学）。

（二）甲状腺功能减退

甲状腺功能减退（甲减）是甲亢疾病过程中的一种自然转归，研究表明，甲亢患者，不管采用何种方式治疗，只要治愈，都有可能出现甲减；即使甲亢不治疗，部分患者最终转归为甲减。甲减也是甲亢 ^{131}I 治疗的目标之一。其发生与患者对射线的个体敏感性差异及其自身免疫功能紊乱有一定关系，目前不能有效地预防。如果使用较低剂量 ^{131}I 治疗，仅能降低早发甲减的发生率，不能降低晚发甲减的发生，却会降低一次性治愈率。晚发甲减的发生与 ^{131}I 使用剂量无关，一般情况下，甲减的出现，随着甲亢治愈的时间延长而增多。甲减能通过补充甲状腺激素获得理想的控制。早发甲减、晚发甲减和亚临床甲减，都应及时给予甲状腺激素制剂治疗，部分患者的甲状腺功能可能恢复，部分患者需长期甚至终身使用甲状腺激素替代治疗。

六、^{131}I 对甲亢合并症的疗效

1. 格雷夫斯眼病（GO） ^{131}I 治疗前不伴有 GO 的甲亢患者，治疗后发生 GO 的概率较小，^{131}I 治疗前中至重度活动性 GO 患者，治疗后 GO 多数好转或无明显改变、少数加重。目前认为 GO 是一种器官特异性自身免疫性疾病，是由于甲亢患者循环中产生了针对球后细胞或眼外肌细胞的自身抗体，引起自身免疫反应。甲状腺功能长期异常、甲亢症状反复发作，是导致 GO 恶化的主要因素之一；吸烟也可诱发或加重 GO。甲亢治疗后是否加重 GO，与选择的治疗方法无明显关系。

甲亢 ^{131}I 治疗后 GO 的防治，可采用以下方案：

(1) ^{131}I 治疗前无突眼者，治疗后注意随访，若出现甲减要及时替代；若出现突眼，应早期使用糖

皮质激素等综合治疗。

(2) 甲亢伴非活动性 GO 患者选择 ^{131}I 治疗时，是否需要同时使用糖皮质激素等综合治疗，视突眼程度及患者个人意愿而定，一般不常规使用糖皮质激素。

(3) 甲亢伴轻度活动性 GO 患者，选择 ^{131}I 治疗时，可同时使用糖皮质激素等综合治疗。为了防止眼病的加重，活动性突眼的患者 ^{131}I 治疗后当血清甲状腺激素水平降至正常就可以给予 L-T$_4$，每天 50～100μg。L-T$_4$ 可抑制 TSH 升高，还可能抑制抗甲状腺抗体的产生。对处于亚临床甲减患者，应及时给予甲状腺激素制剂抑制 TSH，防止临床甲减状态的出现。如发生甲减后才用 L-T$_4$ 纠正，眼病恶化的概率增高。

(4) 甲亢伴中度、重度活动性 GO 或威胁视力的活动性 GO 患者，^{131}I 治疗后眼病可能加重，医生应解释甲亢的治疗方法，由患者选择，如选择使用 ^{131}I 治疗，建议同时使用糖皮质激素等综合治疗 GO。

(5) 云克（^{99}Tc-MDP）治疗 GO。锝 -99 具有较多的化学价态，用于标记亚甲基二膦酸（MDP）的 ^{99}锝（^{99}Tc-）为四价态，容易得到或失去一个电子，通过电子的得失，可以清除体内自由基，保护人体内超氧化物歧化酶（SOD）的活性，调节人体免疫功能，能抑制病理复合物的产生和沉积，降低 TRAb、TgAb 等抗体的水平，可用于治疗自身免疫性疾病，临床用于治疗 GO 有较好的疗效而且安全、副作用小。

2. 甲亢合并心脏病 可表现为心动过速、心脏排出量增加、心房颤动、心力衰竭及代谢改变等一系列心血管系统症状和体征，其发生率约 10%～25%，且随病程延长或患病年龄增长而增加。因此这因患者应采取一次性、以甲减为目的的治疗，以尽快缓解甲亢。随着甲状腺功能恢复正常，甲亢并发的心血管系统的症状和体征可恢复正常或部分正常，阵发性心房颤动在甲状腺毒症缓解后一般不再发生。而持续性心房颤动者，其中 1/3 患者可自动恢复窦性心律。但心血管系统异常病程较长、甲状腺肿大明显者缓解欠佳。

在 ^{131}I 控制甲亢的同时，也应注意定期随诊，注意甲减对心脏的影响，及时纠正甲减。

3. 甲亢合并甲亢性肌病 甲亢性肌病包括肌无力、肌萎缩、周期性瘫痪和重症肌无力。甲亢性肌无力及重症肌无力主要由于甲状腺激素引起肌酸代谢障碍所致，甲亢性重症肌无力以女性常见。甲亢并发周期性瘫痪与多种因素有关，如遗传，高甲状腺激素水平，骨骼肌钠、钙通道病变等，多伴有低钾血症，以亚洲男性较为多见。^{131}I 治疗前应采取相应措施（如补钾等）纠正肌肉系统异常。甲亢性肌病多数在控制甲状腺毒症后改善，在甲亢缓解后，绝大多数周期性瘫痪也随之缓解。

4. 甲亢合并血糖异常或糖尿病 对甲亢合并血糖异常的患者，随着甲亢的治愈，血糖将逐渐恢复到正常水平；对甲亢合并糖尿病的患者，甲亢的治愈，有利于血糖的控制，并可以减少降糖药物的剂量。

5. 甲亢合并肝功能损害 如果是药物性肝功能损害，先停止使用相关药物并护肝治疗，待肝功能改善后再用 ^{131}I 治疗甲亢；如果是甲亢本身引起的肝功能损害（甲亢性肝功能损害）或甲亢合并其他原因所致的肝功能损害，及时使用 ^{131}I 缓解甲亢对肝功能的恢复十分重要。绝大多数甲亢性肝功能损害在甲状腺激素水平恢复正常后可逐渐恢复。

6. 甲亢合并造血功能异常 如果是药物性造血功能异常，先停止使用相关药物并对症治疗，改善后及时使用 ^{131}I 治疗甲亢；如果是甲亢引起造血功能异常，在对症治疗的同时，可使用 ^{131}I 治疗甲亢。随着甲亢的好转，造血功能也将逐渐恢复到正常水平。

7. 甲亢合并精神异常 多数患者随着 ^{131}I 治疗后甲亢的好转，精神异常表现也将逐渐好转。

七、疗 效 评 价

^{131}I 治疗甲亢疗效评价标准：

1. 完全缓解（临床治愈） 治疗后随访半年以上，患者达到非甲状腺功能亢进状态，即甲状腺功能恢复正常或经治疗发生甲减后，通过补充甲状腺激素达到并维持甲状腺功能正常水平的机体状态。

2. 部分缓解 甲亢症状减轻，体征部分消失或减轻，血清 TT$_4$、FT$_4$、TT$_3$、FT$_3$ 明显降低，但未降至正常水平。

3. 无效 患者的症状和体征无改善或反而加重，血清 TT$_3$、TT$_4$、FT$_3$、FT$_4$ 水平无明显降低。

4. 复发 已达到痊愈标准之后，再次出现甲亢的症状和体征，血清甲状腺激素水平再次升高。

GD 和 TMNG 一般在 ^{131}I 治疗后 2 周左右开始出现疗效，大部分患者治疗后 2～3 个月症状和体征明显好转，症状缓解，甲状腺缩小，体重增加等，其治疗作用可持续 6 个月，甚至更长时间。一个疗程 GD 的治愈率为 52.6%～77.0%，有效率 95% 以上，无效率 2%～4%，复发率 1%～4%。^{131}I 治疗 TMNG 的有效率略低于 GD。

TA 可在 ^{131}I 治疗后 2～3 个月逐渐缩小，症状和体征也随之改善。3～4 个月后甲状腺显像可能的改变是：热结节消失，结节外甲状腺组织功能恢复；或结节变小，结节外甲状腺组织功能未完全恢复。绝大部分 TA 患者用 ^{131}I 治疗疗效好，其中 67% 以上可以治愈。

^{131}I 治疗 3 月后无明显疗效或加重的患者、治疗 6 月后有好转而未痊愈的患者，都可再次 ^{131}I 治疗。无效或加重的患者再次治疗应适当增加 ^{131}I 剂量，少

数患者经多次 ^{131}I 治疗后才获痊愈。

经过几十年大量的病例观察、深入研究，已有定论，与普通人群比较，^{131}I 治疗不会引起甲状腺癌、白血病、不育、死胎、畸形及遗传性疾病发生率的增高。而且研究表明，那些因甲亢内分泌紊乱而不育的患者，经 ^{131}I 治疗后也生儿育女，经长期随访，子女发育都良好。从辐射剂量的角度来看，用 370MBq（10mCi）^{131}I 治疗甲亢时，全身所受辐射量为 45mGy（4.5rad），骨骼为 68mGy（6.8rad），肝脏为 48mGy（4.8rad），男女性腺分别为 28mGy（2.8rad）和 25mGy（2.5rad），小于 X 线钡剂灌肠时性腺受到的照射量，这样的剂量不足引起造血、生殖系统和肝脏的放射性损害。

总之，^{131}I 治疗甲亢疗效肯定、简便安全、副作用少，费用低已为国内外公认，与 ATD 治疗、手术治疗相比，^{131}I 治疗甲亢是目前成本效益比最好的治疗方法。

思 考 题

1. ^{131}I 治疗甲亢的原理。

2. ^{131}I 治疗甲亢的综合措施有哪些？

3. 比较甲亢的抗甲状腺药物治疗、手术治疗和 ^{131}I 治疗的优缺点。如何合理选择不同的治疗方法？

4. 预防 ^{131}I 治疗甲亢后发生甲亢危象的措施有哪些？

（田　蓉　韦智晓）

第二十章　分化型甲状腺癌的 ^{131}I 治疗

第一节　甲状腺癌

一、甲状腺癌的流行病学及分类

甲状腺癌是内分泌系统和头颈部肿瘤中最常见的恶性肿瘤。每年甲状腺癌新发病例占所有癌症发病的 1% ~ 5%，女性甲状腺癌发病高于男性，约是男性的 3 倍，甲状腺癌的发病年龄相对年轻，发病率随年龄的增长而上升。近 30 年来，甲状腺癌发病率持续快速增长，引起了人们的广泛关注。目前诸多观点倾向于影像学技术的进步及广泛应用、检查技术水平的提高、医疗资源的可及性及公众防癌意识的提高等导致了近年甲状腺癌发病率的增高。

甲状腺癌按病理分为乳头状腺癌、滤泡状腺癌、髓样癌和未分化癌，甲状腺乳头状癌和滤泡状癌又称为分化型甲状腺癌（differentiated thyroid carcinoma，DTC），若肿瘤组织中乳头状、滤泡状癌均存在称为混合性甲状腺癌。乳头状甲状腺癌最多见，约占甲状腺癌的 79% ~ 94%，恶性程度不高，生长缓慢，但易于淋巴转移，年轻患者确诊时，淋巴结转移率高达 90%，且多局限在颈部淋巴结，远处转移率较少见。滤泡状甲状腺癌恶性程度略高于乳头状癌，易发生局部浸润和血行转移。未分化癌虽然少见，但恶性程度高，预后差。

DTC 患者首选手术治疗，进行甲状腺近全或全切术及颈部淋巴结清扫。根据手术中及术后病理进行疾病分期，以便术后进行 ^{131}I 治疗、评估病变残留及复发的危险度、促甲状腺激素（TSH）抑制治疗。

二、分化型甲状腺癌病因的分子机制

近 30 年来，中国的甲状腺癌发病率呈明显上升趋势，由约 1/10 万上升到约（3 ~ 4）/10 万。甲状腺癌是多因素参与的一类复杂性疾病，其病因及发病机制尚不完全清楚。研究表明环境因素与遗传易感因素相互作用是大多数肿瘤的病因，并且遗传易感因素起关键作用。其主要病因及分子机制有：

（一）甲状腺癌的病因

1. 家族史　约 5% 的甲状腺癌患者有同种类型甲状腺癌家族史。通常在乳头状癌中，家族性非髓性甲状腺癌最常见，约占所有乳头状癌发病的 6.2% ~ 10.5%。家族性的甲状腺癌通常比散在发生的甲状腺癌预后差。甲状腺癌也可见于基因存在某些缺陷者，比如乳头状癌可见于家族性腺瘤性息肉病，多发性内分泌腺瘤 2 型以及其亚型 Gardner's 综合征患者中。

2. 放射线辐射　放射线辐射是目前唯一确定的致甲状腺癌危险因素，另外儿童期接触诊断性放射线检查与成年后甲状腺癌发病、既往头颈部放射性接触史与甲状腺癌的发病均存在关联。

3. 摄入碘过量与不足　碘过量与不足均有可能导致甲状腺癌的高发，过量的碘摄入可能与甲状腺乳头状癌的增长有关，碘缺乏可能与滤泡性癌的高发有关。强化食品中的碘摄入与甲状腺癌的患病未发现统计学上的关联。

4. 身体质量指数（BMI）及肥胖　一项针对 BMI 的 Meta 分析表明，BMI 与甲状腺癌的发病存在关联，儿童期 BMI 与成年后甲状腺癌的发病存在相关性，在肢端肥大症患者中，甲状腺结节以及甲状腺癌的发生风险与对照组相比均增高，肥胖者或代谢性疾病患者体内的胰岛素抵抗或高胰岛素血症能够诱导甲状腺癌的发生。

5. 其他　关于饮食因素与甲状腺癌关联性的研究亦有报道，烟熏及腌制海产品、油脂、奶酪、淀粉等的过多摄入均可能增加甲状腺癌的发生风险，但仍需要进一步深入研究；关于女性生殖因素（如产次、处方性激素的使用、月经周期是否规律以及停经状态等）与甲状腺癌相关性的研究尚未发现较一致的结论。

（二）分子机制

1. 原癌基因

（1）BRAF 基因：学者们在乳头状癌中检测到高频率的 BRAF 基因突变，由此认为癌基因事件与甲状腺乳头状癌的发生、发展有密切关系。因此，该突变可作为一个诊断和预后的分子生物学标记及开发治疗乳头状癌的基因靶。

（2）Ret/PTC 重排基因：Ret/PTC 重排在临床上小的甲状腺肿瘤中非常普遍，可能是肿瘤进展的早期事件。有研究提示在甲状腺细胞中过氧化氢可以导致 Ret/PTC1 发生基因重组。

（3）Ras 突变：在甲状腺腺瘤中最常见的分子异常是 Ras 突变，在甲状腺乳头状癌中 Ras 基因突变尚有争议,在很多报道中未检测到,Ras 突变不频繁或缺失。RAS(HRAS、KRAS、NRAS)基因与甲状腺滤泡状癌的病理过程有关,RAS 突变见于 50% 的甲状腺滤泡状癌,最新证据表明 RAS 基因突变在侵袭性甲状腺滤泡状癌中更常见,或可作为侵袭行为的分子标记。

(4)Ret 点突变:Ret 基因的突变导致 Ret 蛋白第 918 位的蛋氨酸替换为苏氨酸,Ret 突变同时也需其他癌基因参与肿瘤的发生发展。40% 的散发性甲状腺髓样癌中有 Ret 原癌基因的突变。

(5)垂体瘤转化基因(pituitary tumor-transforming gene, PTTG):PTTG 是一种原癌基因,其编码产物是一种多功能蛋白,在甲状腺和其他肿瘤中有重要作用。PTTG 的表达水平已被确认为一个独立的预后因素。

(6)IG20 基因:与正常组织相比,甲状腺癌细胞和癌组织中,IG20 基因呈过度表达。各种表达产物的相对水平可以影响癌细胞的生存、增殖和死亡。

2. 抑癌基因

(1)p53 基因 p53 基因是迄今为止发现的与人类肿瘤相关性最高的基因。p53 基因突变主要发生于未分化和低分化甲状腺癌,故 p53 基因突变可能是甲状腺癌的发生、发展的晚期分子事件,与甲状腺癌的进展、侵袭和转移有关,它对甲状腺癌的分级以及预后有重要的提示作用。

(2)p16 基因 p16 基因又称多肿瘤抑制基因(MTS1),p16 启动子区的高甲基化与甲状腺恶性肿瘤的发生及良性肿瘤恶性转化密切相关。

(3)PTEN 基因 TEN 基因具有调控细胞的生长、增殖、分化、凋亡、黏附和迁移等许多重要生物学行为,在肿瘤的发生、发展、转移过程中起着重要作用。PTEN 基因可使 PI-3K 信号途径中的主要信号分子 PIP3 等磷脂酰肌醇去磷酸化,从而发挥重要的对肿瘤负调节作用。其胚系的突变可造成 Cowden 综合征与 Bannayan-zonana 综合征,而这两种综合征患者发生甲状腺癌的危险性也非常高。

(4)血红蛋白 β 基因(HBB):HBB 低表达与未分化甲状腺癌(anaplastic thyroid cancer, ATC)有关。HBB 普遍表达于人体各种组织,在未分化甲状腺癌中可见其杂合性丢失(LOH),提示可能有肿瘤抑制基因位于该基因区。现在认为未分化甲状腺癌主要来源于甲状腺乳头状癌和甲状腺滤泡状癌。HBB 在未分化甲状腺癌中表达率 0.9% ~ 8.6%,在甲状腺乳头状癌中的表达率为 15% ~ 98%,HBB 在甲状腺乳头状癌中的表达明显高于 ATC,因此,HBB 表达缺失可能与分化型甲状腺癌的失分化有关。

三、DTC 患者术后分期与复发危险度分层

DTC 治疗是以手术为主,辅以 ^{131}I 治疗和 TSH 抑制的综合治疗。DTC 患者手术后是否需要进一步采取 ^{131}I 治疗和 TSH 抑制治疗,取决于患者术后复发和死亡的危险性。有效的分层有助于预测患者的预后、指导术后制定个体化治疗方案和随访方案、便于医师间针对同一患者的会诊交流,以及对同类患者不同临床治疗策略疗效的比较。因此,对 DTC 患者术后复发和死亡危险度的分层可避免过度治疗及治疗不足问题。

目前有多个 DTC 的分期系统,如 TNM,基于远处转移、年龄、肿瘤是否完全切除、甲状腺腺外侵犯及肿瘤大小的评分(MACIS)等。目前最常使用的肿瘤术后分期系统是美国癌症联合委员会(AJCC)的 TNM 分期,此系统是基于病理学特征和年龄的分期系统,适用于包括 DTC 在内的所有类型肿瘤(见表 20-1,表 20-2)。但这些分期系统主要侧重预测 DTC 的死亡相关风险,均未将近年来逐渐引人关注的与 DTC 复发、死亡率密切相关的分子特征(如 BRAF^{V600E} 突变等)纳入评估范围。对于 DTC 这种长期生存率很高的恶性肿瘤,更应对患者进行复发危险度分层。目前尚无公认的"最佳"分层系统,多采用下述的 3 级分层(表 20-3):

表 20-1 甲状腺癌的 TNM 分期

T	原发灶
T1	肿瘤直径 ≤ 2cm;
T1a	肿瘤局限于甲状腺内,最大直径 ≤ 1cm;
T1b	肿瘤局限于甲状腺内,最大直径 > 1cm 但 ≤ 2cm;
T2	单个肿瘤直径 > 2cm,≤ 4cm;
T3	单个肿瘤直径 > 4cm 且局限于甲状腺内,或最低限度的腺外浸润;
T4a	任何大小的肿瘤越过甲状腺包膜侵及皮下软组织,喉部,气管,食道或喉返神经;
T4b	肿瘤侵及椎前筋膜,颈动脉鞘或纵隔腔;
TX	原发肿瘤大小未知,但是没有腺外浸润;
N	**区域淋巴结转移**
N0	没有转移灶;
N1a	转移至Ⅵ区淋巴结(气管前气管旁,喉前 /Deiph 淋巴结);
N1b	转移灶到达单侧,双侧,对侧颈部或有上纵隔转移;
NX	术中未评估淋巴结;
M	**远处转移**
M0	无远处转移
M1	有远处转移
M_X	远处转移无法评估

表 20-2　分化型甲状腺癌的 TNM 分期

	T	N	M
< 45 岁			
I 期	任何 T	任何 N	M0
II 期	任何 T	任何 N	M1
≥ 45 岁			
I 期	T1	N0	M0
II 期	T2	N0	M0
III 期	T3	N0	M0
	T1	N1a	M0
	T2	N1a	M0
	T3	N1a	M0
IV a 期	T4a	N0	M0
	T4a	N1a	M0
	T1	N1b	M0
	T2	N1b	M0
	T3	N1b	M0
	T4a	N1b	M0
IV b 期	T4b	任何 N	M0
IV c 期	任何 T	任何 N	M1

表 20-3　分化型甲状腺癌的复发危险度分层

复发危险度分层	符合条件
低危	符合以下全部条件者 - 无局部或远处转移 - 所有肉眼所见的肿瘤均被彻底清除 - 肿瘤没有侵犯周围组织 - 肿瘤不是侵袭型的组织学亚型，并且没有血管侵犯 - 如果该患者清甲后全身 ^{131}I 显像，甲状腺床以外没有发现碘摄取
中危	符合以下任一条件者 - 初次手术病理检查可在镜下发现肿瘤有甲状腺周围软组织侵犯 - 有颈部淋巴结转移或清甲后行全身 ^{131}I 显像发现有异常放射性摄取 - 肿瘤为侵袭型的组织学类型，或有血管侵犯 - 伴有 BRAFV600E 基因突变
高危	符合以下任一条件者 - 肉眼下可见肿瘤侵犯周围组织或器官 - 肿瘤未能完全切除，术中有残留 - 伴有远处转移 - 全甲状腺切除后，血清 Tg 水平仍较高

（罗章伟　高再荣）

第二节　分化型甲状腺癌的 ^{131}I 治疗

一、原　　理

分化型甲状腺癌的原发灶和转移灶癌细胞具有正常甲状腺滤泡细胞的部分功能，其细胞膜表面具有钠／碘共转运子（NIS）并具有摄碘能力，通过 NIS 将 ^{131}I 从血液中选择性地摄入到甲状腺癌细胞及残留的正常甲状腺滤泡细胞中，利用 ^{131}I β 射线的辐射生物学效应清除甲状腺癌细胞及残留甲状腺组织，达到降低肿瘤复发及转移的目的。

^{131}I 治疗分化型甲状腺癌包含两个内容：一是采用 ^{131}I 清除手术后残留的甲状腺组织，简称"清甲"治疗；二是采用 ^{131}I 清除手术不能切除的分化型甲状腺癌转移灶，简称"清灶"治疗。

二、^{131}I 清除 DTC 术后残留甲状腺组织

（一）^{131}I 清除残留甲状腺组织的必要性

1. 辅助治疗潜在的 DTC 病灶　DTC 常具有双侧、微小多灶性、局部潜伏及发展期长、复发率高的特点。乳头状癌术后残留甲状腺组织中高达 88% 有微小癌灶，滤泡状癌多中心癌灶比例为 13% ～ 16%。残留甲状腺组织仍有摄取 ^{131}I 功能，口服大剂量的 ^{131}I 可清除残留的甲状腺组织。清甲治疗对术后可能残存的癌细胞有清除作用，包括隐匿于术后残留甲状腺组织中的微小癌病灶、已侵袭到甲状腺以外的隐匿转移灶、或因病情不允许或手术无法切除的潜在 DTC 病灶等，可明显降低复发率和转移率。

2. 有利于术后进一步清灶治疗　残余的正常甲状腺组织对 ^{131}I 摄取能力要强于 DTC 病灶，清甲的完成有助于提高 DTC 转移灶的摄 ^{131}I 能力，有利于 ^{131}I 显像寻找 DTC 转移灶和利用 ^{131}I 治疗 DTC 转移灶。

3. 有利于 DTC 术后的再分期　清甲治疗时的 ^{131}I 全身显像及 SPECT/CT 融合显像可发现部分诊断剂量 ^{131}I 全身显像未能发现的 DTC 转移灶，包括颈部淋巴结转移甚至远处转移灶，并因此能改变 DTC 的分期和风险分层，指导后续的 ^{131}I 清灶治疗及制定随访计划。

4. 有利于术后随访监测　^{131}I 清除手术残留或无法切除（如出于保护甲状旁腺、喉返神经等）的正常甲状腺组织后，血清 Tg 水平的增高常提示 DTC 复发或转移，便于对 DTC 患者进行血清监测，并提高 ^{131}I 全身显像诊断摄碘性 DTC 转移灶的灵敏度。

（二）适应证和禁忌证

1. 适应证　对于术后患者应根据病理结果，综合评估是否有周围组织侵犯、淋巴结转移、远处转移以及患者的意愿等，根据评估结果确定是否进行清甲治疗。对存在癌组织周围组织明显侵犯（术中可见）、淋巴结转移或远处转移（如肺、骨、脑等器官）者需行 ^{131}I 清甲治疗。

肿瘤较小（≤1 cm），没有周围组织的明显侵犯、淋巴结转移及其他侵袭性特征者可不推荐行 ^{131}I 清甲治疗。但如果甲状腺组织已经全切，为了方便随诊，可以行 ^{131}I 清甲治疗，这些患者残留甲状腺组织被清除后，在随访中可以通过检测 Tg 及 ^{131}I-WBS 了解 DTC 的复发和转移，简化随诊检查内容。

2. 禁忌证 ①妊娠期和哺乳期妇女；②甲状腺术后创口未愈合者；③计划 6 个月内妊娠者。

（三）治疗方法

1. ^{131}I 治疗前准备

（1）升高血清 TSH 水平。当血清 TSH＞30 mU/L 可明显增加 DTC 肿瘤组织对 ^{131}I 的摄取。有 2 种方法可升高 TSH 水平：升高内源性 TSH 水平和给予外源性 TSH。即停服甲状腺素药物 3～4 周，使 TSH 水平升至 30 mU/L 以上。或用重组人促甲状腺激素（rhTSH），肌注 0.9 mg/ 天，连续两天，第 3 天行 ^{131}I 清甲。

（2）低碘饮食 2 周以上（碘摄入量＜50 μg/d），提高残留甲状腺组织或病灶对 ^{131}I 的摄取。

（3）如患者使用了含碘造影剂，则应间隔 1～2 月后才可行 ^{131}I 治疗。有条件时可监测尿碘含量。

（4）测定甲状腺激素、TSH、Tg、TgAb，行 X 光胸片或胸部平扫 CT、心电图、肝肾功能、电解质、甲状旁腺素检查。育龄妇女推荐进行妊娠测试。

（5）可以选择 ^{99m}TcO$_4^-$ 甲状腺显像或甲状腺摄 ^{131}I 率测定了解残留甲状腺组织的多少。鉴于"顿抑效应"可能影响治疗效果，目前大多数学者不推荐做治疗前行诊断性 ^{131}I 显像。如确需行诊断性 ^{131}I 显像，推荐用低剂量的 ^{131}I（＜185 MBq），并在显像后 72 h 内实施清甲治疗。

2. ^{131}I 清甲治疗剂量 常规给予 ^{131}I 1.11～3.7 GBq（30～100 mCi）。如清甲前已发现有转移灶或无法切除的残留肿瘤组织，则可给予 3.7～7.40 GBq（100～200 mCi），清甲的同时兼顾清灶治疗。对于青少年和高龄患者可酌情减少 ^{131}I 剂量。

3. 服用 ^{131}I 方法和注意事项

（1）空腹一次口服 ^{131}I。

（2）患者应住院隔离治疗，体内残留 ^{131}I 剂量小于或等于 400 MBq（10.8 mCi）方可出院。

（3）服 ^{131}I 后多饮水，及时排空小便，减少对生殖腺、膀胱和全身的照射，每天至少排大便一次，以减少肠道的照射。

（4）服 ^{131}I 24h 内，嘱患者常含话梅或维生素 C 或咀嚼口香糖，按摩唾液腺或补液等，以促进唾液分泌，预防或减轻辐射对唾液腺的损伤。

（5）^{131}I 治疗后一周，常规口服泼尼松 15 mg～30 mg/d，预防和减轻 ^{131}I 可能引起的局部水肿、疼痛。

（6）在服 ^{131}I 去除治疗后 2～10 天做全身显像，了解有无转移灶及其摄碘功能状态，为进一步随访和治疗方案的制定提供依据。因治疗后 ^{131}I 全身显像（Rx-WBS）可发现更多 ^{131}I 治疗前未知的转移灶，因此 Rx-WBS 是对 DTC 进行再分期和确定后续 ^{131}I 治疗方案的基础。采用 ^{131}I SPECT/CT 检查可以进一步提高 Rx-WBS 诊断的准确性。

（7）清甲治疗后 24～72 h 开始口服甲状腺素，常规用药为 L-T$_4$，空腹顿服。如清甲前残留较多甲状腺组织者，因清甲的 ^{131}I 破坏甲状腺组织后使甲状腺激素释放入血，造成血液中甲状腺激素水平短期升高，故服用甲状腺素的起始时间可适当推迟。年长或伴有基础疾病者补充甲状腺素的剂量宜逐步增加。服用甲状腺素 1 个月后根据血清甲状腺激素和 TSH 水平调整剂量。

（8）^{131}I 治疗后女性患者一年内，男性患者半年内均须避孕。

4. 治疗反应及处理 服 ^{131}I 治疗后，早期可出现甲状腺部位肿痛、上腹不适、恶心，部分可见唾液腺肿痛，应作对症处理，很少出现晚期并发症。

（四）^{131}I 清甲治疗后的随访及疗效评价

清甲治疗 1～3 个月应常规随诊，进行甲状腺激素、TSH、Tg、TgAb 水平监测，及时了解 Tg 变化，调整甲状腺素剂量，将 TSH 控制至相应的抑制水平。定期行颈部超声监测可疑转移淋巴结经 ^{131}I 治疗后的变化。^{131}I 治疗 6 个月左右，可进行清甲评估，了解清甲是否成功。

清甲治疗成功标准：①临床上无肿瘤存在的证据；②无肿瘤存在的 ^{131}I-WBS 和 / 或颈部超声证据（清甲治疗时 ^{131}I-WBS 未见甲状腺床外有异常摄取；或有摄取但近期的 Dx-WBS 及颈部超声均为阴性）；③抑制状态 Tg＜0.2 ng/mL 和刺激状态 Tg＜1 ng/mL，且 TgAb 为阴性。

经评估后达到上述清甲成功标准且未发现转移灶，则每年随访 1 次。若首次清甲未成功者，可再次 ^{131}I 清甲治疗，直至达到上述标准。若发现转移则行转移灶的 ^{131}I 治疗。

三、^{131}I 清除分化型甲状腺癌转移灶

（一）原理

由于 DTC 转移性病灶（包括局部淋巴结转移和远处转移）具有摄取 ^{131}I 的能力，虽然其摄取 ^{131}I 能

力不如正常甲状腺滤泡细胞，但在 ^{131}I 清甲治疗后及高 TSH 刺激下仍能摄取足够的 ^{131}I，^{131}I 发出的 β 射线可杀伤或摧毁 DTC 病灶，使患者的病情得到缓解或清除病灶。清灶治疗的疗效与转移灶摄取 ^{131}I 的程度和 ^{131}I 在病灶中的滞留时间直接相关，还受到患者年龄、转移的大小和部位以及病灶对 ^{131}I 的辐射敏感性等因素的影响。

（二）适应证与禁忌证

1. 适应证　DTC 局部复发、转移灶或远处转移灶，无法手术切除，但具备摄 ^{131}I 功能。

2. 禁忌证　同清甲治疗。

（三）治疗方法

1. ^{131}I 治疗前准备　患者准备同清甲治疗。在 ^{131}I 治疗前应对患者的病情进行评估及再分期，制定相应的治疗方案。

2. 淋巴结转移病灶的 ^{131}I 治疗　颈部淋巴结是 DTC 最常见的转移部位，既可以发生肿瘤同侧淋巴结转移，也可发生双侧淋巴结转移。锁骨上区、纵隔区也是淋巴结转移的好发部位。经过治疗后多数患者病情得到缓解，转移的淋巴结病灶部分或全部消失。常用的 ^{131}I 治疗剂量为 3.7 ～ 5.55GBq（100 ～ 150mCi）。

较大的淋巴结转移病灶宜采用手术切除，术后经评估可进一步行 ^{131}I 治疗。

3. 肺转移的 ^{131}I 治疗　DTC 肺转移时只要病灶能摄取 ^{131}I，就是治疗的指征，常用的 ^{131}I 治疗剂量为 5.55 ～ 7.4 GBq（150 ～ 200mCi），对 70 岁以上的高龄患者，治疗剂量不宜超过 5.55GBq（150mCi）。

肺转移有多种表现：①单发结节；②多发小结节（直径 ≤ 1 cm）；③多发大结节；④双肺弥漫性转移等。单发结节转移灶可考虑手术切除。多发小结节 ^{131}I 治疗效果较好，大多数患者经过多次治疗后转移病灶消失，达到临床治愈。多发大结节转移病灶治疗效果不如多发小结节，但大多数患者治疗后结节体积缩小，部分消失，临床病情得到明显缓解。双肺弥漫性转移者，经过多次治疗后，病情常可得到明显缓解，但由于肺组织受到弥漫性照射，可能导致肺纤维化，在多次治疗后应注意减少 ^{131}I 治疗剂量。

4. 骨转移的 ^{131}I 治疗　^{131}I 对 DTC 骨转移病灶治疗的疗效不如肺转移病灶，但大部分患者经过治疗后可实现病情稳定，部分患者的转移病灶数量可减少或消失。常用的 ^{131}I 治疗剂量为 5.55 ～ 7.4 GBq（150 ～ 200mCi）。

对孤立的有症状且可切除的转移灶应考虑外科手术治疗。不能手术切除的疼痛病灶或多发骨转移时可以单独行 ^{131}I 治疗或 ^{131}I、外照射、二膦酸盐药物等联合治疗。此外对于骨痛患者还可以给予 ^{89}Sr 等放射性药物治疗。无症状、不摄碘、对邻近关键组织结构无威胁的稳定期骨转移灶，目前无充分证据支持进行 ^{131}I 治疗。

5. 脑转移的 ^{131}I 治疗　DTC 脑转移者预后很差。手术切除和外照射是主要治疗手段。无论转移灶是否摄取 ^{131}I，都应当首先考虑外科手术，不适合手术切除的转移灶应考虑立体定向放疗。如转移病变能聚 ^{131}I，在手术切除或外照射治疗后可考虑用 ^{131}I 治疗，但在 ^{131}I 治疗时应同时使用糖皮质激素，以减轻或预防治疗前可能 TSH 刺激下的肿瘤增大及治疗后放射性炎症反应导致的脑水肿发生。

6. ^{131}I-WBS 阴性和 Tg 升高的 DTC 患者的经验性 ^{131}I 治疗　Dx-WBS 阴性，而其他检查方法（X 线、超声检查等）未发现 DTC 病灶，如停用 L-T$_4$ 后患者 Tg ≥ 10μg/L 时高度提示体内有弥散的微小 DTC 病灶，可经验性给予 3.7 ～ 7.4 GBq（100 ～ 200 mCi）^{131}I 治疗。如 Rx-WBS 发现有摄碘功能的病灶，或治疗后 Tg 水平下降说明治疗有效，可进一步实施经验性 ^{131}I 治疗，直至病灶缓解或无反应，此后以 TSH 抑制治疗为主。如 Rx-WBS 阴性，而其他影像检查发现转移灶，提示转移灶癌细胞已转化为失分化或低分化状态，应采用其他治疗措施。经验性治疗前可行 ^{18}F-FDG PET 显像，阳性提示病灶摄取 ^{131}I 能力差，患者预后不佳；阴性患者可行经验性 ^{131}I 治疗。

（四）^{131}I 清灶治疗后的随访及疗效评价

1. 随访与疗效评估　清灶治疗 1 ～ 3 个月应常规随诊，进行甲状腺激素、TSH、Tg、TgAb 水平监测，及时了解 Tg 变化，调整甲状腺素剂量，将 TSH 控制至相应的抑制水平。清灶治疗 6 个月后，可进行疗效评估。清灶成功标准同清甲成功标准。

2. 重复治疗　如治疗有效（血清 Tg、TgAb 持续下降，影像学检查显示转移灶缩小、减少），可重复清灶治疗。重复治疗间隔为 6 ～ 12 个月。若清灶治疗后血清 Tg 仍持续升高或无明显下降，或影像学检查显示转移灶增大、增多，或 ^{18}F-FDG PET 发现新增的高代谢病灶，应重新评估患者病情后决定是否继续 ^{131}I 治疗。

重复治疗的次数和累积接受的 ^{131}I 总活度没有明确的限制，根据上次治疗的效果和副作用、本次治疗希望达到的目的以及患者身体状况而定。但随 ^{131}I 治疗次数增多和 ^{131}I 的累积活度越高，发生毒副作用和并发症的风险性也越高，所以应慎重评估重复治疗的风险与效益。

3. 治疗反应及处理 服 ^{131}I 治疗后，早期可出现甲状腺部位肿痛、上腹不适、恶心，部分可见唾液腺肿痛，应作对症处理。较常见的后期副作用包括慢性唾液腺损伤、龋齿、鼻泪管阻塞或胃肠道反应等。弥漫性肺转移患者多次 ^{131}I 治疗可能导致放射性肺炎或肺纤维化，这类患者每次治疗应控制在治疗 48 小时后体内 ^{131}I 滞留量低于 2.96GBq，并监测患者肺功能。^{131}I 治疗罕见引起骨髓抑制、肾功能异常，可通过治疗前后监测血常规和肾功能及时发现。^{131}I 治疗与继发性肿瘤的关系无一致结论。没有足够证据表明 ^{131}I 治疗影响生殖系统。

（五）增强 DTC 病灶摄取 ^{131}I 功能的措施

DTC 病灶摄取 ^{131}I 的量和 ^{131}I 在病灶内的有效半衰期，是直接影响 ^{131}I 清灶治疗疗效和患者预后的关键因素。采用某些方法可提高 DTC 转移灶摄取 ^{131}I 的能力，从而提高疗效。

1. 提高血 TSH 水平 TSH 调控甲状腺滤泡细胞碘代谢的多个关键环节。TSH 升高可促使 DTC 细胞摄取 ^{131}I 增加，当 TSH 水平 > 30mU/L 以上时 DTC 细胞摄碘能力显著提高，因此把 TSH 水平 > 30mU/L 作为 ^{131}I 清甲和清灶治疗的前提条件。部分患者因残留甲状腺组织较多或广泛转移时，停用甲状腺激素后 TSH 升高不明显，或部分患者不能耐受甲减的反应，对这样的患者可用重组人 TSH（rhTSH），肌注 0.9mg/ 天，连续两天，第 3 天行 ^{131}I 治疗。

2. 降低体内碘池 限制碘的摄入和促进碘的排出，可使 DTC 病灶摄取 ^{131}I 增加。有效的低碘饮食 2 周以上，可明显降低体内碘池含量，提高摄取 ^{131}I 能力和延长 ^{131}I 在病灶内的有效半衰期。服用利尿剂双氢克尿塞 25mg tid，7 天就可使 DTC 病灶摄取 ^{131}I 增加，此法尤其适用低碘饮食控制不理想者。低碘饮食与促排碘相结合具有协同效应，可测量尿碘监测体内碘池含量情况。

3. 延长 ^{131}I 在 DTC 病灶内的滞留时间 锂制剂通过延缓甲状腺激素释放入血使 ^{131}I 在 DTC 病灶内的有效半衰期延长，增加 ^{131}I 吸收剂量，从而可提高疗效。这些作用与锂离子阻断 TSH 对甲状腺苷酸环化酶的作用有关。碳酸锂剂量可采用 250mg tid 或 qid，或按体重 10mg/Kg。碳酸锂有一定毒副作用，使用时应注意。

4. 维甲酸诱导再分化 发生转移的 DTC 患者中约有 1/3 发生失分化，病灶摄取碘的能力降低或丧失，而不能用 ^{131}I 治疗。维 A 酸（retinoic acid，RA）是维生素 A 的代谢物，可抑制细胞增生和诱导细胞分化。用 RA 治疗失分化 DTC，有 6% ～ 50% 的

dDTC 转移病灶恢复摄碘的功能，^{131}I 治疗后病灶缩小 12% ～ 38%。常用剂量为 1 ～ 1.5mg·kg^{-1}·d^{-1}，一疗程 1.5 ～ 3 个月。RA 治疗常见的副作用有皮肤和黏膜干燥，皮肤脱屑，可因肝脏受损而使有关的酶升高，白细胞和血脂升高等。降低 RA 的剂量或暂停 RA 治疗上述反应可能缓解，或可用糖皮质激素治疗。

5. PPAR-γ 受体激动剂诱导再分化 研究显示合成类 PPAR-γ 受体激动剂环格列酮可以抑制表达 PPAR-γ 受体甲状腺癌从 G1 期向 S 期的转化，并且 p27 表达增加，因此可通过上调 p27 表达而抑制细胞周期进展。PPAR-γ 配体还可上调 p21 的表达，而诱导细胞的凋亡。p21 的表达的增加在放射治疗中有重要作用，因此可以推测 PPAR-γ 配体也可能增加甲状腺癌对放射性碘和外放射治疗的敏感性。PPAR-γ 激动剂不仅可以通过抑制甲状腺癌细胞周期进展、促进甲状腺癌细胞凋亡而发挥治疗甲状腺癌的作用，还可诱导其分化，促进甲状腺癌细胞摄碘而增加甲状腺癌对 ^{131}I 治疗的敏感性。一般推荐剂量罗格列酮 4mg qd×1 周，8mg qd×7 周，2 月一疗程。

6. 司美替尼 司美替尼（selumetinib）可使一些晚期甲状腺癌患者克服 ^{131}I 耐药性。细胞吸收 ^{131}I 的能力是由促分裂原活化蛋白激酶（MAPK）通道来控制的，司美替尼（一种 MAPK 抑制剂）在这个通道上通过抑制遗传突变信号来逆转 ^{131}I 耐药性，特别是在含有 RAS 基因突变（MAPK 通道的一个组成部分）的甲状腺癌患者中。目前的研究显示司美替尼可有效改善 ^{131}I 难治性甲状腺癌细胞的摄碘能力。

（六）TSH 抑制治疗

TSH 抑制治疗是指手术后或清甲清灶治疗后应用甲状腺激素将 TSH 抑制在正常低限或低限以下、甚至检测不到的程度，一方面补充 DTC 患者所缺乏的甲状腺激素，另一方面抑制 DTC 细胞生长。此治疗方法可明显降低甲状腺癌复发和死亡的危险性、提高患者的生存率、显著延长患者的生存时间。TSH 抑制治疗不是单纯的甲状腺激素替代治疗，是一种新的治疗理念。

TSH 抑制水平是 DTC 的复发、转移和病死率的独立预测因素，两者间呈正相关的关系，尤其对高危 DTC 患者。TSH > 2 mU/L 时癌症相关死亡和复发增加。高危 DTC 患者 TSH 抑制 < 0.1 mU/L 时，肿瘤复发、转移及病死率均显著降低。低危 DTC 患者 TSH 应抑制在 0.1 ～ 0.5 mU/L，TSH 抑制 < 0.1 mU/L 时，无额外收益。而某些分化低的 DTC 的生长、增殖并非依赖于 TSH，对此类患者，即使将 TSH 抑制到很低水平，仍难减缓病情进展。

目前临床上主要根据患者的复发危险度分层

来决定 TSH 抑制的水平,中、高危 DTC 患者 TSH 抑制至 < 0.1 mU/L,低危 DTC 患者 TSH 抑制在 0.1 ~ 0.5 mU/L。

长期使用超生理剂量甲状腺激素,可造成亚临床甲亢。特别是 TSH 需长期维持在很低水平(< 0.1 mU/L)时,会加重心脏负荷,引发或加重心肌缺血和心律失常,特别是心房颤动;影响患者体内钙代谢,可能加大绝经后妇女骨质疏松症的发生率,并可能导致骨折风险增加。在进行 TSH 抑制治疗时,应注意上述并发症的预防与治疗,改善患者的生活质量。

近年来,TSH 抑制治疗的理念发生了转变,提倡兼顾 DTC 患者肿瘤复发危险度和 TSH 抑制治疗不良反应风险,制定个体化治疗目标,摒弃单一标准。根据双风险评估,在 DTC 患者初治期和随访期中,设立相应 TSH 抑制治疗目标。

(七) ^{18}F-FDG PET 显像

1. ^{18}F-FDG PET 显像的指征

(1) 血清 Tg 水平增高(> 10 g/L)而 ^{131}I-WBS 阴性时,协助寻找和定位病灶;

(2) 对病灶不摄碘者,评估和监测病情;

(3) 针对侵袭性或转移性 DTC 者,评估和监测病情。

2. ^{18}F-FDG PET 显像评价预后 显像阳性的患者预后较差,可根据显像结果改变治疗方案,做到个体化治疗,有助于改善预后。

四、分子靶向治疗

DTC 患者由于初始治疗方案以及肿瘤分子病理等提示预后的因素不同,部分患者出现复发或转移。局部复发患者和远处转移患者的病死率分别约为 8% 和 50%。对于复发转移性 DTC 患者经评估后采用一种或多种治疗措施的综合治疗,如手术切除、^{131}I 治疗、外照射治疗、TSH 抑制治疗、分子靶向治疗、射频消融等。部分复发转移性 DTC 最终转变为 ^{131}I 难治性甲状腺癌(RAIR-DTC)。

目前对 RAIR-DTC 的界定仍有争议。近年来,随着临床循证医学和影像学技术的发展,对 RAIR-DTC 的判定也越来越严格,目前多参照以下标准。临床证据符合下列任何之一,根据 RECIST 标准:① ^{131}I 累积剂量 > 600mCi 后进展;②单次 ^{131}I 剂量 ≥ 100mCi 治疗后 16 个月内进展;③每 2 次间隔不超过 16 个月,^{131}I 剂量均 ≥ 100mCi 治疗 16 个月后进展。影像数据指符合下列任何之一:①诊断性或治疗后显像提示至少一个非摄碘病灶;② ^{131}I 治疗后 CT、MRI、骨扫描提示病灶进展;③ ^{18}FDG-PET 显像提示新病灶或病灶代谢活性(SUV)较前增高。

对确定为 RAIR-DTC 的患者应结合临床资料及影像学检查结果等再次进行评估,进一步的处置方案为手术切除、外照射治疗、通过适当的干预措施提高或恢复复发转移灶摄 ^{131}I 能力、分子靶向治疗以及 TSH 抑制治疗下随诊观察等。下面简要介绍分子靶向治疗。

(一)基本原理

细胞膜上的酪氨酸激酶受体(tyrosine kinase receptors,TKRs)的基因突变和异常表达,以及其下游的激酶路径的异常激活,是甲状腺癌发生进展的重要机制。一些基因突变能够引起细胞内激酶通路的持续激活,从而影响细胞的生长、凋亡、转移等,最终参与肿瘤的发生和发展,如:PTC 中的 RET/PTC 基因重排和 BRAF 基因突变,FTC 中的 RAS、PTEN 和 PPAR/PAX8 基因突变,ATC 中的 RAS 和 BRAF 基因突变,以及 MTC 中的 RET 基因突变等。阻断他们就可能直接抑制肿瘤生长和(或)通过阻断肿瘤新生血管生成而间接抑制肿瘤生长,因此他们成为新型治疗方法的潜在靶点,而 TKIs 就是针对这些靶点发挥作用的一类药物。事实上,激酶抑制剂(kinase inhibitors,KIs)这一术语更为确切,因为这类小分子药物中的大多数并非选择性针对 TKRs,也针对 TKRs 下游通路中的多种激酶 如 RAS、RAF 和 MEK 等。

(二)适应证

手术、^{131}I 以及 TSH 抑制治疗无效或存在禁忌、且病情呈现进展的复发转移性 DTC 患者。

(三)治疗方法

应用于复发转移性 DTC 的分子靶向治疗包括了多激酶抑制剂及选择性激酶抑制剂在内的多种药物,其中,索拉非尼是该领域内第一个完成三期临床研究(DECISION)的药物。研究结果提示索拉非尼能显著改善患者的无进展生存时间(PFS)。美国 FDA 在 2013 年 11 月 22 日增加了该药物的适应证,批准其用于治疗进展期 RAIR-DTC。

大多数临床试验治疗剂量采用口服索拉非尼每次 400 毫克,每天 2 次。国内有学者报道了应用低剂量索拉非尼治疗 RAIR-DTC(每次 200 毫克,每天 2 次)也获得了良好的疗效,且副作用相对较轻,提高了患者的依从性。

(四)终止治疗指征

(1) RAIR-DTC 患者经分子靶向治疗后 RECIST 疗效评价仍判定为 PD。

(2) RAIR-DTC 患者经分子靶向治疗后 Tg 未见

下降或反而上升。

(3) 治疗过程中因出现严重的药物毒副作用而不能耐受继续治疗者。

五、分化型甲状腺癌 ^{131}I 治疗的辐射防护原则

根据相关法规，^{131}I 单次治疗剂量超过 400 MBq，应为患者建立辐射隔离区。辐射隔离的时间至少不低于 48 h。为保证患者以及医疗工作人员的辐射安全，^{131}I 治疗场所设计要符合相关法规的要求。为了保障放射性工作人员和公众人群的安全，需对治疗病房的设置和管理、患者和家属的放射防护，^{131}I 治疗患者出院时间的确定等做了相关的规定和限制。

(1) 做好甲状腺癌 ^{131}I 治疗病房的选址、设计和建造，有相应的仪器设备及防护设施 核素病房应设有患者及医护人员出入双通道，配备电子门禁系统以防止患者随意出入、高清电视监控系统以便在隔离期间医护人员对患者进行实时监控和病情观察。住院隔离区的设计和监控基本要求为：隔离区患者间宜有适当的距离防护。为方便应急处理，应设计紧急隔离病室，方便在屏蔽防护下对患者的紧急情况进行处理。病房区应有专用的放射性下水管和一定容量的衰变池，污物处理装置需符合相关法规要求。

(2) ^{131}I 治疗患者辐射剂量约束及出院时间的确定。对于接受 ^{131}I 治疗的患者何时允许解除隔离，国际原子能机构（IAEA）及部分国家都制定了相应的法律法规，并提出了界限标准及应采取的措施。我国《临床核医学放射卫生防护标准》（GBZ120-2006）规定，接受 ^{131}I 治疗的患者，当其体内的放射性活度降至 400 MBq（11mCi）即可出院。

思 考 题

1. 分化型甲状腺癌术后 ^{131}I 清甲的基本原理。

2. ^{131}I 清除甲状腺癌术后残留甲状腺组织的必要性。

3. ^{131}I 治疗分化型甲状腺癌转移灶的基本原理。

4. ^{131}I 治疗分化型甲状腺癌转移灶的适应证与禁忌证。

5. 简述分化型甲状腺癌 ^{131}I 清甲治疗成功标准。

（高再荣　罗章伟）

第二十一章　转移性骨肿瘤治疗

骨转移是恶性肿瘤常见的并发症，尤其是肺癌、乳腺癌和前列腺癌患者骨转移的发生率可高达70%～85%，其中50%以上骨转移患者会出现日益加重的剧烈骨痛。骨转移除了可导致骨痛外，还可导致很多并发症，如病理性骨折、脊髓压迫和高钙血症等，这些并发症统称为骨骼相关事件（skeletal-related events，SRE）。骨骼相关事件的发生会严重影响患者的生存质量，尤其是顽固性的骨痛，极大地影响了患者的生活质量和预后，是临床常见且棘手的问题。目前肿瘤骨转移常用的治疗方法有外科手术治疗、经皮骨水泥椎体成形介入治疗、外放射治疗、唑来膦酸治疗、化学药物治疗、放射性核素治疗等，其中放射性核素治疗是多年来在临床上普遍使用、疗效较好的一种治疗方法，是肿瘤骨转移患者姑息性治疗的有效手段之一，尤其对乳腺癌、前列腺癌、肺癌等肿瘤骨转移所致骨痛的治疗有效率可达到70%～90%。

第一节　常用的放射性药物

治疗骨转移肿瘤理想的放射性药物应为肿瘤的吸收剂量高而骨髓毒性反应低。一般要求：①放射性核素的物理半衰期接近放射性药物在肿瘤中的生物半衰期；②放射性药物选择性被骨转移灶所摄取，病灶与正常骨组织有较高的摄取差异；③能迅速从软组织和正常骨组织中清除；④放射性核素为低γ丰度或无γ射线；⑤能通过 ^{99m}Tc-MDP 骨显像预测其在体内的分布；⑥制备简单，运输方便，稳定性好。

一、常用药物的种类

目前，在临床上应用于治疗骨转移的放射性核素有 ^{89}Sr、^{153}Sm、^{188}Re、^{186}Re、^{223}Ra 等。下面具体介绍临床常用的放射性药物。

（一）氯化锶 -89（^{89}SrCl$_2$）

^{89}Sr 为一种发射纯 β 射线的放射性核素，物理半衰期为 50.5 天，β 射线的最大能量为 1.46MeV，组织内射程为 6.7mm，由加速器生产，价格较贵。锶在元素周期表中与钙同族，二者在人体内的代谢相似，静脉注射后很快积聚于骨组织中，骨转移灶浓聚量是正常骨的 2～25 倍。^{89}SrCl$_2$ 在转移灶内的生物半衰期大于 50 天，注射后 90 天，在转移灶内的滞留量仍可达 20%～88%，可持久的维持药效。^{89}Sr 进入体内后 10% 通过肾脏排泄，其余经胆道排泄，静注后 48h 尿中排泄量少于 10%。

（二）钐 -153- 乙二胺四甲撑膦酸（^{153}Sm–EDTMP）

^{153}Sm 系镧系元素，物理半衰期为 46.3h，β 射线能量为 0.805 MeV（20%）、0.710 MeV（50%）和 0.640 MeV（30%），在组织内的射程为 3.4mm，同时还发射能量为 103keV（29.8%）的 γ 射线，在应用 ^{153}Sm-EDTMP 治疗的同时可进行骨显像，观察放射性药物在体内的分布。^{153}Sm 趋骨性极低，与骨组织不具备自然亲和力，但其与乙二胺四亚甲基膦酸（ethylene diamine tetramethylene phosphonic acid，EDTMP）螯合后可形成 ^{153}Sm -EDTMP 复合物，能获得较高的趋骨性，经静脉注入机体后能迅速与含羟基磷灰石的骨组织紧密结合，在骨转移灶的放射性浓集是正常骨组织的 5 倍，使得骨转移灶中恶性肿瘤细胞能持续暴露于较高辐射剂量的 β 射线下，达到治疗目的。^{153}Sm-EDTMP 在体内的生物学分布与 ^{99m}Tc-MDP 一样，具有很高的亲骨性和亲骨转移肿瘤的特性，病灶与正常骨组织摄取比值为 4：1～17：1，通过肾脏排泄。注射后 3h，骨组织吸收剂量达到最高，注射后 5 天骨中仍有较高的滞留，而非骨组织的放射性在注射后 6～8h 几乎被完全清除。

（三）铼 -188- 羟乙二膦酸（^{188}Re-HEDP）和铼 -186- 羟乙二膦酸（^{186}Re-HEDP）

^{188}Re 的物理半衰期为 17h，发射能量为 2.12MeV 的 β 射线，同时发射能量为 155keV 的 γ 射线，^{188}Re-HEDP 既可用于治疗，也可进行显像。^{188}Re 可通过钨 - 铼发生器获得，也可以由反应堆生产。目前临床上 ^{188}Re 较多以无载体形式从 ^{188}W-^{188}Re 发生器淋洗获得，免除了运输和储存等带来的问题，因此使用方便，且价格低。Re 的化学性质类似于周期表中的同族元素锝，可以用来标记多种化合物，能与 HEDP 形成稳定的螯合物。^{188}Re-HEDP 与 ^{99m}Tc-MDP 一样，浓聚于骨组织代谢活跃的部位，特别浓聚于肿瘤骨转移灶。^{188}Re-HEDP 主要经泌尿系统排泄，在肝、甲状腺和肺中摄取可以忽略。

186Re 为一种新型治疗肿瘤骨转移疼痛的放射性核素，化学性质与 188Re 相同。物理半衰期为 3.8 天，发射的 β 射线能量为 1.07MeV（76.6%）和 0.934MeV（23.4%），组织中射程约 4.7mm，发射的 γ 射线能量为 137keV，适合显像。

（四）二氯化镭 -223（223Ra Cl2）

223Ra 为一种发射纯 α 射线的放射性核素，物理半衰期为 11.4 天，α 射线的最大能量为 5.64MeV，由 227Ac/223Ra 发生器生产。镭在元素周期表中与钙、锶同族，其在体内的代谢也相似。223Ra 在骨骼中与骨矿物质中羟磷灰石在骨代谢增强部位如骨转移灶形成复合物，静脉注射后其很快自血液清除，主要通过粪便排泄，极少量从肾脏排泄。给药后 4h，血浆中的含量为 2%，骨骼中的含量为 44% ～ 77%；给药后 24h，血浆中的放射性含量仅有 0.55%，肠道中的放射性含量达 52%。给药后 7 天，共约 63% 的放射性被排出体外。223Ra 在组织内射程小于 0.1mm，但是所发射射线的平均能量却是 89Sr 的 45 倍之多，创造了范围小但能量强的骨转移瘤破坏区域，有效地限制了对周围正常组织的影响。

二、放射性药物治疗的基本原理

肿瘤转移性骨痛可由肿瘤细胞释放的化学物质刺激神经末梢产生，也可由肿瘤浸润并蔓延到神经支配丰富的骨膜、肿瘤的机械性压迫引起骨组织变薄所致，还可由肿瘤从骨组织扩散至神经组织引起疼痛。此外，巨大转移灶则是由于骨皮质张力改变而致骨痛。

通过静脉注射亲骨性的放射性药物，靶向性的聚集在骨转移灶处并发射出射线，作用于局部肿瘤骨转移病灶。利用放射性药物发射的 α 或者是 β 射线作用于局部的肿瘤组织，产生辐射生物效应，引起如毛细血管扩张、水肿，细胞结构不清；核染色淡或固缩，炎性细胞浸润；肿瘤细胞核消失或空泡形成，最后导致坏死或纤维化。从而达到杀伤肿瘤细胞、缓解疼痛的目的。

放射性核素治疗转移性骨肿瘤疼痛的确切机制还未阐明，其可能机制为：①病灶受 α 或者是 β 粒子辐射后体积缩小，减轻了骨组织间及受累骨膜的压力；②肿瘤侵蚀骨的重新钙化；③辐射生物效应改变了神经末梢去极化的速度，影响疼痛在轴索的传导；④抑制缓激肽和前列腺素等化学物质的产生。

（一）氯化锶 -89（89SrCl2）

89Sr 还可降低碱性磷酸酶和前列腺素（PEG）水平，有利于减轻骨质溶解，修复骨质，达到止痛和降低血钙的作用。89Sr 是目前临床上治疗转移性骨肿瘤应用较多、效果最好的一种放射性药物，其治疗骨转移可明显减轻肿瘤骨转移所致的骨痛，以改善患者的生活质量，减少痛苦；对部分患者还可对骨转移灶起到治疗作用，其发射的 β 射线能杀死肿瘤细胞，能减少骨转移病灶的数目或者消除骨转移灶。89Sr 的主要治疗作用是镇痛 89Sr 已被用于前列腺癌、乳腺癌、肺癌、肾癌、鼻咽癌等肿瘤骨转移疼痛的治疗，尤其前列腺癌和乳腺癌疗效显著。

（二）钐 -153- 乙二胺四甲撑膦酸（153Sm-EDTMP）

153Sm-EDTMP 是目前广泛应用的骨转移瘤治疗药物之一。利用放射性核素 153Sm 所释放的 β 射线抑制肿瘤细胞的生长，阻止病变发展，进而引起肿瘤细胞变性、死亡，达到既止痛又消除和减少病灶的治疗目的。153Sm-EDTMP 临床被用于乳腺癌、前列腺癌、肺癌等多种恶性肿瘤并伴有不同程度的骨转移骨痛的治疗。

（三）铼 -188- 羟乙二膦酸（188Re-HEDP）和铼 -186- 羟乙二膦酸（186Re-HEDP）

188Re 是一种比较理想的骨转移瘤治疗的放射性药物。由于半衰期短，外辐射影响少，使用时可适当增大剂量，也有利于与其他治疗方法联合应用，如与化疗结合亦可增加疗效。186Re-HEDP 可使大多数肿瘤骨转移患者获得较好的止痛效果。

（四）二氯化镭 -223（223Ra Cl2）

223Ra Cl2 发射的 α 射线可使邻近细胞双链 DNA 高频断裂，导致肿瘤细胞死亡，从而对骨转移起抗肿瘤作用。Ⅲ期临床试验研究显示 223Ra Cl2 治疗治疗伴有骨转移的去势抵抗性前列腺癌获得包括前列腺特异性抗原（prostate specific antigen，PSA）、骨转移灶代谢的标记物、总生存期延长、SRE 的显著获益。

除放射性核素治疗转移性骨肿瘤外，双磷酸盐类药物能够有效地减少和延缓骨转移并发症，维持骨的矿物质密度，缓解骨痛，对于各种肿瘤都有效，并有潜在的改善生存的作用。双膦酸盐通过抑制破骨细胞的活性阻遏肿瘤细胞在骨上的着床和发展，对肿瘤的骨转移具有抑制作用，其对钙和骨骼矿物质具有很强的亲和性，能紧密地吸附在羟基磷灰石的表面，是一类强有力的骨吸收抑制剂。其生物学作用是抑制破骨细胞活性并诱导破骨细胞凋亡，抑制破骨细胞前体转化为成熟破骨细胞，直接诱导多种肿瘤细胞凋亡而抑制肿瘤。双膦酸盐类药物用于乳腺癌、前列腺癌、肺癌等肿瘤骨转移的治疗已有较多报道，其安全性好，疗效肯定，能显著降低 SRE 发生率，患者耐受性良好。

（五）锝亚甲基二磷酸盐（^{99}Tc-MDP）

由 ^{99}Tc 与 MDP 标记而成，^{99}Tc 是 ^{99m}Tc 衰变后的产物，半衰期 2.14×10^5 年，可以看成是相对稳定的核素，其在转移性骨肿瘤病灶中的摄取与 ^{99m}Tc-MDP 相似。^{99}Tc-MDP 对转移性骨肿瘤引起的骨质破坏有抑制和修复作用，而且对其所致的癌性疼痛及其他关节疼痛具有良好的镇痛作用。

第二节　临床应用

一、适　应　证

普遍认为放射性药物肿瘤治疗肿瘤骨转移的目的在于缓解骨痛，但是也有临床资料及文献报道发现放射性药物对于单纯的肿瘤骨转移具有治疗作用。在目前的指南中对放射性药物治疗骨痛的适应证选择进行了界定。国内外的指南具有一定的差别，国内指南中要求条件更加严格、苛刻，欧美的指南相对宽泛，可操作性更强。国内普遍使用的适应证为：

（1）恶性肿瘤骨转移并伴有骨痛患者；

（2）核素骨显像示骨转移性肿瘤病灶有异常放射性浓聚；

（3）恶性骨肿瘤未能手术切除或手术后有残留癌灶，且核素骨显像证实有较高的放射性浓聚的患者；

（4）白细胞计数不低于 3.0×10^9/L，血小板不低于 60×10^9/L。

由于肾脏是放射性药物排泄的主要途径之一，为了减少患者所接受的辐射剂量，欧洲制定的指南中对肾小球滤过率予以高度关注。其定义为 GFR < 50 ml/min 者建议使用放射性药物剂量减半治疗。

二、关于重复治疗

出现下面情况之一时，可考虑重复治疗。

（1）骨痛未完全消失或复发；

（2）首次治疗反应好，止痛效果明显，随访中血象无明显变化，可重复治疗。

重复治疗的时间间隔根据放射性药物的半衰期、病情的发展和患者的身体状况而定。一般情况下，^{89}SrCl$_2$ 间隔 3 个月或更长时间，^{153}Sm-EDTMP 间隔 4 周，^{188}Re-HEDP 间隔 1～4 周，^{223}Ra Cl$_2$ 推荐使用 6 周期。一般首次治疗有效者，多数重复治疗效果较好。

三、禁　忌　证

放射性核素治疗肿瘤骨转移是一种安全、有效的治疗方法。国内外普遍接受的禁忌证：

（1）妊娠及哺乳期妇女；

（2）严重肾功能损害者；欧洲的指南中对于肾功能的界定为：血肌酐大于 180 μmol/l 和 / GFR 小于 30 ml/min 者禁止使用。

国内的一些教科书对于禁忌证还罗列以下内容：

（1）近 6 周内进行过细胞毒素治疗者；

（2）化疗和放疗后出现严重骨髓功能障碍者；

（3）骨显像仅见溶骨性冷区，且呈空泡者；

（4）严重肝功能损害者；

（5）脊柱破坏伴病理性骨折和（或）截瘫的患者以及晚期和（或）已经历多次放疗、化疗疗效差者应慎重本疗法。

细胞毒素治疗本身往往会导致一过性的、不同程度的骨髓抑制，结合放射性核素治疗，二者叠加易于导致明显的骨髓抑制。但是已有很多文献报道，放射性药物结合不同的化疗方案同步进行，不仅获得了良好的止痛效果，而且骨髓抑制的程度并非十分严重，适当地给予及时的对症处理，都没有导致不良后果。欧洲指南中对于肝功能并没有予以关注，因为并没有充分的证据证实用于肿瘤骨转移治疗的放射性药物经过肝脏的代谢。骨显像是平面显像，对于表现为"冷区者"，往往是冷区与其周边的高摄取区共存，只是由于设备的分辨率有限而无法显示而已，临床实践证明，对于该类患者使用放射性药物治疗同样可以取得疗效，因此，对于平面显像表现为"冷区者"，推荐进行 SPECT/CT 检查，或者是 SPECT 检查。

四、治疗前准备与给药

（一）患者准备

（1）一般无需特殊准备。国内也有人认为要与化疗或放疗间隔 2～4 周。

（2）治疗前应做的检查：测量身高和体重，放射性核素骨显像，X 射线检查，病理学检查，血常规检查，肝、肾功能检查，电解质及酶学检查。

（3）有条件时测定患者对放射性药物的骨摄取率。

（4）签署知情同意书。

（二）推荐给药剂量及给药途径

1. $^{89}SrCl_2$ 通常一次静脉注射给药 $1.48 \sim 2.22MBq$（$40 \sim 60mCi$）/kg 体重为宜，成人一般为每次 $111 \sim 148MBq$（$3 \sim 4mCi$），也有报道采用 $2.22 \sim 2.96$ MBq/kg（$60 \sim 80mCi/kg$）的剂量可产生更好的结果，且对患者血液学指标影响较小。大量实践表明，小于 $1.11MBq/kg$（$30mCi/kg$）的剂量对缓解疼痛的作用是不够的，但过大的剂量不但加重经济负担和毒副作用，而且疗效并不随剂量的增加而明显提高。

2. ^{153}Sm-EDTMP 确定剂量的方法

（1）根据体重确定剂量：以 $22.2 \sim 37MBq$（$0.6 \sim 1.0mCi$）/kg 体重计算，是临床上最为常用的方法。

（2）固定剂量法，每次给予患者 $1110 \sim 2220MBq$（$30 \sim 60mCi$）。如仅以止痛为目的，则一次静脉注射 ^{153}Sm-EDTMP $740 \sim 1110$ MBq（$20 \sim 30$ mCi）即可。

（3）按照红骨髓吸收剂量计算剂量：以红骨髓吸收剂量在 $100 \sim 150cGy$ 之间为基准，按照下列公式计算用量。

$$A(MBq) = \frac{D_{RM}(mGy) \times W(kg)}{82.5 \times Bu}$$

式中，A：注射时 ^{153}Sm-EDTMP 的活度；D_{RM}：红骨髓吸收剂量；W：体重；

Bu：骨吸收率，可从尿排率算出，即 $Bu=1-$ 尿排率。

3. ^{188}Re-HEDP 使用剂量 为一次静脉注射 $14.8 \sim 22.2MBq$（$0.4 \sim 0.6mCi$）/kg 体重；^{186}Re-HEDP 使用剂量为 $925 \sim 1295MBq$（$25 \sim 35mCi$）。

4. $^{223}RaCl_2$ 推荐剂量 为一次静脉注射 $50 kBq/kg$，维持 4 周，为 1 个周期。

五、关于联合用药

对于发生肿瘤骨转移的恶性肿瘤晚期患者，往往需要多学科的综合治疗。放射性核素治疗只是针对骨转移、可选择的姑息性治疗方法之一。临床医师最为关注的是应用放射性核素治疗是否会导致骨髓抑制，影响到其他治疗方法的应用，进而影响到患者综合治疗方案的实施。对此，尚缺乏大规模临床试验研究数据的支持。但是相关文献已有报道，也有一些临床经验的积累，最新的观点可归纳如下：

（1）作为肿瘤骨转移患者使用最为广泛、用于骨质修复的一线药物唑来膦酸，与氯化锶联合、长期规律应用，对于化解骨痛具有协同作用，达到更佳的止痛效果。

（2）氯化锶与靶向治疗药物、内分泌治疗联合应用，是安全、有效的治疗方法。

（3）氯化锶与化疗联合应用，会导致一过性、不同程度的骨髓抑制。通过密切观察，适时对症处理，并没有导致不良后果。

六、不 良 反 应

$^{89}SrCl_2$ 仅有轻微骨髓抑制作用，血液毒性反应小。约 $20\% \sim 50\%$ 的患者在注射 ^{89}Sr 后 4 周左右出现白细胞和血小板减少，下降幅度平均为 20%，12 周内即恢复到治疗前的水平。^{89}Sr 治疗后一般无恶心、呕吐、腹泻、便秘等消化道反应及蛋白尿、皮疹、或其他过敏反应等不良反应。反跳痛或称闪烁现象是 ^{89}Sr 治疗中的反应之一。

^{153}Sm-EDTMP 对人体的毒性局限于造血系统，影响最为明显的是血小板和白细胞一过性下降，多数在用药后第 $3 \sim 4$ 周达到最低值，第 $5 \sim 8$ 周开始恢复到治疗前水平。随剂量的增加，血小板和白细胞计数下降明显。注射后发生急性毒副作用反应少见，个别患者可出现恶心、呕吐、蛋白尿或血尿、皮疹、发热寒颤等，一般较轻微，及时对症处理可缓解。

^{188}Re 无急性不良反应，一般不产生严重的骨髓抑制。缺点是其发射的 β 粒子能量高达 $2.12MeV$，会对骨髓产生一定的毒副作用，依据 ^{188}Re 的半衰期短，采用多次小剂量的所谓"滴定"的给药方式，可能会在一定程度上减轻对骨髓的抑制作用。^{186}Re-HEDP 自血液中清除较慢，肾脏残留多，骨髓抑制作用较强。

$^{223}RaCl_2$ $^{223}RaCl_2$ 引起的预期风险包括下列不良事件：胃肠道（便秘、暂时性但可控的腹泻、恶心和呕吐），血液学（中性粒细胞计数一过性降低、轻至中度骨髓抑制及轻度血小板减少症）。III 期试验的疗效和安全性数据支持选用 $^{223}RaCl_2$ $50kBq/kg$ 体重，共给药 6 次，给药间隔为 4 周的给药方案，观察到具有临床意义的疗效，副作用轻微，且 $^{223}RaCl_2$ 多次给药未提示对骨髓抑制有累积作用。由于 $^{223}RaCl_2$ 为一种新型放射性药物，长期使用的情况下是否会诱发其他原发性肿瘤和导致骨髓改变有待进一步观察。

七、影响疗效的因素

国内外的经验均证实，经放射性核素治疗后仍有 $10\% \sim 20\%$ 的病例对姑息性治疗没有响应，原因目前尚不清楚。影响疗效的因素可能与以下因素有关：

（1）原发肿瘤的类型和骨转移灶的表现形式对疗效有直接影响。原发癌为乳腺癌和前列腺癌的疗效最好，肺癌和鼻咽癌次之。骨转移癌为散发性局灶型小病灶，病灶在中轴骨，疗效较好。如骨转移为巨块型，位于四肢或骨盆等部位疗效较差。

（2）病情的严重程度。已形成病理性骨折，或除骨转移以外，还有其他多脏器的转移患者止痛效果差。

（3）长期用止痛药物已成瘾的患者，单独应用放射性核素治疗的效果较差。

（4）部分晚期恶性肿瘤患者，往往是骨转移与其他脏器及软组织转移并存，导致疼痛的原因复杂，一方面是治疗前就难于确定其疼痛为单纯的骨性疼痛或者为其他原因所致，另一方面是治疗过程中各种原因所致的病情进展，所导致的复杂病因性的疼痛，而非单一性的骨痛。

第三节　疗效评价

一、疼痛程度的评价标准

放射性药物在肿瘤骨转移治疗中的突出作用是缓解疼痛。疼痛本身是一种主观感受，疼痛的程度受诸多因素的影响。常用的评价因素包括以下几个方面：

（一）治疗前患者状况的分级

1. 食欲分为四级　Ⅰ级为正常；Ⅱ级为食量减少 1/3；Ⅲ级为减少 1/2；Ⅳ级为减少 2/3 或无食欲。

2. 睡眠分为四级　Ⅰ级为正常；Ⅱ级为睡眠略差，无需服用安眠药物；Ⅲ级为服用安眠药后方能入睡；Ⅳ级为服用安眠药物也难入睡。

3. 疼痛分为四级　Ⅰ级无疼痛；Ⅱ级为轻度疼痛，能忍受，睡眠不受干扰，不需服用止痛剂；Ⅲ级为中度疼痛，正常生活和睡眠受到干扰，要求服用止痛剂；Ⅳ级为重度疼痛，正常生活和睡眠受严重干扰，须用较大用量止痛剂治疗。

4. 生活质量和体力状况分为五级　Ⅰ级：活动能力正常，与其发病前活动能力无差异；Ⅱ级：能自由走动，能从事轻度体力劳动（包括一般家务或办公室工作），但不能从事较重的体力劳动；Ⅲ级：能走动，生活能自理，但已丧失工作能力，日间一半时间可以起床活动；Ⅳ级：生活仅能部分自理，日间一半时间卧床或坐轮椅；Ⅴ级：卧床难起，生活完全不能自理。

（二）疼痛缓解的疗效评价标准

骨痛反应的评价标准：Ⅰ级：所有部位的骨痛完全消失；Ⅱ级：至少有 25% 以上部位的骨痛消失，或者骨痛明显减轻，必要时服用少量的止痛剂；Ⅲ级：骨痛减轻不明显，或无任何改善及加重。

（三）随访

观察和记录食欲、睡眠和生活质量的变化；记录骨痛的动态变化情况等。

二、影像学与检验指标的评价

（一）X 线平片疗效评价标准

Ⅰ级（显效）：X 射线或骨显像检查证实所有部位的转移灶出现钙化或消失；Ⅱ级（有效）：X 线检查证实转移灶的体积减小或其钙化 > 50%，或者骨显像显示转移灶数目减少 50% 以上；Ⅲ级（好转）：X 线检查证实转移灶的体积减小或其钙化 > 25%，或者骨显像证实转移灶数目减少 > 25%；Ⅳ级（无效）：X 线检查证实转移灶体积减小或其钙化 < 25%，或无变化，或者骨显像显示转移灶数目减少 < 25% 或无变化。

（二）核医学骨平面显像结合 SPECT/CT 的评价

这些评价方法尚无具体的标准，但是通过治疗前后同一病灶的动态变化，可以客观反映出药物的治疗效果。或者是治疗后药物的分布状态，可以预测其疗效。

（1）同一病灶，如果在治疗前表现为溶骨性病变，治疗后表现为溶骨性的缺损明显缩小，并有不同程度的骨质填充，表现出成骨性的改变，往往提示骨质具有了明显的修复，提示病情改善。

（2）放射性药物注射后，通过药物本身所发射出的伽马射线或者是通过韧致辐射后所产生的射线进行成像，观察放射性药物在病灶内的分布状况，进而可以预测疗效。

（三）检验指标

通过比对治疗前后肿瘤标志物的动态变化，可以反映出对于病变的控制程度。

三、疗效评价

1. $^{89}SrCl_2$　目前国内临床上应用最为广泛的放射性治疗药物是 $^{89}SrCl_2$。一般情况下，疗效多在给药后 3～20 天出现，有报道个别患者的镇痛效果最早出现在 1 天之内，最迟者达 2 个半月，一次注射后平均镇痛维持时间为 3～6 个月。国外文献报道了用 ^{89}Sr 治疗的 1097 例骨转移癌患者，^{89}Sr 的用量为 37.0～399.6 MBq，其中前列腺癌和乳腺癌的疗效最好，有效率分别为 80% 和 89%；疼痛缓解维持时间 3～12 个月（平均 6 月），止痛药用量减少 25% 以上，行为评分（karnofsky）改善 20% 以上；疼痛轻度改善者占 40.7%，明显改善者占 47.5%（其中 10% 患者疼痛消失），7.6% 无效。首次治疗有效者，重复治疗疼痛缓解或疼痛消失的维持时间有逐渐延长的趋势。^{89}Sr 可以使部分患者的骨转移灶缩小或消失，如前列腺癌患者，疗效尤为显著（图21-1）。

很多肿瘤骨转移患者普遍接受唑来膦酸治疗，尤其是乳腺癌患者使用更加普遍。氯化锶结合唑来膦酸联合使用，不仅缓解疼痛的效果更好，而且还有助于局部骨质的修复。

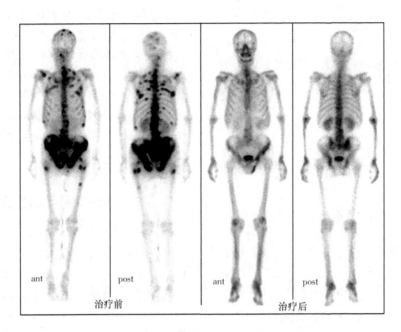

图21-1　患者，男性，75岁，前列腺癌骨转移 $^{89}SrCl_2$ 治疗前后骨平面显像的对比

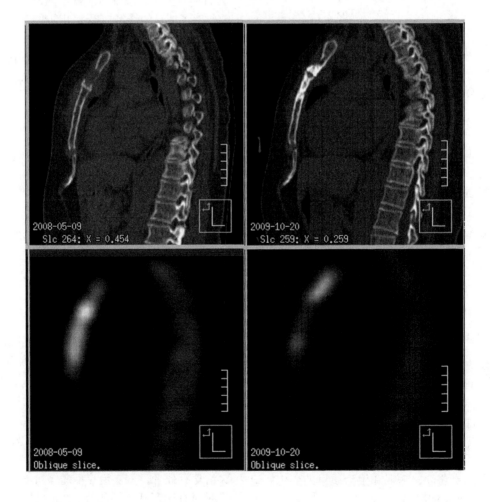

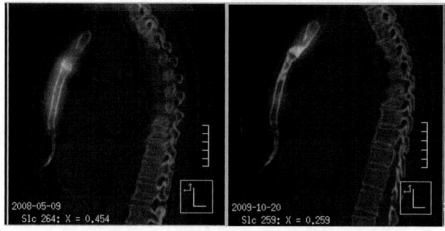

图 21-2 患者，女性，57 岁。乳腺癌术后 5 年发现胸骨肿瘤骨转移

治疗前骨平面显像后胸骨 SPECT/CT 发现局部骨质缺损，在缺损的边缘可见放射性的聚集（左侧列）。之后 3～6 个月一次的氯化锶治疗，并结合每月一次的唑来膦酸治疗。15 个月后再次局部 SPECT/CT 图像显示，骨质破坏得到有效修复，缺损基本消失（左侧列）（图 22-2）。

已有报道将 [89]Sr 用于治疗不伴疼痛的骨转移患者，以预防和延缓骨痛的发生。一组研究发现，接受 [89]Sr 治疗的患者中 63.9% 未出现新的疼痛部位，而接受局部放疗的患者中仅 41.7% 未出现新的疼痛部位，结果表明，[89]Sr 对无疼痛表现的病灶有治疗作用，但尚难以预防和延缓新的转移灶的发生。

临床观察到约 5%～10% 的患者可有反跳痛，即给予 [89]Sr 后 2～10d 会出现骨痛增剧，持续约 2～4d 后逐步减轻、消失，这一现象称为"反跳现象"或"闪烁现象"，通常预示有较好的治疗效果。其发生机理尚不十分清楚，可能与放射性药物在病灶浓聚、辐射作用使病变部位充血、水肿、炎细胞浸润、炎性物质释放增加和局部的压力变化等因素有关。由于这种疼痛是一过性的，所以不必特殊处理，或仅对症处理即可。

2. [153]Sm-EDTMP Turner 等认为，[153]Sm-EDTMP 治疗乳腺癌、前列腺癌和肺癌骨转移者有较好疗效，总止痛有效率可达 87%。骨痛消失或减轻起始时间一般在给药后 2～18 天，大多在 3～5 天发挥作用。疼痛缓解可持续 4～40 周，平均 8 周。邓候富等用 [153]Sm-EDTMP 治疗了 300 例骨转移癌患者，给予的剂量范围为 18.5～37MBq/kg。结果表明，出现疼痛缓解的时间为 7.9±6.8 天，范围为 3 小时和 1～5 周，维持时间为 2～26 周，止痛有效率达 90%。对其中资料齐全的 136 例患者进行了追踪观察，疼痛完全缓解者 49 例，部分缓解者 77 例。Karnofsky 评分平均增加 10.5 分，55 例患者的睡眠时间平均增加 2.1 小时，30 例患者的止痛用药量减少或取消。

部分患者经放射性核素治疗后骨转移病灶减少，甚至消失。唐谨等按剂量 14.8～29.6MBq/kg 给药，对疼痛的缓解率为 92.7%（38/41）；治疗前 6 例全身转移灶 104 个，用 [153]Sm-EDTMP 后消退 45 个病灶，59 个转移灶缩小变淡，1 例患者 14 个病灶缩小变淡。另有部分患者治疗后早期出现疼痛加剧反应（即"闪烁现象"），以后逐渐缓解。

[89]Sr 与 [153]Sm-EDTMP 比较，[89]Sr 为纯 β 射线发射体，辐射剂量小，血液毒性反应小，半衰期长，维持药效时间长，仅需 3 个月后重复治疗，且患者无需采取防护措施，但价格较高。[153]Sm-EDTMP 为 β 射线和 γ 射线发射体，在治疗的同时可进行骨显像，便于进行疗效监测；维持止痛时间短，约一个月后需重复治疗，连续 3～5 次为一个疗程，多次治疗后骨髓抑制明显高于 [89]Sr，其发射的 γ 射线宜暂采取相应的防护措施。

3. [188]Re-HEDP [188]Re 能明显缓解骨痛，缓解疼痛时间多见于注射后 2 周左右，总疗效可达 80%。Liepe 等报道了 15 例前列腺癌骨转移患者接受一次 1.6GBq～3.4GBq 剂量治疗的患者，80% 骨痛明显减轻，患者无不良反应，生化检查和血中白细胞、血小板未见明显改变。[186]Re-HEDP [186]Re-HEDP 骨转移骨痛的止痛有效率可达 70%～90%。1990 年 Maxon 对一组骨转移癌患者给予 1100～1295MBq（30～35mCi）的 [186]Re-HEDP，使红骨髓的平均辐射吸收剂量为 0.75Gy，转移部位为 10～140Gy。20 例患者中，5 例疼痛消失，11 例疼痛减轻，总止痛有效率达 80%。用药 1 周后疼痛出现改善，止痛作用维持时间 7～8 周。

4. [223]RaCl_2 2012 年 ASCO 会议上公布的一项

Ⅲ期临床试验表明：与安慰剂组相比，接受 Ra-223 治疗的伴有骨转移去势抵抗性患者总生存期明显延长（14.9 个月 VS 11.2 个月；HR=0.695；P=0.001）。

思　考　题

1. 简述放射性核素治疗转移性骨转移的适应证与禁忌证。

2. 何为"反跳现象"或"闪烁现象"？有何临床意义？

（张一秋　石洪成）

第二十二章　放射性粒子植入治疗

第一节　原理及方法

一、原　理

放射性粒子植入治疗（radioactive seeds implantation therapy）的全称是放射性粒子组织间插植术，属于近距离治疗（brachytherapy）的范畴。将一定活度的放射性核素标记在胶体、微球或金属丝上，再密封于用特殊材料制作的外壳中制成体积很小的针状或颗粒状放射源，这种放射源被称为放射性粒子（又称种子 seeds）。以手术或经皮穿刺等方式将一定数量的粒子植入肿瘤实体内或肿瘤浸润的组织中（含恶性肿瘤沿淋巴途径扩散的组织），利用粒子发射的 β 射线或 / 和 γ 射线辐射作用，杀死肿瘤细胞或抑制肿瘤细胞生长，以消除、控制肿瘤的发展，达到治疗或缓解症状的目的。由于粒子置于病变组织内，故既可使病变组织受到集中的大剂量照射，同时正常组织不受损伤或仅受微小损伤。因此，植入疗法具有疗效可靠、副作用少的优点。

放射性粒子植入治疗是最好的适形放疗，可达到调强效果。但它只是局部治疗手段，单纯放射性粒子植入治疗不能解决所有肿瘤治疗问题，需要与手术治疗、外放疗、化疗、靶向治疗等相结合，最大限度发挥其优势。

二、放射性粒子的种类

用于制作粒子的放射性核素主要根据半衰期、射线能量、核素丰度以及原子序数等条件进行选择。目前所用放射性粒子主要有以下几种：

（1）^{125}I 粒子：^{125}I 的物理半衰期为 59.4d，EC 衰变伴 γ 射线能量为 35.5 keV。将吸附有 ^{125}I 的阴离子交换树脂或靶丝、银柱装在钛管中，两端焊接密封即制成粒子。^{125}I 粒子呈长 4.5 ～ 5mm，直径 0.8mm 的小圆柱体。表观活度小于 37MBq 的粒子适于永久性植入，而表观活度大于 37MBq 的粒子则多用于暂时性植入。

（2）^{103}Pd 粒子：^{103}Pd 的物理半衰期为 16.9d，EC 衰变伴能量为 21 ～ 23 keV 的特征 X 射线和内转换电子，射线能量为 0.357MeV、0.040MeV 及 0.497MeV。粒子以长 4.5mm，直径 0.8mm 的钛管密封 ^{103}Pd 制成。

（3）^{131}Cs 粒子：^{131}Cs 的物理半衰期为 9.7d，EC 衰变伴 γ 射线能量为 29 ～ 34 keV。该粒子以长 4.5mm，直径 0.84mm 的钛管密封 ^{131}Cs 制成，临床常用放射性活度为 40.7 ～ 62.9MBq。

三、放射性粒子植入方法

放射性粒子植入治疗是多学科交叉技术，需要核医学科、其他影像科、外科等学科的配合，保证粒子治疗的质量。

1. 植入术前准备

（1）制订治疗计划：进行超声、CT、或 PET-CT 等影像学检查，明确肿瘤位置、形态、与邻近器官及大血管的关系，测得反映肿瘤体积的三维径线，输入治疗计划系统（treatment planning system，TPS），得出植入粒子的总放射性活度、粒子数量、粒子排布及植入位置。

（2）粒子的测试与消毒：植入前应对 10% 的粒子进行随机检测，每颗粒子的处方允许剂量活度的偏差应控制在 ±5% 之内。

用擦拭法或水测试法检查粒子有无放射性泄漏，确认无泄漏后进行严格消毒。^{125}I 粒子可用高压干蒸消毒（121℃，15Pa，历时 15 ～ 30min；操作中要防止粒子从装置的引出孔丢失）或用 2% 戊二醛浸泡 20min 备用。

2. 植入方法

（1）粒子的放置分为永久性植入和暂时性植入。永久性植入是按照 TPS 制订的计划，将粒子通过导管（针）植入预定位置，移去导管（针），粒子则永久留在组织内。暂时性植入是先将导管（针）插入组织内，粒子通过后装技术（after loading）放入，在组织存留一定时间实施照射后，将导管（针）和粒子取出。

（2）植入方式有三种：第一种是经超声、CT 及 MRI 引导经皮穿刺或通过腔镜引导将粒子植入肿瘤实体内；第二种是手术术中植入，第三种为模板种植。

3. 治疗剂量优化与术后验证

（1）治疗前计划：要求处方剂量（prescription dose，PD）分布符合双 90% 定律，即 90% 以上肿瘤靶区受到 90% 的 PD 照射。治疗剂量优化的目标是使靶区的剂量分布能满足临床要求。基本原则是：在计划靶区（planning target volume，PTV）表面产生均匀剂量；限制 PTV 以内超高剂量范围；在 PTV 以外区域达到较为陡峭的剂量衰减。

（2）术后验证：通过 TPS 验证软件对植入后肿

瘤靶区的粒子及剂量进行重建，明确治疗剂量有无不足，不足者需立即或择日补充治疗。对植入术后患者可择期行 SPECT ^{125}I 粒子全身显像，有条件者可行粒子所在部位的局部 SPECT-CT 断层融合显像，以评价所植入粒子在靶器官的分布状况以及是否有粒子的偏移或远处游离或迁移。

第二节　适应证与禁忌证

一、适　应　证

（1）未经治疗的原发肿瘤。

（2）需要保留的重要功能性组织或手术将累及重要脏器的肿瘤。

（3）拒绝进行根治手术的肿瘤患者。

（4）预防肿瘤局部或区域性扩散。

（5）转移性肿瘤或孤立转移灶失去手术价值。

（6）无法手术或其他治疗方法无效的肿瘤患者。

（7）术后或经外照射治疗后局部残留病灶。

二、禁　忌　证

（1）肿瘤质脆，易致大出血者。

（2）肿瘤侵犯大血管以及靠近大血管并有感染和溃疡。

（3）有广泛转移或蛛网膜下腔种植以及颅内压偏高的颅脑肿瘤。

（4）预期不能存活至疗效出现的肿瘤患者。

第三节　临床应用

一、放射性粒子植入治疗前列腺癌

目前国内在放射性粒子植入治疗前列腺癌的临床实践中，在参考 2011 年美国放射学院（ACR）、美国放射肿瘤学会（ASTRO）联合发表的《经会阴永久性前列腺癌放射性粒子植入治疗前列腺癌临床实践指南》以及 2012 年美国近距离治疗协会（ABS）发表的《经直肠超声引导永久性前列腺癌放射性粒子植入治疗临床实践指南》的基础上，制定的《前列腺癌诊断治疗指南（2014 版）》，对经会阴永久性前列腺癌放射性粒子植入治疗的适应证、治疗程序、剂量分布参数、放射防护以及外照射和内分泌治疗的综合应用等均有详述。

（一）适应证及禁忌证

1. 适应证

（1）单纯放射性粒子植入治疗的适应证应同时满足以下 3 个条件：

1）PSA ＜ 10ng/ml；

2）Gleason 评分为 2 ～ 6；

3）临床分期为 T1 ～ T2a 期。

（2）符合以下任一条为近距离植入治疗联合外放疗的适应证：

1）临床分期为 T2b、T2c 期；

2）PSA ＞ 20ng/ml；

3）Gleason 评分为 8 ～ 10；

4）周围神经受侵犯；

5）多点活检病理结果为阳性，双侧活检病理结果为阳性；

6）MRI 检查明确有前列腺包膜外侵犯。

（3）Gleason 评分为 7，或者 PSA 为 10 ～ 20ng/ml 则要根据具体情况决定是否联合外放疗。

（4）近距离照射治疗（或联合外放疗）联合雄激素阻断治疗的适应证：

1）术前前列腺体积＞ 60ml，可以使用雄激素阻断治疗使前列腺缩小。

2）局部晚期及中高危前列腺癌可用放射性粒子治疗联合内分泌治疗。

2. 禁忌证

（1）禁忌证　预计生存期＜ 5 年；经尿道前列腺切除术后缺损较大或预后不佳；一般情况差，不能耐受手术；明确有远处多发转移。

（2）相对禁忌证　有下列情况可能会出现技术操作困难、剂量分布不满意、术后并发症发生率高等风险，技术操作不熟练者应避免选择此类患者：

1）腺体体积＞ 60ml，或中叶重度突入膀胱；

2）既往有经尿道前列腺切除术史；

3）中叶突出，精囊受侵；

4）严重糖尿病，不能很好控制；

5）多次盆腔放疗及手术史；

6）尿道刺激症状重，前列腺症状评分高。

（二）治疗程序

1. 术前准备　目前的标准化治疗多采用腰麻或全麻下进行手术，因此改善患者心肺功能尤为重要，必要时测定患者肺功能；合并糖尿病者，积极控制血糖，胰岛素为首选；常规肠道准备，术前患者或家属签署放射性粒子植入治疗同意书。

2. 术前计划

（1）前列腺癌粒子植入前和植入中都应当进行 TPS 设计以明确放疗剂量分布情况，经腔镜、超声、CT 或 MRI 可用于辅助治疗计划的设计。

（2）放射性核素的选择，从远期发病率（long-term morbidity）和 PSA 控制率上比较，^{103}Pd 和 ^{125}I

粒子（放射性活度为 0.3mCi ～ 0.4mCi）无明显区别。

3.术中程序　经直肠超声引导下行经会阴插植，推荐使用高分辨率的双平面（双极）探头，并配备完备的前列腺近距离治疗软件，CT（或 MRI）可替代经直肠超声引导插植。如果经直肠超声影像质量较差，应当改用 X 线透视、CT 或 MRI 引导插植。粒子植入方法可选择针内预置粒子技术和自由布源法等。

粒子植入的剂量计算要求依据 AAPM 43 号报告（TG-43）以及后续的相应规范。前列腺癌近距离治疗处方剂量推荐：单用前列腺粒子植入治疗时，^{125}I 的处方剂量为 140 ～ 160Gy，^{103}Pd 为 110 ～ 125Gy；联合外照射时，建议给予前列腺及前列腺周围区域外照射 20 ～ 46Gy。全盆放疗可用于盆腔淋巴结转移风险高的病例，全盆放疗 40 ～ 50Gy，^{125}I 的照射剂量推荐为 100 ～ 110Gy，^{103}Pd 为 80 ～ 90Gy。

需要指出的是，前列腺靶区处方剂量所覆盖的范围应包括前列腺及其周边 3 ～ 8mm 的范围。因此，前列腺靶区大约是实际前列腺体积的 1.75 倍。

4.术后程序　插植后应当立即进行膀胱镜检查，在膀胱镜下清理凝血块和误置入膀胱、尿道内的粒子。术后可通过尿道上皮麻醉、解痉、止痛、会阴冰敷、软化大便等措施来减轻术后患者的症状。

粒子植入术后须行剂量学验证与治疗质量评估，可通过 CT 或 MRI 检查，应用等剂量曲线和剂量体积直方图（dose volume histograms，DVH）等来评估粒子在前列腺内的分布以及粒子与膀胱和直肠的关系。

治疗质量评估的最佳时间尚无确定，指南建议最好每例病例的术后影像检查时间都保持一致，考虑到粒子植入术后由于前列腺水肿和出血所致的前列腺体积增大，建议种植后 4 周左右行剂量评估最合适。术后剂量分布计算时必须报告以下参数：①处方剂量；② D90：90% 的靶区体积所受的最低剂量；V100：接受 100% 的处方剂量的靶区体积；③其他与靶区或正常组织和器官相关的剂量参数：如 R100（接受 100% 处方剂量照射的直肠体积），还应当减少尿道照射剂量。（图 22-1）

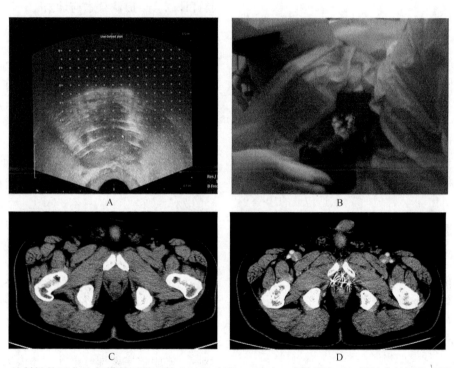

图 22-1　放射性粒子在 B 超模板引导下植入过程（图 A 和 B）。术前及术后 4 周的疗效评价（图 C 和 D）

（三）安全防护和物理质控规定

1. 插植前　经直肠超声影像系统应当符合 AAPM 超声技术组 128 报告和 ACR 医学物理诊断超声设备实时监测技术标准，物理师和医生应当注意其空间分辨率、灰度对比、几何精度和距离测量。计算机计划系统在临床应用前应经医学物理师调试，应当符合 AAPM TG-40 报告规定。另外，计算机计划系统的剂量率计算应当遵照 AAPM TG-43 报告，

参与前列腺癌粒子植入治疗的医学物理师应当熟悉 AAPM TG-64 报告。近距离放射源校准应当遵照 AAPM TG-40、TG-56、TG-64 报告和 AAPM 低能量近距离放射源校准工作程序。

2. 插植中　放射肿瘤医生应当调整前列腺与模板坐标的相对位置，粒子植入后要确认植入的粒子数。粒子植入治疗后通过放射性探测器检测患者及治疗室以防粒子遗失，检测患者的体表及周围 1 米区域。治疗室检测包括插植邻近区域、地板、手术

的废弃液体和材料、纱布和所有器具。

3. 插植后　插植后应当为患者提供辐射防护指南，告知患者减少与未成年人和孕妇的密切接触。

（四）并发症

并发症包括短期并发症和长期并发症。通常将1年内发生的并发症定义为短期并发症，而将1年以后发生的并发症定义长期并发症。

1. 短期并发症　尿频、尿急及尿痛等尿路刺激症状，排尿困难和夜尿增多。大便次数增多及里急后重等直肠刺激症状、直肠炎（轻度便血、严重时可能出现直肠溃疡或尿道直肠瘘）等，但其发生率低于外科手术。

2. 长期并发症　以慢性尿潴留、尿道狭窄、尿失禁为常见。

总之，前列腺癌近距离照射治疗是继前列腺癌根治术及外放疗外的又一种有望根治局限性前列腺癌的方法，疗效肯定、创伤小，尤其适合于不能耐受前列腺癌根治术的高龄前列腺癌患者。

二、放射性粒子植入治疗胸部恶性肿瘤

CT引导下经皮穿刺 ^{125}I 粒子植入治疗肺癌，借鉴了放射性粒子植入治疗前列腺癌的成功经验和治疗原理，1999年日本 Imamura 等率先报道经皮穿刺高剂量率插植治疗肺癌的技术可行性，结果证明该技术安全、有效，且未出现严重并发症。自2002年以来在我国逐步开展，其短期疗效显著，但仍有很多问题亟待解决，如治疗程序规范化、植入器械标准化、适应证的选择等。

（一）适应证及禁忌证

1. 适应证

（1）非小细胞肺癌

1）非手术适应证的患者；

2）肿瘤直径＜7cm者；

3）不能耐受放、化疗的患者；

4）拒绝放、化疗的患者；

5）放、化疗后复发的患者；

6）无全身广泛转移的患者。

（2）对放、化疗不敏感或放、化疗后复发的小细胞肺癌可试用。

（3）肺转移癌

1）单侧肺转移病灶＜3个；

2）如为双侧病灶，每次肺转移病灶＜3个，应分侧、分次治疗。

（4）外科手术可以切除肿瘤大部分时，肿瘤侵犯周围重要组织及器官、肿瘤侵犯胸壁等组织无法切除时。

2. 绝对禁忌证

（1）一般情况差，KPS评分＜60、不能耐受手术者。

（2）已确认全身广泛转移的患者，生存预期＜6个月者。

3. 相对禁忌证

侵犯大血管及主支气管的中央型肺癌，手术风险大，操作不熟练者慎用。

（二）治疗程序

1. 术前准备　改善患者心肺功能，必要时测定患者肺功能；术前患者或家属签署放射性粒子植入治疗同意书。

2. 术前计划

（1）根据患者术前的 CT 图像制订治疗计划，如邻近心脏、纵隔大血管，应先行增强 CT 检查，明确肿瘤与血管位置；如合并明显肺不张，推荐行胸部 SPECT/PET-CT 功能显像或 MRI，显示肿瘤和肺不张的界限，上述检查完备后，由此勾画治疗靶区，制订计划。一般制订术前计划时，计划靶区为影像学边界外放 0.5～1.0cm。

（2）放射性粒子的选择 ^{125}I 粒子。

（3）放射性粒子的活度 0.6～0.7mCi。

（4）^{125}I 粒子的处方剂量　单纯粒子治疗靶区剂量 D90 为 110～160Gy；联合外照射治疗时，治疗靶区剂量 D90 为 90～110Gy。

3. 术中程序

（1）体位与支架：根据肿瘤生长部位以及邻近解剖结构，以尽量减少对患者正常组织的损伤为穿刺路径的选择原则，由此选择不同体位，对于靠近浅表及形态规则的肿瘤病灶可考虑模板种植并安放支撑支架。

（2）对于肺功能较差的患者，术前给予镇咳药物，并给予面罩吸氧及心电监护。

（3）CT 定位：常规层厚 0.25～0.5cm 扫描确定肿瘤部位并在体表标记范围，尽量选择病灶的中心层面作为穿刺植入的首选层面，确定进针位置、角度和深度。

（4）对于适合行模板种植者，在常规消毒和局麻后，将固定支架调整至肿瘤体表标记区，旋转模板与肋骨走向平行且与 CT 扫描平面垂直，使用数字化导航仪测量，精确进针。固定支架和植入模板旋钮。对于病灶部位、体积及形态等因素导致使用模板种植困难者，如肺尖，可采用单针或多针多角度穿刺。

（5）粒子植入：根据 CT 定位，以肿瘤中心层面为首选穿刺进针点，试验性穿刺。待 CT 扫描满意后，以此为基准层面，按照 TPS 计划插植粒子植入针，间隔 1～1.5cm 穿刺，根据术中情况一次性插植完成或分层插植，待插植结束后再次行 CT 扫描确定进针是否达到肿瘤内，利用粒子植入器按照 TPS 计

划将放射性粒子植入瘤体内，务必使粒子分布均匀。若植入部位邻近大血管及脊髓时，粒子应与其距离1cm以上（图22-2、彩图22-2）。

（6）植入完成后，重复CT扫描（必要时可考虑图像重建），确定各层面植入的粒子分布情况及数目，如有遗漏应立即补种，以期与术前计划相符。同时植入后的扫描图像输入TPS计划系统进行术后质量验证，与术前计划相差±10%内者为佳，反之较差。

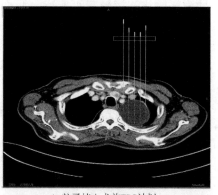

A. 粒子植入术前TPS计划

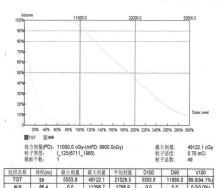

B. 粒子植入术前TPS计划DVH图

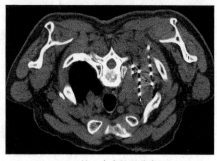

C. 植入术中粒子分布

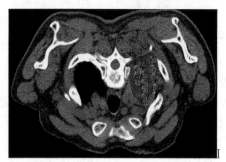

D. 粒子植入术后剂量验证

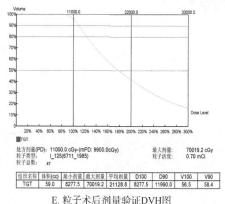

E. 粒子术后剂量验证DVH图

图22-2 肺癌放射性粒子植入术前计划、术中及术后剂量验证（详见彩图）

4. 术后程序

（1）患者术后在转运回病房过程中，需有专门医护人员护送。

（2）患者应先至监护病房常规监护8h，待一般生命体征平稳后再转至普通病房（建议普通病房应有必备的防护设施）。

（3）患者术后24～48h拍摄胸片，排除有无迟发性气胸、血胸或粒子移位。

（4）其他并发症的处理遵照临床常规诊疗进行。

（5）术后需定期随访，一般术后1个月复查胸部CT，必要时可行PET-CT评估疗效。疗效显著且病情稳定者，之后可每3个月复查1次，2年后每6个月复查1次，5年后每年复查1次。

（三）并发症以及处理措施

1. 咯血 穿刺时注意避开血管和气管，出现咯血时应及时给予止血药物治疗，注意观察患者生命体征变化，必要时考虑介入栓塞止血。

2. 气胸和血气胸 术中出现气胸应及时处理，少量气胸时可观察，给予吸氧和心电监护等；中等量可胸腔穿刺抽气；大量则植入闭式引流灌洗。

3. 肺或胸膜腔感染及发热 及时采取抗感染和对症治疗。

4. 粒子移位或迁移 一般无需特殊治疗，但要密切随访观察。

5. 其他 如麻醉意外、窒息和休克等需积极抢救，挽救患者生命。

（四）注意事项

（1）术前全面检查，选择正确的治疗适应证，制定治疗计划。

（2）放射性粒子植入需要影像学引导，必要时需要辅助的穿刺定位设备。

（3）及时处理术中、术后的并发症。

（4）根据肿瘤病理学类型、分期和患者一般情况决定是否联合外照射治疗、化疗或靶向治疗。

三、放射性粒子植入治疗其他部位肿瘤

（一）头颈部肿瘤

头颈部肿瘤传统的治疗方式以手术为主，不能手术者行外照射治疗。但由于头颈部解剖结构复杂，同时血管和神经走行密集且对射线不耐受，导致外照射治疗受到限制。放射性粒子术中植入是对外科很好的补充和发展。国外多项研究报道术中肉眼或镜下残存进行粒子植入可明显降低局部复发率、延长生存期，同时又很好的保证美容效果。

（二）胰腺癌

早期胰腺癌治疗主要是手术，局部晚期治疗选择同步放化疗。国外报道放射性粒子植入治疗与外科手术切除随机分组研究表明二者预后无明显差别，且粒子治疗围术期并发症的发生率明显减少。

（三）复发直肠癌

手术联合外照射治疗复发直肠癌一直处于姑息治疗阶段。国外报道复发直肠癌手术联合术中 ^{125}I 粒子治疗，其中 25% 接受外照射治疗，结果显示 1 年、2 年、4 年局部控制率分别为 38%、17% 和 17%，中位生存期为 11 个月，且无严重并发症发生。

（四）脊柱原发肿瘤和转移癌

脊柱原发肿瘤和转移癌的治疗主要依靠外科手术及术后联合外照射治疗，由于脊髓的剂量限制，外照射剂量提升困难，导致疗效一般。患者术后在 CT 或 MRI 等影像学引导下将放射性粒子植入肿瘤靶区，同时避开脊髓等危险器官，很好地解决了因脊髓剂量限制而带来的外照射剂量无法提升的难题，临床数据表明肿瘤局部控制时间可达 33 个月，3 年局部控制率高达 33%，症状缓解明显。

（五）其他肿瘤治疗

国内学者在食管癌术后复发的患者，采用将放射性粒子根据计划挂靠在记忆金属支架上，将二者植入患者食管内，通过放射性粒子释放射线达到杀伤肿瘤细胞的目的，减少了支架再狭窄的发生，同时提高了局部控制率，明显改善患者的生存质量和延长生存期。同时在原发性肝癌合并门静脉癌栓、前列腺肉瘤等方面国内学者都进行了大量卓有成效的工作，取得了不错的临床疗效（图 22-3）。

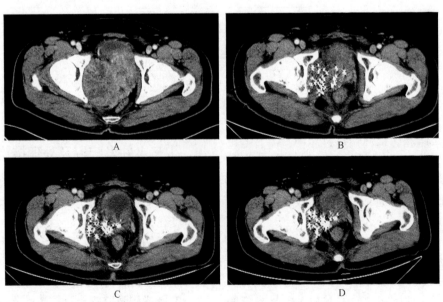

图 22-3 前列腺肉瘤放射性粒子植入前后疗效随访（图 A 为患者植入术前病灶；图 B 为 ^{125}I 粒子植入术后 8 个月；图 C 为 ^{125}I 粒子植入术后 19 个月；图 4 为 ^{125}I 粒子植入术后 32 个月。）

第四节 疗效评价

放射性粒子植入可用于多种原发性恶性肿瘤的治疗，如前列腺癌、乳腺癌、肺癌、甲状腺癌、肝癌、胰腺癌、胸壁肿瘤及颅脑实质肿瘤等，尤其适用于无法用其他方法治疗、已广泛转移而又不能手术或暂不能手术者。

1. 前列腺癌 对于前列腺癌的治疗，其临床疗效和 5 年生存率均高于根治术和外照射治疗。有作者报道，对 449 例分期为 T1～T2N0M0 的前列腺癌，^{125}I 粒子植入术后观察 35 个月，根据局部病变和生化指标 PSA 值判断疗效，结果显示局部肿瘤控制率可达 85%。应当注意前列腺癌粒子植入治疗后 18～30 个月 PSA 反弹或突然升高的现象，如发现有复发表现，可考虑选择其他治疗手段。

总之，前列腺癌放射性粒子植入术是继前列腺癌根治术及外放射治疗外的又一种有望根治局限性前列腺癌的方法，疗效肯定、创伤小，尤其适合于不能耐受前列腺癌根治术的高龄前列腺癌患者。

2. 肺癌 1999 年日本 Imamura 等率先报道经皮穿刺高剂量率插植治疗肺癌，证明该技术安全有效和可行性。文献报道 33 例无法根治切除患者进行局部切除联合瘤床行放射性粒子植入治疗，结果显示 T1N0 和 T2N0 期患者 5 年生存率分别为 67% 和 39%，全组生存率为 47%，疾病特异生存率分别为 77% 和 53%，达到与根治切除同样的疗效。

3. 头颈部肿瘤 对于复发性头颈部肿瘤的治疗，由于再次手术机会较少，国内有学者利用超声和 CT 引导定位行放射性粒子植入治疗头颈部复发癌，结果中位局部控制时间可达 20 个月，5 年局部控制率达 40%，作为一种局部治疗，显示了很好的疗效。

4. 晚期胰腺癌 对于局部晚期胰腺癌的治疗，目前相关文献报道的放射性粒子植入治疗的中位生存期为 9～10 个月，已超出标准同步放化疗治疗手段，且对癌性疼痛的疗效和缓解更占优势。目前由于样本量小和缺乏多中心随机对照研究，使这一治疗技术未能在临床上得到广泛认可和接受。

总之，恶性肿瘤组织间放射性粒子植入治疗效果肯定，表现为症状改善，肿瘤缩小甚至基本消失，转移和复发病灶减少，生存率提高。粒子植入治疗副作用较少，部分患者有一过性乏力、白细胞减少、胃肠不适等。

思 考 题

1. 放射性粒子植入治疗的原理及优势是什么？

2. 放射性粒子植入治疗前列腺癌适应证及其疗效。放射性粒子植入治疗其他肿瘤的适应证及疗效。

（韩星敏 常 伟）

第二十三章 其他核素治疗

第一节 放射性核素敷贴治疗

一、原 理

放射性核素敷贴治疗是利用β射线具有较强的电离能力、较弱的穿透能力、在生物组织内的射程短至数毫米、不会对深部组织和临近脏器造成辐射损伤等特性，使用半衰期足够长、具有足够能量的纯β射线核素作为外照射源紧贴于病变部位，达到治疗疾病的目的。某些血管瘤对β射线较敏感，照射后病变部位产生电离辐射生物效应，血管内皮细胞肿胀，微血管萎缩、闭塞，以致病变消失。某些炎症经β射线照射后局部血管通透性改变，白细胞增加和吞噬作用增强而获得治疗效果。某些增生性病变经β射线照射后，细胞分裂速度减慢而得到控制。放射性核素β射线敷贴器（applicator）就是根据这些基本理论设计的，其具有容易屏蔽、操作安全、方便和价格低廉等优点，在世界各地得到了广泛应用。

二、常用放射性核素敷贴器及制备

临床常用 ^{32}P 和 ^{90}Sr-^{90}Y 两种敷贴器。

（一）^{32}P 敷贴器

1. 理化性质 化学形式是 $Na_2H^{32}PO_4$，^{32}P 半衰期为14.3天，纯β射线发射体、β射线最大能量1.71MeV，在组织内最大射程可达8mm，在组织内3～4mm深处，大部分能量已被吸收，只有小部分具有最大能量的β射线才能达到8mm，适合于浅表病灶的治疗。

2. 制备方法 采用厚薄及密度均匀的高级滤纸，剪成与病灶大小一致的形状，取所需放射性强度的 $Na_2H^{32}PO_4$ 溶液稀释后均匀涂在滤纸上，烤干或晾干，封装于塑料薄膜袋中备用。将病灶部位清洁处理，制备好的敷贴器紧贴病灶并固定。

^{32}P 敷贴器的剂量率计算公式为：

$$D=P\times 0.93=1770\times A/S\times 0.93$$

式中 D 为剂量率（rad/h），P 为照射率（R/h），A 为 ^{32}P 敷贴器的实际活度（mCi），S 为敷贴器的有效面积，1770 为 ^{32}P 电离常数，0.93 为 R 与 rad 间的换算系数。

（二）^{90}Sr-^{90}Y 敷贴器：

1. 理化性质 ^{90}Sr 是高毒类放射性核素，一般实验室不允许自行制备，我国有商品供应，将 ^{90}Sr 密封于塑料或银片内，外面用金属薄膜做保护层。^{90}Sr 的半衰期为28.5年，最大能量为0.546MeV的β射线，衰变为 ^{90}Y。^{90}Y 的半衰期为64.2小时，放射出最大能量为2.273MeV β射线，衰变为 ^{90}Zr，后者为稳定核素。使用 ^{90}Sr-^{90}Y 敷贴器，实际上是利用 ^{90}Y 的β射线作用，其在组织内的最大射程为11mm。

2. 使用方法 ^{90}Sr-^{90}Y 表面剂量率由商家出厂时给出，治疗时需进行衰减校正，根据拟给予的吸收剂量，除以使用时的剂量率得出照射时间。病灶周围正常皮肤采用橡皮或塑料等防护材料覆盖，避免对正常组织辐射损伤。病灶表面覆盖玻璃纸，敷贴器固定其上，记录时间，达到预定剂量及时取下，不可随意增加或减少照射时间。

三、适应证与禁忌证

（一）适应证

(1) 皮肤血管瘤、瘢痕疙瘩。

(2) 较局限的慢性湿疹、银屑病、神经性皮炎。

(3) 尖锐湿疣、口腔黏膜白斑和妇女外阴白斑。

(4) 角膜和结膜非特异性炎症、溃疡、胬肉、角膜移植后新生血管等眼部疾病。

(5) 寻常痤疮。

（二）禁忌证

(1) 日光性皮炎、复合性湿疹等过敏性皮肤病。

(2) 泛发性神经性皮炎、泛发性湿疹和泛发性牛皮癣。

四、治疗方法

外照射敷贴治疗的方案有分次小剂量法和一次大剂量法两种。根据病情估算吸收剂量，个体化剂量在敷贴治疗中尤为重要。一般采用分次小剂量法，达到预定剂量或出现干燥性皮炎及眼部不适则结束疗程。如一个疗程未愈，3～6个月后再行第二疗程治疗。若采用一次大剂量法，总剂量一次敷贴后，观察2～3个月，视病情再行第二疗程治疗。一次大剂量法方法简便，患者易于接受，但采用本法时，要准时取下敷贴器，否则，可能发生过量照射损伤皮肤。

五、临床评价

放射性核素敷贴治疗常用于皮肤血管瘤、瘢痕疙瘩、神经性皮炎、尖锐湿疣、寻常痤疮、慢性湿疹、银屑病、黏膜白斑、角膜移植后的新生血管等疾病的治疗，临床效果令人满意。

（一）皮肤血管瘤

皮肤血管瘤（hemangioma）属先天性疾病，大多数病例在出生时发现，也有在婴儿或儿童期发现。该病是一类血管组织的良性肿瘤，由新形成过度生长的血管组成。常见有鲜红斑痣、毛细血管瘤（单纯性血管瘤）、海绵状血管瘤。

鲜红斑痣（naevus flammeus）一般于出生后发现，多位于面颈部，为一片至数片大小不等、形态不一的鲜红色或紫红色斑，表面光滑，边缘清晰，压之褪色。毛细血管瘤（capillary hemangioma）好发于出生后1～3个月的婴儿，主要由充血的幼稚血管组成。病变多位于面、背、头皮和颈部，高出皮面，呈半球状，色泽鲜红，质柔软，边界清晰，易压缩，对射线敏感。海绵状血管瘤（Cavernous hemangioma）由疏松的基质和较成熟的内皮细胞构成的毛细血管共同组成，在出生时或出生后数周内发病。病变常位于头颈部，呈圆形或扁平状，色泽呈深紫色，触之呈海绵状，柔软而富有弹性或挤压后可以缩小，对射线不敏感。

鲜红斑痣和毛细血管瘤经β射线照射后，血管壁可退缩，最终使微血管闭塞而治愈。海绵状血管瘤对β射线不敏感，疗效不佳，不适合做敷贴治疗。

进行核素敷贴治疗时，需使用3mm厚的橡皮泥或铅橡皮将周围正常皮肤加以屏蔽保护。颜面部血管瘤宜制作专用^{32}P敷贴薄膜，严格按照既定时间（或剂量）进行照射。^{90}Sr-^{90}Y敷贴器通常放射性强度大，敷贴时间短（常数分钟），更要注意掌握好照射时间，以免因照射过量而造成并发症。

皮肤血管瘤的治疗剂量分割方法各家不一。通常每次2～3Gy，每周1～2次，总剂量为15～25Gy。治疗对象为婴儿或儿童则使用较小剂量，如治疗对象为成人则使用较大剂量。疗程结束但仍未达到治愈目的者，应观察2～3个月，如仍未愈，再进行下一疗程治疗。

皮肤血管瘤的疗效与年龄、病变类型有关。通常年龄小、皮内的血管瘤疗效较好，因为血管瘤组织的血管内皮细胞对射线的敏感性随年龄增长而降低。早期治疗不仅疗效好，且仅需一疗程即可治愈，色素沉着等现象消失亦早。故对儿童皮肤血管瘤应积极治疗，一岁以下儿童皮肤血管瘤治愈率达70%～80%。

大部分患者于照射后2～3天出现血管瘤部位颜色加深（充血）、局部发热、刺痛或蚁行感，几天后可减轻。疗程结束后数月可出现薄片状脱屑（持续1～3个月），血管瘤颜色变淡，即剥脱性皮炎。若治疗后出现充血、水肿、灼痛、渗出和水泡形成，则提示产生放射性皮炎，应及时处理，使其不发生继发感染或皮损范围扩大，治疗后可能保持较长时期的色素沉着，不必特殊处理，随时间推移会减轻或消失。最佳者3～6个月后血管瘤消失，且不留痕迹。

（二）瘢痕疙瘩

瘢痕疙瘩（keloid）是皮肤局部受损后，在修复过程中，结缔组织对创伤的过度反应，形成瘢痕并继续生长扩大。实质上是胶原纤维过度增生及透明性变而形成的一种疾病。灼痛和瘙痒感是瘢痕的常见症状，且可因温度增高，患者情绪激动等刺激而加剧，常规治疗方法有手术切除、药物局部注射、冷冻治疗、激光治疗、磨削等，但疗效各异，复发率高。利用β射线照射后，诱导瘢痕组织成纤维细胞凋亡，细胞膜变性，前胶原的合成及排泌受阻，胶原蛋白合成减少，基质合成减少，达到控制或治愈瘢痕增生的目的。

瘢痕为良性病变，外科手术当属首选治疗方法，但由于存在较高的复发率，且诱发瘢痕进一步增生扩大，临床慎用。核素敷贴治疗平坦瘢痕，疗效较好，但对于较厚瘢痕，因β射线穿透力弱，射程短，疗效有限。采用多种方法联合，可弥补单一治疗的局限性，如手术或激光＋核素敷贴治疗增厚瘢痕取得了非常满意的效果。有资料表明采用总剂量15-20Gy平均分割成4次，每周2次的治疗方法，可取得高达86%的有效率。

（三）神经性皮炎

神经性皮炎（neurodematitis）是临床常见皮肤病，多见于青年人，是一种慢性瘙痒性皮肤病，一般认为与精神神经因素有关，可表现为间歇性剧痒，夜间尤甚，经搔抓后皮肤可有扁平丘疹，呈淡褐色，表面光滑或有少量鳞屑，皮损肥厚可形成苔藓样变。如发生于颈部、肘部等处以局限性为主，病程长易复发。

临床上常用抗组织胺药口服、局部封闭和激素外用等方法进行治疗，但效果有限，易复发。采用皮肤敷贴器治疗神经性皮炎可取得较好效果。此疗法是利用β射线对病变部位进行照射，作用于病变细胞使其通透性改变并纤维化，最后被正常组织代替而痊愈。病变局部照射后，应避免摩擦患部以免造成溃破。此方法疗效好，无痛苦，简便，副作用小，是治疗神经性皮炎较理想的治疗方法。

神经性皮炎的最佳治疗时机是发病初期。敷贴治疗时应严格控制β射线总剂量，边治疗边观察，适时调整剂量，以取得最佳效果。常采用多次小剂量法，每次 1.0 ～ 3.0Gy，每隔 3 ～ 6 天照射一次，3 ～ 6 次为一疗程，总剂量 6 ～ 15Gy。治疗后 1-3 周可出现轻度水肿、充血、干燥性皮炎等反应，1 ～ 2 个月后遗留不同程度的色素沉着而愈。如果出现明显水肿，皮损表面渗液，瘙痒加剧等放射性皮炎表现，则应立即终止照射治疗，给予 3% 硼酸溶液湿敷。

（四）尖锐湿疣

尖锐湿疣（condyloma acuminatum）是由人乳头瘤病毒感染生殖器引起，是最常见的性传播疾病之一。潜伏期 3 周至 8 个月，平均 3 个月。女性患者尖锐湿疣好发于大小阴唇、阴蒂、阴道和宫颈等部位。有外阴瘙痒、白带增多等症状。男性患者多发生于阴茎龟头、冠状沟、包皮、系带等部位。尖锐湿疣表现为淡红色至淡褐色带蒂的突起，细小淡红丘疹，逐渐增大，可为乳头状，鸡冠状或融合成菜花状。

临床上常用三氯醋酸、激光、微波、手术切除等方法去除肉眼可见的疣体，或辅以抗病毒及增强免疫治疗，均有一定疗效，但复发率高。

核素敷贴器为纯β射线发射体，其作用于局部病变组织产生电离辐射生物效应，使组织细胞功能和代谢紊乱、细胞凋亡，从而达到治疗目的。同时还可辐射杀灭病毒，减少复发机会。组织内射程随着深度的增加辐射剂量呈指数规律迅速衰减，不会损伤深部或外周正常组织，有效避免复发。治疗后疣体于 10 ～ 14 天自行脱落，不留瘢痕。

每个病变部位的治疗剂量为每次给予 2.5 ～ 4.5Gy，每天一次或隔天一次，7 ～ 10 次为一疗程，总剂量 15 ～ 40Gy，2 周后复诊，如未愈则进行第二疗程。该法无痛苦，不易复发，患者易于接受，是一种较好的成熟的方法。

（五）痤疮

痤疮（acne vulgaris）俗称"青春痘"，是一种青春期常见的毛囊皮脂腺的慢性炎症性疾病，表现为粉刺、丘疹、脓疱、结节、囊肿和瘢痕，好发于颜面部、胸背部等富含皮脂腺的部位，病程缓慢，易复发，且影响容貌。

临床上治疗痤疮的方法较多，如外用药、内服药、软 X 线照射、激光等，均有一定疗效，但很难完全消除皮损。

核素敷贴器释放的β射线能有效照射皮肤的皮脂腺部位，对痤疮发生的三个环节，如皮脂腺过度分泌、腺体上皮剥落过度、腺腔内大量皮脂及脱落上皮混合物致丙酸杆菌大量繁殖引起的炎症均有作用。一疗程总剂量为 10 ～ 24Gy，分 5 ～ 12 次照射，每日或隔日一次。治疗一个疗程的总治愈率高达 83.9%。

本疗法的最佳治疗时机是痤疮初发，皮损小且表浅，但痤疮比较顽固，少数患者在照射区域以外可发生新的病灶。敷贴治疗时应严格掌握β射线的总剂量，避免局部色素沉着。

（六）角膜移植后的新生血管

眼科对患者进行角膜移植术后，大多数患者会发生新生血管增殖和角膜排斥反应。新生血管全部跨越缝合区进入移植片，严重时血管由四周向中心环行伸展，覆盖全眼。新生血管导致移植片水肿、增厚、透明度下降。部分深层血管出现后，移植片皱褶，房水混浊不清。

使用 ^{90}Sr-^{90}Y β射线眼科敷贴器治疗角膜移植后的新生血管，可使新生血管全部退缩消失，水肿和混浊也逐渐完全消退，厚度恢复正常，对外界刺激的反应也恢复正常，患眼视力明显改善。

治疗时机是在新生血管出现后 6 天到 6 周。首次治疗剂量为 6Gy，根据新生血管出现的早晚、数目、位置深浅、管径粗细、临床症状轻重等具体情况，酌情增减剂量，总剂量控制在 18 ～ 24Gy 之间为宜。

（七）银屑病、慢性湿疹

银屑病俗称牛皮癣，是指皮肤上出现大小不等的丘疹，红斑，表面覆盖银白色鳞屑的慢性皮肤病。其边界清楚，好发于头皮、四肢伸侧及背部，男性多于女性。银屑病发病原因比较复杂，病因尚未明确。因为银屑病根治困难，容易复发，迁延不愈，被世界卫生组织定为十大顽疾之一。治疗银屑病、慢性湿疹时，常采用一次大剂量法，一次可给 6 ～ 10Gy，2 周后观察皮肤反应及治疗效果，如无效或效果较差，可再给 4 ～ 6Gy。也可用多次小剂量法进行治疗，每次 1 ～ 3Gy，每隔 2-3 天照射一次，总剂量控制在 6 ～ 15Gy 之间。如出现明显水肿、瘙痒加剧、全身反应等，则应立即停止。

慢性湿疹病变在疗程结束后 1 ～ 2 个月内，浸润逐渐吸收，并出现不同程度的明显且持久的色素沉着。一般认为达到治愈必须造成干燥性皮炎。敷贴治疗后疗效出现较为缓慢，如治疗无效或未痊愈，可于治疗后 3 ～ 6 个月再进行第二疗程治疗。

（八）黏膜白斑

β射线敷贴治疗黏膜白斑时，每次剂量 3 ～ 4Gy，总剂量控制在 30 ~ 40Gy。

六、注意事项

（1）必须对病变周围的正常组织加以严格的屏蔽和保护。

（2）患处有破损或感染时，暂不能敷贴治疗。

（3）治疗期间患处禁用热水烫洗、搔抓，以免造成感染或症状加重。

（4）在头皮、眉毛处禁用敷贴治疗，以免照射后引起顽固性脱发、脱毛。

（5）治疗过程中出现放射性皮炎，发生水泡样改变，应立即停止治疗，并嘱患者保持局部卫生，给予抗感染治疗。

（6）敷贴器使用过程中，要定期检查表面放射性。

（7）治疗眼部疾病时，必须用 1% 可卡因进行角膜麻醉，用开眼器充分暴露病变，然后放置眼敷贴器并保持眼球位置不变，以便精准治疗。

第二节　类风湿性关节炎的 ^{99}Tc-MDP 治疗

类风湿性关节炎（rheumatoid arthritis，RA）是一种慢性、非特异性、反复发作对称性多关节炎的自身免疫性疾病。RA 发病机制尚不清楚，以滑膜病变导致骨与关节软骨侵蚀为特征。其主要症状为关节肿胀和疼痛，多为对称性多关节痛。起病于近指间关节，掌指关节和跖趾关节，最后发展到关节变形、功能障碍、严重者出现骨性强直而致残，其骨性损伤被认为是不可逆的病理改变。目前还没有找到一种能有效控制 RA 病情发展的理想治疗对策，尽管非甾体类抗炎药（NSAIDs）、糖皮质激素和抗风湿药（DMARDs）对早期 RA 治疗的作用较确切，但在长期系统性治疗中不理想，患者出现关节畸形后，无法逆转，同时可能由于胃肠道及其他系统的不良反应而被迫停药。

^{99}Tc-MDP 具有消炎、镇痛、免疫调节及抑制破骨细胞的作用，特别是它的趋骨靶向性极佳，为其他药物所无法比拟，大量资料表明其对病变具有逆转作用，是抗类风湿性关节炎有效且重要的方法之一。

一、原　理

^{99}Tc-MDP 是由 ^{99}Tc 和亚锡亚甲基二膦酸盐（MDP）螯合而成，商品名"云克"。^{99}Tc 的化学性质极其活泼，其化学价可从 0 价到 +7 价，极易获得或失去电子，在不断获得或失去电子的价态变化中可以在体内不断清除自由基，保持超氧化物岐化酶（SOD）活力，抑制病理复合物的产生，防止自由基对组织的破坏。同时，^{99}Tc 还能抑制白细胞游走，起到抗炎作用。

MDP 能与骨胶原蛋白产生化学吸附，具有较好的亲骨性，同时还增强骨的钙磷代谢，协助骨的修复。其次，MDP 还具有抑制前列腺素产生，抑制组织胺释放的抗炎镇痛作用，以及螯合金属离子，抑制结缔组织中金属蛋白酶的活性，阻止胶原酶对关节软组织的分解、破坏作用。因其良好的趋骨性，能被骨的炎性病变所浓集。

^{99}Tc 和 MDP 螯合后使这两种有效作用产生协同效应。MDP 良好的趋骨性，较长的骨聚集时间，使 ^{99}Tc 在体内的半衰期大大延长，成为长效的自由基清除剂。^{99}Tc-MDP 不仅具有抗炎镇痛作用，还具有免疫调节及较 MDP 更强的抑制破骨细胞活性的作用，防止羟基磷灰石结晶溶解，阻止破骨过程。同时，^{99}Tc-MDP 被骨关节吸收后，由于它的磷 - 碳键（P-C-P）结构稳定，能抑制磷酸钙结晶的形成，防止磷灰石结晶聚集成大块颗粒，从而阻止钙盐局部堆积。因此，^{99}Tc-MDP 既具有抑制破骨作用，又具有抑制钙盐堆积的双重调节作用，对 RA 出现的关节变形、功能障碍、骨性强直有一定的阻止和调节作用。

二、适应证与禁忌证

1. 适应证　①类风湿性关节炎和强直性脊柱炎等自身免疫性疾病。②骨转移癌。③ 骨质疏松症。④甲状腺功能亢进症浸润型突眼。⑤无菌性股骨头坏死。⑥肩周炎、痛风等其他骨关节疾病。

2. 禁忌证　严重过敏性体质、血压过低、严重肝、肾功能不良患者禁用。

三、治疗方法

1. 治疗前准备

（1）检测类风湿因子（RF），C 反应蛋白，关节 X 线片或 ECT 骨显像等以明确诊断。

（2）检测肝、肾功能和血压。

2. 方法与疗程　^{99}Tc-MDP 静脉注射液由 A 剂和 B 剂组成，A 剂为高锝酸钠注射液，每瓶 5ml，含 ^{99}Tc 0.05μg；B 剂为注射用亚锡亚甲基二磷酸盐冻干粉末，含亚甲基二磷酸 5mg，氯化亚锡 0.5mg。使用前，在无菌操作环境下，将 A 剂溶液注入 B 剂瓶中，充分振摇，B 剂溶解，静置 5 分钟螯合后，静脉注射。每日一次，20 次为一疗程，然后根据疗效情况适当增加剂量和延长疗程。

四、临床评价

^{99}Tc-MDP 治疗类风湿性关节炎，不仅具有抗炎药的消炎镇痛作用，还具有激素和慢作用抗风湿药的免疫调节作用，且没有常规抗风湿药物的严重毒副反应。有研究资料表明与常规抗风湿药比较，^{99}Tc-MDP 可明显改善关节症状，如改善晨僵、减轻关节肿胀程度、减少肿胀关节数及压痛关节数等，总体有效率可达 80% ～ 90%，疗效与疗程明显相关。但也有部分患者使用后疗效不佳。可能与个别患者对 ^{99}Tc-MDP 吸收差，敏感性差，合并多种疾病等有关。

^{99}Tc-MDP 除对类风湿性关节炎治疗效果较好外，对强直性脊柱炎、骨转移癌、骨质疏松症、Graves 眼病、无菌性股骨头坏死、肩周炎、痛风、银屑病性关节炎、Paget 病、系统性红斑狼疮等疾病均有不同程度的治疗效果。

五、注射事项

(1) 偶见皮疹，注射局部红肿、静脉炎、食欲缺乏、乏力、月经增多、罕见全身水肿，严重时需停药。

(2) 治疗过程中定期复查肾功能。

(3) 个别患者在使用 ^{99}Tc-MDP 后，骨关节疼痛有暂时加重的现象，为血钙浓度降低过快所致，若配合使用钙剂，可减轻疼痛症状。

(4) 心功能不全者慎用。

第三节　^{32}P 治疗真性红细胞增多症

真性红细胞增多症（polycythaemia vera, PV）是一种造血干细胞的克隆性慢性骨髓增殖性疾病。本病起病隐袭，进展缓慢，以红细胞增多为主，伴有白细胞和血小板增多。头痛、头晕、乏力、颜面及皮肤呈暗红色、肝脾肿大和结膜充血等为常见的症状和体征，出血、血栓形成和脑出血是最常见的并发症。

1936 年，J.H.Lawrence 首次应用 ^{32}P 治疗慢性淋巴细胞性白血病，开创了临床应用 ^{32}P 治疗血液病的先河。国内从 1959 年开始应用 ^{32}P 治疗血液病，如真性红细胞增多症、原发性血小板增多症、慢性淋巴细胞性白血病等血液增生性疾病，获得了满意的效果。

一、原　理

^{32}P 为核反应堆生产的放射性核素，在衰变过程中发射纯 ß 射线，其最大能量为 1.71Mev，平均能量为 0.695Mev，在组织内最大射程为 8mm，平均射程为 4mm。^{32}P 的物理半衰期为 14.3 天，在正常人体内的有效半衰期为 9 ～ 11 天。磷（P）是细胞代谢必不可少的元素，生长越快的组织需磷越多，^{32}P 与自然界稳定的磷具有相同的生物化学特性，进入体内后主要沉积在生长迅速的组织内，如造血组织、淋巴结、脾脏等，特别是骨髓和骨，参与 DNA 与 RNA 的合成。进入组织的 ^{32}P 量取决于骨髓的结合率、尿排量以及细胞代谢对核苷酸的需求量。^{32}P 在细胞内的聚集程度与细胞分裂的速度成正比，血液系统异常增生的细胞分裂增殖迅速，^{32}P 进入到这类增生的细胞核内参与细胞 DNA 合成的量也随之增多。^{32}P 产生的 ß 射线所致的辐射生物效应使过度增生组织细胞中的 DNA 和 RNA 发生破坏，加之 ^{32}P 衰变后形成的 ^{32}S 也可以导致核酸结构的改变，从而抑制了血细胞的异常增生，达到治疗目的。

二、适应证与禁忌证

1. 适应证

(1) 具有真性红细胞增多症明显的临床症状和体征。

(2) 红细胞计数大于 6×10^{12}/L。

(3) 血红蛋白量大于 180g/L。

(4) 血小板计数大于 1×10^{11}/L。

(5) 红细胞压积大于 50%。

2. 禁忌证

(1) 白细胞计数小于 4×10^9/L，血小板计数小于 1×10^{11}/L。

(2) 脑出血急性期。

(3) 合并严重肝、肾、肺功能不全或有其他急性感染者。

(4) 活动性肺结核患者。

(5) 妊娠或哺乳期妇女。

三、治疗方法

（一）治疗前准备

治疗前，患者低磷饮食一月，以促进 ^{32}P 的吸收。为防止脑血管意外（血栓形成或出血）的发生，对病情严重的患者可先采用放血疗法，每次放血 200 ～ 400ml，需 1 ～ 2 次。脾过大者应先行 X 射线照射脾脏，使脾脏缩小后方可行 ^{32}P 治疗。

（二）治疗药物剂量及给药方式

根据患者体重、红细胞、白细胞、血小板、红细胞压积升高幅度和脾脏大小等因素确定治疗剂量。口服法：可采用一次口服 ^{32}P 111 ～ 222MBq（3 ～ 6mCi）的一次口服法，也可采用分次口服法，即每次给予 ^{32}P 74 ～ 148MBq（2 ～ 4mCi），间隔 7 ～ 10 天再给

予 ^{32}P 148～296MBq(4～8mCi)。此外，还可采用静脉注射法，其药物剂量应为口服的 3/4，或按 2.775～3.7MBq(75～100μCi)/Kg 体重给予首次量，总量不大于 148～222MBq(4～6mCi) 的分次给药法。

（三）关于重复治疗

通常治疗后 6 个月血细胞可恢复正常，如一次治疗效果不佳，可以重复治疗，但两次治疗的间隔最好为半年以上，至少不能少于 4 个月，一年内 ^{32}P 总量不超过 555MBq(15mCi)。因为红细胞寿命一般在 120 天左右，过早介入治疗容易引起骨髓抑制。重复治疗的指征是红细胞、血红蛋白、红细胞压积仍高于正常范围，并有继续上升趋势。需重复治疗者，如其症状无缓解，可适当增加剂量；症状部分缓解者应适当减少剂量；对症状缓解后又复发者使用剂量宜小。如多次 ^{32}P 治疗无效，则改用其他方法治疗。

四、临床评价

由于 ^{32}P 的辐射生物效应能控制过度增生的红细胞，并对白细胞和血小板的增生有抑制作用，临床应用也证明能有效降低血栓形成和出血的发生率以及缓解肝脾肿大，因此，^{32}P 治疗已经逐渐成为临床治疗真性红细胞增多症的一种主要方法。通常在给药两周后，患者头痛、头晕和乏力等症状开始减轻，1～3 个月后，脾脏缩小、红细胞和血红蛋白下降。主观症状改善往往先于客观检查指标，常常在治疗后 2～3 个月出现病情好转和血液检查指标接近正常。国内外文献报道治疗后的缓解率基本一致：完全缓解率 82.9%；部分缓解率 13%；无缓解率 4.1%。据资料统计：一个疗程的缓解期可以从数月到 10 年左右，平均为 1～2 年。缓解期为 6～12 个月者约占 65%、1～9 年者约占 25%、10 年以上者约占 10%。

五、预后与随访

由于真性红细胞增多症是一种慢性进行性疾病，因而不管采用哪种治疗方法，最终将因血管或血液方面的并发症而死亡。死亡原因包括血栓形成、出血、感染、肝肾功能不全、急性白血病等。^{32}P 治疗能降低并发症发生率和死亡率，从而达到延长患者生存期的目的。如果在 ^{32}P 治疗后加用抗凝剂、血管扩张剂或对症支持治疗，对减少血栓形成、减轻症状将起到更加积极的作用。

根据 ^{32}P 治疗后长期随访的结果分析，真性红细胞增多症经 ^{32}P 治疗后白血病发病率较非 ^{32}P 治疗组明显增高。目前对于白血病的产生到底是真性红细胞增多症本身的转化，还是与 ^{32}P 治疗有关，尚无定论。提出 ^{32}P 治疗导致白血病的学者认为过量的 ^{32}P 的射线照射能抑制骨髓造血细胞，因而白血病的发病率明显提高。有人报告一组（1222 例）用 ^{32}P 和 X 射线治疗的真性红细胞增多症患者，其白血病发病率为 10%，未用 ^{32}P 和 X 射线治疗的发病率仅为 1%。另一组未采用放射治疗的患者无一例发展为白血病。持不同意见的学者则认为真性红细胞增多症经 ^{32}P 治疗后白血病发病率升高与 ^{32}P 治疗无关。真性红细胞增多症、骨髓纤维化和白血病同属骨髓增生性疾病，是疾病演变过程中的不同阶段，临床上常见三种疾病同时存在或相继出现。^{32}P 治疗后，患者并发症出现概率减少，寿命延长导致真性红细胞增多症转化为白血病和骨髓纤维化的机会增加是白血病发病率增高的重要因素。

第四节　^{32}P 治疗原发性血小板增多症

血小板增多症可分为原发性血小板增多症 (primary thrombocythemia) 与继发性血小板增多症 (secondary thrombocythemia)。原发性血小板增多症是一种少见的、原因不明的慢性骨髓增生性疾病。其特点是血小板持久性增多，常伴有反复自发性皮肤黏膜出血、血管内血栓形成和脾脏肿大，但红细胞计数正常。骨髓象显示巨核细胞明显增生。1955 年 Woodrow 首先报道用 ^{32}P 治疗本病。

一、治 疗 方 法

原发性血小板增多症的发病年龄、病程经过以及转归等和真性红细胞增多症相似，因而临床上用 ^{32}P 治疗原发性血小板增多症的方法和真性红细胞增多症的方法大致相同。

1. 适应证　有出血及血栓病史，血小板计数大于 $10×10^{11}$/L，白细胞计数小于 $5×10^{10}$/L，红细胞计数基本正常，符合原发性血小板增多症诊断标准。

2. 禁忌证　继发性血小板增多症患者；伴有严重脑、肺、肾栓塞的患者；妊娠、哺乳期患者。

3. 治疗方法　^{32}P 治疗原发性血小板增多症的方法与治疗真性红细胞增多症方法相似，可以采用口服或静脉注射 ^{32}P 的方法。首次 ^{32}P 治疗用量为 111～148MBq(3～4mCi)，或根据每平方米体表面积 111MBq(3mCi) 计算治疗剂量，并根据患者的一般情况酌情增减剂量。首次治疗注射剂量不超过 185MBq(5mCi)，治疗后观察 2～4 周，如无明显好转，可再次给予 74～111MBq(2～3mCi)。^{32}P 治疗后应每隔两周查血小板计数,以观察疗效和防止血小板下降过快。当血小板控制到治疗前的50%时,要多观察一段时间,并慎用 ^{32}P 再次治疗。若需重复治疗,^{32}P 用量应较前一次增加25%,但需控制总量不能超过259MBq(7mCi)。治疗中应注意出血和血栓形成,如遇急性出血应立即输血。如治疗后6个月疗效较差,应改用其他治疗方法。

二、临床评价

通常在 ^{32}P 治疗后4周左右血小板计数开始下降,出血症状减轻,乏力缓解,6周后下降到正常水平。一般经过一次治疗即可控制出血达到暂时性完全缓解。^{32}P 治疗后的缓解期平均1年左右,一般在1～18个月之间,有的患者缓解期可达数年之久。

三、预后与随访

与 ^{32}P 治疗真性红细胞增多症后出现白血病发病率增高一样,关于 ^{32}P 治疗原发性血小板增多症后所致白血病的问题,目前仍存在争议,尚无定论。

第五节 癌性胸腹水腔内介入治疗

癌性胸腹水是由于原发性或转移性胸、腹膜肿瘤侵袭胸腹膜,引起浆膜炎症反应,局部毛细血管内皮损伤后的通透性增加,淋巴管阻塞造成浆膜腔的积液。常规治疗方法包括胸腹腔穿刺抽液及腔内注射化疗药物,但疗效不理想。放射性核素治疗是通过介入方法将放射性药物引入腔内,利用辐射生物效应达到治疗目的。

一、原 理

癌性胸腹水腔内介入治疗属介入核医学的范畴,它是将发射β射线的放射性胶体通过穿刺手段注入有癌性积液的胸、腹腔内,待其分布均匀后,大部分胶体颗粒黏附在体腔的浆膜、弥漫性米粒样种植癌和胸、腹水中的游离癌细胞表面。利用β射线的辐射作用杀死、杀伤癌细胞,导致浆膜纤维化及其小血管和淋巴管闭塞,起到抑制癌细胞生长、缩小病灶、减缓或暂停积液的作用,达到姑息治疗的目的。其靶向性好、副作用小、疗效确切。

二、适应证和禁忌证

1. 适应证

(1) 确诊为癌性胸、腹水,胸、腹膜转移或积液中查出癌细胞,影像学上无实体瘤病灶存在。

(2) 胸、腹水为渗出液,经反复穿刺抽液仍发生积液。

(3) 经积极化疗、抗炎治疗无效。

(4) 预计生存期大于3个月的患者。

2. 禁忌证

(1) 小体积的包裹性积液。

(2) 病情严重,有明显恶病质、贫血、白细胞或血小板减少。

(3) 体壁有伤口与体腔相通或有支气管胸膜瘘。

(4) 其他疾病如炎症、结核、心脏病、肝硬化等所致的胸、腹腔积液。

(5) 儿童及妊娠妇女。

三、放射性药物

临床多采用放射性胶体作为治疗药物。

1. ^{32}P-胶体磷酸铬 ^{32}P-胶体磷酸铬(^{32}P-Colloid chromic phospate)性质稳定,颗粒大小约 $0.05 \sim 1.0 \mu m$,进入浆膜腔后不溶解、不发生化学反应。^{32}P 的物理性能已在前面有关章节叙述。患者的治疗剂量采用个体化方案,根据患者体重、浆膜腔渗出液的多少及病情确定。通常,癌性胸水治疗量为一侧胸腔185～370MBq(5～10mCi),癌性腹水治疗量为370～555MBq(10～15mCi)。

2. 放射性胶体金(^{198}Au)注射液 胶体金(^{198}Au)性质稳定,颗粒大小为 $0.03 \sim 0.035 \mu m$,半衰期为2.7天,发射β及γ两种射线,β射线组织内最大射程为3.8～8mm,注入胸腹腔后,很少被血液或体液吸收。癌性胸水常用治疗量为一侧胸腔1850～2590MBq(50～70mCi),癌性腹水常用治疗量为3700～5550MBq(100～150mCi)。

四、治疗方法

1. 患者准备

(1) 血常规和肝肾功能。

(2) 经X线摄片或将小量 ^{99m}Tc-SC 注入体腔进行显像,明确无腔内粘连,方可注入放射性胶体与生理盐水的混合溶液。

(3) 大量积液者应多次抽液,尽量减少积液量,以免因注入胶体后短期内停止抽液造成患者难以耐受的胀痛和气急。

2. 腔内介入方法

(1) 胸腔注入:穿刺部位常选在肩胛下角第7、8肋间。常规消毒,铺巾并作局部麻醉,用14～16号针头连接三通开关,沿第8肋上缘进针入胸腔后接上注射器,先抽去胸腔积液,之后转动开关,抽取经50ml生理盐水稀释并充分摇匀的放射性胶体,直接或经导管注入胸腔。穿刺部位以消毒棉垫和弹性绷带覆盖，防止胶体伴胸水漏出。术后嘱患者每10min变换体位一次，持续至少2h，以利胶体均匀分布。

（2）腹腔注入：无脾脏肿大者，穿刺点常选在脐与左髂前上棘连线的中、外1/3交界处；有脾脏肿大者可在脐与耻骨联合连线之中点穿刺。穿刺前需排空尿液，避免误穿入膀胱。穿刺入腹腔后，先放腹水500ml以上，再注入用生理盐水稀释并摇匀之放射性胶体，其操作与胸腔注入法相同。术后嘱患者每10分钟起、卧交替，同时左、右变换卧姿1次，持续至少2～3小时。

五、临床评价

本法为姑息疗法，显效缓慢，一般在治疗后3个月左右症状明显减轻。此前可先有咳嗽、胸痛、腹胀等症状的缓解。

1. 癌性胸腔积液 仅有某些症状的减轻而无客观体征之改善应视为治疗失败。治疗成功的标志是积液停止或积液形成减少。^{32}P-胶体磷酸铬控制癌性胸腔积液的有效率介于50%～78%之间。

2. 癌性腹腔积液 疗效可分优、良、中、差四级予以评价：

（1）首次治疗后3个月无积液为优。

（2）积液形成明显减慢，半年后需再次治疗为良。

（3）治疗后积液形成率较治疗前减少50%或接近50%为中。

（4）治疗后积液形成无变化或变化不大为差。

有资料表明^{32}P胶体磷酸铬治疗癌性腹腔积液疗效属优、良级者介于63%～86%之间。

（陆涤宇）

第六节 ^{90}Y-微球介入治疗恶性肿瘤

放射性核素介入治疗是利用穿刺、插管、植入等手段经血管、体腔、囊腔、组织间质或淋巴收集区，以适当的载体将放射性核素引入靶病变部位，对病变组织、细胞进行近距离照射治疗的一系列方法。^{90}Y由于物理学性能良好、临床疗效显著，成为介入放射性治疗的重要核素。

1. 原理 ^{90}Y是纯β射线发射体，其β射线的平均能量为0.93 MeV，最大能量达2.27 MeV，物理半衰期为64.2 h，在软组织中平均穿透范围为2.5 mm，最大射程为11mm。在4～6个半衰期内，其90%以上的能量可释放出来对肿瘤组织进行集中照射。由于钇具有较强的亲骨性，若直接注入肿瘤内，很

容易在骨髓中积聚，以微球为载体制成的^{90}Y微球直径为15～45μm，此大小的颗粒不能通过小动脉进入毛细血管网，栓塞在肿瘤组织的前毛细血管或小动脉内，造成血流中断，肿瘤因失去营养性血供而缩小、坏死或吸收；滞留在肿瘤组织内的微球不断发射β射线，形成对肿瘤组织的持续照射，通过直接或间接效应杀伤，杀死肿瘤细胞，起到了栓塞和内放射治疗双重作用，并且副作用小。目前临床使用的主要有^{90}Y玻璃微球和^{90}Y树脂微球两种类型，两者在大小、单个微球放射性活度方面有所差别。其中^{90}Y玻璃微球的直径约25±10μm，每个微球的放射性活度约2500 Bq。^{90}Y树脂微球的直径约35±10μm，每个微球的放射性活度约50 Bq。

2. 适应证 ^{90}Y-微球最常用于原发性肝癌和转移性肝癌的治疗，前者包括肝细胞癌（hepatocellular carcinoma，HCC）、胆管细胞癌与肝脏肉瘤。^{90}Y-微球治疗的转移性肝癌多来源于结直肠癌、乳腺癌、宫颈癌、胰腺癌及肺癌等。国外还有少量研究将^{90}Y-微球用于肺转移癌的治疗。

3. 治疗方法 恶性肿瘤组织往往有丰富的血管分布，有利于动脉介入放射微球治疗。经皮穿刺动脉灌注给药是最早使用和目前公认的疗效较好的方法。以肝癌^{90}Y-微球经肝动脉内照射放疗栓塞（transhepatic arterial radioembolization，TARE）为例。治疗过程包括两次血管造影术。

（1）第一次为诊断性血管造影，主要目的为评估肝脏血管解剖、确定及栓塞会造成微球分流至靶外器官的肝外分支，然后经导管注入^{99m}Tc-MAA模拟^{90}Y-微球分布，通过SPECT成像观察有无肝外脏器显影，尤其注意胃肠道及肺脏。肺-肝分流量＞20%和存在难以校正的血管畸形为^{90}Y-微球介入治疗的禁忌证。

（2）计算治疗剂量。为达到治疗目的，病变所需的辐射吸收剂量需达到120Gy。目前一般通过以下公式计算^{90}Y玻璃微球的所需活度。

计算公式：

$$A = 120(Gy) \times M/[(1-S) \times 50]$$

A代表所需活度（GBq）；M为肝重量（kg）；S为肺-肝分流量。

（3）通常在第一次血管造影后1～2周后（不超过4周）行第二次血管造影术。将动脉导管选择性或超选择性插入肿瘤供血动脉，向内灌注计算用量的^{90}Y微球。

4. 不良反应 ^{90}Y-微球对其他器官及正常肝细胞的不良反应较小。临床研究表明不良反应主要为内照射放疗栓塞后综合征，表现主要包括疲劳、恶心、

食欲缺乏、低热和腹痛，多在 1～2 周后恢复正常，有部分学者建议治疗前一周至治疗后一个月内可使用质子泵抑制剂，或介入治疗后给予糖皮质激素口服 5 日，有助于预防或降低化疗栓塞后综合征的发生。

5. 临床评价 Riaz 等的一项研究显示，经 ^{90}Y-微球内照射治疗后，35 位 HCC 患者的 38 处病灶中，直径 < 3 cm 病灶有 89% 达到了完全形态学缓解。其他研究表明，^{90}Y-微球介入治疗 HCC 的疾病控制率可达 90% 以上，总中位数存活率：巴塞罗那分期 A（BCLC-A）患者 26.9 个月、巴塞罗那分期 B（BCLC-B）患者 17.2 个月、巴塞罗那分期 C（BCLC-C）患者 7.3 个月。已有许多临床研究证实，对于中期 HCC 患者，^{90}Y-微球介入治疗与常规经肝动脉化疗栓塞（transhepatic arterial chemotherapy and embolization，TACE）疗效相当，且患者对前者耐受性更好。还有一部分研究表明，^{90}Y-微球介入治疗对晚期 HCC 患者，特别是伴有门静脉血栓形成的晚期 HCC 患者仍具有良好的疗效。目前，^{90}Y-微球与抗肿瘤药-索拉菲尼联合治疗中晚期 HCC 的研究已进入 3 期临床试验，初步结果显示患者对联合治疗的耐受性良好。

由此可见，^{90}Y-微球介入治疗在肝脏恶性肿瘤的治疗中发挥着较为重要的作用，其所具有较高临床实用价值也得到越来越多的认可。它不仅能替代常规 TACE 用于中晚期肝癌的治疗，还可与抗肿瘤药-索拉菲尼联合治疗晚期肝癌，具有良好的应用前景。

第七节 神经内分泌肿瘤放射性核素治疗

神经内分泌肿瘤（neuroendocrine tumors，NETs）是一组起源于肽能神经元和神经内分泌细胞的异质性肿瘤，在全部恶性肿瘤中所占比例约 1%。该病最常发生于消化道，其次源于肺-支气管，还可存在于下丘脑、垂体、松果体、耳、鼻腔、喉、甲状腺、乳腺、纵隔、肾上腺、副神经节、腹膜后、子宫、卵巢、睾丸、前列腺、膀胱、皮肤、骨等全身各处。以往人们习惯根据其发生的部位将常见的 NETs 分为：胃肠胰 NETs、肺 NETs、交感-肾上腺系 NETs：包括嗜铬细胞瘤、副神经节瘤及神经母细胞瘤（neuroblastoma，NB）、甲状腺髓样癌（medullary thyroid carcinoma，MTC）、垂体腺瘤及多发性内分泌肿瘤（multiple endocrine neoplasm，MEN）等。2010 年，WHO 将该肿瘤分为 4 类：①神经内分泌肿瘤（NET），其中包含了 NET1 级（类癌）和 NET2 级；②神经内分泌癌（Neuroendocrine Carcinoma，NEC），

其中有小细胞癌和大细胞癌；③混合型腺神经内分泌癌（Mixed Adeno-neuroendocrine Carcinoma，MANEC）；④部位特异性和功能特异性神经内分泌肿瘤。同时，根据核分裂象计数和 Ki-67 指数的高低将该类肿瘤分为三个组织级别，即低级别（神经内分泌瘤 1 级，G1），中级别（神经内分泌瘤 2 级，G2）和高级别（神经内分泌癌，G3）。

目前，针对 NETs 的治疗方法主要包括：手术治疗、化学治疗、生物治疗、放射性核素治疗及靶向治疗。其中，受体结合肽放射性核素治疗（peptide receptor radionuclide therapy，PRRT）是神经内分泌肿瘤治疗的重要方法之一。PRRT 是依据配体与受体特异性结合的特性，以放射性核素标记配体，借助配体的靶向作用将放射性核素导向受体表达的肿瘤组织，利用放射性核素发射的射线进行内照射治疗。肿瘤受体的相应配体多为肽类，所以这一方法又称为受体靶向肽介导核素靶向治疗。目前临床研究最多、最常用的为生长抑素受体（somatostatin receptor，SSTR）介导核素靶向治疗。

超过 80%～90% 的 NETs 及其转移灶表面有生长抑素受体表达，因受体与配体的效应关系，应用放射性核素标记的生长抑素类似物能与 NETs 及其转移灶表面的特异性生长抑素受体相结合，发挥射线的辐射生物效应，有效的杀伤肿瘤细胞。

生长抑素受体（SSTR）为 G 蛋白耦联的跨膜型受体，在神经内分泌肿瘤及其转移灶表面普遍高表达。SSTR 分为 5 种亚型：SSTR1～5，不同的 NETs 表达 STTR 的密度和亚型不同。生长抑素和受体结合后激活一系列 G 蛋白依赖的细胞内信号通路，发挥抑制分泌和生长的作用。天然生长抑素与 SSTR 有很高的亲和力，但在体内易于降解，生物半衰期短（为 2～4min），且静脉注射后反弹性激素分泌过多限制其临床应用。对天然生长抑素分子结构进行改造的人工合成生长抑素类似物（somatostatin analogue，SSA），在保留其与受体结合的生物学特性的同时，可明显延长其半衰期（50～100min），且没有使用后反弹性激素分泌过多。现阶段用于临床治疗的生长抑素类似物，对 SSTR2 有高度亲和力，对 SSTR5 的亲和力次之，对 SSTR3 亲和力较弱，对 SSTR1 和 SSTR4 基本没有亲和力。如奥曲肽（octreotide）与 SSTR-2 亲和力较高，适于治疗 SSTR-2 阳性的肿瘤，而兰瑞肽（lanreotide）与 SSTR-5 的亲和力更高，适于治疗 SSTR-5 的肿瘤。最新通过酪氨酸（Tyr）取代奥曲肽第三位苯丙氨酸（Phe）的改进型（Tyr3）奥曲肽（Phe1-Tyr3-octreotide，TOC），以及用苏氨酸取代奥曲肽 C 端的苏氨醇所形成的 [Tyr3] 醋酸奥曲肽（Tyr3-octreotate，TATE）亲

水性增高，因此与 SSTR-2 的亲和力增高而表现出良好的肿瘤结合性能，其中 TATE 对 SSTR-2 的亲和力更强因此应用更广泛。最早的观点认为，SSA 介导的核素靶向治疗适用于低级别 NETs。目前的指南建议，只要 PRRT 前行生长抑素受体显像显示肿瘤和 / 或转移灶为高摄取，G2 及 G3 级别 NETs 同样适于行 PRRT 治疗。

在 PRRT 中，用于标记生长抑素类似物的常用放射性核素主要是 ^{177}Lu、^{90}Y、^{111}In。近几年，有一些新的研究利用 ^{211}At、^{225}Ac 和 ^{213}Bi 标记 SSA 进行治疗。

第一代放射性核素标记的 SSA 是 ^{111}In- 奥曲肽，其治疗效果不佳，可能与 ^{111}In 发射的俄歇电子射程短，组织穿透性低有关。近年来主要集中应用能量更高、组织穿透力更强的 ^{90}Y 和 ^{177}Lu 标记 SSA 进行治疗。^{90}Y 能发射 β$^-$ 射线，射线能量高达 2.27MeV，组织穿透性达 12mm，半衰期 2.7 天。^{177}Lu 既能发射 β$^-$ 射线，还能发射 γ 射线，其 β$^-$ 射线能量为 0.5MeV，组织穿透力为 2mm，半衰期 6.7 天。因此，从理论上讲，^{90}Y 治疗体积较大的肿瘤效果较好，而 ^{177}Lu 对体积较小肿瘤的治疗效果较佳。目前，临床最常用的神经内分泌肿瘤靶向治疗药物是 ^{177}Lu-DOTA-TATE（DOTA-d-Tyr（3）-octreotate，DOTA-TATE）、^{90}Y-DOTA-TATE 和 ^{90}Y-DOTA-TOC（DOTA-d-Phe（1）-Tyr（3）-octreotide，DOTA-TOC）。给药方法为静脉注射或局部注射。剂量按照体表面积计算，累计剂量约 7.4MBq/m^2，分次治疗 3～5 次，间隔时间约 6～9 周。获得完全缓解（CR）和部分缓解（PR）的病例数可达 40% 以上，可有效延长患者的生存时间。不良反应主要为肾脏毒性反应，临床可通过静脉注射带正电荷的氨基酸保护肾脏以及剂量个体化减轻对肾脏的毒性。

利用 ^{211}At、^{225}Ac 和 ^{213}Bi 等发射 α 射线的放射性核素标记 SSA 是相对较新的一种方法。α 射线具有高线性能量转换，其发射的能量为 β 射线的 100～1000 倍，更易引起细胞 DNA 双螺旋双链结构的断裂，导致难以修复的细胞凋亡，对肿瘤细胞的杀伤效应强。α 射线穿透力弱，在组织中射程只有数个细胞，可减少对正常组织的损伤，适于小肿瘤的治疗。并且在一定程度上可弥补 ^{177}Lu 或 ^{90}Y 标记 SSA 治疗中可能出现的肾毒性反应大或 / 和治疗不完全的不足，尤其可针对于部分具有抗放射性特征易复发的神经内分泌肿瘤。

总之，生长抑素受体介导核素靶向治疗适用范围广、疗效确切，是 NETs 治疗的良好手段之一。在实际应用中，由于肿瘤异质性的存在，联合应用不同多肽或不同放射性核素治疗的效果要优于单一治疗方法。此外，联合手术治疗、联合化疗药物化疗、使用 SSRT 拮抗剂进行放射性核素靶向治疗、多肽改造及新的多肽类似物的研发等都是进一步提高 PRRT 疗效、减小副作用的良好方法。

思 考 题

1. PRRT 的全称及原理？

2. 目前临床最常用的神经内分泌肿瘤靶向治疗药物有哪些？

3. 什么叫 TARE？

4. ^{90}Y- 微球治疗的适应证有哪些？

5. 放射性核素敷贴治疗的适应证与禁忌证。

（朱小华）

第二十四章 核医学的放射卫生防护

放射线和放射性发现不久，即被医学界应用于临床的诊断及治疗。在发现和利用电离辐射的初期，由于缺乏辐射生物学效应和辐射防护的知识，致使从事放射工作的人员和一些接受辐射治疗的患者受到较大剂量照射而发生程度不同的放射反应或放射损伤，严重的甚至死亡，从此才逐渐认识到研究辐射生物学效应和防护措施的必要性。事实上，比较全面系统的辐射生物学效应和防护的研究还是在核能工业的出现之后。1945年，美国在日本广岛、长崎投掷原子弹之后；20世纪50年代后期，核能和平利用和发展，进一步促进了放射生物学科的发展。放射生物学效应的规律及作用原理是放射损伤和肿瘤放射治疗的理论基础，也是制定放射防护标准的生物依据。核医学作为临床医学学科在医疗事业中的社会和经济地位日渐突出；核医学直接应用放射性核素及其标记物进行开放性操作，工作中存在放射性核素和射线引起的内外照射辐射损伤的双重危害，因此必须重视核医学的放射卫生防护，严格遵守操作规程。重视放射卫生防护的要求既能保护放射工作人员个人及其后代和公众的健康安全，又能有利于促进核医学科学技术的发展及放射性工作的顺利进行。

第一节 作用于人体的电离辐射源

电离辐射从广义而言，是各种类别射线的总称，其实质是具有一定动能的微观粒子流。凡能引起物质电离的辐射称为电离辐射源。作用于人体的电离辐射可分为天然辐射和人工辐射两大类。来自天然辐射源的电离辐射称为天然辐射；来自人工辐射源或加工过的天然辐射源的电离辐射称为人工辐射。

一、天然辐射源

在机体内外环境中存在着各种各样微量的天然放射性核素，再加上宇宙射线在内均属于天然电离辐射源。天然电离辐射源对人体的照射又称为天然本底照射，通常简称"本底"（background）。天然本底照射包括宇宙射线（cosmic radiation）和地球辐射（earth radiation）。天然本底照射中的外照射来自地球外的宇宙射线和地球本身的天然放射性核素，即存在于地壳、建筑物和空气中的天然放射性核素衰变时释放出的 α、β、γ 射线所致的地球辐射，而内照射则是由于环境中的放射性核素经食入、吸入等途径进入人体所致。致内照射的放射性核素包括宇生放射性核素（由宇宙射线与大气中原子核和地球表层原子核作用所致），如 ^{3}H、^{7}Be、^{14}C 和 ^{22}Na 等，和原生放射性核素（地球本身固有的长半衰期核素），如 ^{40}K、^{87}Rb、^{238}U 和 ^{232}Th 等。

二、人工照射源

人类除受到天然辐射的照射外，还经常受到各种人工辐射的照射。目前，医疗照射是人类受照的最大的人工辐射源。各种电离辐射和放射性核素在医疗诊断和治疗中得到了广泛的应用，主要包括放射治疗、核医学和医用 X 射线诊断等。医疗照射总的变化趋势是：一方面受检人数逐年增加，另一方面由于技术装备的不断改进，做同样项目的检查受到的照射逐年降低。这两种发展趋势的综合，表现为医疗照射的集体剂量的年变化幅度缩小，而可以假定医疗照射引起的年集体剂量水平各年大致相同，以便于和其他源引起的集体剂量相比较。

第二节 辐射生物学效应及射线作用原理

一、电离辐射生物学效应

辐射生物学效应（ionizing radiation biological effect）是指在一定条件下，射线作用于生物机体，从机体吸收辐射能量开始，引起机体电离或激发，引发体内的各种变化及其转归，使人体中生物大分子（如蛋白质分子、DNA 分子和酶）的结构破坏，进一步影响组织或器官的正常功能，严重时导致机体死亡。它是一个非常复杂的过程，要经历许多性质不同而又相互联系的物理、化学和生物学方面的变化（时间可以从 10^{-13} 秒延伸至数年或更长），涉及组成机体的物质分子的变化、细胞功能和代谢的变化，以及机体各个组成部分之间相互关联的变化等。最初的物理阶段：只持续很短的时间（10^{-13} 秒），在这一瞬间能量沉积在细胞内并引起电离或激发。物理化学阶段：大约持续 10^{-10} 秒。在这段时间中，离子与其他水分子相互作用形成一些新产物。化学阶段：持续 10^{-8} 秒至几秒钟，在此期间，反应产物与细胞的重要有机分子相互作用，自由基和氧化剂可能破坏构成染色体的复杂分子。生物阶段：在这个阶段，时间长短从几秒到几十年，这要依据特定的症状而定，可能导致细胞早期死亡；阻止细胞分裂或延迟细胞分裂，细胞永久性的变形，一直可持续到子代细胞。经过许多学科从不同角度、用不同手段进行研究，迄今，对从机体吸收辐射能到产生生物学效应的过程及其机制已有了解，可归纳于图23-1。

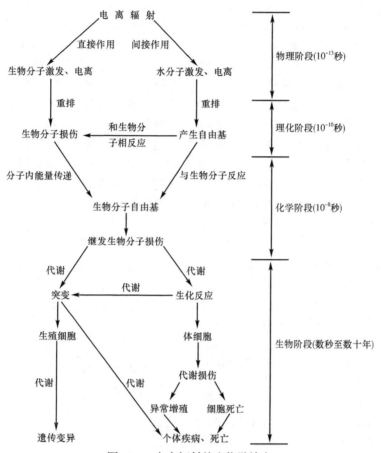

图 23-1　电离辐射的生物学效应

二、电离辐射的作用机制

（一）电离辐射的原发作用

电离辐射的原发作用是指在射线作用下，机体内最早发生的变化。首先是分子水平的改变，特别是生物大分子的损伤。在其损伤发生的过程中，既有辐射对这些大分子的直接作用，又有辐射作用在细胞内水分子后生成的产物引起的间接作用。

1. 直接作用 (direct effect)　指放射线直接作用于具有生物活性的大分子，如核酸、蛋白质（包括酶类）等，使其发生电离、激发或化学键的断裂而造成分子结构和性质的改变，从而引起功能和代谢的障碍（图23-1）。实验证明，辐射可引起DNA的断裂、解聚、合成障碍等，此外还可引起某些酶的活性降低或丧失。在细胞正常生活状况下，生物大分子存在于在大量水分子的环境中，而关于直接作用的实验都是在干燥状态或含水量很少的大分子或细胞上进行的。

只有当物质含水量极低时才能说辐射效应的发生是直接作用，如引起烟草斑纹病毒的辐射效应，在干燥状态下所需剂量要比含水时高 100 ~ 1000 倍。因此，必须认识到单纯直接作用不能解释细胞内发生的全部效应。

2. 间接作用 (indirect effect)　是指放射线作用于体液中的水分子，引起水分子的电离和激发，形成化学性质非常活泼的一系列产物 - 自由基，如 $H^·$、$OH^·$、H_2O_2、$HO_2^·$、e_{aq}^- 等，继而作用于生物大分子引起损伤（图23-1）。由于机体的多数细胞含水量很高，一般达 70% 以上，所以细胞内生物大分子存在于含大量水分子的环境之中。因此，间接作用在辐射生物学效应的发生上占有十分重要的地位。

自由基 (free radical) 是指一些独立存在的、带有一个或多个不成对电子的原子、分子、基团或离子。自由基的最大特性是化学不稳定性和高反应性，寿命很短，$OH^·$（氢氧自由基）的平均寿命为 $10^{-9} \sim 10^{-8}$s。

电离辐射可通过直接引起靶分子电离和激发而发生物理、化学变化，生成生物分子自由基；电离辐射也可通过作用于生物分子的周围介质（主要是水）生成水解自由基，称次级自由基。自由基生成后迅速与生物分子起化学反应，两个自由基不配对电子相互配对，或是不配对电子转移给另一个分子，造成分子化学键的变化，引起生物分子破坏。自由基反应能不断地生成新自由基，继续与原反应物起反应，形成连锁反应，使生物分子损伤的数量不断扩大，直到出现歧化反应，生成两个稳定分子。电离辐射的这种作用方式称为电离辐射损伤的间接作用。在含水量很高的环境中，有机分子的放射损伤几乎全是由水的辐射分解产物自由基的作用引起，而且主要是由氢氧自由基和水合电子（e_{aq}^-）引起，H^- 自由基的作用比较小。水合电子的形成过程如下：电子在碰撞过程中丧失其大部分能量，当其能量水平降至 100eV 以下而未被捕获时，通过它自身的感应电场可以吸收若干水分子而形成一个结合状态的水合电子，这一过程称为水合。水合电子可以引起很多辐射化学反应。从辐射损伤的角度，氢氧自由基（OH·）和水合电子（e_{aq}^-）是水的两种最重要的自由基，生物分子的许多辐射化学变化都是与它们发生反应的结果，前者是强氧化性物质，后者是强还原性物质。在与自由基反应的生物大分子损伤的基础上，细胞代谢发生变化，细胞功能及其基本结构遭到破坏，从而引起亚细胞水平的损伤效应，导致组织器官损伤和全身一系列的代谢紊乱、功能障碍和病理形态变化。原发作用的机制多年来各国学者提出了许多不同的学说，主要有硫氢基学说、膜学说、靶学说、链锁反应学说、结构代谢学说等。

（二）电离辐射的继发作用

关于电离辐射中原发和继发作用的划分至今无确切的界线。有的将原发作用视为辐射能被吸收后，到机体出现明显症状之前所经历的一系列变化，而从此以后的变化则归入继发作用。继发作用的机制比较复杂，主要有：

1. 神经体液失调 巴甫洛夫关于神经整体论的学说，认为神经系统的功能状态对辐射的继发作用有较大影响。因此，在分析继发作用机制时，绝不能排除神经系统失调所引起的作用，特别是神经系统营养机能障碍对病理过程的发生所引起的影响。以血液和淋巴液为主要的体液是形成氧化剂的主要介质，因此，机体内部体液调节也是致病因素之一。

2. 细胞膜和血管壁的通透性改变 局部血管内皮的损伤使血管通透性发生改变，影响血液向组织和细胞供应营养致使损伤发展，这种障碍的产生可能是由于射线的直接作用，也可能间接由受照射部

位组织分解产物所引起。

3. 毒血症 在动物受照射后，细胞或组织中产生有毒的活性物质，正是这些物质导致进一步的放射损伤。放射损伤时毒血症的存在已有实验证明。毒素有原发毒素和继发毒素，如脂类氧化产生的过氧化物，称之为脂类放射毒素，属原发毒素。醌类及代谢过程中的有毒物质等为继发毒素，也可引起广泛反应。

机体的细胞、组织和器官一方面受到辐射能的损伤，并通过神经体液的作用引起继发损伤；另一方面生物分子和细胞也有修复、再生和代偿能力。损伤和修复的最后结果决定机体的预后，有时在损伤修复后，还可能由于生物大分子 DNA 改变，引起染色体畸变，基因突变、移位或丢失、而有可能出现远期效应，如致癌效应或遗传效应。总之，辐射生物学效应是非常复杂的，对其研究能促进放射医学及防护的发展，具有重要的意义。

三、辐射生物学效应分类

生物机体受到电离辐射作用时，根据照射剂量、照射方式以及效应表现的情况，在实际工作中常将电离辐射生物效应分类表述。

（一）按照射方式分

1. 外照射与内照射（external and internal irradiation）电离辐射源由体外照射人体称外照射。γ 线、中子、X 线等穿透力强的射线外照射的生物学效应强。放射性物质通过各种途径进入机体，以其辐射能产生生物学效应者称内照射。内照射的作用主要发生在放射性物质通过途径和沉积部位的组织器官，但其效应可波及全身。内照射的效应以射程短、电离强的 α、β 射线作用为主。

2. 局部照射和全身照射（local and total body irradiation）当外照射的射线照射身体某一部位，引起局部细胞的反应者称局部照射。局部照射时身体各部位的辐射敏感性依次为腹部＞胸部＞头部＞四肢。当全身均匀地或非均匀地受到照射而产生全身效应时称全身照射。

（二）按照射剂量率分

1. 急性效应（acute radiation effect）高剂量率照射，短时间内达到较大剂量，效应迅速表现。

2. 慢性效应（chronic radiation effect）低剂量率长期照射，随着照射剂量增加，效应逐渐积累，经历较长时间表现出来。

（三）按效应出现时间分

1. 早期效应（early effect）照射后立即或数小

时后出现的效应。

2. 远期效应（late effect）　亦称远后效应。照射后经历一段时间间隔（一般 6 个月以上）表现出的效应。

（四）按效应表现的个体分

1. 躯体效应（somatic effect）　受照射个体本身所发生的各种效应。.

2. 遗传效应（genetic effect）　受照射个体生殖细胞突变，而在子代表现出的效应。

（五）按效应的发生和照射剂量的关系分

1. 确定性效应（determinate effect）　旧称非随机性效应（no stochastic effect）。指效应的严重程度与照射剂量的大小有关，效应的严重程度取决于细胞群中受损细胞的数量或百分率。此种效应存在阈剂量。照射后的白细胞减少、白内障、皮肤红斑、脱毛等均属于确定性效应。

2. 随机性效应（stochastic effect）　指效应的发生率与照射剂量的大小有关，这种效应在个别细胞损伤（主要是突变）时即可出现。不存在阈剂量。遗传效应和辐射诱发癌变等属于随机性效应（图 23-2）。

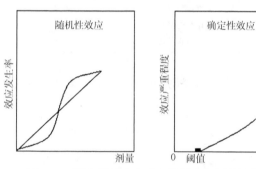

图 23-2　随机性效应和确定性效应与剂量的关系

第三节　放射防护的目的及基本原则

一、放射防护的目的和基本原则

（一）放射防护目的

核医学工作最主要的任务是利用放射性核素的核射线来诊断和治疗疾病以及开展医学研究，在其过程中需直接应用放射性核素及其标记物进行开放型操作，工作中存在着射线危害的条件，工作人员自身或患者的过量照射，都可能损害机体，造成不良后果。因此，在工作中必须重视放射防护（radiation protection），在充分利用核技术的同时，有效地控制其潜在的辐射危害。

放射卫生防护的目的是：

（1）防止放射生物效应中一切有害的确定性效应（determinate effects）的发生；

（2）降低放射生物效应中随机性效应（stochastic effects）的发生率，使其达到被认为可以接受的水平。

对于第一个防护目的即防止一切有害的确定性效应，是考虑到这一效应的严重程度与辐射剂量大小成正比，只要辐射量达到一定水平（阈值），就肯定有损伤，故为达到这一防护目的，应该避免一切不必要的照射；对于第二个防护目的，考虑到随机效应发生的概率与剂量有关，故对于即使具有正当理由、不得不进行的辐射活动，也必须合理限制在最低水平。

为了实现放射防护的最终目的，除了各项技术措施和手段的研究外，国家专门制定了放射防护有关法律、法规与条例以及放射防护标准，使放射防护有法可依，同时也可作为防护监督的依据。国际放射防护委员会（International commission of radiation protection，ICRP）作为国际上负责放射性使用防护与安全的专门委员会，定期出版年报、公开发表论文或建议书，推广放射防护领域的研究进展，确定防护措施，制订放射防护标准建议供各国采用，指导放射源的广泛应用。

（二）放射防护基本原则

一切使用放射源或产生辐射的实践活动以及放射性工作设施的选址、设计、监督、管理等，都必须遵守放射防护下列三条基本原则：

1. 放射实践正当化　为了避免不必要的照射，在实施带有电离辐射的任何工作实践之前，都必须进行正当化的论证，通过效益 - 代价分析，确认这种实践具有正当的理由，个人和社会从中所获得的利益远大于该实践项目可能对人体健康或环境产生的危害，否则不应当采取这种实践。

2. 放射防护最优化　避免一切不必要的照射，以最优化原则、用最微小的代价获得最大的净利益，从而使一切必要的照射保持在可以合理达到的最低水平。

3. 个人剂量限制化　个人所接受照射的剂量不应超过规定的限值，即用个人剂量限值标准来对个人所接受的辐射剂量加以限制。

二、放射卫生防护剂量限值

1. 放射工作人员的剂量限值　剂量限值是经过一次照射或在长期积累照射后，对机体损害最小和遗传效应概率最低的剂量。年当量剂量限值是在一年工作期间内所受外照射的当量剂量和摄入放射性核素到体内所产生的待积当量剂量两者之总和的限值。在制订剂量限值时，要同时考虑有害的确定性效应和随机性效应。

（1）为了防止确定性效应，应对任何工作人员的职业照射水平进行控制，使之不超过下述限值：

连续 5 年的年平均有效剂量 ≤ 20 mSv

任何一年中的有效剂量 ≤ 50 mSv

眼晶体的年当量剂量 < 150 mSv

四肢或皮肤的年当量剂量 < 500 mSv

放射性工作人员连续三个月内一次或多次接受总当量剂量照射不得超过年当量限值的一半；从事放射工作的育龄妇女所接受的照射，应严格按均匀的月剂量率加以控制。从事放射工作的孕妇、授乳妇（仅指内照射而言）和 16～18 岁的青年，不应在甲种工作条件下工作，也不得接受事先计划的应急照射。《基本标准》中年当量剂量是指在一年工作期间所受内、外照射的当量剂量，不包括天然本底辐射和医疗照射。

（2）为了限制随机性效应，全身均匀性照射的年当量剂量不应超过 50 mSv，非均匀性照射则按有效当量剂量计算，年有效当量剂量 (He) 应当满足下列等式：

$$He = \sum_T W_T H_T \leqslant 50mSv$$

式中 H_T 为组织或器官（T）的年当量剂量值（mSv）；W_T 为组织或器官（T）相对危险度的权重因子，即组织 T 的随机危险度与全身均匀照射的总危险度之比值。

（3）年摄入量限值，对由于摄入放射性核素而产生的内照射的防护标准，是采用年摄入量限值进行控制的。年摄入量限值是根据许多参数进行推导而确定的，其原则是保证在年摄入量限值以下，其产生的内照射剂量，不会超过年当量剂量限值。

2.公众个人剂量限值　对公众中个人照射的年当量剂量限值，一般是采用放射工作人员职业照射年当量剂量限值的十分之一来控制的，故年剂量当量应低于下列限值：

年有效剂量 ≤ 1 mSv

特殊情况下，如果 5 个连续年的年平均剂量不超过 1 mSv，则某一单一年份的有效剂量可提高到 5 mSv

眼晶体的年当量剂量 < 15 mSv

皮肤的年当量剂量 < 50 mSv

公众个人年剂量限值仅适用于成年人，在计算儿童由于摄入放射性核素而受到的有效当量剂量时，应考虑儿童在器官大小和代谢方面的差异，选择合适的模式。

三、核医学工作场所分级和分区

核医学的工作场所一般使用开放型放射性核素药物及少量封闭型放射源，从放射防护管理的实践及要求出发，首先要对放射工作场所进行确定，进行分级与分区。不同级别与区域的工作场所适用不同的放射防护要求。

1. 放射性工作场所的分级与分区

（1）根据我国新的《临床核医学卫生防护标准》（GBZ 120-2006），核医学的开放型工作场所按照操作放射性核素的权重活度分为三级，见表 23-1。

表 23-1　临床核医学工作场所分级 [1]

分级	权重活度 [2]，MBq
I	> 50000
II	50～50000
III	< 50

注：[1] 根据国际辐射防护委员会（ICRP）第 57 号出版物。

[2] 权重活度 = $\dfrac{\text{计划的日最大操作活度×核素毒性权重系数}}{\text{操作性质修正系数}}$

（2）供计算权重活度用的核医学常用放射性核素毒性权重系数见表 23-2。

表 23-2　核医学常用放射性核素的毒性权重系数

类别	放射性核素	权重系数
A	^{75}Se ^{89}Sr ^{125}I ^{131}I	100
B	^{11}C ^{13}N ^{15}O ^{18}F ^{51}Cr ^{67}Ge	1
	^{99m}Tc ^{111}In ^{113m}In ^{123}I ^{201}Tl	
C	^3H ^{81m}Kr ^{127}Xe ^{133}Xe	0.01

（3）依据核医学操作性质而确立的修正系数见表 23-3。

表 23-3　不同操作性质的修正系数

操作方式和地区	修正系数
贮存	100
清洗操作	10
闪烁法计数和显像	
诊断患者床位区	
配药、分装	1
给药	
简单放射药物制备	
治疗剂量患者床位区	
复杂放射性药物制备	0.1

2.核医学工作场所依据管理需要可以分为三区，即控制区、监督区和非限制区

（1）控制区：在其中连续工作的人员一年内受到照射剂量可能超过年限值 30% 的区域，如制备、分装放射性药物的操作室、给药室、治疗室患者的床位区等。

（2）监督区：在其中连续工作的人员一年内受

到照射剂量一般不超过年限值 30% 的区域，如使用放射性核素的标记实验室、显像室、诊断患者的床位区、放射性核素或药物的贮存区、放射性废物贮存区等。

（3）非限制区：在其中连续工作的人员一年内受到的照射剂量一般不超过年限值 10% 的区域，如工作人员办公室、电梯、走廊等。

3. 放射性工作场所分级分区的应用

（1）工作场所的防护要求：按照工作场所分级对活性实验室、病房、洗涤室、显像室等场所室内表面及装备结构的防护要求见表 23-4。

表 23-4　不同级别工作场所按室内表面和装备的要求 [1]

分级	地面	表面	通风橱[2]	室内通风	管道	清洗及去污设备
I	地板与墙壁接缝无缝隙	易清洗	需要	应设抽风机	特殊要求 [3]	需要
II	易清洗且不易渗透	易清洗	需要	有较好通风	一般要求	需要
III	易清洗	易清洗		一般自然通风	一般要求	只需清洗设备

注：[1] 根据国际辐射防护委员会（ICRP）第 57 号出版物
　　[2] 仅指实验室
　　[3] 下水道宜短，大水流管道应有标记以便维修

生产和操作放射性核素或药物的通风橱，在半开的条件下风速应达到一定要求，不小于 1m/s。排气口应高于附近 50m 范围内建筑物屋脊 3m，并设有药用炭过滤装置或其他专用过滤装置，排出空气浓度不应超过有关限值。

（2）放射性物质贮存的防护要求：放射性物质的贮存容器或保险箱应有适当屏蔽。放射性物质的放置应合理有序、安全可靠，易于取放，易于使用。放射性贮存室应定期进行剂量监测，无关人员不得入内。贮存和运输放射性物质时，应使用专门容器，取放容器中内容物时，不应污染容器，在运输时应有适当的防护。贮存的放射性物质应详细登记，内容包括生产单位、到货日期、核素种类、理化性质、活度和容器表面擦抹试验结果等。

（3）放射性药物操作的防护要求：操作放射性药物应有专门场所。药物使用前应有屏蔽，给药用的注射器应有屏蔽，具体操作时应在衬有吸水纸的托盘内进行，操作者应穿戴个人防护用品；放射性碘化物因具有挥发性，操作应在通风橱内进行，工作人员应注意甲状腺保护。在控制区和监督区内不得进食、饮水、吸烟，也不得进行无关工作及存放无关物品。

（4）放射性废物处理：控制区和监督区都应备有收集放射性废物的容器，容器上应有放射性标志。放射性废物应按长半衰期和短半衰期分别收集，并给予适当屏蔽；液体或固体放射性废物应及时从工作场所移去，固体废物和污染的针头、注射器和破碎的玻璃器皿等应贮存于不泄漏、较牢固并有适当屏蔽的容器内。I 级工作场所和有放射药物治疗任务的单位应设有污水池，存放放射性污水直到符合排放要求时方可排放。废原液和高污染的放射性废液专门收集存放。

四、放射防护监测

对放射性工作进行监测是放射防护评价和采取防护措施的主要依据，是放射防护工作中不可缺少的重要环节。

（一）工作场所监测

在使用挥发性或放射性气体的操作区应进行气体、气溶胶活性浓度监测；控制区、监督区应经常进行表面污染监测，各项监测结果详细记录，包括地点、日期、使用仪器型号和监测人员姓名。

1. 室内本底水平监测　放射性工作场所在正式使用前应对室内天然放射本底（natural background exposure）水平进行检测，了解有无因建筑材料中的放射性而增加的辐射，同时作为基础值便于以后的对照比较。在日常工作中，应定期进行室内本底水平和工作场所辐射水平的监测，若有异常必须进一步查明原因。

2. 空气中放射性浓度的监测　工作场所空气中的放射性物质监测除氡、钍及其衰变产物外，可根据工作场所使用的具体放射性核素进行总 β 射线放射性测定、空气中 ^{131}I 的测定等，测定结果用单位容积中的放射活性作为放射性浓度与标准值进行比较。

3. 表面污染的监测　在操作放射性核素的过程中难免发生工作场所内的工作台面、地面、墙面、设备表面等受到放射污染，应当定期进行监测，查明有无污染及污染水平与范围。

（二）个人剂量检测

个人剂量监测是为了了解受照射人员全身或某个器官可能受到的有效剂量当量。

1. 外照射剂量监测　佩带各种个人剂量仪。个

人剂量仪应佩带在左胸位置，了解全身受照射的剂量，也可以佩带在甲状腺、生殖腺等部位表面，了解该组织所受照射剂量，必要时可在手指、腕部加戴剂量仪监测局部剂量。进入控制区的工作人员或处理事故人员应常规进行个人剂量监测，都应该佩带个人剂量仪。

2. 体内放射性测定　对进入人体内的放射性核素，可以用两类方法测定它们在体内的含量。第一类方法是直接测定或全身整体计数，直接测定人体内的总放射性；第二类方法是间接测定或生物样品测定，测定生物样品放射性，籍以推算其进入人体的初始含量。

3. 生物个人剂量　在一定的剂量范围内，人体内的某些生理、生化指标随剂量而变化，如人体内染色体畸变和剂量的关系很大。通过生物个人剂量监测，将有助于较为准确地估算人体受照射后的吸收剂量。

（三）环境剂量监测

放射工作单位的环境防护监测，包括对废物排放、运输、是否发生事故等可能污染周围环境的监测。

1. 环境自然放射性本底监测　测定项目包括地区天然 γ 辐射水平、土地中总 α、总 β 放射活性、邻近水源中总放射活性等。必要时还应做放射性核素分析，以作为放射防护的重要参考资料。

2. 地面 γ 辐射水平监测　地面 γ 辐射水平是比较稳定的，当受到 γ 放射性核素污染时，地面 γ 辐射水平会增高。在监测区，可用网状式布点进行普测，再选重点进行经常性监测。

3. 土地中放射性核素测定　除本底监测中应分析和测定天然放射性核素铀、镭、钍外，在常规监测中，重点是分析所使用的放射性核素，发现污染程度及放射性核素在土壤中积累情况。

4. 环境中放射性气溶胶的监测　放射性气溶胶常常随着通风系统向周围环境中扩散，需定期监测有无超标。

第四节　放射防护的措施与方法

一、外照射防护

在核医学工作实践中，若放射源位于体外，其释放出的射线作用于机体称为外照射（external irradiation）。外照射的放射源既有封闭型，也有开放型。用外壳封闭、一般不向周围扩散、不污染环境的放射源称为封闭源；在使用和操作过程中，能向周围扩散、污染环境并可能进入机体的放射源称为开放源。外照射防护既要针对开放源，又要针对封

闭源，防护目的在于将辐射损害控制到可以合理做到的最低水平。外照射的特点是受照射的剂量与放射性核素的活度及照射时间成正比，与照射距离的平方成反比。因此，外照射主要采取以下三种方法进行防护，称为外照射防护三要素。

（一）时间防护

在相同的辐照场下，照射时间越长，接受的剂量就越大，因此，在保证顺利完成工作任务的前提下，应尽可能缩短操作或接触放射源的时间、减少在辐射场不必要的停留，以达到减少受照剂量的目的。时间防护的具体措施有：加强专业基础训练，严格采取岗前培训和岗位职务学习等方法来熟练掌握操作技术和规程，操作熟练，动作迅速，必要时作空白试验；严格限制无关人员在放射源附近作不必要的停留；对难以在短时间内由单人独立完成的技术工作，可采取按工作顺序分工、接力的方式进行。

（二）距离防护

增大与放射源之间的距离可以降低受照射剂量。对于一个点状源，按照受照射剂量与距离的平方成反比的规律，距离增加一倍，剂量率将降低至原来的四分之一。因此，在保证完成工作任务的前提下，应尽可能采取加大工作人员和放射源之间的距离、以减少受照剂量的方法。具体技术措施有：根据工作特点选用远距离操作器械如镊子、长柄钳、机械手直至远距离自动控制装置等，以加大放射源和工作人员之间的距离，达到防护目的。

（三）屏蔽防护

屏蔽防护是根据射线在通过物质与物质相互作用时由于电离、激发和其他类型作用导致射线能量被物质吸收而减弱或产生散射后而被减弱的原理，在工作人员和辐射源之间加上一层具有一定厚度的屏蔽物以减少外照射剂量的方法。具体技术措施有：在放射性核素发生器前面使用铅防护屏，对患者给药或摆位时使用防护屏或注射器屏蔽套，个人使用铅眼镜、穿铅防护衣等等。

屏蔽防护是十分有效的防护方法，屏蔽材料种类和厚度的选择取决于辐射的类型、放射源活度以及经屏蔽材料屏蔽后可以接受的剂量率。一般要求根据不同射线来选择不同密度的物质作为屏蔽材料，屏蔽厚度要以工作中可能使用的最大活度放射源加上安全系数来计算，同时屏蔽形式要适合工作环境、便于操作并且不产生散射。

α 射线质量较大，在空气中的射程短，穿透力弱，很容易被物质吸收，一张普通的纸就能完全阻挡其

穿透，因此，α粒子不存在屏蔽问题。β射线的穿透能力比α射线强，在射线与物质相互作用时还可能产生轫致辐射，而且常用的β辐射源能量不高，因而，β射线的屏蔽材料可以选择轻质屏蔽材料即低原子序数物质（low atomic number material），如有机玻璃、塑料等，厚度1cm左右就可阻挡β射线的穿透，若以高密度物质作屏蔽反而容易产生较强的轫致辐射。γ射线具有很强的穿透能力，它在与物质的相互作用中，通过光电效应、康普顿效应和电子对生成效应而使自身能量不断减弱，因此对γ射线的屏蔽多采用高原子序数物质（high atomic number material），材料越厚效果越好，但γ射线在屏蔽材料中的衰减是服从指数规律的，即意味着不论用多厚的材料、密度多大的物质来屏蔽，总不可能将γ射线完全阻挡和吸收，只是将其屏蔽到被认为可以接受的安全剂量水平之下。最常用的γ射线和χ线的屏蔽材料是铅、混凝土、水和钢铁，屏蔽材料的厚度通过计算来确定。

二、内照射防护

在临床核医学工作中，使用放射性核素药物作诊断、治疗或基础研究，若放射源需进入体内，然后分布在组织或器官中，形成的照射称为内照射（internal irradiation）。对于医疗用途而言，放射性核素引入体内是为了实现诊断和治疗目的的需要，如各种放射性核素显像、甲亢[131]碘内照射治疗等等。而对于工作人员，应严格防止放射性核素进入体内，因为一旦放射性核素无论何种原因进入体内，如吸入放射性物质污染的空气、饮用放射性核素污染过的水、食用放射性物质污染过的食物、放射性核素透过皮肤吸收和伤口进入等等，都不可避免的会对机体形成内照射而造成一定危害。因此，内照射防护重在控制放射性核素进入体内的各种预防性措施和各种去污染技术措施，即重在危险因素的控制。

内照射的危险在一定程度上比外照射更为严重，特别是半衰期长、体内蓄积期长、排除速度慢、毒性大、可导致多器官受损的放射性核素，所引起的电离辐射损害更严重。内照射防护的基本原则是防止或减少放射性物质进入体内，对放射性核素可能进入体内的途径予以防范，对必要的诊断和治疗中放射性核素的使用正确选择剂量和用药途径等。

（一）预防性措施

1.核医学工作规范化　严格按照国家各项法律、法规和条例从事放射性工作，遵守操作规程和各种诊疗常规及各项放射工作制度，执行放射防护标准。放射性工作严格控制在限定的区域内进行，避免放射性物质向周围污染扩散；操作挥发性放射性核素应在通风橱内进行，工作场所保持通风，风向从低活性区向高活性区流动；严格放射性工作场所的三区配置，减少在活性区不必要的停留。

2.放射性污染控制水平　放射性污染的控制，本质上是对内照射危险度的控制。防止放射性污染可减少经呼吸道吸入和经皮肤接触吸收放射性核素，因此，对开放型工作场所需建立良好的工作环境（通风柜、手套箱等），严格控制和减少放射性污染。国家辐射防护规定专门给出了放射性工作场所的工作台面、设备表面、墙面和地面等物体表面的放射性污染的控制水平及衣物甚至皮肤的污染控制水平（表23-5）。对工作环境、周围环境中空气、水源和食品以及衣物与仪器设备等表面的污染情况应定期监测。

表23-5　放射性物质表面污染控制水平（Bq/cm²）

表面类型	核素毒性权重系数分类		
	A	B	C
控制区表面和设备表面	30	300	3000
监督区和非限制区表面个人被服、医院床单等	3	30	300
身体表面	3	30	300

注：核素毒性权重系数分类见表23-2

（二）安全操作

1.安全操作要求　熟练掌握操作技术和严格遵守实验室规章，工作前认真细致的做好各项前期准备；熟悉各种放射性核素或制剂的技术数据及相关资料以便安全使用，同时严格掌握放射性药物在临床各种疾病诊断与治疗的适应证与禁忌证，工作中严格按照操作规程进行操作，使用过的放射性用品按防护规定进行处理。

2.个人防护　重视使用相应的个人防护用具，如口罩和手套。对于工作人员防止放射性核素进入体内的最有效和最常用的个人防护用品是口罩，目前已发展多种结构不同的口罩，从普通纱布口罩、有机塑料口罩、工业口罩到高效防护口罩、药用炭防护面具、滤过面具等等。对口罩的要求应当是滤过效率高而阻力小，能比较好的解决鼻翼处的侧漏而又简单方便；大多数的核医学工作场所，只要不产生气体和粉尘，采用纱布口罩就可以了。手套有医用手套、工业用橡皮手套及铅橡皮手套等，除了开瓶分装、搬运重物可用较厚的橡皮手套外，大多数情况下做较精细的操作，采用医用手套即可，但要注意不要有裂隙。其他还有工作服、工作鞋、工作帽、袖套等个人防护用品，可根据工作场所的操作情况分别选用。

工作完毕后应及时清理各种用具，用药用炭肥皂洗手，清除污物并对工作面和环境做有无放射性污染的检查，工作中应佩带个人剂量仪，定期体检，建立健康档案。

（三）放射性污染去污及废物处理

1. 放射性污染清除方法

（1）一般原则 在开放型放射性工作操作中，一些器皿不可避免地会受到放射性核素的污染，操作不小心时，实验台面、墙面、地面甚至于体表也可能会受到放射性核素污染。一旦发生放射性污染，应立即采取相应措施控制和清除，防止污染的扩大和蔓延，基本原则如下：①尽快去污；②配制合适的去污剂；③合理选择去污方法（浸泡、冲刷、淋洗和擦拭等）；④去污过程中防止交叉和扩大污染；⑤去污过程所产生的废液或废物要作为放射性废物处理；⑥去污时同样要做好放射防护。

（2）具体方法 ①一般性去污：在放射性核素操作一般日常工作中所使用用过的各种容器或工具，除一次性用品按放射性废物集中处理外，可用肥皂或合成洗涤剂反复进行冲刷，去污效果即可达到规定要求，对于光洁度较高的玻璃器皿，反复用流动水冲洗即可。仪器与设备若用常规清洁方法去污达不到标准要求时，可用特殊方法去污。防护服装、个人衣物、床上用品有污染时应放入储存器，待衰变达到可接受水平以下时予以清洗，测量合格后作为干净衣物对待。②事故性去污：若有放射性溶液溅洒到工作台面或地面，应立即用吸水材料将其吸干，再用湿布或湿棉球等反复由外向内擦洗，直到表面污染程度降至规定的控制水平以下，必要时作出污染区域标记，切忌冲洗或拖洗以免使污染区范围扩大；工作台面长半衰期放射性核素（$T_{1/2} > 30d$）污染时，应剥离表面或长期覆盖。③体表去污：皮肤污染立即用水冲洗，可用软毛刷轻柔刷洗，防止损伤皮肤；头发污染可用洗发液、3% 柠檬酸溶液或 EDTA 溶液冲洗头发；眼睛污染时可用洗涤水反复冲洗；伤口污染时应根据情况先予止血，再用 0.9% 氯化钠或 3% 双氧水冲洗伤口。

常用的皮肤去污剂有：①EDTA 溶液：乙二胺四乙酸四钠（EDTA-Na$_4$）10g 溶于 100ml 蒸馏水配制而成；②高锰酸钾溶液：高锰酸钾 6.5g 溶于 100ml 蒸馏水配制而成；③亚硫氢酸钠溶液：亚硫氢酸钠 4.5g 溶于 100ml 蒸馏水配制而成；④复合络合剂：5g EDTA-Na$_4$、5g 十二烷基磺酸钠、35g 无水碳酸钠、5g 淀粉混合溶于蒸馏水 1000ml 配制而成；⑤EDPA 溶液：二乙撑三胺五乙酸（EDPA）7.5g 溶于蒸馏水 100ml 配制而成。

2. 放射性废弃物处理

（1）固体废弃物可采用放置衰变法进行处理，即在专用设备中存放至大约 10 个半衰期或剂量检查达到允许水平后，作为非放射性一般废弃物处理。

（2）低浓度放射性气体和气溶胶应经排风净化系统处理，通过实验室内的通风柜排气管排入大气，利用大气使其稀释和扩散，对排气管道要求高于 50m 内建筑物 3m 以上。

（3）工作中的低放射性污染废水用稀释、净化等措施处理，符合要求后排放并对排放水定期进行监测，修建或改建实验室时要修建专用的放射性废水下水系统。长半衰期放射性溶液以及核素分装后废用的放射性溶液采取缩小体积、收集后封闭贮存的方法处理，待其放射性衰变到规定要求以下时即可作为非污染液排放，或可按规定送到放射性废液处理场所。

第五节　辐射量及其单位

辐射量及其单位主要是用来描述辐射场的性质、射线与物质相互作用时能量的转移关系以及反映与辐射生物效应相关的一些量和单位。

一、照射量及其单位

照射量（exposure dose，X）是度量 X 射线、γ 射线对空气电离能力的量，可间接反映 X、γ 辐射场的强弱，其定义是：X 或 γ 射线的光子在质量为 dm 的空气中释放出来的全部电子完全被空气所阻止时，在空气中产生任一种符号的离子总电荷的绝对值 dQ 与空气质量 dm 之比，即：

$$X = dQ/dm$$

照射量的单位是库仑/千克（C/kg）。

单位时间内的照射量称为照射量率，单位为库仑/（千克·秒）[C/（kg·s）]。

照射量和照射量率只对空气而言，仅适用于 X 线和 γ 射线。

二、吸收剂量及其单位

吸收剂量（absorbed dose，D）是指单位质量的被照射物质 dm 在受到照射后吸收任何电离辐射的平均能量 dE，是用来说明物质接受照射后吸收能量多少的一个物理量。

$$D = dE/dm$$

吸收剂量的单位是戈瑞（Gy），1Gy 等于 1 千克（kg）的受照物质吸收 1 焦耳（J）的辐射能量，即：

$$1Gy=1J/kg$$

单位时间内的吸收剂量称为吸收剂量率，单位为戈瑞/秒（Gy/s）。

三、当量剂量

当照射达到一定吸收剂量后，受照者发生的生物效应还不仅仅只与吸收剂量有关，它还取决于辐射的种类和照射条件。对于不同种类的射线及不同的照射条件，在相同的吸收剂量下所产生的生物效应其严重程度或发生率是不同的，为统一各种射线所致生物效应的剂量以便比较，国际辐射防护委员会（ICRP）提出了当量剂量（equivalent dose）的概念。其定义是：组织中某点处的当量剂量是吸收剂量 D、辐射权重因素（radiation weighting factor, Q）的乘积，即：

$$H=D \cdot Q$$

式中，D 为吸收剂量，Q 是与射线种类有关的修正因素即辐射权重因素，可反映不同类型辐射诱发损伤的发生概率和严重程度，不同种类的射线其辐射权重因素见表23-6。

当量剂量的单位是希沃特（Sv）。由于辐射权重因素 Q 为不带单位的无量纲量，所以希沃特（Sv）的度量与吸收剂量相同，即焦耳/千克（J/kg）。

单位时间内的当量剂量称为当量剂量率，单位为希沃特/秒（Sv/s）。

表23-6　不同种类射线的辐射权重因素

射线种类	Q
X、γ射线及β粒子	1
中子	5～20
质子	5
α粒子	20

进入体内的放射性核素对组织的照射不是很快就完成的，即它在时间上是分散开的，能量的沉积随放射性核素的衰变而逐渐给出，因此，射线能量转移在时间上的分布随放射性核素的衰变以及其后的生物动力学行为而变化，为了度量这种随时间分布的当量剂量，引入待积当量剂量的概念。待积当量剂量是指个人在单次摄入放射性核素以后，某一

特定组织中所接受的当量剂量率在一定时间内的积分。当没有给出具体的时间期限时，对于成年人隐含 50 年时间期限，对于儿童隐含 70 年时间期限。在放射防护剂量限值所要求的放射工作人员剂量限值中，是以一年为时间期限即年当量剂量。

四、有效剂量

当量剂量用来描述人体受电离辐射的危害程度，可以反映不同种类、不同能量的射线以及不同照射条件下产生生物效应的差异，但它是以组织或器官中某一点的吸收剂量乘以辐射权重因素而求得的，而实际人体受照时不可能只在组织或器官的某一点上受到照射，因此，有效剂量（effective dose, E）被定义为人体各组织或器官的当量剂量乘以相应的组织权重因数后的和，以下式表示：

$$E = \sum_{T} \omega_T \cdot H_T$$

式中：H_T——组织或器官 T 所受的当量剂量；
ω_T——组织或器官 T 的组织权重因数。

乘以该因素是为了考虑不同器官或组织对发生辐射随机性效应的不同敏感性，不同组织或器官的组织权重因素见表23-7。

表23-7　不同组织或器官的组织权重因素

组织或器官	组织权重因素	组织或器官	组织权重因素
性腺	0.20	肝	0.05
（红）骨髓	0.12	食道	0.05
结肠	0.12	甲状腺	0.05
肺	0.12	皮肤	0.01
胃	0.12	骨表面	0.01
膀胱	0.05	其他组织或器官	0.05
乳腺	0.05		

思 考 题

1. 放射防护的基本原则是什么？
2. 外照射的防护措施有哪些？

（秦永德　梁　君）

附　　录

附表 1　常用的体外分析项目、参考正常值和临床意义

测定物质	参考正常值	临床意义
* 总甲状腺素 (TT4)	57.87 ~ 154.32nmol/L (4.5 ~ 12mg/dl)	↑甲亢； ↓甲减，受 TGB 影响呈正相关
* 总三碘甲状腺 原氨酸 (TT3)	1.078 ~ 3.08ng/dl (70 ~ 220ng/dl)	同 TT4
* 游离甲状腺素 (FT4)	10.3 ~ 25.12pmol/L (1.4 ~ 4.4pg/dl)	↑甲亢； ↓甲减，不受 TGB 影响
* 游离三碘甲状腺原氨酸 (FT3)	0.078 ~ 0.244pmol/L	同 FT4，更敏感
* 促甲状腺素 (TSH)	0.3 ~ 5.6μU/ml	↑原发性甲减； ↓垂体性、下丘脑性甲减、甲亢
促甲状腺素释放激素 (TRH)	19 ~ 137pg/ml	↑原发性、垂体性甲减； ↓下丘脑性甲减
反 T3(rT3)	25 ~ 75ng/dl	↑甲亢，低 T3 综合征； ↓甲减，诊断价值不如 TT3、TT4
* 甲状腺结合球蛋白 (TBG)	11.4 ~ 33.9μg/ml	↑甲退，妊娠，服用避孕药、雌激素等 ↓甲亢，肾病综合征，营养不良，服用雌激素等
甲状腺球蛋白抗体 (Tg-Ab)	< 30%	↑桥本氏病，甲亢，其他自身免疫性疾病
甲状腺微粒体抗体 (Tm-Ab)	< 20%	同 Tg-Ab
甲状腺过氧化物酶抗体 (TPO-Ab)	20 ~ 2000U/ml	反映甲状腺自身免疫状态
促甲状腺素受体抗体 (TRAb) 又称甲状腺刺激 性抗体 (TSAb)、甲状腺 刺激性免疫球蛋白 (TSI)	< 15U/L	主要为甲亢病因鉴别 GD 病升高，其他类型甲亢呈阴性
甲状旁腺素 (PTH$_{1-84}$)	10 ~ 70pg/ml	↑原发性、继发性甲旁亢； ↓甲旁减、高血钙
降钙素 (CT)	< 50pg/ml	↑甲状腺髓样癌，肾衰竭，小细胞肺癌复发，前列腺癌早期诊断，判断预后，任何原因引起骨质疏松，包括甲状腺、甲状旁腺、老年病等
血清骨钙素 (BGP)	4.75±1.33μg/L	研究骨疾病和骨代谢性疾病
生长激素 (GH)	儿童：< 20ng/ml 成人：男 < 20ng/ml 女 < 10ng/ml	↑垂体 GH 瘤，异位 GH 分泌综合征，GH 不敏感性侏儒； ↓垂体功能低下，垂体性侏儒，肾上腺皮质功能亢进
胃泌素 (Gastrin)	< 140pg/ml	↑胃泌素瘤，萎缩性胃炎 A 型
胃动素 (Motilin)	326.0±58.0pg/ml	胃动力性疾病研究
* 胰岛素 (INS)	空腹：14.7±8.7μU/ml 馒头餐后（释放试验）： 1h：75.8±43.8μU/ml 2h：58.2±38.1μU/ml 3h：2.4±20.6μU/ml	↑胰岛细胞瘤；糖尿病分型： 低平：Ⅰ型； 高峰后移：Ⅱ型

测定物质	参考正常值	临床意义
胰岛素抗体 (INS-Ab)	<3.5%	↑糖尿病用胰岛素治疗产生抗体
*C-肽 (C-P)	空腹: 0.4±0.20pmol/ml 馒头餐后: 1h: 1.68±0.98pmol/ml 2h: 1.22±0.83pmol/ml 3h: 0.65±0.42pmol/ml	↑胰岛细胞瘤; 测定用胰岛素治疗患者的 B 细胞功能; 胰岛移植中判断移植物是否存活; 糖尿病分型: 低反应或延迟低反应 I 型; 延迟型或延迟高反应 II 型
胰高血糖素 (glucagons)	0～60.27pmol/L (30～210pg/ml)	↑胰高血糖素瘤
*皮质醇 (cortisol)	8am: 160～632.5nmol/L 4pm: 82.77～303.5nmol/L (3～11μg/dl)	↑垂体前叶, 肾上腺皮质功能亢进, 异位 ACTH 瘤; ↓垂体前叶, 肾上腺皮质功能减退
促肾上腺皮质激素 (ACTH)	6～68pg/ml	↑垂体性肾上腺皮质功能亢进, 异位 ACTH 瘤, 原发性肾上腺皮质功能减退; ↓垂体前叶功能减退, 原发性肾上腺皮质功能亢进
醛固酮 (ALD)	卧位: 60～170pg/ml 立位: 65～300pg/ml	↑原发性醛固酮增多症, 肾性、肾血管高血压
肾素活性 (PRA)	卧位: 0.42±0.37ng/ml.h 立位: 2.97±1.02ng/ml.h	↑肾性、肾血管性高血压; ↓原发性醛固酮增多症;
血管紧张素 II (Ang II)	卧位: 0.42±0.12pg/ml 立位: 85.3±30.0pg/ml	原发性高血压分型同于 PRA
心钠素 (ANP)	100～250pg/ml	↑心衰, 甲亢, 肾功衰, 高血压, 失代偿性肝硬化 (伴腹水), 糖尿病患者胰岛素不足, 小儿重症肺炎, 新生儿窒息; ↓甲退, IV度心功能不全, 病毒性脑炎及化脓性脑炎
内皮素 (ET)	50.8±7.58pg/ml	最强的收缩血管物质, 适用于心血管疾病, 呼吸系统疾病, 消化系统疾病, 妇产科疾病的诊断
肿瘤坏死因子 (TNF)	1.14±0.40ng/ml	测定血清和体液中 TNF 浓度, 用于基础医学和临床多种疾病的诊断和研究
血栓素 B₂、前列环素 (TXB₂、PGI₂)	TXB₂: 74.03±17.42pg/ml PGI₂: 89.63±22.60pg/ml	TXB₂ 是强力促进血管收缩和血小板聚集的生物活性物质; PGI₂ 为血管内皮细胞合成和释放的另一种抗血小板聚集和舒张血管的生物活性物质, 对临床血栓形成发病预测、疗效判断有重要意义
肌红蛋白 (Mb)	<80ng/ml	↑急性心肌梗死, 骨骼肌损伤
降钙素基因相关肽 (CGRP)	50.6±26.5pg/ml	临床应用心肌缺血, 脑卒中, 高血压, 体外循环, 血管再通, 移植
神经肽 Y(NPY)	145.1±44.1pg/ml	与应急反应有关, 心脑血管疾病
神经降压素 (NT)	血浆直接测定: 67.43±30.55pg/ml 血浆提取测定: 66.19±28.68pg/ml	用于研究心血管疾病, 消化道疾病, 神经系统疾病; 例如: ↑肝癌、胰腺癌、小肠癌
瘦素 (Lep)	5.60±1.30ng/ml	研究心脑血管性疾病
白细胞介素 1β(IL-1β)	0.190±0.060ng/ml	研究血液病, 风湿类风湿, 结核
白细胞介素 2(IL-2)	5.0±1.5ng/ml	研究肿瘤, 心血管病, 肝病, 红斑狼仓, 麻风病, 艾滋病等
白细胞介素 4(IL-4)	0.78±0.33ng/ml	研究过敏性疾病
白细胞介素 6(IL-6)	108.85±41.48pg/ml	研究机体损伤, 免疫, 炎症等

测定物质	参考正常值	临床意义
白细胞介素 8(IL-8)	0.323±0.06ng/ml	炎症细胞因子，研究炎症、创伤和免疫疾病
粒细胞-巨噬细胞集落刺激因子(GM-CSF)	0.44±0.14ng/ml	↑急性粒细胞白血病，严重创伤感染，风湿，血小板紫癜，肿瘤 ↓免疫功能低下者
红细胞生长素(EPO)	1.17±0.20ng/ml	↑肾、肾上腺、肝、平滑肌肿瘤；发育不全性贫血、缺铁、地中海、巨细胞贫血等； ↓肾病、慢性感染、代谢紊乱、甲低、营养不良性贫血等
转化生长因子-α(TGFα)	5.9±1.6pg/ml	↑肿瘤，促进和诱发肿瘤转化
胰岛素样生长因子Ⅱ(IGFⅡ)	0.44±0.14ng/ml	研究心血管病，内分泌疾病，神经系统疾病，肿瘤，肾功衰，创伤，骨折，骨质疏松等
类淀粉样蛋白β(β-AP)	39.0±5.5pg/ml	参与脑内老年斑形成，诊断AD病
人表皮生长因子(EGF)	2.8～80μg/ml	肿瘤诊断和炎症修复
*泌乳素(PRL)	男：0.04～0.48nmol/L (1～12ng/ml) 女：0.16～0.84nmol/L (4～21ng/ml)	↑妊娠，垂体瘤，闭经泌乳综合征
*促卵泡激素(FSH)	男：3～31mU/ml 女：3～40mU/ml	↑原发性卵巢、睾丸功能减退，月经周期中峰值，预报排卵； ↓垂体—下丘脑性卵巢、睾丸功能减退
*促黄体生成素(LH)	男：5～23mU/ml 女：6～217mU/ml	同上
*雌二醇(E2)	男：0～257pmol/L (0～70pg/ml) 女：88.1～1156.3pmol/L (24～315pg/ml)	↑妊娠、肝硬化、卵巢癌、月经周期中峰值，预报排卵； ↓垂体、卵巢性闭经、不孕
*雌三醇(E3)	35～1387ng/ml	妊娠监测胎儿发育
*孕酮(P)	0～25ng/ml	↑妊娠，月经周期中排卵后出现峰值； ↓无排卵闭经、功能性子宫出血、黄体功能不全
*睾酮(T)	男：260～1250ng/dl 女：2～94ng/dl	↑睾丸间质细胞瘤、女性男性化肿瘤、多囊卵巢综合征； ↓睾丸发育不全、垂体、甲状腺功能减退
*绒毛膜促性腺激素(HCG)	<120U/L	↑绒癌＞葡萄胎＞妊娠＞异位妊娠＝死胎、睾丸胚胎癌，动态观察 提示预后；与LH有交叉反应
*特异绒毛膜促性腺激素(β-HCG)	<20U/ml	同HCG，但与LH无交叉反应
*铁蛋白(Ferritin)	8～138ng/ml	↑再生障碍性贫血，肿瘤，尿毒症； ↓缺铁性贫血
*叶酸(FA)	3.5～8.6ng/ml	↓营养性巨幼细胞贫血
*维生素B₁₂(VitB₁₂)	145～970pg/ml	↑白血病； ↓营养性巨幼细胞贫血
*癌胚抗原(CEA)	<15ng/ml	↑消化道肿瘤，胰腺癌，胆囊癌，乳腺癌，肺癌
*糖类抗原CA-50	<20U/ml	↑胰腺癌，胆囊癌，肝癌，卵巢癌，子宫癌
*糖类抗原CA-125	<37.2U/ml	↑卵巢癌，胰腺癌，肺癌，结肠癌，乳腺癌
*糖类抗原CA-199	<40U/ml	↑胰腺癌，胃、肝胆癌，结肠癌

测定物质	参考正常值	临床意义
糖类抗原 CA-153	10～200U/ml	↑乳腺癌，肺癌，卵巢癌
糖类抗原 CA-242	10～200U/ml	↑胰腺癌，与良性肝胆疾病鉴别诊断
糖类抗原 CA-724	1～2U/ml	↑胃癌最明显，其次其他胃肠道肿瘤，乳腺癌，肺癌，卵巢癌
铜蓝蛋白 (CP)	394±72mg/ml	↑肝癌，胃癌，肠癌，食道癌，胰腺癌，肺癌，恶性葡萄胎，绒癌，肠道梗阻及胆汁淤积，白血病 ↓肝豆状核变性，肾病综合征，营养不良，溃疡性结肠炎等
鳞状上皮癌抗原 (SCC)	>1.5ng/ml	宫颈鳞癌，皮肤癌，肺癌，食道鳞癌诊断、疗效观察和预后
组织多肽抗原 (TPA)	<120U/L	↑肺癌，结肠癌，胰腺癌，胃癌，乳腺癌，恶性淋巴瘤，膀胱癌；对肺癌病程分期、监测和预后估计更有价值
* 甲胎蛋白 (AFP)	<20ng/ml	↑原发性肝癌，妊娠
DNA 聚合酶 (DNA-P)	(-)	(+) 原发性肝癌，胃癌，食道癌，结直肠癌，肺癌，脑癌等
超氧化物歧化酶 (SOD)	164～575ng/ml	↓老年病，糖尿病，类风湿关节炎，溶血性贫血，脑血管意外，恶性肿瘤等
*β_2- 微球蛋白 (β_2-MG)	血清：0.6～2.8μg/ml 尿：32～360μg/dl	↑肾小球滤过功能降低，肿瘤 ↑肾小管重吸收功能降低
尿白蛋白 (ALB)	1.5～12ng/dl	↑肾小球滤过功能受损
尿糖蛋白 (THP)	29～44mg/dl	↓肾脏病变使远曲小管细胞减少
尿免疫球蛋白 (IgG)	0～9μg/ml	↑肾小球严重受损
脱氧核糖核酸抗体 (DNA-Ab)	<20%	↑系统性红斑狼仓等
甲型肝炎 IgM 抗体 (HAV-IgM-Ab)	(-)	(+) 急性 HAV 感染
乙型肝炎表面抗原 (HBsAg)	(-)	(+) 急、慢性 HBV 感染，HBsAg 携带者
乙型肝炎表面抗体 (HBsAb)	(-)	(+) 乙型肝炎恢复期，注射乙肝注射乙肝疫苗后
乙型肝炎 e 抗原 (HbeAg)	(-)	(+) 急性 HBV 感染，HBV 在肝细胞内复制
乙型肝炎 e 抗体 (HbeAb)	(-)	(+) 慢性 HBV 感染
乙型肝炎核心抗原 (HbcAg)	(-)	(+) 同 HbeAg
乙型肝炎核心抗体 (HBcAb)	(-)	IgM(+)：急性 HBV 感染； IgG(+)：既往感染过 HBV
丙型肝炎抗体 (HCV-Ab)	(-)	(+) 急慢性 HCV 感染
地高辛 (DIG)	1～2ng/ml	>2ng/ml 易中毒
苯妥英钠 (DPH)	10～20μg/ml	>20μg/ml 易中毒
苯巴比妥 (luminal)	10～25μg/ml	>30μg/ml 易中毒
胆酸 (CG)	<260μg/dl	↑肝炎，肝硬化，肝癌，胆囊炎，胰头癌，胆石症
透明质酸 (HA)	57±27ng/ml	↑肝肾功能受损，慢活肝，肝硬化
层粘连蛋白 (LN)	115.7±17.3ng/ml	↑肝硬化等
人 III 型前胶原 (hpc III)	<120μg/L	↑急性肝炎、慢活肝、代偿性肝硬化、失代偿性肝硬化、肝硬化合并肝癌
TV 型胶原 (IV·c)	47.7±15.0	↑慢性肝炎、肝硬化、肝硬化合并肝癌
神经元烯醇化酶 (NSE)	<15ng/ml	↑小细胞肺癌
细胞角蛋白 (Cyfra21-1)	<3.3ng/ml	↑非小细胞肺癌
环磷酸腺苷 (cAMP)	23.1±7.7pmol/ml	↑甲亢，甲旁亢，急性心梗，肝硬化，尿毒症等； ↓甲减，甲旁减
环磷酸鸟苷 (cGMP)	4.6±0.7pmol/ml	↑恶性肿瘤，尿毒症，肝硬化，甲亢，甲旁亢，妊娠等

续表

测定物质	参考正常值	临床意义
前列腺特异抗原 (PSA)	0.9 ～ 100ng/ml	↑前列腺增生或前列腺癌
前列腺酸性磷酸酶 (PAP)	2.5 ～ 160ng/ml	↑提示前列腺癌
胆囊收缩素	<1.12pmol/L	促胆囊收缩
P 物质 (SP)	42.91±7.7pg/ml	刺激胃肠蠕动

注：1. 表中带 * 的项目为化学发光或时间分辨荧光免疫分析也能开展的项目；

2. 本表所列参考正常值随地区不同，试剂厂家不同存在差异，仅供参考

附表 2 核医学常用放射性核素主要参数表

核素名称	常用核素符号	半衰期	衰变方式	主要射线和能量 (MeV)
碳 (Carbon)	^{11}C	20.3min	E.C., β+	γ 0.511 (200%)
氮 (Nitrogen)	^{13}N	10min	β+	γ 0.511 (200%)
氧 (Oxygen)	^{15}O	122s	E.C., β+	γ 0.511 (200%)
氟 (Fluorine)	^{18}F	109.8min	E.C., β+	γ 0.511 (200%)
磷 (Phosphorus)	^{32}P	14.3d	β-	β 1.71 (100%)
钴 (Cobalt)	^{57}Co	270d	E.C.	γ 0.122 (86%)
	^{58}Co	71.3d	E.C., β+	γ 0.811 (99%)
				γ 0.511 (31%)
	^{60}Co	5.27y	β-	γ 1.173 (100%)
				γ 1.332 (100%)
钆 (Gadolinium)	^{153}Gd	240d	E.C.	γ 0.100 (55%)
				γ 0.040
				γ 0.1048
镓 (Gallium)	^{67}Ga	78.1h	E.C.	γ 0.093 (38%)
				γ 0.184 (24%)
				γ 0.296 (16%)
				γ 0.388 (4%)
	^{68}Ga	68.3min	E.C., β+	γ 0.511 (178%)
				γ 1.077 (3%)
铟 (Indium)	^{111}In	67h	E.C.	γ 0.172 (90%)
				γ 0.247 (94%)
	^{113m}In	99.5min	IT	γ 0.392 (65%)
碘 (Iodine)	^{123}I	13h	E.C.	γ 0.159 (83%)
	^{125}I	60.2d	E.C.	γ 0.027 (76%)
	^{131}I	8.04d	β-	γ 0.284 (6%)
				γ 0.364 (82%)
				γ 0.637 (7%)
				β 0.606 (89%)
铁 (Iron)	^{52}Fe	8.3h	E.C., β+	γ 0.511 (116%)
				γ 0.169 (99%)
	^{59}Fe	45d	β-	γ 0.192 (3%)
				γ 1.099 (55%)
				γ 1.292 (44%)

核素名称	常用核素符号	半衰期	衰变方式	主要射线和能量（MeV）
氪（Krypton）	^{81m}Kr	13s	I.T.	γ 0.191（67%）
钼（Molybdenum）	^{99}Mo	66.02h	β-	γ 0.181（6.1%）
				γ 0.740（12%）
				γ 0.778（4.3%）
铷（Rubidium）	^{82}Rb	1.3min	E.C.，β+	γ 0.511（189%）
				γ 0.776（13%）
锶（Strontium）	^{87m}Sr	2.8h	I.T.，E.C.	γ 0.388（82%）
	^{89}Sr	50.5d	β-	β 1.49（100%）
锝（Technetium）	^{99m}Tc	6.02h	I.T.	γ 0.141（89%）
铊（Thallium）	^{201}Tl	73h	E.C.	γ 0.135（2.7%）
				γ 0.167（10%）
氙（Xenon）	^{127}Xe	36.4d	E.C.	γ 0.145（4%）
				γ 0.172（25%）
				γ 0.203（68%）
				γ 0.375（18%）
				X 0.069～0.081
	^{133}Xe	5.3d	β-	γ 0.081（37%）
				β 0.346（99%）
铯（Cesium）	^{137}Cs	30y	β-	γ 0.660（85%）
				β 0.512（95%）
钇（Yttrium）	^{90}Y	64.1h	β-	β 2.280（100%）

参 考 文 献

安锐，黄钢．2015.核医学（八年制）[M].3 版．北京：人民卫生出版社

费阳，王薇，王治国．2015.ISO15189:2012 与临床实验室信息系统 [J].
国际检验医学杂志，36（3）：426-428

甘平．2005.医学物理学 [M].2 版．北京：科学出版社

何作祥．心脏放射性核素显像：从诊断、危险度分层到治疗决策 [J].
中华核医学杂志，2005，25: 5-6

胡伏莲，周殿元．幽门螺杆菌感染的基础与临床 ［M］．3 版．北京：
中国科学技术出版社，2009

胡雅儿，刘长征，李少林．2004.实验核医学与核药学 [M].2 版．北京：
人民卫生出版社

黄诚刚，田荣华，胡超华．2011.甲状腺疾病的现代医学诊治·甲状腺
疾病的实验室诊断 [M].武汉：湖北科学技术出版社

黄钢．2010.影像核医学 [M].北京：人民卫生出版社：193-205

黄钢．2014.核医学与分子影像临床操作规范 [M].北京：人民卫生出
版社：307-309

蒋宁一．2008.核素显像在甲状腺疾病诊断中的应用 [J].中国临床医学
影像杂志，19(10): 730-732

匡安仁，李林．2008.核医学 [M].北京：高等教育出版社

李少林，王荣福．2013.核医学 [M].8 版．北京：人民卫生出版社

李思进，靳春荣，夏兆云主译．2012.核心脏病学临床应用 [M].北京：
军事医学科学出版社

李亚明．核医学教程 [M].3 版．北京：科学出版社.2014：310-318

刘秀杰，周前，屈婉莹．2010.中华影像医学核医学卷 [M].2 版．北京：
人民卫生出版社

卢霞，王荣福．2010.神经核医学研究进展与发展方向 [J].标记免疫分
析与临床，(03):199-201

潘中允．2014.实用核医学 [M].北京：人民卫生出版社

石洪成．2015.SPECT/ 诊断 CT 操作规范与临床应用 [M].上海：上海
科学技术出版社：89-96

谭天秩．2003.临床核医学 [M].北京：人民卫生出版社：677-689.

田蓉，匡安仁，卫仕，等．分化型甲状腺癌患者 ^{131}I 治疗后全身显像
的临床价值 [J].中华核医学杂志，2000，20(4): 162-164.

王荣福，李少林．2014.核医学临床与教学 [M].北京：人民卫生出版社：
258-288.

王荣福．2013．核医学 [M].3 版．北京：北京大学医学出版社 :40-59

吴华．2000.核医学临床指南 [M].北京：科学出版社

杨福家．2008.原子物理学 [M].4 版．北京：高等教育出版社

杨军，张永学．2002.治疗核医学 [M].武汉：武汉出版社

翟建才．2004.简明医用原子核物理学 [M].北京：原子能出版社

张永学，黄钢．2010.核医学 [M].2 版．北京：人民卫生出版社

张永学，黄钢．2010.核医学 [M].2 版．北京：人民卫生出版社：438-445

张永学，黄钢．2015.核医学（长学制）[M].3 版．北京：人民卫生出

版社

张永学．2000.医学影像技术丛书·核医学分册 [M].武汉：湖北科学
技术出版社

张永学．2002.实验核医学 [M].北京：人民卫生出版社

张永学．2002.实验核医学（供研究生用）.北京：人民卫生出版社

张永学．2009.核医学（面向 21 世纪课程教材）[M].2 版．北京：科学
出版社

张永学．2014.核医学．北京：人民卫生出版社

张永学．2014.核医学（供研究生用）.2 版．北京：人民卫生出版社

中国抗癌协会癌症康复与姑息治疗专业委员会，中国抗癌协会临床肿
瘤学协作专业委员会．2014.恶性骨肿瘤及骨相关疾病临床诊疗专
家共识（2014 版）[M].北京：北京大学医学出版社 :15-19

中华医学会．2006.临床诊疗指南核医学分册 ［M］．北京：人民卫
生出版社

中华医学会核医学分会体外分析学组．2015.核医学体外分析实验室管
理规范．中华核医学与分子影像杂志，35（4）

中华医学会核医学分会（谭建，蒋宁一，李林，林岩松，陆汉魁，高再荣，
马庆杰，黄纲）.^{131}I 治疗分化型甲状腺癌指南 (2014 版)[J].中华核
医学与分子影像杂志，2014，34（4）.264-278

中华医学会核医学分会（蒋宁一，林岩松，关海霞，谭建，李林，高
再荣，陆汉魁，吴王捷，管樑，袁卫红，金刚，包建东，黄纲）.^{131}I
治疗格雷夫斯甲亢指南 (2013 版).[J] 中华核医学与分子影像杂志，
2013，33（2）：83-95

Bagis T，Gokcel A，Saygili ES. 2001.Autoimmune thyroid disease
in pregnancy and the postpartum period: relationship to spontaneous
abortion[J].Thyroid，11(11):1049-1053

Beli R. 2004.Bisphosphonates for metastatic bone disease: a therapeutic
rationale[J]. EJC Supplements，2(5): 1-4

Bienz M，Saad F.2015.Management of bone metastases in prostate cancer:
a review[J].CurrOpin Support Palliat Care，9(3):261-267

Body JJ，Casimiro S，Costa L. 2015.Targeting bone metastases in
prostate cancer: improving clinical outcome[J]. Nat Rev Urol，
12(6):340-356

Bozkurt MF，Uğur O，Banti E，et al. 2008.Functional nuclear medicine
imaging of medullary thyroid cancer[J]. Nucl Med Commun，
9(11):934-942

Cummings J L，Henchcliffe C，Schaier S，et al. 2011.The role of
dopaminergic imaging in patients with symptoms of dopaminergic
system neurodegeneration[J]. Brain，134(Pt 1):3146-3166

Davis M R，Votaw J R，Bremner J D，et al.2003. Initial human PET
imaging studies with the dopamine transporter ligand 18F-FECNT[J]. J
Nucl Med，44(6):855-861

de Geus-Oei LF, Mavinkurve-Groothuis AM, Bellersen L, et al. 2011. Scintigraphic techniques for early detection of cancer treatment-induced cardiotoxicity[J]. J Nucl Med,52:560-71

Edeline J, Gilabert M, Garin E, et al. 2015. Yttrium-90 microsphere radioembolization for hepatocellular carcinoma[J]. Liver cancer, 4(1):16-25.

Gould KL. 1998. New concepts and paradigms in cardiovascular medicine: the noninvasive management of coronary artery disease. Am J Med, 104(6A): 2s-17s.

Goyal J, Antonarakis ES. 2012.Bone-targeting radiopharmaceuticals for the treatment of prostate cancer with bone metastases[J]. Cancer Lett, 323(2): 135-146

Graff JN, Beer TM. 2015.Reducing skeletal-related events in metastatic castration-resistant prostate cancer. Oncology (Williston Park), 29(6):416-423

Gross MD, Avram A, Fig LM, et al. 2007.Contemporary adrenal scintigraphy.Eur J Nucl Med Mol Imaging, 34(4):547-557

He ZX, Iskandrian AS, Gupta NC, et al. 1997.Assessing coronary artery disease with dipyridamole technetium-99m-tetrofosmin SPECT: a multicenter trial. J Nucl Med, 38: 44-48

Hendel RC, Berman DS, Di Carli MF, et al. 2009.ACCF/ASNC/ ACR/AHA/ASE/SCCT/SCMR/SNM 2009 Appropriate Use Criteria for Cardiac Radionuclide Imaging: A Report of the American College of Cardiology Foundation Appropriate Use Criteria Task Force, the American Society of Nuclear Cardiology, the American College of Radiology, the American Heart Association, the American Society of Echocardiography, the Society of Cardiovascular Computed Tomography, the Society for Cardiovascular Magnetic Resonance, and the Society of Nuclear Medicine[J]. J Am Coll Cardiol, 53:2201-2229.

Hindié E, UgurO, Fuster D, et al. 2009.EANM parathyroid guidelines[J].Eur J Nucl Med Mol Imaging, 36(7):1201-1216

Jones DW, Hogg P, Seeram E. 2013. Practical SPECT/CT in Nuclear Medicine[B]. Springer-VerlagLondon

Kettle AG, O'Doherty MJ. 2006.Parathyroid imaging: how good is it and how should it be done?[J].SeminNucl Med, 36(3):206-211

Khajornjiraphan N, Thu NA, Chow PK. 2015.Yttrium-90 microspheres: a review of its emerging clinical indications[J]. Liver cancer,4(1):6-15

Kratochwil C, Giesel FL, Bruchertseifer F, et al. 2014. (2)(1)(3) Bi-DOTATOC receptor-targeted alpha-radionuclide therapy induces remission in neuroendocrine tumours refractory to beta radiation: a first-in-human experience[J]. European journal of nuclear medicine and molecular imaging,41(11):2106-2119

Krishnamurthy GT, Krishnamurthy S.2009. Nuclear Hepatology[M]. 2 ed. London: Springer Berlin Heidelberg

Lien LM, Tvedt B, Heinrich D. 2015.Treatment of castration-resistant prostate cancer and bone metastases with radium-223 dichloride[J]. Int J

UrolNurs, 9(1):3-13

Marcus C, Mena E, Subramaniam R M.2014.Brain PET in the diagnosis of Alzheimer's disease[J]. ClinNucl Med, 39(10):e413-e422, e423- e426

Masilamoni G, Votaw J, Howell L, et al. 2010. (18)F-FECNT: validation as PET dopamine transporter ligand in parkinsonism[J]. Exp Neurol, 226(2):265-273

Nancollas GH, Tang R, Phipps, et al. 2006. Novel insights into actions of bisphosphonates on bone:Differences in interactions with hydroxya-patite[J]. Bone, 38(5): 617-627

Nayak TK, Norenberg JP, Anderson TL, et al.2007.Somatostatin-receptor-targeted alpha-emitting 213Bi is therapeutically more effective than beta(-)-emitting 177Lu in human pancreatic adenocarcinoma cells[J].Nuclear medicine and biology,34(2):185-193

Okamura N, Harada R, Furumoto S, et al. 2014.Tau PET imaging in Alzheimer's disease[J]. CurrNeurolNeurosci Rep, 14(11):500

Okamura N, Villemagne V L, Drago J, et al. 2010.In vivo measurement of vesicular monoamine transporter type 2 density in Parkinson disease with (18)F-AV-133[J]. J Nucl Med, 51(2):223-228

Ossenkoppele R, Tolboom N, Foster-Dingley J C, et al. 2012. Longitudinal imaging of Alzheimer pathology using [11C]PIB, [18F]FDDNP and [18F]FDG PET[J]. Eur J Nucl Med Mol Imaging, 39(6):990-1000

Pantano F, Iuliani M, Zoccoli A, et al. 2015.Emerging drugs for the treatment of bone metastasis[J]. Expert OpinEmerg Drugs, 25:1-15

Renzulli JF 2nd, Collins J, Mega A. 2015.Radium-223 dichloride: illustrating the benefits of a multidisciplinary approach for patients with metastatic castration-resistant prostate cancer[J]. J MultidiscipHealthc, 8:279-286

Reubi JC, Schar JC, Waser B, et al. Affinity profiles for human somatostatin receptor subtypes SST1-SST5 of somatostatin radiotracers selected for scintigraphic and radiotherapeutic use[J]. European journal of nuclear medicine. 2000;27(3):273-282

Rosen L, Saad F, Hei Y, et al. 2005.Zoledronic acid provides early reduction in the occurrence of skeletal complications in patients with bone metastases from a broad range of solid tumors[J]. Eur J Cancer, 3(2):377

Rutherford GC1, Franc B, O'Connor A. 2008. Nuclear medicine in the assessment of differentiated thyroid cancer[J].Clin Radiol, 63(4):453-463

Sandler MP., Coleman RE, Patton JA, et al. 2003.Diagnostic Nuclear Medicine[B].4th ed.Philadelphia:Lippincott Williams & Wilkins

Sevilla A, HowmanGiles R. 2007.Hepatobiliary Scintigraphy With SPECT in infancy[J]. Clinical Nuclear Medicine, 32(1):16-23

Silva SC, Wilson C, Woll PJ. 2015.Bone-targeted agents in the treatment of lung cancer. TherAdv Med Oncol, 7(4):219-228

Stoessl A J. 2011. Neuroimaging in Parkinson's disease[J]. Neurotherapeutics，8(1):72-81

TakasuN，YamashiroK，Komiya I，et al. 2000. Remission of Graves' hyperthyroidism predicted by smooth decreases of thyroid-stimulating antibody and thyrotropin-binding inhibitor immunoglobulin during antithyroid drug treatment[J].Thyroid，10(10): 891-896

UchimuraH.RinshoByori. 2001，49(4): 319-324

William DL, Greenberg DI.2003.Nuclear Medicine[B].Landes Bioscience，Texas，USA

Yamada K，Yoshimura M，Kaise，et al. 2012.Concurrent use of Sr-89 chloride with zoledronic acid is safe and effective for breast cancer patients with painful bone metastases.EXPERIMENTAL AND THERAPEUTIC MEDICINE,3: 226-230

Zaidi H，Shidahara M. 2012.Neuroreceptor imaging /Neural Metabolism In Vivo[M]. Springer US，305-329

Zhang X，Liu X，He ZX，et al. 2004. Long-term prognostic value of exercise 99mTc-MIBI SPET myocardial perfusion imaging in patients after percutaneous coronary intervention. Eur J Nucl Med Mol Imaging, 31: 655-662

Zhang X，Liu XJ，Hu S，et al. 2008. Long-term survival of patients with viable and nonviable aneurysms assessed by 99mTc-MIBI SPECT and 18F-FDG PET: a comparative study of medical and surgical treatment[J]. J Nucl Med,49:1288-1298

Ziessman H A，O' Malley J P，Thrall J H. 2013.Nuclear Medicine: The Requisites[M]. 4th ed. Elsevier Health Sciences

索　引

彩　　图

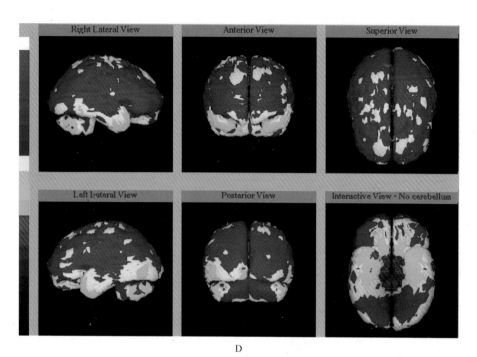

D

图 7-1　正常 rCBF 断层显像

D. 3D 投射图

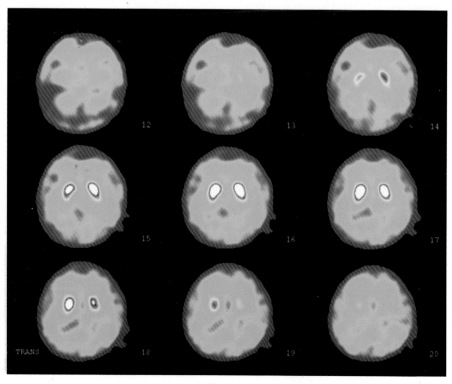

图 7-13　正常 ^{99m}Tc-TRADOT-1 影像

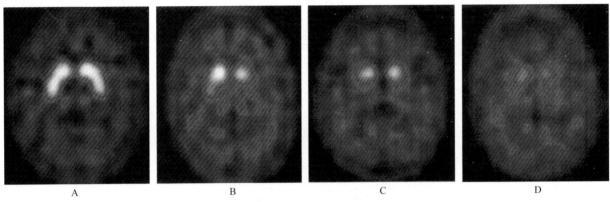

图 7-14 临床怀疑的帕金森综合征患者 ^{123}I-ioflupane 显像

A. 正常影像；B. 第一种异常类型：不对称摄取，双侧壳核摄取减少，以左侧为著；C. 第二种异常类型：双侧对称性壳核摄取减少；D. 第三种异常类型：壳核及尾状核都缺少放射性摄取

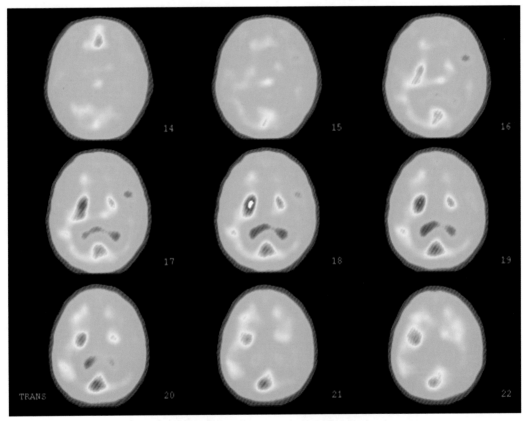

图 7-15　PD 患者 ^{99m}Tc-TRADOT-1 影像

双侧纹状体呈明显异常放射性减低，尤以左侧为著

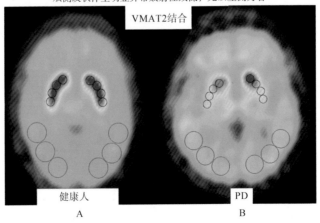

图 7-16　[11]C-DTBZ 的 VMAT2 结合显像在正常人（A）和 PD 患者（B）的影像表现

PD 患者中出现非对称的摄取减低

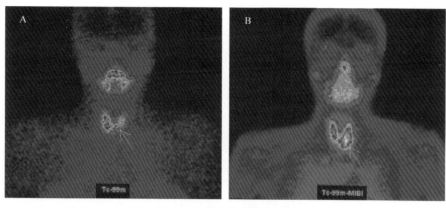

图 8-14　甲状腺癌静态显像

A. $^{99m}TcO_4^-$ 静态显像；B. ^{99m}Tc-MIBI 静态显像；$^{99m}TcO_4^-$ 静态显像示左叶"冷（凉）"结节，^{99m}Tc-MIBI 显像有明显显像剂填充（箭头所指处）

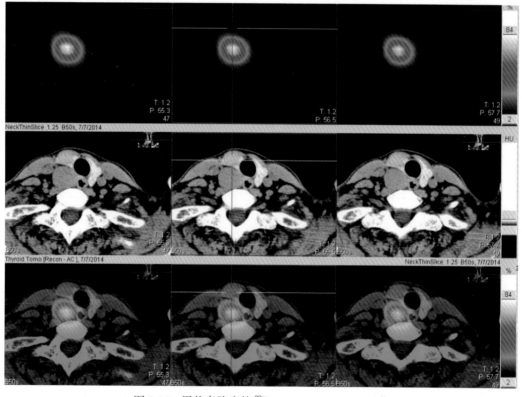

图 8-16　甲状旁腺瘤的 ^{99m}Tc-MIBI SPECT/CT 显像

上排：2 小时 ^{99m}Tc-MIBI 显像，示右侧甲状腺下极显像剂摄取异常浓聚；中排：CT 影像可见一稍低密度结节；下排：SPECT/CT 融合显像

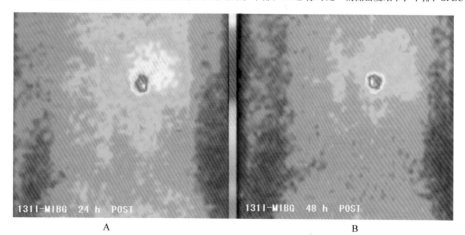

图 8-18　右肾上腺嗜铬细胞瘤（后位）^{131}I-MIBG 显像图

A 24 小时显像；B 48 小时显像；24 小时、48 小时显像见病变有明显的显像剂浓聚

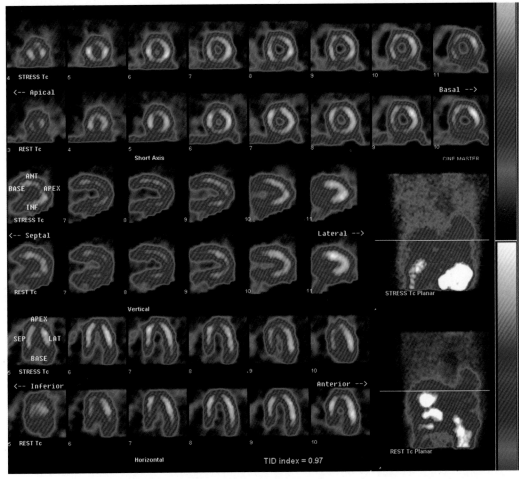

图 9-2　正常心肌灌注显像图

1、2 横排分别为运动负荷后和静息时短轴，3、4 横排为运动负荷后和静息时垂直长轴，5、6 横排为运动负荷后和静息时水平长轴

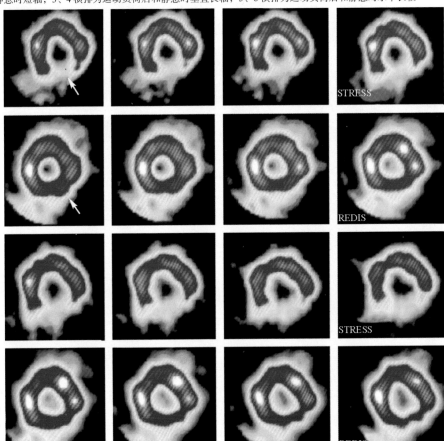

图 9-3　可逆性心肌缺血心肌短
轴断层图像

第 1、3 横排为运动负荷影像，示下
壁后壁心肌分布稀疏；第 2、4 横排
为静息影像，其稀疏区充填，提示为
可逆性缺血

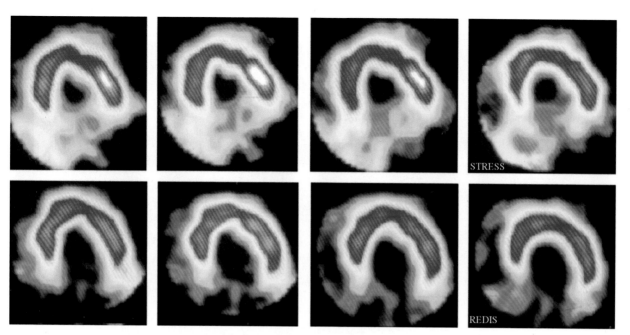

图 9-4　心肌梗死患者心肌灌注显像

短轴断面图，第 1 横排为负荷影像，第 2 横排为静息影像，示下壁及后壁呈固定缺损

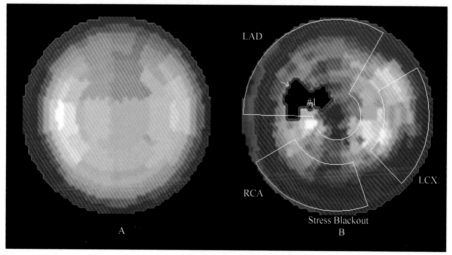

图 9-6　正常及异常靶心图

A. 正常；B. 前间壁变黑区示局限性心肌缺血

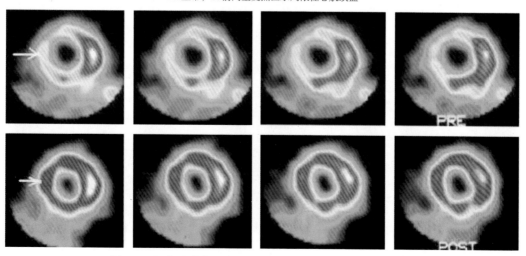

图 9-8　冠状动脉搭桥术前及术后心肌灌注变化（短轴断面）

上排为治疗前，示前壁、间壁缺血；下排为治疗后，原缺血区消失

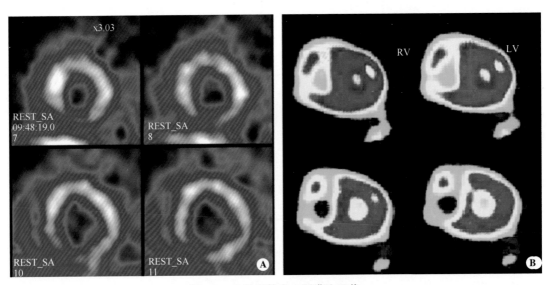

图 9-9　心肌病静息心肌灌注显像

A. 为扩张型心肌病；B. 为一例 12 岁儿童肥厚型心肌病

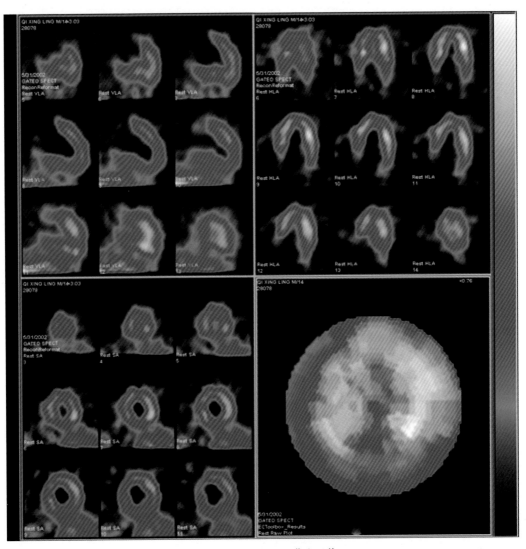

图 9-10　心肌炎心肌灌注显像

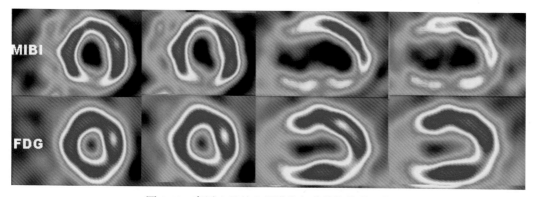

图 9-11 存活心肌的心肌灌注与葡萄糖代谢显像

左侧两列为短轴心肌灌注和代谢显像，示下壁灌注缺损区，代谢显像有充填；右侧两列为垂直长轴

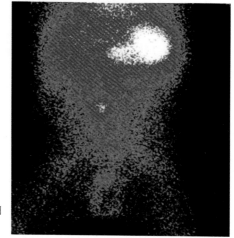

图 10-4 Meckel 憩室显像

注射显像剂后 10min 于脐旁出现浓聚灶，显影时间与胃影同步，1h 内，浓聚灶的位置固定不变

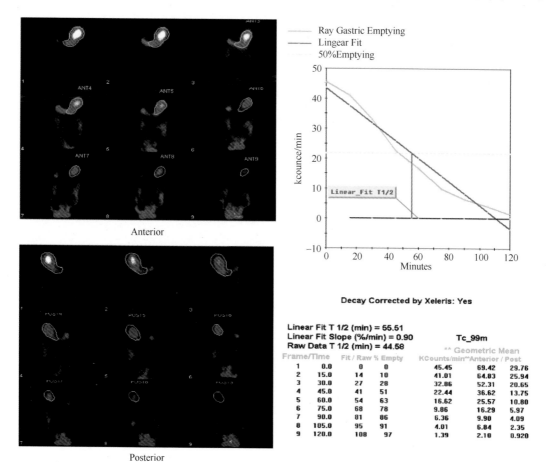

图 10-5 固体食物正常胃排空显像，分别为口服试餐后 0、15、30、45、60、90、120min 时胃排空影像

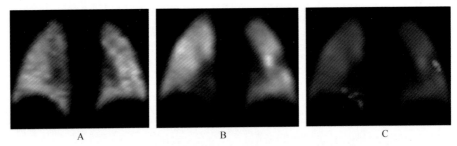

图 12-7 急性肺栓塞肺通气显像与肺灌注显像融合图像

A. 肺栓塞患者的肺通气显像，基本正常；B. 肺栓塞患者的肺灌注显像见右肺后段及左肺下叶放射性缺损；C. 肺通气与肺灌注融合图像清晰显示肺部栓塞部位

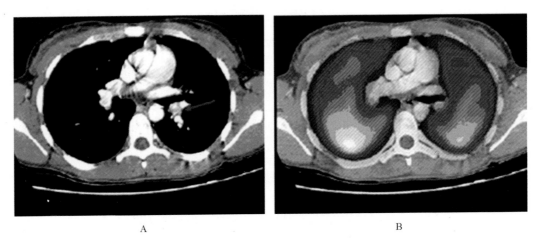

图 12-9 CTPA 与肺灌注 SPECT 图像融合

A.CTPA 显示左肺下叶动脉血管低密度影，疑充盈缺损 (箭头处)；B. 肺灌注 SPECT 与 CTPA 同机图像融合显示左肺相应部位肺血流灌注正常，最后证实 CTPA 疑充盈缺损区为血管容积效应所致

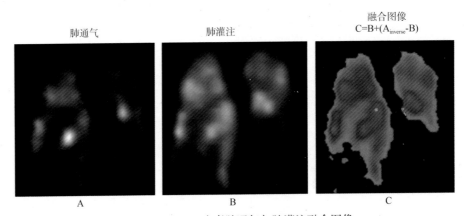

图 12-12 COPD 患者肺通气与肺灌注融合图像

A. COPD 患者的肺通气显像；B. COPD 患者的肺灌注显像；C. COPD 患者的肺通气与肺灌注融合图像

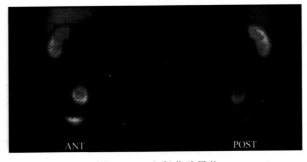

图 15-12 左肾盆腔异位

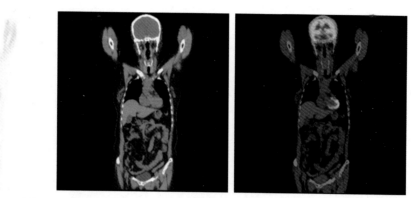

图 16-3　¹⁸F-FDG PET/CT 的正常冠状面断层图像

自左至右依次为 PET、CT 和 PET/CT 融合图像

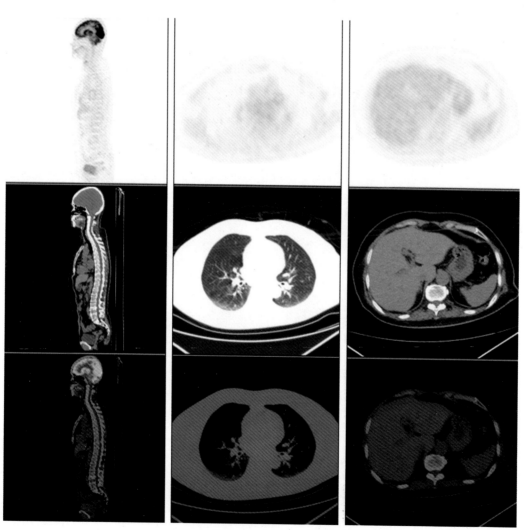

图 16-4　¹⁸F-FDG PET/CT 的正常图像

左图为矢状断层；中、右图为横断层

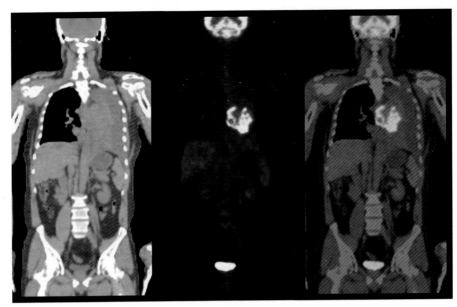

图 16-5　左肺中心型鳞癌并肺不张、胸腔积液

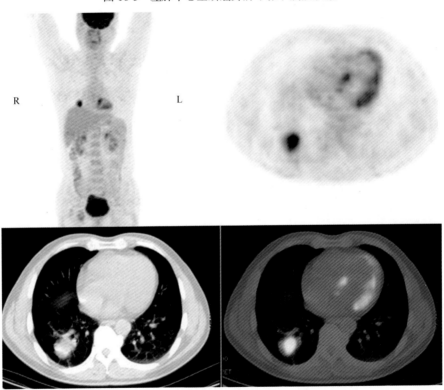

图 16-6　肺部孤立结节

男，55 岁，体检发现右肺结节，PET 显示高代谢。病理：肺腺癌

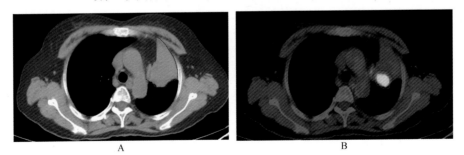

图 16-7　左肺鳞癌合并肺不张

A. 根据 CT 图像勾画的肿瘤靶区 (GTV)；B . 根据 PET/CT 图像勾画的肿瘤靶区范围明显缩小

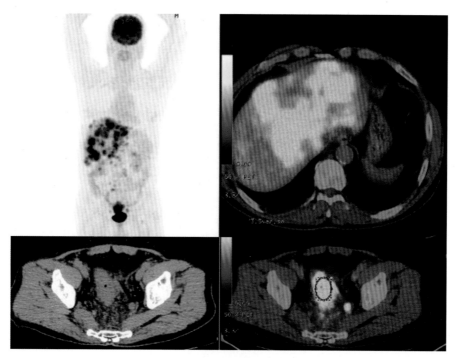

图 16-8　结肠癌并肝脏多发转移

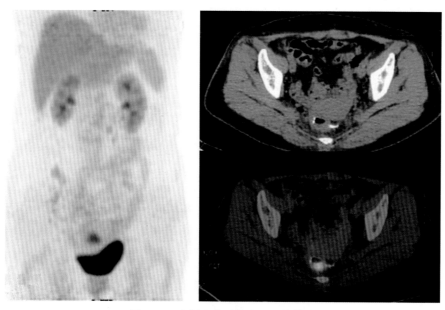

图 16-9　直肠癌术后复发和肝外转移

患者，女性，68 岁，直肠癌根治术后 1 年，发现血清 CEA 水平升高，腹部 CT 扫描阴性。PET/CT 检查提示原位复发，后经病理证实

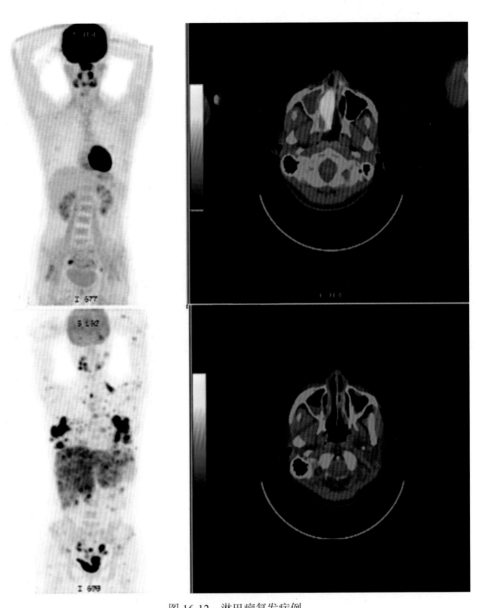

图 16-12　淋巴瘤复发病例

女，32 岁，NHL(NK/T)。上图为治疗前，示右鼻腔淋巴瘤病灶。3 月后，下图为放疗 +3 疗程化疗后复查，显示原右鼻腔淋巴瘤病灶消失，但可见全身广泛分布的淋巴瘤病灶

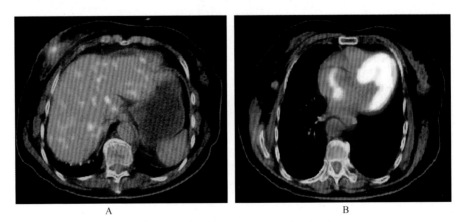

图 16-13　乳腺癌 ^{18}F-FDG PET/CT 显像

A. 右侧乳腺癌 (病理：单纯癌)；B. 右乳同侧腋窝淋巴结转移

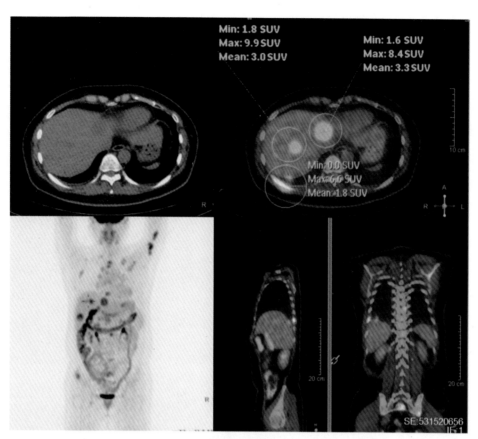

图 16-14　乳腺癌多处转移 PET/CT 显像

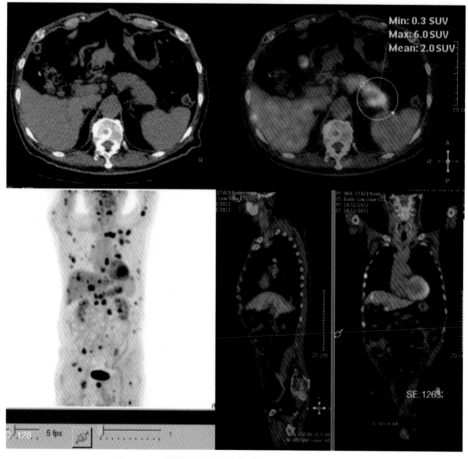

图 16-15　胰腺癌广泛转移 ^{18}F-FDG PET/CT 显像

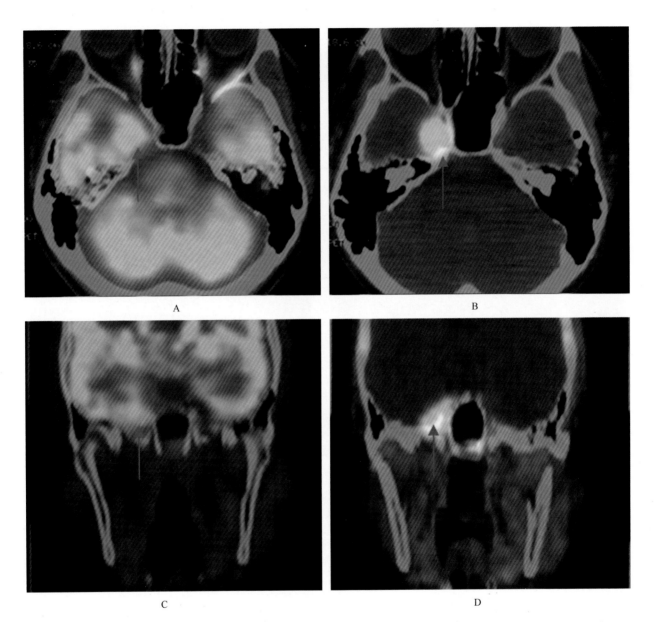

A

B

C

D

图 16-16　鼻咽癌 ^{18}F-FDG PET 显像及 ^{18}F-FLT PET 显像

男性 45 岁，鼻咽癌颅内侵犯，图 A、C 为 ^{18}F-FDG 显像，病灶与颞叶分界不清；图 B、D 为 ^{18}F-FLT 显像，病灶与颞叶分界清晰

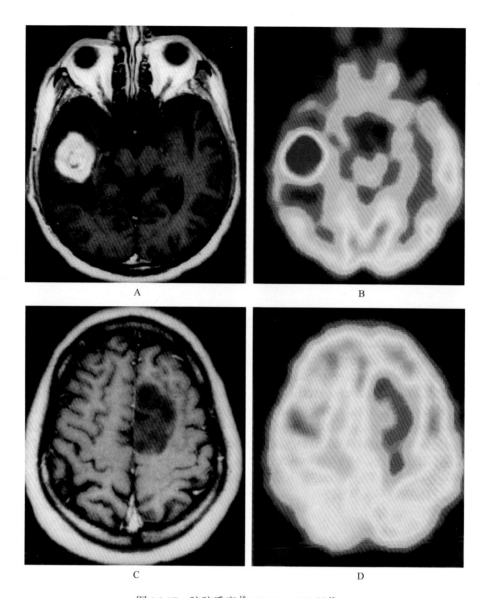

图 16-17 脑胶质瘤 ^{18}F-FDG PET 显像

A. 右颞叶脑胶质瘤 III 级 MRI T1 加权图像；B. PET 图像显示病灶呈 FDG 高摄取；C. 左侧脑胶质瘤 II 级 MRI T1 加权图像；D. PET 图象显示病灶 FDG 摄取低于皮质

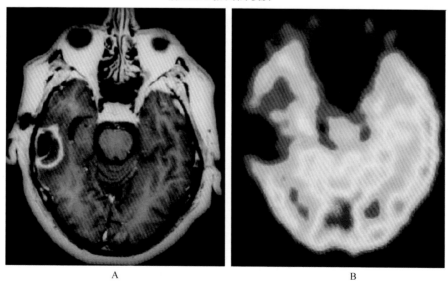

图 16-18 脑肿瘤放射坏死

A. MRI T1 加权图像，病灶边缘呈增强征象；B. PET 图像显示病灶无 FDG 摄取

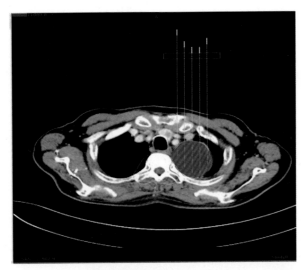

A. 粒子植入术前TPS计划

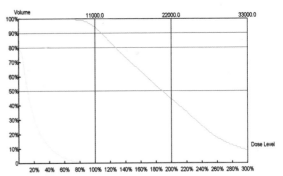

B. 粒子植入术前TPS计划DVH图

处方剂量(PD): 11000.0 cGy-(mPD: 9900.0cGy)　　　　　最大剂量: 49122.1 cGy
粒子类型: I_125(6711_1985)　　　　　　　　　　　　粒子活度: 0.70 mCi
模板个数: 1　　　　　　　　　　　　　　　　　　　　粒子总数: 49

组织名称	体积(cc)	最小剂量	最大剂量	平均剂量	D100	D90	V100
TGT	59	5553.8	49122.1	21029.5	5553.8	11880.0	89.9(94.1%)
椎骨	86.4	0.0	11398.7	1798.9	0.0	0.0	0.0(0.0%)

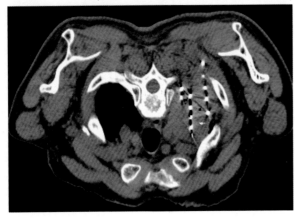

C. 植入术中粒子分布

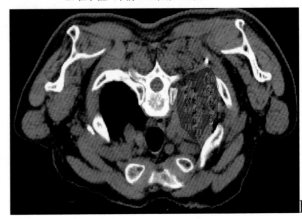

D. 粒子植入术后剂量验证

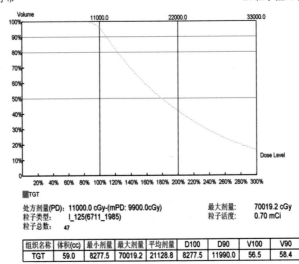

处方剂量(PD): 11000.0 cGy-(mPD: 9900.0cGy)　　　　最大剂量: 70019.2 cGy
粒子类型: I_125(6711_1985)　　　　　　　　　　　粒子活度: 0.70 mCi
粒子总数: 47

组织名称	体积(cc)	最小剂量	最大剂量	平均剂量	D100	D90	V100	V90
TGT	59.0	8277.5	70019.2	21128.8	8277.5	11990.0	56.5	58.4

E 粒子术后剂量验证DVH图

图 22-2　肺癌放射性粒子植入术前计划、术中及术后剂量验证